서금기감요법강좌
(瑞金氣感療法講座)

高麗手指鍼學會長
大韓瑞金療法學會長・名譽東洋醫學博士　柳泰佑 著
瑞金療法・手指鍼創始者・東洋醫學博士

高麗手指鍼

대뇌(大腦)의 구조(構造)

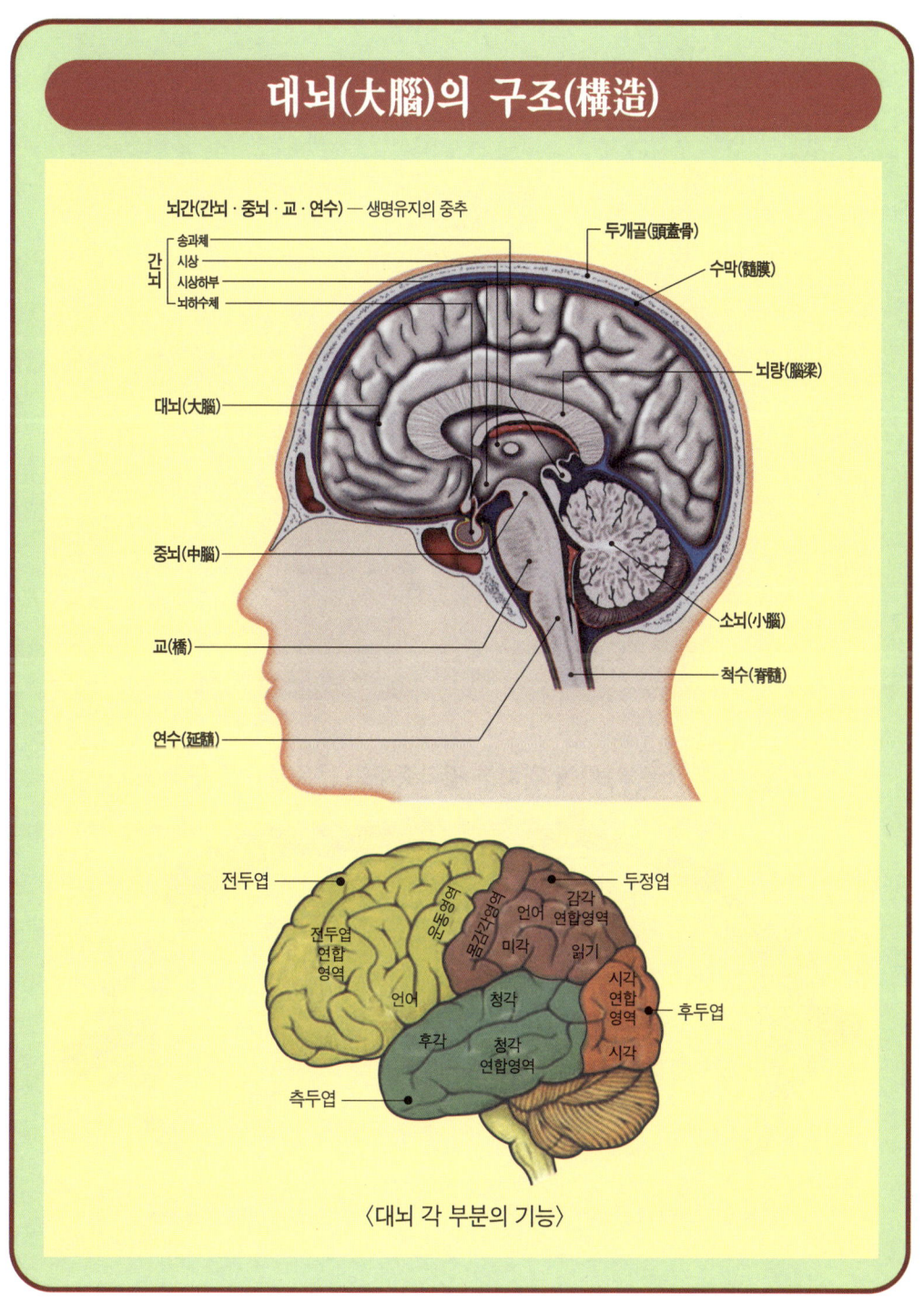

〈대뇌 각 부분의 기능〉

대뇌지도(大腦地圖, 運動中樞와 感覺中樞)

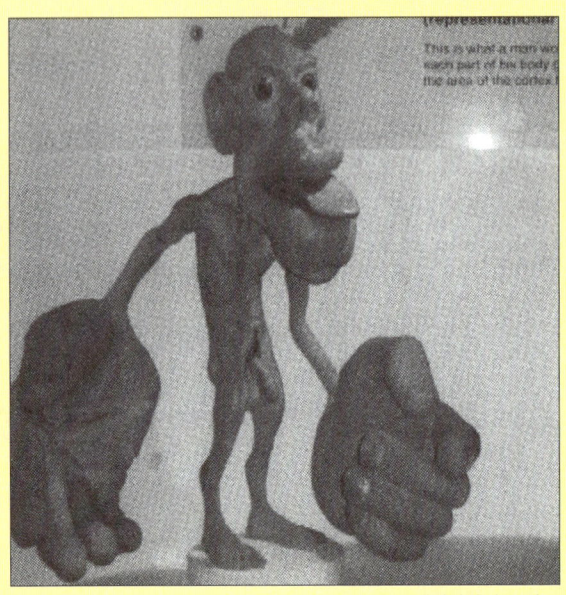

대영박물관 소장

〈대뇌반구(大腦半球)에 위치한 감각중추와 운동중추의 구역 표시〉

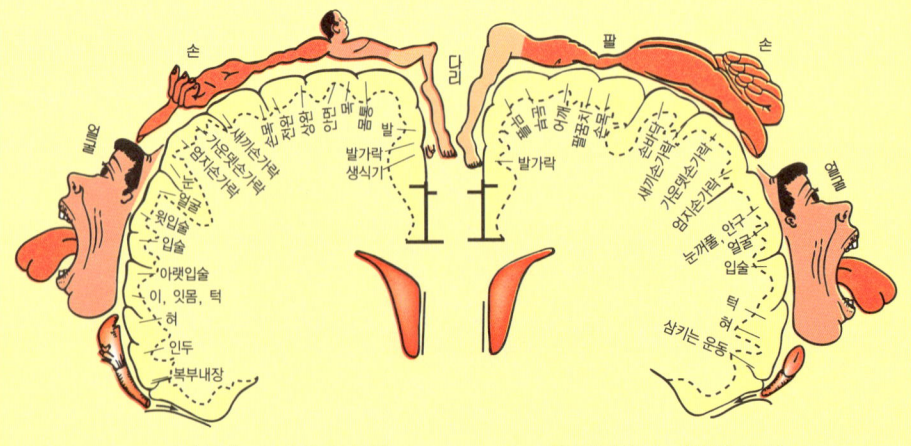

▲ 감각중추의 지배구역 분포   ▲ 운동중추의 지배구역 분포

기감봉(氣感鋒)과 기감패드(氣感Ped)

기감봉(氣感鋒)은 염파요법과 기감요법에 사용하는 기구로서 인체의 피부에 찌르는 기구가 아니며, 피부를 찌르는 용도로 사용해서는 안 된다. 기감봉은 반드시 기감패드 위에 살짝 꽂는 기구이다.

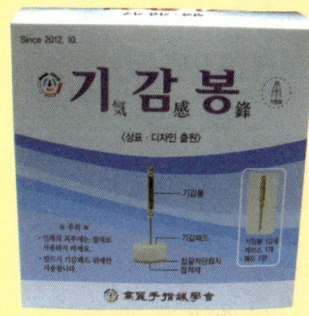
▲ 기감봉

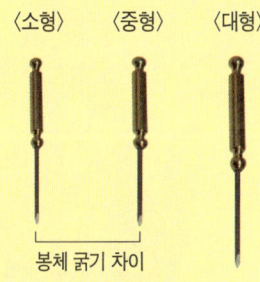
〈소형〉 〈중형〉 〈대형〉
봉체 굵기 차이

※ 기감봉 소형은 염파요법 기구로 쓰이며, 중·대형은 금경염파요법 기구로 쓰인다.

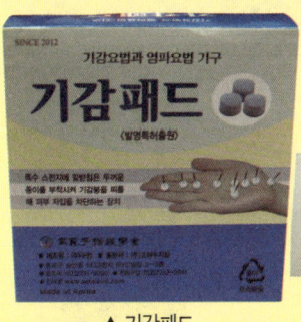
▲ 기감패드

기감패드는 기감요법과 염파요법에 사용하는 피부 보호를 위한 보조 기구로 기감봉이 피부에 닿지 않게 하는 기구이다. 기감봉을 패드 위에 살짝 꽂기 위한 기구이다.

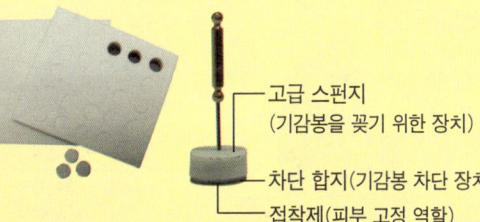
- 고급 스펀지 (기감봉을 꽂기 위한 장치)
- 차단 합지(기감봉 차단 장치)
- 접착제(피부 고정 역할)

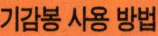
기감봉 사용 방법

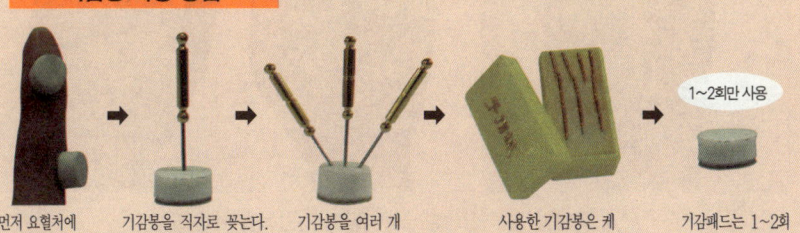

먼저 요혈처에 패드를 붙인다. → 기감봉을 직자로 꽂는다. 피부에 닿지 않는다. → 기감봉을 여러 개 꽂을 수 있다. → 사용한 기감봉은 케이스에 보관한다. → (1~2회만 사용) 기감패드는 1~2회 사용 후 버린다.

기감봉(氣感鋒)의 자극 방법(刺戟方法)

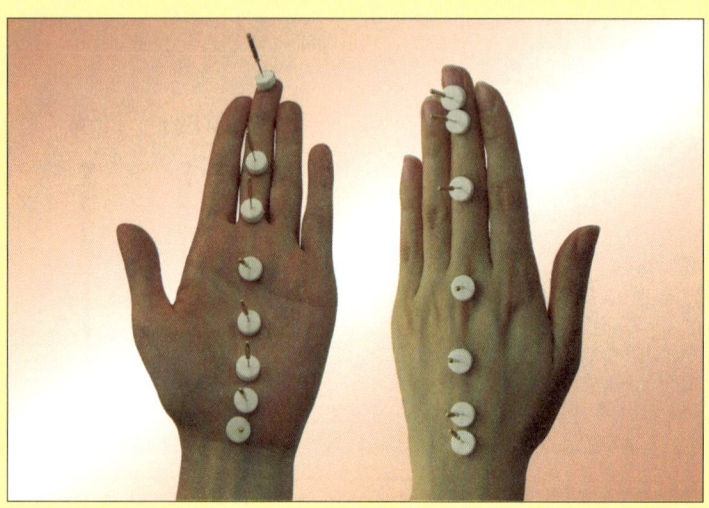

▲ 손바닥·손등에 기감봉을 꽂은 모습

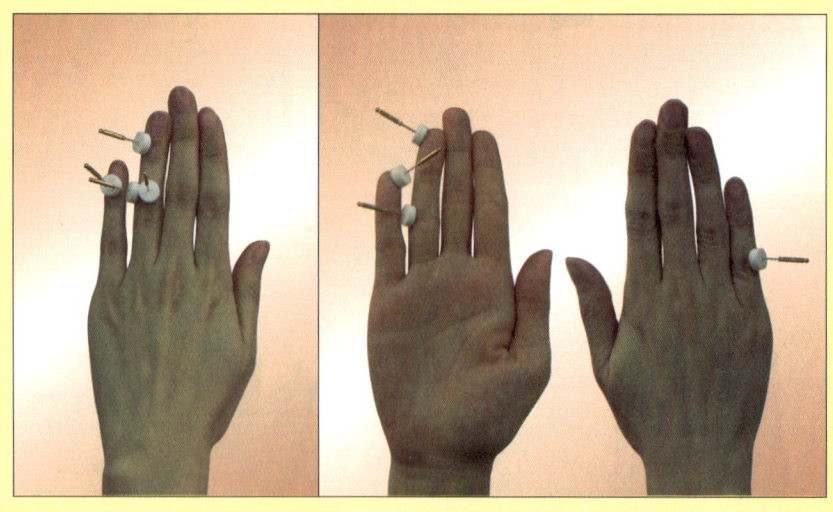

▲ 오치방 중 대장승방·심정방에 기감봉을 꽂은 모습

염파요법(念派療法)에 기감봉(氣感鋒) 이용(利用)

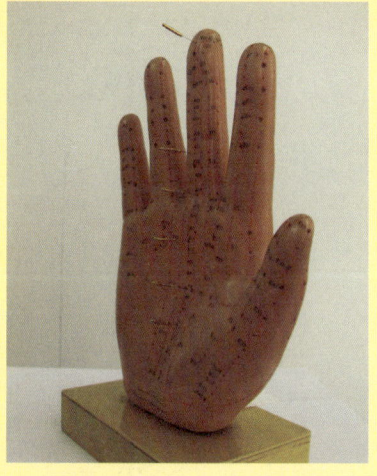
▲ 14기맥 손 모형도에 기감봉을 꽂은 모습

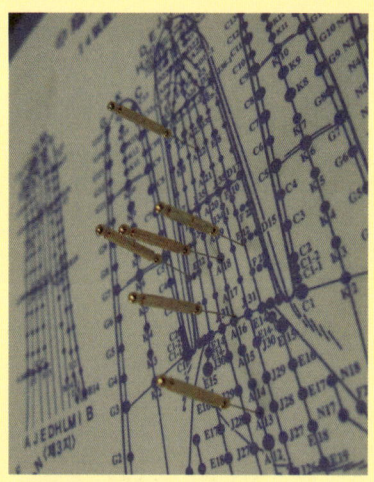
▲ 서금염파요법도판에 기감봉을 꽂은 모습

금경염파요법(金經念派療法)에 기감봉(氣感鋒) 이용(利用)

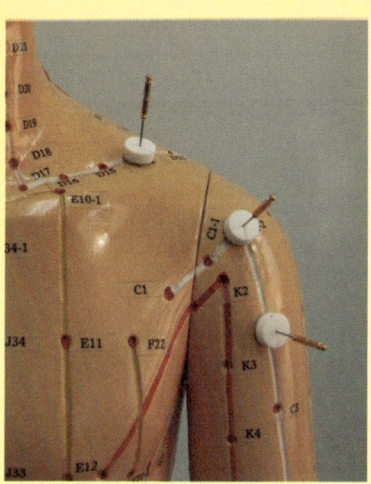
▲ 금경모형도에 기감봉을 꽂은 모습

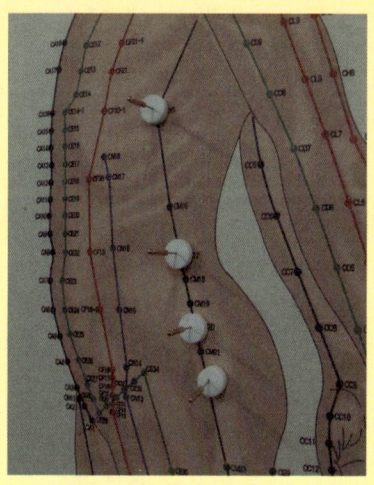
▲ 금경금혈위치도(족자)에 기감봉을 꽂은 모습

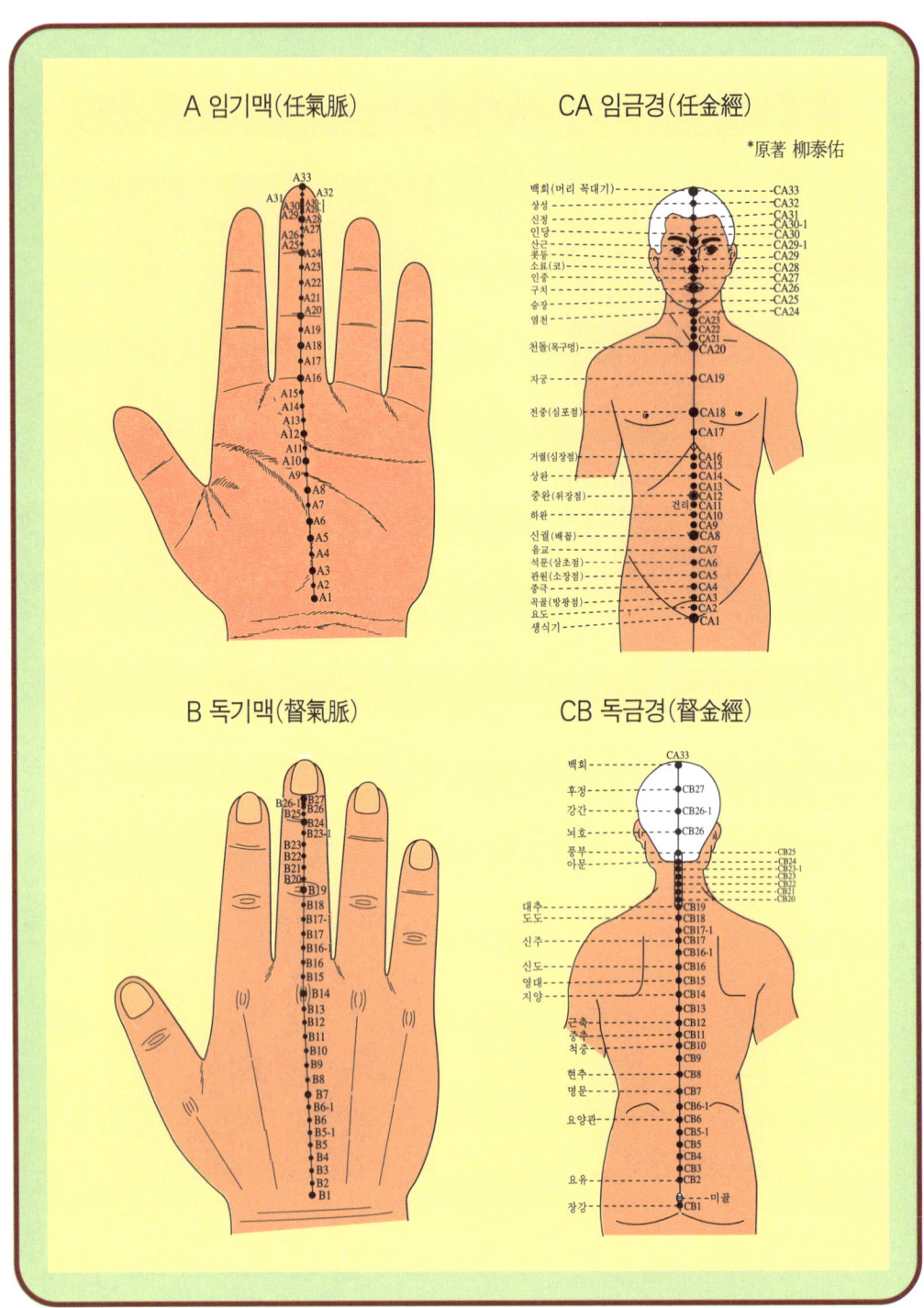

기마크봉(뉴서암봉) - 기감봉 자극 후 기마크봉을 붙이면 자극반응을 장시간 유지시킬 수 있다

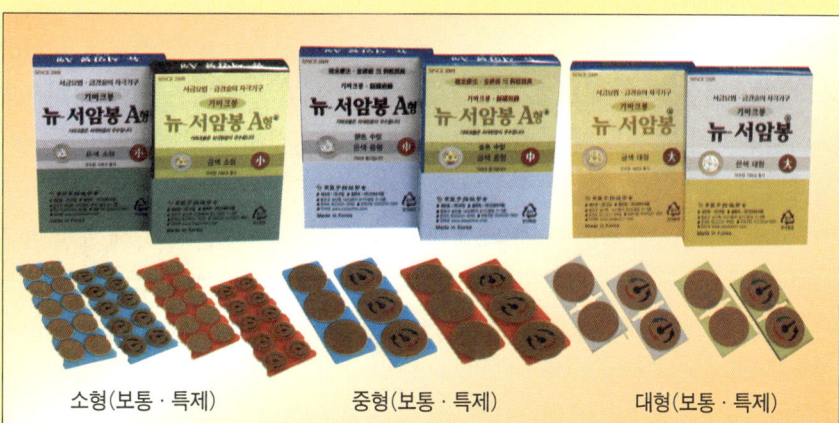

소형(보통 · 특제)   중형(보통 · 특제)   대형(보통 · 특제)

기마크봉(뉴서암봉)은 금색·은색이 있으며, 소·중·대형이 있고, 보통과 특제품이 있다. 중·소형은 서금요법용이고, 중·대형은 금경에 이용한다. 통증관리에서도 가벼울 때는 소형, 조금 심할 때는 중형을 이용하고, 대형은 금경술에 이용한다.

금봉 - 기감봉을 뗀 후 금봉을 붙이면 자극반응을 더욱 오래 유지시킬 수 있다

● 금봉 금색

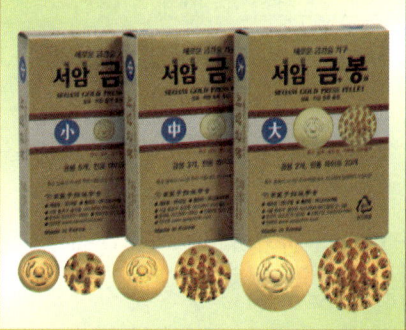

● 금봉 은색

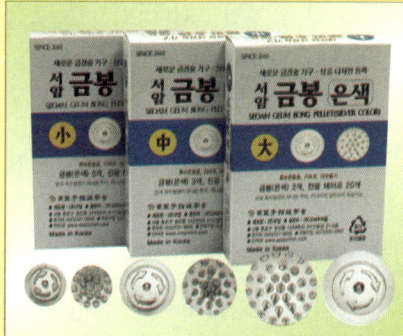

금봉 금색은 특수금속합금 재질로서 신체의 피부에 접촉되면 음양맥상 조절에 도움을 주고, 특히 금혈이나 기맥에 자극을 주면 기마크봉보다 음양맥상 조절이 탁월하다.

- 순은 90% 이상과 특수금속합금으로 이온화 경향이 우수하다.
- 금봉 은색은 색상이 변해도 닦으면 원래의 색으로 돌아온다.

서금기감요법강좌 서문(序文)
— 고려수지침에서 기감요법으로 발전하였다 —

고려수지침은 수지침 바늘로 1~2mm 정도 자입하여 질병을 낮게 하는 것이라면, 기감요법은 기감 패드를 요혈처에 붙이고 기감봉을 패드 위에 꽂아서 대뇌 기능을 이용하여 질병을 낮게 하는 혁신적이고 최첨단적인 방법이다.

21세기는 우주과학 시대이면서 뇌과학 시대이다.

우주과학 시대는 무한한 우주 세계에서 지구에 있는 많은 인류에게 보다 구체적으로 편리한 삶을 제공하는 것이라면 뇌과학 시대는 인체의 내면 세계와 질병 세계를 보다 과학적으로 세부적으로 파악하여 인간의 행복을 추구하고 질병을 근본적으로 낮게 하려는 시대이다.

각 선진국, 우리나라에서도 뇌를 과학적으로 연구하여 뇌의 신비성을 밝혀 내고 있다. 무한한 우주 세계처럼 인간의 뇌도 무한한 인간 세계를 담고 있다.

뇌의 신비를 밝히기 위해 수많은 투자와 연구를 실시하여 뇌에 대한 많은 부분을 밝혀 내고는 있으나 뇌 기능을 조절해서 인간에게 행복의 질을 높이고 질병을 다스리는 문제는 한계성에 도달한 느낌이다.

현재로서는 대뇌 기능을 완전하게 조절할 수 없는 실정이나 다행히도 서금의학은 대뇌 혈류 조절로서 대뇌 기능을 어느 정도 조절할 수 있게 되었다.

서금의학에서 대뇌 혈류 조절법은 많은 방법들이 있으며 그중에서도 염파요법에 이어 기감요법까지 연구하게 되었다.

기감요법은 뇌과학 연구의 결정체이며, 서금의학의 최고 수준으로 질병을 낮게 하는 방법이라고 자부한다.

인체는 대뇌 기능에 따라서 움직이는 기관에 불과하며, 인체의 모든 기능들은 대뇌가 느끼고 인식하고 생각하며, 자신에게 좋은 것 나쁜 것을 감지하고 판단하여 인체를 움직이게 한다.

질병이 있을 때 인체를 직접 다스리는 것보다 대뇌 기능을 다스리는 것이 첫 번째 비결이다.

대뇌 기능 이상으로 발생한 질병을 수술이나 약으로 다스리는 것은 불완전하고 문제점이 따르게 마련이며 완치도 어렵다. 아직까지 대뇌의 기능을 조절하는 약은 개발되지 못하고 있는 것 같다.

　대뇌 기능을 다스려 주면 인체의 모든 질병이나 기능 이상은 스스로 복구가 가능하며 안전하고 후유증·부작용 없이 완전 회복이 가능하다.

　기감요법은 대뇌 속에 내재되어 있는 기맥·상응·금경중추를 자극해서 이들 중추가 대뇌변연계를 움직여 호르몬·자율신경·면역력·혈액순환 등을 조절시켜서 질병을 낫게 하는 지극히 안전하고 과학적인 이론과 방법이다.

　기감요법이 우수하다고 하여도 기맥이나 상응·금경 이론이 아니면 목적한 질병을 낫게 하는 기능을 발휘할 수가 없다.

　기감패드 위에 기감봉으로 자극하는 것은 시각·체감각·이미지 감각, 인식·인지의 모든 감각을 동원해서 대뇌 기능을 조절하는 방법이다.

　이러한 기감요법은 염파요법과 고려수지침의 기맥·상응 이론에서 연구되어진 것이다.

　서금기감요법으로 자극하는 것은 매우 과학적이면서 간단하고 안전하며 후유증·부작용이 일체 없으면서 효과적인 면에서는 수지침 자극보다도 우수하다.

　이제 기감요법이 탄생됨으로써 자신과 가족의 수많은 질병들을 낫게 할 수 있으므로 인류 건강 증진에 크게 기여할 수 있다고 생각한다.

　이러한 기감요법은 21세기 우주과학 시대에 탄생된 의술로서 가장 많은 효과가 있을 것으로 생각한다.

　끝으로 서금기감요법의 이론이 정립될 수 있도록 자문과 교열을 하여 주신 박규현 박사에게 감사하고, 또한 기감요법 연구에 도움을 준 학술위원·지회장과 수지침사 제위에게도 감사한다.

2012년　11월　　일

高麗手指鍼學會長
大韓瑞金療法學會長·名譽東洋醫學博士
手指鍼·瑞金療法創始者·東洋醫學博士

瑞岩　柳泰佑 識

『서금기감요법강좌』 출간을 축하합니다

1971~75년에 유태우 회장이 창안하여 개발한 고려수지침요법은 새로운 의학을 확보하였다.

고려수지침요법에서는 새로운 상응 이론과 기맥혈 이론을 바탕으로 근거 중심의 연구를 하여 왔다. 고려수지침요법은 확실한 이론에 바탕을 두고 자체적인 장부 허승 구별법과 치방법과 기구들을 개발하여 왔으며 누구든지 체계적으로 연구하여 실제로 응용할 수 있는 학문이다.

고려수지침요법을 바탕으로 서금요법이 탄생하여 수지침을 사용하지 아니하고 다양한 기구들을 이용하므로 환자의 질병 관리에 매우 편리하여졌다.

최근에는 동양의학에서 사용하던 경락을 음양맥진법으로 실험하여 새로운 금경학을 정립하여 질병 관리의 영역을 크게 넓혔고, 서금염파요법과 금경염파요법, 그리고 기감요법까지 개발함으로써 환자의 관리에 신기원을 세웠다.

21세기 들어 눈부시게 발전하는 뇌과학은 앞으로 인류의 의식의 세계를 확대해 갈 것이다.

필자는 1982년부터 30년간 고려수지침요법의 뇌의 혈류 이론을 여러 방법으로 연구하여 밝혔다. 이를 일본 국립신경정신센터, 일본 교토의 세계두통학회, 일본 규수 국제유발전위신경학회, 미국 얼바인 대학 및 사우스베일러 대학, 독일 보쿰대학, 북경 국제신경학회, 상하이 서광중의학 국제심포지엄, 오스트리아 그랏츠 대학의 학술대회, 네델란드 헤이그 국제침술학회에서 근거에 입각한 고려수지학을 발표하여 참가자들의 깊은 관심을 불러일으켰고, 발표한 것들을 국제 학술지에 발표하여 고려수지학이 근거에 입각한 학문이라는 것을 알렸다.

서금요법과 금경학, 염파요법(서금염파와 금경염파)의 눈부신 발전과 동시에 새로 개발된 기감요법은 새로운 영역으로 발전해 갈 것이다. 기감요법은 고려수지침요법에서 사용하던 고려수지침 대신에 기감 패드 위에 기감봉을 자극함으로 침의 자입으로 오는 부작용을 막을 수 있다. 기감요법을 사용할 때 무엇보다 중요한 것은 정확한 위치에 기감봉을 자입해야 하며 이를 위해선 고려수지침요법과 서금요법의 정확한 이론에 바탕을 두어야 한다.

기감요법은 앞으로 침구학의 영역을 넓혀 인류의 건강 관리, 질병 예방, 질병 관리에 새로운 방향을 제시할 것이다. 고려수지침요법, 서금요법, 금경학, 염파요법을 배워 임상에 응용하는 의료인들에게 기감요법은 큰 선물이 될 것이라 생각한다. 기감요법은 고려수지침의 꽃이라고 할 수 있다. 이를 배워서 실제로 사용하는 이들은 이 학문의 발전을 위해서 서로 연구하고 근거를 마련하도록 해야 할 것이다. 학문은 열린 마음으로 교류함으로 생명력을 얻는다. 앞으로의 의학은 근거를 중심으로 발전하지 않으면 존속하기가 어려울 것이다.

21세기 인류의 건강 관리의 첨병 의학으로 발전하도록 다 같이 힘을 모아 이 새로운 기감요법을 발전시켜 나가도록 해야 한다.

새로운 기감요법의 출간을 위해 수고하신 유태우 회장님께 감사드린다.

2012년 11월 일

부산대학교 의학전문대학원 신경과 박규현

차 례

- ◆ 서언 ·· 10
- ◆ 추천사 ·· 12

제1장 기감요법의 이해

1. 서금의학의 자극방법들 ·· 17
2. 서금기감요법이란? ·· 26
3. 고려수지침(수지침)의 첫 개발과 서금요법의 이론적 근거 ········· 27
   (1) 손부위의 중요성에 대한 과학적 근거/ 28
   (2) 손에는 교감신경이 15,000개가 분포되어 있고 전신에 펼쳐진 숫자와 비슷하다/ 29
4. 서금기감요법이 탄생하기까지의 과정 ··· 32
5. 전래 침술 ·· 35

제2장 기감요법의 실기

1. 수지침의 자침에 대한 견해 ··· 50
2. 기감봉의 실기 ·· 50
   (1) 기감 패드/ 51
   (2) 기감봉/ 52
   (3) 기감봉의 자극법/ 54
3. 기감요법의 자극실기 ··· 58
4. 기마크봉(뉴서암봉)의 사용법 ··· 62
5. 금봉의 이용법 ·· 68
6. 서금건강법에 대하여 ··· 71
   (1) 적당한 운동/ 71
   (2) 온열요법/ 73
   (3) 수지음식을 먹을 때 더욱 효과적이다/ 75
   (4) 기능성 음식을 많이 먹자/ 83

제3장   서금기감요법의 이론

1. 상응요법의 개요 ·· 85
   (1) 손에는 운동중추·감각중추가 제일 많이 분포되어 있다/ 86
   (2) 교감신경이 전신에 분포된 것만큼 손에도 분포되어 있다/ 86
   (3) 손의 상응점 자극은 대뇌 혈류를 조절시킬 수 있다/ 86
2. 상응요법의 발견 ·· 87
3. 상응요법의 응용 방법 ·· 89
4. 상응점을 찾는 방법 ·· 98
   (1) 압통점을 찾는 기구/ 101
   (2) 긴장대의 분별/ 102
   (3) 상처의 분별/ 104
5. 상응요법 위치도 ·· 105
6. 대뇌혈류 조절론 ·· 106
7. 장부의 기능과 질병들 ·· 115
8. 오활론(서금의학의 새로운 장부 기능 이해론) ························· 124
   (1) 장부의 오활론/ 124
   (2) 오활의 상생과 상극/ 126
   (3) 장부의 오활 상생론/ 127
   (4) 장부의 오활 상극론/ 128
9. 14기맥론 ··· 131
10. 장부 허승의 구별법 ··· 146
    (1) C 폐기맥(肺氣脈)/ 147   (7) I 방광기맥(膀胱氣脈)/ 171
    (2) D 대장기맥(大腸氣脈)/ 150 (8) J 신기맥(腎氣脈)/ 177
    (3) E 위기맥(胃氣脈)/ 154   (9) K 심포기맥(心包氣脈)/ 184
    (4) F 비기맥(脾氣脈)/ 159   (10) L 삼초기맥(三焦氣脈)/ 187
    (5) G 심기맥(心氣脈)/ 163   (11) M 담기맥(膽氣脈)/ 190
    (6) H 소장기맥(小腸氣脈)/ 167 (12) N 간기맥(肝氣脈)/ 195

제4장 기감요법의 장부 허승 구별법

1. 삼일체형이란? ………… 202
2. 삼일체형의 통치방 ……… 208
   (1) 양실증의 통치방/ 208
   (2) 음실증의 통치방/ 209
   (3) 신실증의 통치방/ 209
3. 삼일체형의 반응 변화 ……… 210
4. 삼일체형의 과민 검사법 …… 210
5. 장부의 기능을 조절하는 치방들… 214
   (1) 폐의 과민통증과 치방/ 216
   (2) 심장의 과민반응과 치방/ 216
   (3) 위장 질환의 과민반응과 치방/ 217
   (4) 간장 질환의 과민반응과 치방/ 217
   (5) 쓸개 질환의 과민반응과 치방/ 218
   (6) 비장 질환의 과민반응과 치방/ 218
   (7) 췌장 질환의 과민반응과 치방/ 219
   (8) 신장 질환의 과민반응과 치방/ 219
   (9) 방광 질환의 과민반응과 치방/ 220
   (10) 대장 질환의 과민반응과 치방/ 220
   (11) 소장 질환의 과민반응과 치방/ 221
   (12) 삼초 질환의 과민반응과 치방/ 221

제5장 서금기감요법의 치방편

1. 응급 처치 방법 ………… 222
   (1) 맥박(70박 이하)이 느리고 손발이 따뜻할 때의 인사불성/ 223
   (2) 맥박이 빠르고 손발이 차면서 인사불성/ 223
2. 응급 처치 후의 치방 ……… 225
3. 구급 증상에 따른 응급 처치 … 226
   (1) 경기/ 226
   (2) 급체/ 229
   (3) 소화불량/ 230
   (4) 발열/ 232
   (5) 감기/ 234
   (6) 생리통/ 238
4. 일상생활에 흔히 있는 사고와 상처… 240
   (1) 베이거나 쓰린 상처/ 240
   (2) 고산병/ 241
   (3) 차멀미·배멀미·비행기멀미/ 242
   (4) 인사불성·의식불명·쇼크를 받았을 때/ 245
5. 출혈시 처치법 …………… 247
   (1) 코피가 나올 때/ 249
   (2) 각혈이 나올 때/ 252
   (3) 자궁출혈인 경우/ 253
   (4) 대장출혈인 경우/ 253
   (5) 혈뇨인 경우/ 254
   (6) 피부에서의 잦은 출혈/ 255
   (7) 안저출혈/ 255
6. 화상을 입었을 때 ………… 256
7. 가스에 중독됐을 때 ……… 257
8. 타박상을 입었을 경우 ……… 259
   (1) 심정방과 상응점에 기감봉 자극/ 259
   (2) 타박상으로 멍이 든 곳/ 260

9. 머리를 다쳤을 때 ……………… 260
10. 얼굴에 상처를 입었을 때 … 263
11. 눈을 다쳤을 때 ……………… 264
　(1) 눈에 이물이 들어갔을 때/ 265
　(2) 눈의 충혈과 피로/ 266
　(3) 눈 다래끼/ 267
　(4) 눈 질환/ 268
12. 귀를 다쳤을 때 ……………… 269
13. 코 질환이 있을 때 ………… 271
14. 목이 막히고 아플 때 ……… 274
15. 가슴과 복부를 다쳤을 때 … 275
16. 등을 다쳤을 때 ……………… 278
17. 손발을 다쳤을 때 …………… 280
18. 골절상을 입었을 때 ………… 283
19. 관절이 삐거나 빠졌을 때 … 284
　(1) 손가락 염좌인 경우/ 285
　(2) 발가락 염좌인 경우/ 286
　(3) 손목 염좌인 경우/ 286
　(4) 발목 염좌인 경우/ 289
　(5) 무릎 인대 손상인 경우/ 292
　(6) 팔꿈치의 통증(엘보 통증)/ 292
　(7) 어깨 염좌인 경우/ 293
20. 어깨 근육통 ………………… 295
21. 허리를 삐거나 잠을 잘못 잤을 경우 … 296
22. 뇌빈혈일 때 ………………… 301
23. 가슴이 괴로울 때 …………… 306
24. 호흡이 답답할 때 …………… 310
　(1) 호흡수가 많다/ 310
　(2) 호흡수가 아주 적다/ 310
　(3) 숨을 들이쉴 수가 없다/ 311
　(4) 숨을 토해 낼 수가 없다/ 311
　(5) 가슴에 타박상을 입어 숨이 가쁘다/ 311
25. 복통을 일으킬 때 …………… 312
26. 더위병 ………………………… 321
27. 냉방병 ………………………… 324
28. 여름철의 배탈(급체) ……… 325
29. 식중독일 때 ………………… 327
30. 하혈·혈변을 볼 때 ………… 330
　(1) 하혈의 판단과 처치/ 331
　(2) 점혈변의 판단과 처치/ 332
　(3) 여성의 부정출혈/ 333
31. 허약자의 쇼크 처치와 요혈　335
32. 감전·낙뢰 사고일 때 ……… 336
33. 화재·폭발 사고일 때 ……… 338
34. 토혈·각혈할 때 …………… 341
35. 독극물을 먹었을 때 ………… 343
36. 벌레에 쏘였을 때 …………… 345
37. 뱀에 물렸을 경우 …………… 347
38. 동물에 물렸을 경우 ………… 349
39. 동상의 치료 방법 …………… 351
　(1) 표재성 동상/ 351
　(2) 심재성 동상/ 351
　(3) 말초부위의 동상 처치/ 352
　(4) 전신 동상의 처치/ 353
40. 급성 알코올중독일 때 ……… 353

◆ 부록 …………………………………………………………………… 355

제1장 기감요법(氣感療法)의 이해(理解)

1. 서금의학의 자극방법들

(1) 고려수지침요법(高麗手指鍼療法)은 손에 있는 상응부위와 14기맥과 404혈에 수지침·T침·서암침·사혈침 등의 자극을 주어서 건강을 회복시키는데 도움을 주고 인체의 모든 기능을 조절시키는 방법이다.

(2) 서금요법(瑞金療法)은 손에 있는 상응부위와 14기맥과 404혈에 수지침을 제외한 모든 피부 접촉 자극방법들을 말한다. 각종 침봉·압진봉·금추봉·아큐빔과 기마크봉(뉴서암봉)·금봉·서암뜸·반지요법·팔찌요법·지압봉 운동법 등을 말한다. 이들 기구로 자극을 주어서 인체의 기능을 조절시켜서 질병을 회복시키는 방법이다.

(3) 금경술(金經術)이란 전래적인 경락을 실험으로 연구해서 보완·개편한 새로운 14금경과 금혈 404개 혈에 침·뜸 자극을 제외한 모든 자극법들을 말한다. 압진봉·금봉·금추봉·서암추봉·부항추봉·기마크봉·아큐빔 등의 자극방법들이다.

고려수지침·서금요법은 손부위에 국한된 방법이라면, 금경술은 인체 전체를 대상으로 자극하는 방법이다.

(4) 염파요법(念派療法)은 서금염파요법과 금경염파요법이 있다. 염파요법이란 질병을 낫게 해 달라는 염원을 하면서 서금요법·금경술에 따라서 기맥혈 모형도나 그림, 금경모형이나 그림 표면에 자극하면 환자의 대뇌에 자극이 전달되어 질병을 낫게 하는 방법이다.

① 서금염파요법은 서금요법의 이론인 상응요법·기맥요법을 모형이나 도판에 기감봉 등으로 자극해서 질병을 낫게 도와주는 방법으로 음양맥상 조절반응이 우수하다. 14기맥이나 상응점 위치가 아니면 질병을 낫게 하는 반응이 극히 미약하거나 반응이 없다.

② 금경염파요법은 금경술의 14금경과 404금혈을 모형이나 그림(족자)에 기감봉으로 자극해서 질병을 낫도록 도와주는 방법이다. 금혈상에 염파자극을 줄 때 음양맥상 조절이 우수하여 인체 기능을 조절할 수 있고 질병을 낫게 할 수 있다(404혈의 위치가 아니거나 과민통점 위치가 아니면 음양맥상 조절이 미약하거나 반응이 없고 또는 음양맥상이 악화될 수가 있다).

(5) 기감요법에는 서금기감요법과 금경기감요법이 있다.

대뇌에는 서금중추와 금경중추가 있다고 생각하며 기맥과 상응점, 금경·금혈에 자극을 줄 때 대뇌에서 자극반응이 일어나 음양맥상을 조절하여 장부의 기능을 조절하고 질병을 낫게 한다.

기감요법은 기감봉으로 피부에 닿게 자극을 주는 것이 아니라 피부에 닿지 않게 간접 자극을 주는 방법이다.

서금기감요법은 상응요법, 14기맥, 404혈에 기감 패드를 붙이고 패드 위에 기감봉을 자극하여 환자의 음양맥상을 조절시켜서 질병을 낫게 도와주는 방법이다. 환자는 시각·체감각·이미지 자극을 통해서 인지·인식하여 반응이 일어난다. 이때 상응요법과 14기맥혈이 대단히 중요하다.

금경기감요법은 환자의 신체에 금경·금혈에 패드를 붙이고 패드 위에 기감봉 자극을 주면 시각·체각·이미지 반응이 일어나 음양맥상 조절을 통해서 질병을 낫게 도와주는 방법이다.

본서에서는 서금기감요법에 대한 이론과 방법과 치방을 소개한다.

위의 모든 방법들은 한약을 중심으로 하는 한방의학도 아니며 전래 침술도 아닌 새로운 의술의 세계이다. 이들 전체적인 명칭을 서금의학이라고 부른다.

◆ 염파요법에 이어 기감요법까지 연구

과학이 발전함으로써 인간의 역사, 종교, 학문 등도 계속 발전하고 있다. 의학도 날이 갈수록 예측할 수 없이 크게 발전하고 있으며, 고려수지침도 1971~75년에 필자가 처음 개발·창시한 이래로 놀라울 정도로 발전해 오고 있다.

고려수지침을 지속적으로 연구하다가 1980년경에 처음으로 염파요법(念派療法)을 연구 발표하여 벌써 32년을 지나고 있다. 30여 년간 수많은 경험과 사례가 있고 그 효과 또한 대단히 탁월하다.

염파요법에 이어서 간접 자극인 기감요법(氣感療法)까지 연구하게 되었다. 기감요법은 참으로 큰 발전이며, 국민과 인류의 건강을 위해서 좋은 의학이라고 자부한다.

기감요법은 패드 위에 기감봉을 꽂아 자극하는 방법으로 대단히 안전하며, 위험성·부작용·통증·병원균 감염·불편함·침 재질상의 위험성이 일체 없다.

기감요법은 질병을 낫게 하는 효과반응은 대단히 우수하고 놀라우며, 실제의 수지침이나 전래 침술보다 음양맥상 조절도 더욱 우수하다. 기감요법은 기구와 방법도 간단하여 누구든지 쉽게 이용할 수 있고, 때와 장소를 가리지 않고 이용할 수 있다는 측면에서 대단히 우월하다고 할 수가 있다.

◆ 사람은 실체보나 이미시로 인식하여 대뇌 작용이 일어난다

사람은 사물을 인식할 때 이미지로 인식을 한다. 대뇌는 인식의 차원을 넘어서 각 중추에서 이미지를 실제 사실로 판단하여 대뇌변연계에서 작용을 일으키고 있다.

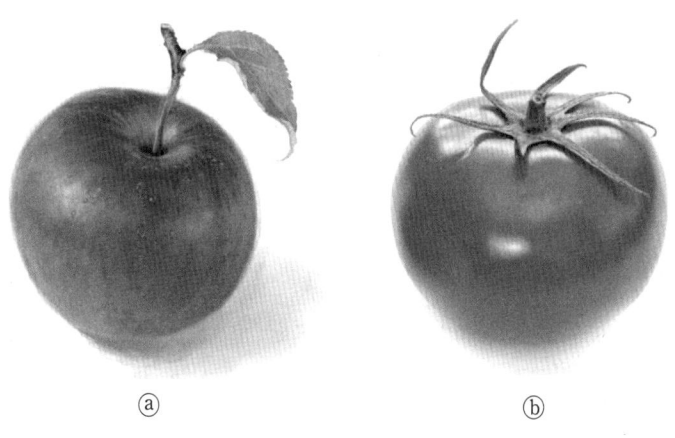

ⓐ   ⓑ

ⓒ

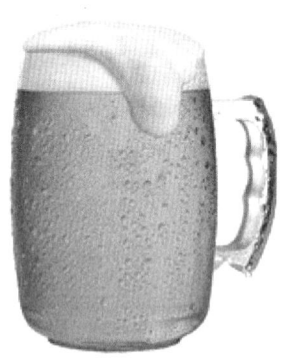
ⓓ 생맥주

　그림에서 보는 것과 같이 ⓐ의 그림을 '사과' ⓑ의 그림은 '토마토'라고 말할 것이다. 그러나 실체는 종이이지 사과나 토마토는 아니다. 그러나 사람들은 사과나 토마토의 이미지를 보고서 사과나 토마토로 인식하면서 그 사과나 토마토를 먹고 싶어한다. 먹고 싶은 차원을 떠나서 입안에서 군침이 돈다.
　이것은 대뇌가 감지·인식을 해서 대뇌변연계에서 자율신경을 조절하여 입안에 있는 침샘을 자극하여 침을 나오게 하고 위장에 자극이 전달되어 위장 운동이 활발해지고 소화효소도 분비되고 있다.
　ⓒ처럼 그림의 실체는 종이일 뿐이다. 다시 ⓓ그림을 보는 독자들은 모두가 '생맥주'라고 생각을 한다. 갈증을 심하게 느낄 때 생맥주 사진만 보아도 한 잔을 쭉 마시고 싶은 생각이 날 것이다. 이때 사진을 보고서 맥주라고 느끼는 것만이 아니라 갈증과 먹고 싶다는 반응이 나오는 것은 대뇌에서 작용이 이루어지고 있다는 의미이다.
　맛있는 빵이나 음식 사진이 있을 때(실제는 종이지만) 사람들은 실제 음식물로 인식하고 배고픈 사람은 먹고 싶은 증상을 느끼게 된다. 해당 음식의 이미지만 느끼는 것이 아니라 대뇌의 감각중추에서 인식하고 그것은 즉시 시상하부까지 전달하여 자율신경을 조절하고 뇌하수체 호르몬에까지 영향을 미친다.
　싫어하는 그림이나 사진을 보면 대뇌는 막연하게 이미지만 판단하는 것이 아니라, 그 이미지가 사실인 것처럼 대뇌의 감각중추를 자극하여 대뇌에서 도파민이 대량 분비하여 신경을 날카롭게 하고 심지어는 흥분하게 한다. 이 도파민은 즉시 노르아드레날린을 분비시켜 교감신경을 긴장시키고, 이어서 아드레날린을 분비시켜 교감신경을 항진시키면 손발이 차지고 심장이 두근거리고 신경은 대단히 예민하고 모든 소화 기능은 긴장되어 소화력이 떨어지는 등의 증상이 나타난다.

　사람은 이미지를 단순하게 사물로서만 인식하는 것이 아니라 그 사물이 어떤 종류인가에 따라서 대뇌에서 반응이 일어나고 있다.

　이미지 트레이닝이라는 것도 있어서 각종 운동이나 자동차 운전, 항공 조종 기술, 오락, 게임 등도 모두 이미지로 인식하고 그에 따라서 신체 행동까지 일어나게 된다. 특히 아름다운 여성의 사진이나 누드 사진을 보는 것만으로도 성적 충동이 일어나고 흥분하는 경우도 있다.

　◆ 시각중추 - 대뇌에서 65~70%가 작용

　사람은 시각만으로도 이처럼 자율신경이나 혈액순환 호르몬에까지 강력한 작용을 일으키고 있다. 시각은 단순한 인식에만 그치는 것이 아니라 대뇌변연계의 시상하부·뇌하수체에까지 자극을 전달하여 전신 조직에까지 미친다.

　시각과 상상력이 대뇌중추의 약 65~70%를 차지한다고 하며, 시각은 눈에 있는 망막의 수용체(제1차 시각령)에서 감지하면 후두엽이 있는 1차 시신경 영역(세2차 시각령)에서 사물의 물체를 정확히 영상으로 나타나면 측두엽 안쪽에 있는 해마에서 과거의 기억을 떠올리고 두정엽에서 어떤 물체라는 것을 판단하여 사물을 인식한다.

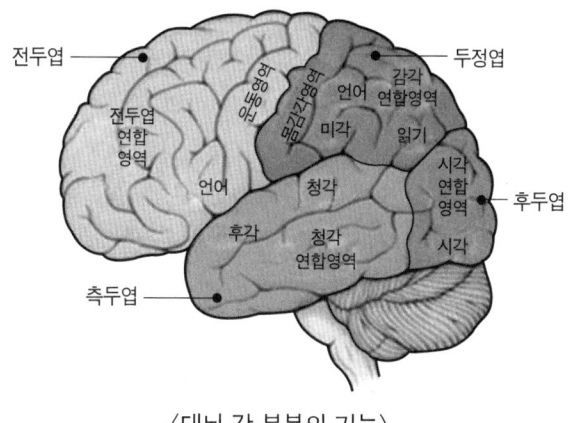

〈대뇌 각 부분의 기능〉

이러한 과정에서 전두엽이 관여하여 사고와 감정을 추가하여 상황 판단을 일으키게 한다. 사물의 이미지를 단순한 사물로 보는 것이 아니라 경험과 사고, 감정이 결부되어 격렬하게 작용하여 시상하부에 전달되어 자율신경 조절과 혈액순환 조절, 신경전달물질, 뇌하수체 호르몬 분비 등을 조절시킨다. 자율신경은 신체의 곳곳에 예민하게 분포되어 있고 체감각운동중추, 감각신경도 조밀하게 분포되어 있다.

　시각 외에 신체에 어떤 물리적이나 기계적 자극이 가해지면 거기에 따른 자극반응이 대뇌에서도 즉시 반응을 일으킨다. 신체가 차거나 뜨겁거나 건조하거나 타인이 손을 대거나 만지거나 어떤 자극을 주면 거기에 따른 체감각 자극반응이 일어난다. 대체로 거의 모든 자극들은 교감신경의 긴장반응으로 나타난다. 교감신경에 긴장반응이 나타나면 거기에 상응하는 호르몬들이 분비된다.

　음식물도 마찬가지이다. 우리가 평소에 먹는 음식 외에 다른 물질들이 위장에 들어가면 대부분 교감신경 긴장반응이 일어나고, 다시 대뇌에서도 반응이 나타나 예민해지고, 쓰다·달다·맵다·짜다·뜨겁다·차다·시원하다고 느끼고, 심하면 어지럽고 두통 같은 증상을 호소한다.

　◆ 신체 표면의 체감 자극 ― 감각중추가 감지 - 구체적이고 정확하게 반응한다
　대뇌는 사물의 이미지뿐만이 아니라 신체상의 여러 가지 자극과 접촉이 가해져도 대뇌에 영향을 일으킨다.

　자극의 종류와 위치에 따라서 척수를 통해 전달하고, 대뇌에서 변화·조절을 거쳐 자극의 수위를 조절하여 다시 원심성으로 자극이 원래 자극처까지 전달되고, 여러 가지 반응을 일으킨다.

　예를 들어 간지럼을 타는 특정 부위를 만지기만 하여도 웃거나 놀라는 현상이 일어난다. 간지럼을 많이 타는 부위는 대체로 발바닥, 손바닥, 옆구리, 가슴, 얼굴, 귀 부위 등이다. 또한 남녀의 성감대 부위도 가벼운 자극을 주어서 흥분 상태가 되는 것도 기감(氣感)반응이다.

　인체에 질병이 있을 때 특정 부위를 만지거나 가볍게 두드리거나 누르기만 해도 고통이 가벼워지는 현상이 나타난다. 이것도 일종의 기감반응이다.

　이미지라는 것은 사물이나 심성을 판단하는 것에서 더 나아가 대뇌가 상응하는 반응을 일으킨다.

기감요법은 단순한 사물 인식과 느낌만이 아니라 대뇌피질에 있는 각 중추가 작용하고 있으며, 그 자극은 대뇌변연계를 거쳐 자율신경과 혈액순환·호르몬계·면역계까지 조절하고 있다. 신체상에서 시각에 의한 이미지와 직감적 느낌·촉각·감각에 의한 자극들도 대뇌 기능을 조절하고 있다.

◆ 모든 운동 — 감각중추 중 손 부위가 가장 넓다

대뇌에서는 운동·감각중추가 있어서 손부위 영역이 가장 크다(그림 참조). 운동중추와 감각중추에서 손에 해당하는 부위는 1/2~2/3 이상이다. 대뇌는 손운동·손감각을 통제하는 부위이기도 하면서 손운동·손감각이 운동중추와 감각중추를 통솔하고 있다고 판단한다. 그래서 손운동·손자극을 많이 할수록 대뇌가 커지거나 발달하고 활성화된다고 한다.

◆ 뇌에서는 동작을 상상할 때와 실제 동작을 할 때 같은 뇌파가 나온다

대뇌의 좌우뇌에서 베타파·알파파·세타파 등이 나타나므로 뇌파를 분석하여 대뇌 기능과 정신 상태를 분석하고 이러한 뇌파를 근거로 하여 뇌파를 조절하는 분야까지 연구되고 있다. 이러한 뇌파는 동작을 상상할 때와 실제 동작을 할 때 같은 뇌파가 나온다는 것이다.

예를 들어 손목을 돌리는 동작을 상상하는 것과 실제로 손목을 운동하는 때의 뇌파는 동일하게 작용한다는 것이며, 이것은 운동중추의 작용만이 아니라 감각중추의 경우도 동일하다고 생각한다.

상상으로 옆구리를 간지럽게 생각하는 것과 실제로 옆구리를 간지럽게 하는 것도 뇌파나 감각중추에는 동일하게 작용이 된다는 의미이다.

따라서 서금요법의 기맥과 상응점에 실제로 수지침이나 침봉 등으로 자극을 주는 것과 기감봉으로 간접 자극을 줄 때의 운동중추·감각중추의 작용이나 뇌파는 동일하다고 생각한다.

기감봉을 자극하여 뇌 기능이 작용하는 것과 손 부위에 실제 수지침을 찌르는 것은 음양맥진반응은 동일하고, 오히려 기감봉 자극이 더욱 우수하다.

손 부위에 아픈 수지침을 자극하거나 유해 중금속으로 자극하는 것보다 안전하고 효과반응이 좋은 것이 기감요법이다.

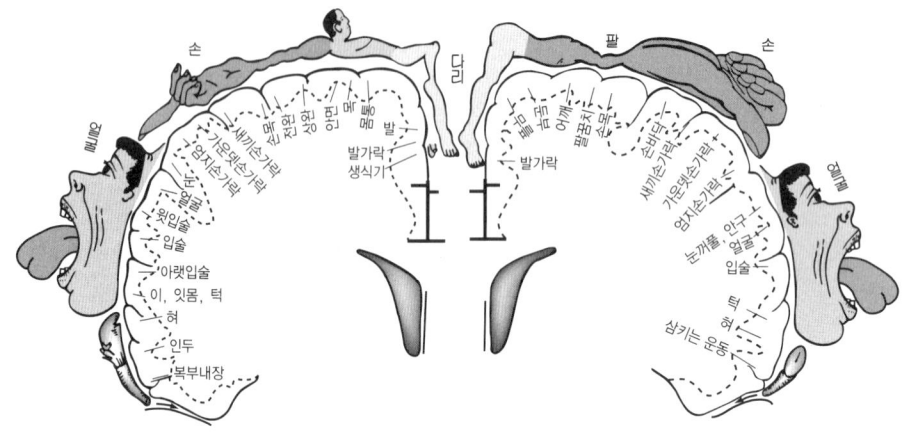

▲ 감각중추의 지배구역 분포　　　　▲ 운동중추의 지배구역 분포

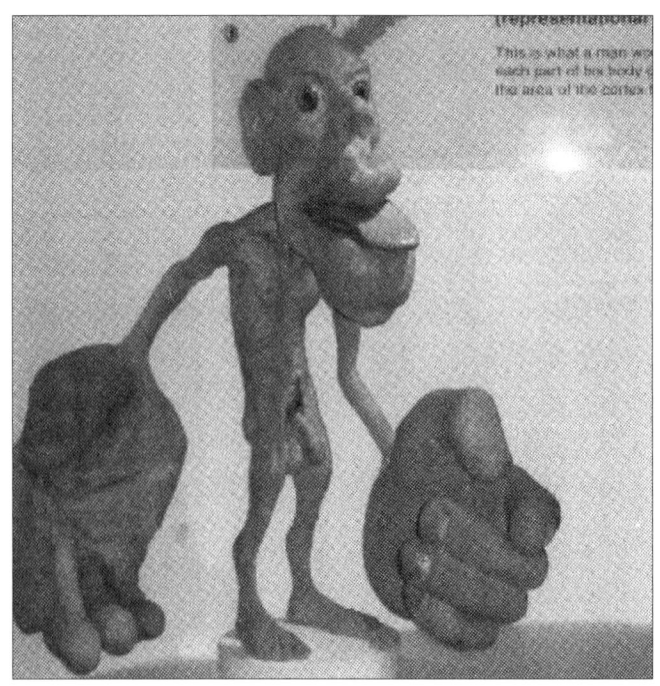

대영박물관 소장

◆ 대뇌는 상상과 현실을 구별하지 못한다

또한 대뇌는 상상과 현실을 구별하지 못하고 작용을 일으킨다. 앞에서 생맥주 그림처럼 갈증이 심할 때 맥주라는 그림 이미지만으로도 시원함을 느끼지만, 실제 생맥주를 먹으면서도 맥주 이미지를 느끼므로 대뇌에서 감지하는 느낌의 차이는 큰 차이가 없다는 생각이다. 이것은 신맛·쓴맛·단맛·떫은맛 등도 마찬가지이다.

손 부위에 수지침·침봉 등으로 자극을 주는 것과 기감봉으로 간접 자극을 줄 때 음양맥진반응이 나타나지만 앞에서 언급한 대로 기감봉 자극이 더욱 우수하다.

◆ 대뇌에 기맥중추와 상응중추가 있다

대뇌변연계에는 상응중추가 있어서 손부위에서 전신에 해당하는 특정 부위를 자극하면 해당 중추의 반응으로 각 해당 부위의 질병을 다스리고 음양맥상을 조절하는 반응과 교감신경을 억제하는 현상이 나타난다. 또한 변연계는 기맥중추가 있어서 손바닥·손등에 기맥과 기맥혈을 분포시키고 있으며, 기맥과 기맥혈을 자극하면 기맥중추에 자극이 전달되어 시상하부나 뇌하수체를 통해서 자율신경 조절과 신경전달물질·호르몬 등을 조절하게 되며, 나아가 음양맥상을 조절할 수 있다.

〈금경금혈위치도〉

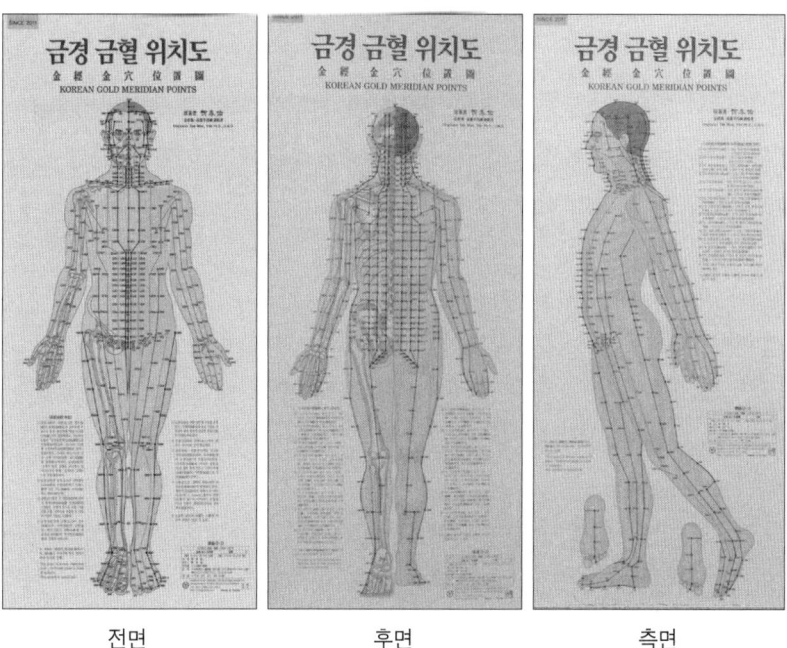

전면　　　　　　후면　　　　　　측면

손에는 위와 같은 기맥·상응중추신경이 분포되어 있으므로 해당 부위에 수지침 등의 자극뿐만이 아니라 기감봉을 자극하여도 시각중추와 체감중추가 인식하여 대뇌변연계에 전달하면 기맥·상응 자극수용체가 작용하여 시상하부·뇌하수체의 기능을 조절하는 현상이 나타난다.

◆ 대뇌에는 금경중추도 있다

전래의 경락·경혈 부분에 침 자극을 주면 음양맥상 조절반응이 없는 부분이 많거나 오히려 악화되는 부분이 많다.

금혈에 기감봉을 자극하면 인식·인지·시각의 느낌은 즉시 변연계로 자극을 전달하여 시상하부 등에서 자율신경 조절과 신경전달물질 조절과 음양맥상 조절반응이 나타난다. 그러므로 기감자극은 반드시 금경·금혈상에 자극을 주어야 한다.

이러한 반응들이 나타나므로 금경기감요법에서도 금경중추가 있다고 판단되므로 정확한 금혈에 기감봉으로 자극을 주면 금경중추가 인지하여 변연계에 자극을 전달한다. 만약 금혈이 아니거나 해당 금혈이 아니면 변연계에서 자극반응이 일어나지 않아 음양맥상 조절이 되지 않는다. 금경기감요법은 다음에 소개한다.

2. 서금기감요법이란?

서금기감요법은 서금요법·고려수지침(이하 생략하여 수지침이라고 한다)의 원리와 이론에 따라 기감봉 등으로 자극하여 건강의 증진과 질병의 관리·회복하는 방법이다. 서금기감요법에서 서금요법의 원리를 이용하였을 때만이 음양맥상을 조절하여 대뇌의 기능들을 조절할 수 있고, 나아가 신체의 각 조직의 기능을 조절할 수가 있다.

기감요법에서 서금요법의 이론이 아닌 다른 위치나 원리를 이용할 땐 음양맥상 조절현상이 나타나지 않거나 오히려 음양맥상을 악화시킨다.

서금기감요법에서는 서금요법의 원리를 이용해야 효과반응이 있으며, 서금기감요법을 잘 이용하기 위해서는 서금요법·고려수지침의 원리와 방법을 잘 알아야 한다.

서금요법의 기본 원리란 상응요법과 14기맥과 404혈을 말하고, 이들의 기맥혈을 잘 응용하기 위한 대립·오활론이 있다.

기맥혈을 선정하고 정확한 자극을 주기 위해서 장부 허승을 구별해야만 한다.

이들 서금요법 이론에 기감봉으로 간접 자극을 주어서 대뇌 혈류 조절, 자율신경 조절과 장부 기능 조절과 각 신체부위의 기능을 조절시키는 새로운 방법이다.

3. 고려수지침(수지침)의 첫 개발과 서금요법의 이론적 근거

전래 동양의학(중국전통의학)인 침술 이론에서는 고려수지침, 수지침이라는 용어나 방법이 전혀 없다. 고려수지침·수지침이란 이름은 1971~75년 사이에 필자 유태우(柳泰佑)가 처음으로 고려수지침의 이론을 발견하여 창시하였고, 이 방법을 고려수지침(高麗手指鍼)이라고 한 것이다. 단순하게 수지침(手指鍼)이라고만 하면 한국의 특징을 알릴 수 없어서 고려(高麗)라는 이름을 붙인 것이다. 고려수지침에서 사용하는 침 기구를 '수지침(手指鍼)'이라고 이름한 것이며, 수지침바늘을 주로 사용하므로 통칭해서 이론이나 기구를 모두 수지침이라고 부르게 되었다.

영어로는 'KORYO HAND ACUPUNCTURE'이며, 간략하게 'HAND ACUPUNCTURE'라고도 하고 또는 'KOREAN HAND ACUPUNCTURE'라고 한다. 이러한 용어로 수지침은 전 세계에 알려졌고, 기초 과정의 『고려수지침강좌(高麗手指鍼講座)』 책자는 9개 국어로 번역, 보급되어 있다. 전 세계에서의 'HAND ACUPUNCTURE'는 고려수지침을 의미한다.

인터넷을 찾아보면 닷컴(.com)에서만도 수백 개 사이트가 개설되어 있고, 단순한 'ACUPUNCTURE'는 몇 개되지 않는다. 이것만 보아도 국제적으로 알려진 고려수지침의 위상을 짐작할 수가 있다.

1980년경 고려수지침의 명성(名聲)이 나면서 과거 이희승(李熙昇) 박사의 『국어사전(國語辭典)』 편집자의 부인이 고려수지침을 배우면서 '수지침'을 국어사전에 등재하였다. 요즘의 일부 국어사전에 수지침을 한방의 한 과목의 침술로 소개된 것은 잘못된 것이다.

고려수지침은 한방의 동양의학이 아니다. 동양의학이나 한방의 정의는 중국의 전통의학을 말하는 것이며, 동양의학에는 고려수지침·수지침이란 용어나 이론은 없다. 한방의학이란 말은 중국전통의학을 우리나라에서도 사용한다는 의미이며, 한국에서 개발된 의술이 아니다.

그 후 수지침을 배운 일부 인사들이 정통 수지침을 왜곡하고 진실하지 못한 책자를 써서 수지침이 전래적으로 있었던 것으로 왜곡시키고, 그 내용들도 원래의 고려수지침에 있는 이론이나 방법을 사용하거나, 확인도 안 된 이론들을 변형시켜서 소개하고 있다.

서금기감요법에서는 오직 수지침의 원래 이론과 방법을 따라서 이용할 때 음양맥상에 변화가 일어나며, 정통 수지침 이론이 아닌 이론과 방법, 왜곡된 수지침이나 수족침 방법들은 음양맥상 반응이 나타나지 않거나 오히려 악화될 수 있으므로 주의해야 한다.

고려수지침을 일명 서금요법(瑞金療法)이라고 하는 것은 수지침바늘 외의 여러 가지 자극기구와 방법들이 많이 있다. 즉 기마크봉·금봉·침봉·압진봉·금추봉·서암추봉·서암뜸·아큐빔요법·반지요법 등이다. 이들은 분명히 수지침 기구가 아니므로 서금요법이라고 명칭을 붙였다.

요즘에는 수지침(바늘)보다 서금요법 기구들을 더욱 많이 이용한다. 앞으로 서금기감요법에서는 기감봉을 주로 이용하고, 그 자극 효과성을 장시간 유지시키기 위해서는 서금요법 기구인 기마크봉이나 금봉 등을 이용할 필요가 있다.

(1) 손부위의 중요성에 대한 과학적 근거

전신 중에서 손부위가 중요한 이유가 있다. 대뇌반구는 운동중추와 감각중추가 있으며 운동중추에서 전신의 운동을 조절·통제하며, 감각중추에서는 전신의 감각을 통제한다.

이 운동·감각중추를 일명 뇌지도(腦地圖)라고도 하며, 그림을 보면 손부위가 가장 넓다. 특히 운동중추의 약 1/2~2/3정도가 손바닥·손가락에 해당한다. 여기에 비해서 그 외의 신체부위는 매우 작다(본문 p.8 그림 참조)

대뇌는 손을 제일 많이 움직여서 손을 자유롭고 세심하게 이용하도록 하고 있다. 대뇌는 손을 많이 움직이게 하는 것뿐만 아니라 반대로 손운동을 많이 하면 운동중추의 손부위가 활성화되고, 나중에는 손부위가 커져 운동중추 전체가 활성화되어 대뇌가 커지거나 발달된다.

(2) 손에는 교감신경이 15,000개가 분포되어 있고 전신에 펼쳐진 숫자와 비슷하다

손의 교감신경 자극은 교감신경을 저하시켜 자율신경을 조절한다

인체는 어떠한 자극을 받으면 그 자극의 종류와 성질에 따라 대뇌에서 자율신경을 조절한다. 자율신경은 교감신경과 부교감신경이 있다. 교감신경은 활동성 신경이고 부교감신경은 비활동성 신경이나, 신체가 활동을 많이 할수록 교감신경의 활동이 많아져 긴장과 항진이 이루어진다. 반면에 사람은 휴식과 안정을 취할수록 부교감신경이 작용해서 우위에 있게 된다.

사람은 수많은 생각과 활동을 하므로 항상 교감신경이 긴장하거나 항진반응이 나타나 모든 질병의 80~90%을 일으키고 있다. 교감신경이 긴장하거나 항진되면 모세혈관이 수축되고 심장도 긴장 상태가 되며 심할수록 두근거림과 혈압까지 상승한다. 모세혈관이 수축되므로 손발과 피부가 차지며, 정신도 긴장하거나 과민해지고, 각 기관의 분비물도 크게 떨어져 안구가 건조하고, 심하면 입안의 침도 마르고 소화액의 분비도 크게 줄어든다. 위장·대장의 운동량도 급격히 저하되어 각종 위장 증상을 일으킨다. 이러한 상태에서 각종 성인병인 고혈압·심장병·고지혈증·동맥경화·당뇨병·암·퇴행성 질환·전립선 암 등이 발생한다.

이처럼 교감신경의 지나친 활동으로 말미암아 질병이 발생하고 통증을 일으키고 있으나 아직까지 현대 의학은 교감신경을 완전하게 진정·저하시키는 완전하고 안전한 방법이 크게 부족하다. 설사 약물요법이 있어도 곧 부작용이 일어나 위험하다.

한방 학자들은 한방의학이 최고인 양 생각하고 있으나, 필자가 한방약을 실험한 결과 80~90%가 음양맥상을 악화시키고 있었다. 이것은 곧 교감신경의 긴장을 말한다. 대표적인 한약이 홍삼으로서 교감신경 긴장이나 항진반응이 일어난다. 홍삼을 먹는 이유는 피곤하고 나른하고 졸릴 때 홍삼을 먹으면 대뇌에서 도파민이 과잉 분비되어 정신을 차리는 각성반응이 나오고, 조금이라도 지나치면 각성반응이 일어나 아드레날린이 과잉 분비되고 교감신경을 긴장시킬 수 있다.

아드레날린은 교감신경 말단과 부신수질에서 분비되는 것으로 교감신경을 긴장시키고 항진시킨다. 홍삼을 과잉 섭취하는 것은 교감신경을 항상 긴장·항진반응을 일으킬 수 있으므로 매우 주의해야 한다.

한약의 부작용이란 교감신경의 긴장과 항진반응들이다. 한약 부작용이 있을 때(인터넷에도 보면) 겨우 미나리즙 등을 먹으라고 하는데 미나리즙도 강력한 각성제일 뿐이며, 술독을 해독시켜 준다는 칡뿌리(갈근)도 강한 각성제이다.

이러한 한약들을 먹을수록 인체는 더욱더 위험에 빠질 수 있다. 교감신경을 안전하고 완전하게 저하·안정시킬 수 있는 의학은 현재로서는 서금의학뿐이다. 서금의학의 음양맥상 조절반응은 곧 부교감신경을 우위로 하여 교감신경을 저하시키는 방법이다.

서금기감요법도 교감신경을 저하시키는 방법이다. 자율신경은 신체의 모든 부위에 한 쌍씩 분포되어 있으며, 그중에서도 손부위에 가장 과밀하게 분포되어 있다고 한다.

한일고려수지침학술대회 때(1980년경부터 2000년대까지) 일본대학(日本大學)의 고(故) 야쓰 미쓰오(谷津三雄) 교수는 수많은 과학적 실험을 한 바가 있다. 1990년대 일본대학 마쓰도치학부(松戸齒學部) 마취학 교실에서(주임교수 야쓰 미쓰오) 필자를 초청하여 여러 가지 많은 실험을 했다. 당시만 해도 실험 비용이 대단히 비싸서 필자로서는 엄두도 못냈었다.

실험실은 방음·방습 장치, 25℃의 실내 온도, 공기 청정 시설을 갖추고 당시의 첨단 의료 장비인 서모그래피(컬러 사진 촬영 장비 : 현재는 소형이 나오고 있으나, 과거에는 큰 장비였다)로 환자 10여 명을 전날부터 음식 조절, 술·담배를 일체 금지시키고 1~3시간 동안 안정을 취하게 하고, 실험대에 누워 서로 약 30~60분간 있으면서 장비 상태를 점검한다. 그런 다음에 필자가 진단하고 수지침을 놓게 하면서 매 분마다 체열 상태를 체크하는 것이다. 이와 같이 10여 명을 실험하는데 새벽부터 밤 늦게서야 끝나게 되었다.

이때 야쓰 교수와 연구진들은 수지침을 찌르면 부교감신경이 작용하기 시작한다고 말했다. 당시만 해도 부교감신경이 작용(우위)한다는 중요성을 절실하게 파악하지 못했다. 야쓰 미쓰오 박사는 이러한 실험을 매년 실시해서 20여 년간 발표하여 고려수지침의 과학적 연구에 큰 도움을 주었다. 이러한 실험을 한 야쓰 미쓰오 박사는 학술대회장에서 전신 중에서 손에 교감신경이 가장 많이 분포되어 있고, 손의 교감신경을 펼치면 큰 우산과 같아서 전신을 덮을 수 있을 정도이며, 전신에 분포된 교감신경이나 손에 분포된 교감신경은 비슷한 정도라고 말한 바가 있다.

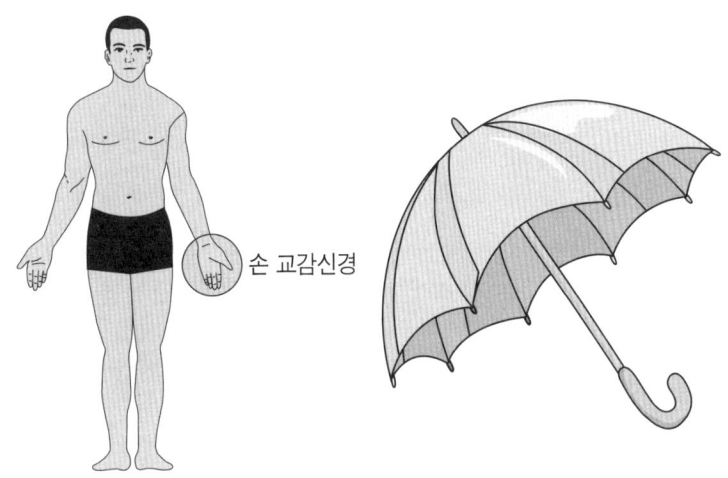

※ 손에 있는 교감신경을 신체에 있는 교감신경 밀도대로 펼치면 전신을 덮을 수 있는 큰 우산과 같다(日本大學, 故 谷津三雄 博士).

    손에 교감신경이 과밀하게 분포되어 있다는 것은 부교감신경도 비슷하게 분포되어 있다는 의미이며, 표피 말단에서는 교감신경·부교감신경과 감각·운동신경이 함께 복잡하게 되어 있어서 구분하기 매우 어렵다. 이처럼 모든 신경이 가장 많이 모인 곳이 손부위이므로 손부위의 자극은 자율신경을 자극하거나 감각신경을 자극하는 것이다.

    고려수지침의 이론을 벗어나 전래의 침술 위치나 수족침 등 다른 기혈들, 특히 대만 사람이 발견한 기혈들을 침 자극하면 음양맥상에 변화가 없거나 미약하거나 악화되는 것을 볼 수 있다. 침으로 전신에 있는 경락 부위를 자극하는 것은 부교감신경을 손상시켜 부교감신경을 저하시키고 교감신경을 긴장시키는 것으로 판단된다.

    손부위가 비록 교감신경 과밀 지역이라도 고려수지침의 이론 구역인 상응점이나 기맥·요혈 위치에 수지침 자극을 줄 때 교감신경 저하 반응이 나타난다. 손부위의 수지침 기맥혈 위치에 교감신경이 과밀 분포되어 있는 것은 감각신경도 비슷하게 과밀 분포되어 있는 것이며 시각으로까지 감지하여 기감자극반응이 강렬하게 일어나는 것으로 판단한다. 음양맥진법으로 손부위 자극을 실험해 보면 서금요법의 이론이어야 효과반응이 나타난다.

4. 서금기감요법이 탄생하기까지의 과정

고(故) 야쓰 미쓰오 박사가 특병 강연을 할 때 말하기를 "사람은 죽어갈 때 손을 자주 쳐다보는 습관이 있다"며 손의 중요성을 강조한 바가 있다. 손에 모든 신경이 제일 많이 분포되어 있고 모세혈관도 대단히 많이 분포되어 있어서 손을 이용하면 어떠한 치료 방법이나 기사회생(起死回生)하는 방법이 없을까 하는 기대감이나 생각 또는 자꾸만 야위어가는 자신의 손을 보면서 인생을 마감하는 것인지도 모른다.

사람에게는 예감이란 것이 있다. 어떤 중요한 사실이 있을 때 그 사실을 전혀 모를 때 사람들에게는 공통적인 현상이 나타난다. 손만 잘 이용하면 건강 증진은 물론 면역력 증진과 함께 인체의 거의 모든 질병을 낫게 할 수가 있지 않을까 하는 생각일 것이다.

필자가 서금기감요법을 발상(發想)하는 데는 이유가 있었다. 앞에서 소개한 염파요법이 있다.

염파요법은 환자의 손이나 신체에 일체의 침(수지침도 포함) 자극을 주지 않고 고려수지침 기맥혈 모형(손모형)이나 기맥혈도와 상응도 도판에 기감봉 소형을 찌르되 환자와 환자의 질병을 생각하고 그 질병이 나으라는 생각[念]을 전달하면 상대방의 질병이 나아지는 방법이다.

서금염파요법은 32년의 역사와 연구를 가지고 있다. 서금염파요법 기구는 손모형도 대형·소형과 사이버 수지침 도판·서금염파요법 도판이 있다. 이들 도판이나 모형에 찔러서 질병을 낫게 하는 것으로 거리를 초월해서 효과를 볼 수 있다. 자신의 질병도 손모형에 찔러서 자신의 질병이 낫기를 기도하면 해당 질병에 영향을 준다. 특히 음양맥상 조절에 효과적이다.

또 옆에 있는 사람이나 먼 거리, 심지어 미국이나 유럽 등 해외에 있는 사람의 질병 치료도 가능하다.

이와 같은 방법으로 질병이 나은 사례는 32년간 대단히 많고, 최근에 발표된 사례는 뒤편에서 참고로 소개한다.

염파요법에서 중요한 것은 질병을 낫고자 하는 사람을 연상하고 환자의 질병을 분명히 알고 상응점이나 기맥을 따라서 기감봉을 꽂고 질병을 나으라는 말을 하거나 마음 속으로 말을 해야만 효과반응이 있다. 비록 모형이나 도판의 그림이라

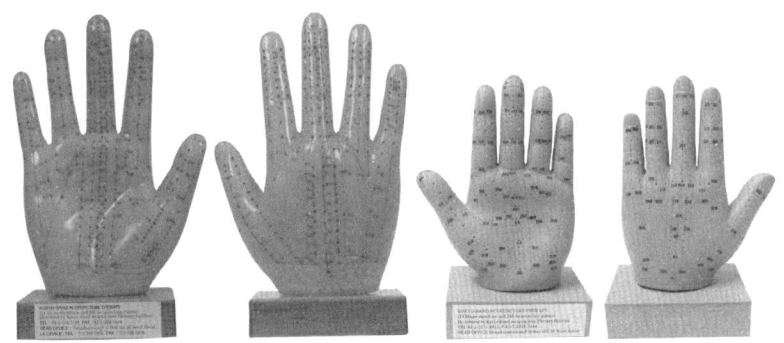

〈14기맥 모형(손바닥·손등) 대형과 소형〉

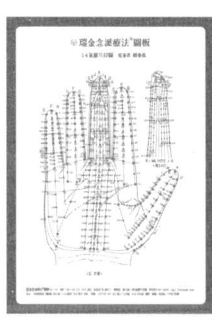 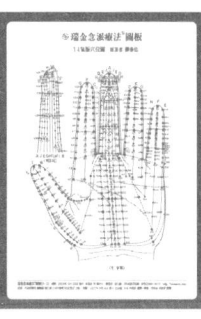 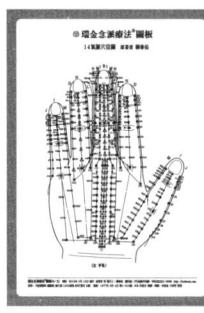 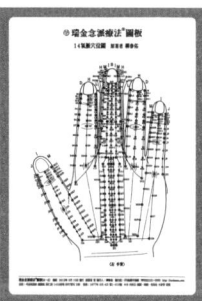

▲ 대형 좌우수 도판 손바닥 2개   ▲ 대형 좌우수 도판 손등 2개

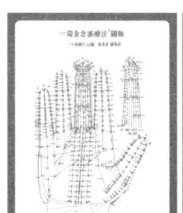 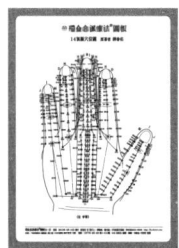 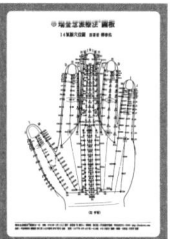

▲ 소형 좌우수 도판 손바닥 2개   ▲ 소형 좌우수 도판 손등 2개

〈서금염파요법 도판〉

도 상응점이나 기맥혈의 자극이 아니면 반응이 없다. 염파요법이라도 다른 기혈·경락·경혈을 찾아 기감봉으로 자극하여도 반응이 없거나 오히려 악화된다(단, 혈처가 중복되는 것은 예외).

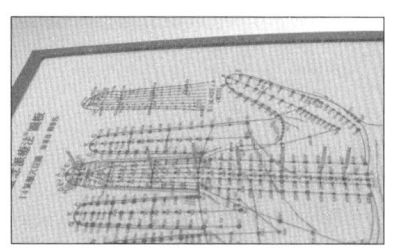

※ 서금염파요법 도판 위에 기감봉을 직자로 꽂는다.

〈금경금혈위치도 족자(簇子)〉

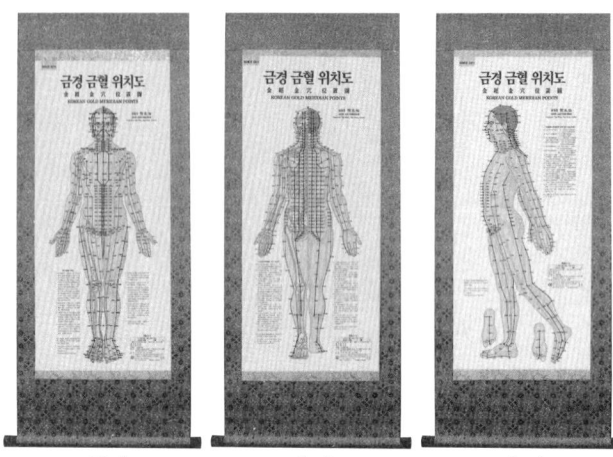

전면   후면   측면

※ 족자 위에 패드를 붙이고 기감봉을 패드 위에 찌르면서 상대방의 특정 질병이 낫기를 기도하면 상대방의 질병이 나아진다.

〈병풍(屛風)으로 만든 금경금혈위치도(金經金穴位置圖)〉

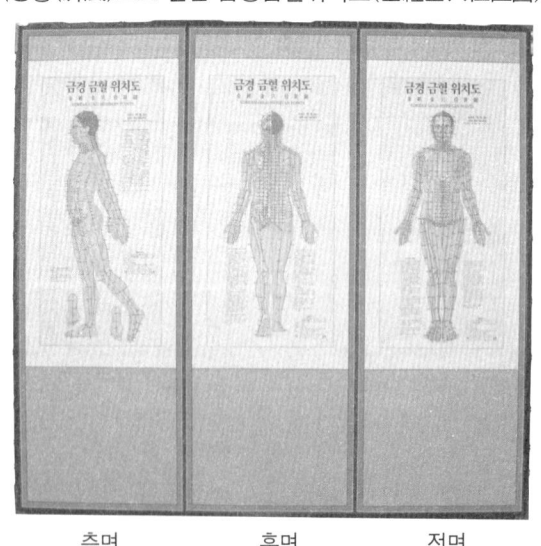

측면   후면   전면

 이와 같은 염파요법을 연구하면서 모형이나 그림이 아니라 신체에도 염파요법과 같은 간접 자극을 주어도 효과반응이 있을 것이라는 생각에서 기감요법을 시도한 결과 효과성이 탁월하게 나타나 기감요법이 연구된 것이다. 즉 사람을 염파요법의 기구로 판단한 것이다.

5. 전래 침술

(1) 전래 침술 — 위약효과이며, 과학적 근거는 거의 없다
1822~1945년까지 중국에서 침·뜸을 중지시켰었다

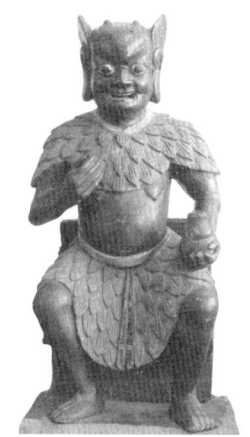
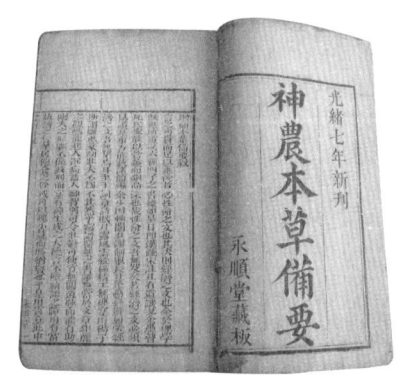

〈신농씨(神農氏)의 목조 조각상〉　　〈신농본초경(神農本草經)〉

　중국 의학의 시조는 신농씨(神農氏)라고 한다. 신농씨는 모든 풀·나무의 맛을 보아 약의 성미(性味)를 알아 약 효과를 알아냈고 침술의 시조라고도 한다. 신농씨라면 중국의 삼황오제(三皇五帝) 때의 인물로 약 5,200년 전의 사람이다. 침술을 발전시킨 사람을 황제라고 하나, 침술의 원전(原典)이라 하는 「황제내경」은 약 2000년 전에 쓰였다고 하며, 중국에서는 이 침술을 중지시키는 대사건이 있었다.

　1822년 청나라 중엽에는 굵고 긴 침과 큰 쑥뜸으로 질병 치료를 하다가 많은 부작용이 있었고, 인사(人死) 사고도 많았던 것 같다. 그래서 청나라 조정에서는 '침과 뜸은 너를 위한 것이 아니다' 하면서 침술 배출제도를 중지시켰다. 1940년대까지 침구과의 배출제도를 없앴고 장개석 국민당 정부도 침·뜸금지법안까지 만들려고 했다고 한다.

위의 내용을 소개한 「침술사고」에는 다음과 같이 소개되어 있다.

당시에 침술은 중지되어 있었고 침술은 천민(賤民)들 사이에서 응급처치로 이용되었으며 그들은 글자도 몰랐다고 기록되었다.

중화민국의 모택동 주석이 의료시설이 열악하므로 침술을 허용하면서 침술 지식이 거의 없던 사람들이 너도 나도 침을 놓으면서 1950년을 전후하여 수많은 침술사고가 난 것이다. 이때의 침술사건을 기록하고 문제점을 기록한 것이 「침술사고」(중국원명 자침사고)이다.

중국 침술계에서는 이때를 '침술의 불행한 과거'라고 표현하고 있으나, 필자의 견해로는 청나라 정부의 침·뜸 중지령은 현명한 판단이라고 생각한다. 의약이 부족했던 당시에 침술은 응급 처치에 이용하고 일부 질환에 도움이 될 수는 있었다고 판단한다.

그러나 오늘날에는 좋은 의술들이 많이 있기 때문에 유해 중금속인 침으로 신체를 찌르는 것이 과연 좋은 방법인지 생각할 때가 되었다.

WHO에서는 의사 한 명을 배출하는데 돈과 시간이 많이 들므로 의료비가 비쌀 수 밖에 없다면서 값싸고 효과 있는 전통의학을 연구하여 이용하자는 것이었다.

1970년대 후반에 세계 의학계에서 최고의 관심은 침술이었으므로 WHO에서는 중국 침술을 소개하면서 중국 침술인들을 '맨발의 의사'라고 표현하였다.

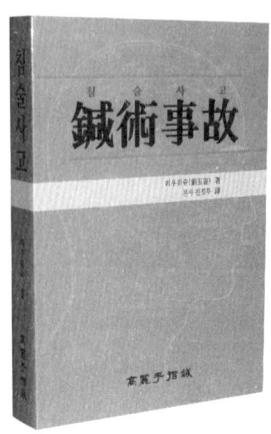

〈침술사고(鍼術事故)〉

◎ 중국침술 전략산업으로 발전

　1971년 미국의 닉슨 대통령이 중국을 방문했을 때「뉴욕타임즈」의 제임스 레스턴(James Reston) 기자가 장염에 걸려 통증이 심할 때 침을 맞고서 진정이 되자 미국에 돌아와 글을 쓰면서 큰 홍보가 되어 신비한 침술 붐을 일으키는 동기가 되었다.
　이러한 보도로 서양 의사들에게 침술을 가르쳤고, WHO에서는 침술이 몇 가지 질병에 효과 있다고 발표하였으나 과학적인 근거에 의한 발표는 아니었던 것 같다.
　2000년경에 들어와서 서양 의사들이 침술을 이용하면 낫기는 하지만 과학적인 근거를 발견하지 못하고 있다. 경락의 근거, 침을 찌르면 과학적인 근거가 보이지 않는다고 한다.
　1970년경에는 침을 찌르면 엔도르핀이 분비되어 모르핀보다 몇 십 배 강한 진통작용이 있다고 말하고 있으나 어떤 엔도르핀이 나오는지에 대한 구체적인 내용은 없다. 엔도르핀은 누구든지 아픈 강자극을 주면 강자극 정도에 따라서 감마·알파엔도르핀이 분비되어 일시적인 진통현상이 나타난다. 그러나 아픈 자극을 반복하면 습관성·중독성이 생기고, 강자극을 주면 처음에는 모세혈관이 확장되다가 얼마 후에는 모세혈관은 수축된다.
　고(故) 마나카 요시오(間中喜雄) 박사는 1988년에 작고한 분으로 당시 일본과 전 세계적으로 유명한 침술 애호가이며 연구가였다. 일본의 과학연구기관인 북리(北里)연구소의 침술연구부장으로 있으면서 후생성의 지원을 받아 미세자극과 강자극에 대한 연구 결과를 필자에게 보여준 바가 있었다. 체침을 아프게 찌르면(중국식·전래 한국식 침은 아프다) 모세혈관이 처음에는 확장되다가 30~60분이 지나면 다시 수축되며, 또다시 찌를수록 아프게 찔러야 모세혈관이 확장된다는 것이다. 침을 아프게 맞으면 계속 침을 맞으려는 습관성·중독성이 나타난다.
　1998년경에는 한국의 조장희 박사가 미국 캘리포니아주의 얼바인대학에 있을 때 침술이 대뇌에 미치는 연구를 한 바가 있다. 조장희 박사는 세계가 인정하는 한국의 물리학자로서 침 연구를 한 것이다. 새끼발가락 근방에 있는 경골 자리에 침을 찌르면 뇌의 어느 부분이 활성화된다는 것을 발표하여 세계 침구계의 이목을 집중시켰다. 그 후 계속적인 연구에서 눈을 깜빡거려도 침 놓는 반응이 뇌에 나타났다고 하며, 다시 연구한 결과 침자리에 찌를 때나 침자리가 아닌 곳에 찌를 때 대뇌의 반응은 똑같다는 것이다. 그래서 1998년 3월에 발표한 침술연구 논문을 2006년 7월경에 자진 취소하였다.

   이와 같은 조장희 박사의 침술연구 논문을 취소하자 한의계는 경솔한 처사라고 비판한 것은 위의 논문을 근거로 한의학·침구학 박사를 받은 사람들이 많았기 때문이다.

   이와 같은 과정을 거치면서 여전히 침 시술을 해 오자 영국의 에른스트(E.ernst) 교수는 약 5년간 5,000여 명의 환자에게 침 시술을 한 후 통계 조사를 한 결과 침술의 과학적 근거는 극히 부족하고 침술이 효과 있다는 것은 '위약효과'라고 결론을 내렸다. 침술은 의사가 환자 자신의 질병을 치료한다고 믿으면 스스로 나아지려는 자연치료력으로 효과가 있는 것이지 침술의 과학적 효과 근거는 찾아볼 수 없다는 것이다.

   여기에서 위약효과라는 것, 자신의 질병을 낫게 한다는 것, 침 치료를 시각이나 상상으로 판단하는 것 등은 단순한 위안·위약효과라고 말할 수 있다. 침술 치료의 과학적 근거를 밝히려는 노력은 지금도 진행 중이다.

   침의 과학적인 연구를 위해 진짜침과 가짜침까지 이용하여 실험한다고 한다. 진짜침은 경혈에 침을 찌르는 것이고, 가짜침은 경혈에 침을 테이프 등으로 고정시키는 등의 방법이다. 가짜침이나 진짜침이나 효과는 비슷하다는 것이다. 진짜침이 더 효과가 좋다는 근거는 나타나지 않고 있다.

◎ 신체의 침술자극은 위험한 방법
  침 재질 스테인리스, 유해 중금속 — 일종의 독침(毒針)이다

필자는 고려수지침을 연구 발표하고 처음에는 경락침과 고려수지침에 대한 비교 실험을 하지 않았었다. 그러나 해외에서 경락의 내관혈(內關穴)과 고려수지침의 K9에 대한 비교 실험을 해서 발표하고 있었다. 고(故) 야쓰 미쓰오 교수도 치과 환자에게 기구를 입안에 넣기만 해도 구토·구역질을 하고 입을 벌리지 못하는 환자가 간혹 있다고 했다. 이때 내관(內關)에 침을 찌르면 효과가 있을 것으로 생각을 했으나 큰 도움이 되지 않았다고 했다.

그러나 고려수지침의 K9에 수지침을 찌르고 치과 기구를 입안에 넣어도 구토·구역질이 없어지고 상응점을 추가하면 수지침이 발치 마취에 효과가 있어서 몇 개씩 이를 뺄 수 있었다는 발표를 한 바가 있다.

미국에서도 고려수지침을 배운 의사가 어린아이들의 구역질·구토 증상이 있을 때 내관에 침을 놓는 것보다 고려수지침의 K9에 수지침 자극이 더욱 효과적이었다는 임상 사례를 소개한 바가 있다.

그 후 대학병원에서 항암치료를 받은 후의 부작용으로 오심·구토가 나타날 때 K9·F4를 찌르면 오심·구토에 진정 효과가 있었다는 것이다. 이 처방에 기본방과 위승방을 사용하면 효과가 더욱더 좋다.

2010년 초에 영국침사협회에서는 모든 침구사들에게 앞으로 침술 효과를 홍보할 때에 침술의 효과로 오심·구토·긴장성 두통의 해소·치통·무릎관절염 외에 어떠한 질병이나 증상에 대해 침구(鍼灸)가 효과가 있다고 인터넷·신문·광고·메일을 일체할 수 없고, 만약 광고를 하면 제재를 당할 수 있다고 한 때가 있었다. 이때 오심·구토는 고려수지침의 효과인 것이다.

이와 같은 일들이 있었으나 2008년까지만 해도 경락 체침의 효과성에 대해서 구체적인 실험도 해 보지 않으면서 전통 침술을 믿고 전래적으로 효과가 있다 하면서 침술을 시술하고 있는 것이다.

2008년 제19회 한일서금요법학술대회를 개최하기 위해서 경락침에 대해 구체적인 음양맥진 실험을 실시하였다. 음양맥상을 짚고 판단한 다음에 수지침·T침·T봉·체침을 가지고 신체의 경락상에 침을 접촉, 1mm~1cm 이상을 찌른 다음에 음양맥상의 변화를 본 것이다.

처음 실험할 때는 당연히 음양맥상에 변화가 있을 것으로 믿었으나 맥상 실험을 해 보니 난치성 맥상(잘 변하지 않는 맥상)을 제외하고는 모두가 음양맥상이 악화된 것이다. 음증이면 음증이 더욱 악화되고 양증이면 양증의 상태가 더욱 악화된 것이다.

맥박수도 대부분 최소한 3~15박까지 빨라지고, 촌구맥이 가늘 때는 더욱 가늘어지고, 굵을 때는 더욱 굵어지는 현상이 나타난 것이다. 이것은 분명히 교감신경 긴장현상이 나타난 것이다.

예상과는 달리 경락의 침·뜸 자극이 음양맥상 악화와 교감신경 긴장반응이 심하게 나타나게 되는 것을 확인하였다. 그래서 체침에 T봉(피부에 침을 접촉)·T침(피부에 약간 자극)·수지침(피부에 1~2mm 자입)·체침(1~2cm 자침) 등을 경락에 자극하여도 모두가 거의 동일한 반응이 나타났다. 너무나도 놀라운 결과이므로 경락·경혈에 침을 찌른 다음 맥상 확인 실험을 약 2년간 수없이 실시해 보았다. 혹시나 다른 현상이 있을 수 있기 때문이었다.

합곡·양계·수삼리·곡지·내관·뇌관·족삼리·삼음교·태충·태백·중완·천추·관원·중극·신유·견정 등 많은 부분, 심지어 얼굴·머리에까지 침을 찌르는 실험을 하였다. 이러한 경락의 침 자극이 음양맥상에 미치는 실험 내용은 제19회 한일서금요법학술대회 논문과 『서금요법강좌』 등에 밝혔고, 몇 백 명이 모인 가운데에서도 공개적으로 실험도 했다. 모두 맥박수를 세어 보고 촌구맥을 본 다음에 합곡이나 곡지·삼리·외관 등에 T침을 몇 개 찌른 다음에 맥을 보면 거의 65~70% 정도 맥박수가 증가하였다. 그리고 촌구맥은 더욱 가늘게 박동하거나 굵게 박동한 것이다.

제19회 한일서금요법학술대회 전야제 때에도 500여 명이 모인 가운데 이런 실험을 하니까 일본의 침구사 1명이 필자에게 와서 '몇 천 년간 전통적으로 사용해 온 침인데 이렇게 부정하느냐' 하면서 거칠게 항의를 했다. 필자는 즉시 그 일본인의 음양맥상을 보고(양증이었다) 스스로 보게 한 다음 양손 합곡에 T침을 찌르게 했다. 그리고 즉시 음양맥상을 보게 하였다. 합곡에 T침을 찌르기 전보다 부돌맥(목의 총경동맥)이 대단히 더욱 굵게 박동하고 맥박수도 증가되었다. 그래서 즉시 T침을 합곡에서 떼고 수지침의 D2를 양손 제4지에 붙여 주자 그 악화된 음양맥상이 조절되고 안정되면서 맥박수도 떨어진 것이다.

이렇게 즉석 실험을 해 주니 어느 정도 이해하고 수긍을 하기는 했으나 그래도 그 일본 침구사(약 60세 정도)는 평생을 체침을 믿고 이용했는데 도저히 믿을 수 없다고 하였다.

이와 같은 실험은 약 2~3년간 실시하면서 경락 침술이 인체에 대단히 나쁘다는 사실을 알게 된 것이다. 고려수지침에서는 음양맥상에 편차가 심할 때 수지침 등의 자극을 주어 음양맥상의 굵기가 동등할 때 효과가 있는 것으로 판단한다.

경락의 침 자극은 난치성 맥상을 제외하고는 모두가 음양맥상이 악화되는 것이다.

경락 침술에서 음양맥상이 왜 악화될까를 거듭 연구한 결과 정확한 위치의 경혈에 찌를수록 음양맥상은 더욱 악화되었고, 경혈이 아닌 곳은 음양맥상이 악화되어도 심하지 않았다. 이러한 현상에 필자는 정신이 번쩍 들게 된 것이다. 인체의 표면은 어느 위치든지 동일한 감각신경들이 있을 터인데 어느 부위의 침 자극은 더욱 음양맥상이 악화되고(올바른 경혈 위치), 어느 부위는 악화반응이 가벼운 곳이 있음을 발견한 것이다.

경락·경혈의 존재를 믿지 않았고 어떤 작용도 하지 않는다는 생각을 했었고, 오히려 신체의 침 자극은 악화되므로 건강에 나쁜 자극이라고 생각을 했는데 이처럼 차이가 난 것이다.

이때부터 경혈과 침과의 상관 관계를 연구하였다. 더욱 연구하여 올바른 경혈에 침 자극을 주어서 음양맥상이 악화된 것이라면 다른 자극을 주면 어떤 반응이 나오는지를 연구하다가, 정확한 경혈 위치에서 기마크 부착 시 맥상 조절반응이 나타난 것이다.

이러한 실험을 통해서 경락·경혈을 보완·수정한 것이 금경·금혈이다. 금혈이나 정확한 경혈 위치는 침 자극을 주면 교감신경 긴장반응이나 항진반응이 나타난다(예외인 경우도 있다).

신체 경락에 침 자극을 주면 음양맥상이 악화되는 이유가 침 재질상의 문제일까 또는 자율신경상의 문제인가를 생각하고 실험을 한 것이다. 결국 손을 제외한 모든 피부, 특히 금혈(정확한 경혈) 위치는 부교감신경 과민 지역으로 판단되었다.

부교감신경 과민 지역이므로 침 자극으로 부교감신경이 손상되어 부교감신경이 저하되면, 교감신경이 긴장·항진반응이 나타난 것이다. 대단히 중요한 사실을 확인하게 되었다.

침에 어떤 물질이 있기에 수지침에서는 교감신경을 저하·진정시키고, 체침의 금혈(정확한 경혈)에서는 교감신경을 긴장·항진반응을 일으키고 있는 것인지. 결국 침 재질에 있는 유해 물질이 교감신경·부교감신경을 손상시키기기 때문이란 생각을 하게 되었다.

침의 재질이 독성 물질이라는 것을 생각하면서 명나라 때 양계주(楊繼洲)가 저술한 「침구대성(鍼灸大成)」을 생각했다. 「침구대성」에 나와 있는 제침법(과거에도 침독·철독이 있으므로 철독을 해독시키는 방법을 이용했었다)에 모든 철(鐵)은 독(毒)이 있다 하고 말자감쇠는 해독된 침이므로 말자감쇠나 오래된 창의 쇠로 침을 만들면 철독이 없다고 한 것이다.

그리고 고시(古時)에는 금침(金鍼)을 사용했었으나 금(金)은 매우 귀하므로 사용이 어렵고 모든 금속을 금으로 표현한다는 내용이다.

과거 1,500~2,000년 전에 경락 이론을 연구할 당시에는 금침을 가지고 자극을 주어서 질병을 치료했던 것으로 보인다. 경혈이나 금혈에 순금침을 사용하면 음양맥상 조절반응이 탁월하다. 금혈에서도 순금침은 맥상 조절반응이 우수하다.

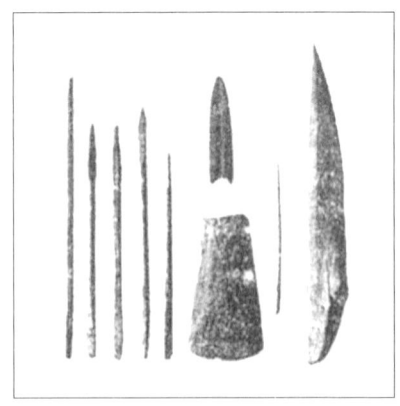

〈석기시대의 폄석(돌침)〉

1926년경 함경북도 웅기군 송평동에서 출토, 국립중앙박물관 도감 제6집에 수록.

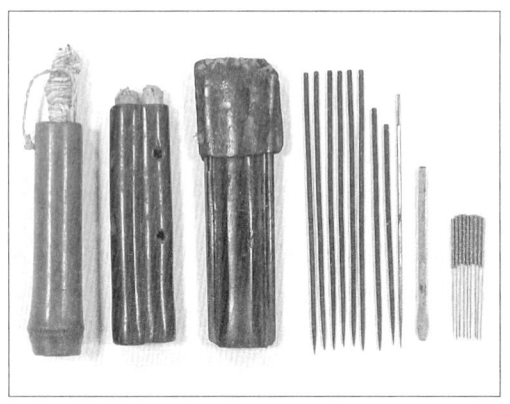

〈전래 침통과 침〉

순금은 고가이고 너무 연약하여 실제 사용은 곤란여 철침을 사용했던 것이다. 중국의 전통침은 9침법(九鍼法)이 있었고, 한국에서는 동침·바수 같이 굵고 긴 침을 사용했다. 이것은 모두가 철이다.

조선 말기에도 중국식의 침술이나 침 기구는 보이지 않고 한국 고유의 동침과 바수였다. 일제 때는 일본식의 가는 철사침을 사용했다. 1970년대까지만 해도 전선줄에서 강선을 뽑아 일본식의 침을 만들어 사용하다가 1975~80년대 들어와서 스테인리스 강선으로 침을 만들어 사용하여 오늘날까지 스테인리스 강선으로 일본식의 침을 만들어 쓰고 있다.

필자는 모 침선 회사에서 사용하는 침선에 대한 성적표를 보고서 깜짝 놀랐다. 스테인리스에는(표에서 보는 것과 같이) 철·니켈·크롬이 제일 많다. 니켈·크롬은 알레르기 반응이 심하기로 유명한 금속이다(자료란 참조).

장신구·귀걸이 등에 니켈·크롬으로 도금하면 보기에는 아름다우나 피부 알레르기 반응이 심한 것이다. 6가 크롬·인 심지어 수은·납까지 들어 있다는 것이다.

지식경제부 산하 기술표준원에서 침술을 표준 고시한다고 할 때 본 학회의 이상운 의정부 지회장이 침술을 표준화하여 인정하면 국가에서 공인된 침이라고 마구 사용하여 부작용이 심할 때 그 부작용의 책임을 어떻게 할 것인가 하고 이의를 제기하여 기술표준원에서 침의 공인 인증을 반대하였다. 당시 기술표준원의 회신 중에 코발트·티타늄 등의 물질도 들어 있다고 하였다.

이러한 스테인리스 침에 대해 「보건신문」이 문제점을 제기하자 '건강실천연대'에서 성명을 발표하는 등 문제를 제기하였다. 보건복지부에서도 세계 처음으로 침 재질에 중금속 함량 표시를 하였다. 이제 침 재질이 중금속으로 만들어진 것을 확실히 알 수가 있게 된 것이다(보건신문, 2009년 12월 1일자 참조).

현재 사용되는 모든 침은 스테인리스이며, 스테인리스도 위와 같이 유해 중금속인 것이다. 유해 중금속으로 만든 침을 경혈에 찌르면 피부에 있는 각종 신경들이 민감한 반응을 보이는 것은 당연한 것이다.

침을 인체에 찌르는 것은 유해 중금속으로 찌르는 것이므로 음양맥상에서 악화반응이 나타나는 것이다(난치성이나 복약 중일 때는 제외). 인체에서 특별한 목적으로 피를 빼거나, 주사를 맞을 때를 제외하고 독성 있는 유해 중금속을 신체에 찌를 이유가 없다.

※ 참고 — 침 재질이 '유해 중금속'이라는 근거

① 2009년 11월 식품의약품안전청에서는 침 재질 기준고시에 중금속인 납·주석·아연·철의 전체 함량이 5mg/ℓ 이하, 카드뮴 함량은 0.1mg/ℓ 이하이어야 한다고 하였다.

② 2009년 8월 지식경제부 산하 기술표준원에서는 이상운 수지침사법추진위원장에게 보낸 회신에서 침 재질에는 코발트·몰리브덴·티타늄 등이 들어 있다고 하였다.

③ 2009년 11월 건강실천연대의 자료에 따르면 모 침선 납품회사의 시험성적표에 의하여 철(74%), 크롬(18%), 니켈(8%) 등이 들어 있다고 하였다.

화학성분 원소	탄소 C	규소 Si	망간 Mn	인 P	황 S	니켈 Ni	크롬 Cr		나머지: 철	(wt%)
KIMK00100	0.0720	0.3900	1.2200	0.0300	0.0030	8.4300	18.0000			

Test Items	Unit	Test Method	MDL	Results
Cadmium (Cd)	mg/kg	US EPA 3052, ICP-AES	1	N.D.
Lead (Pb)	mg/kg	US EPA 3052, ICP-AES	5	N.D.
Mercury (Hg)	mg/kg	US EPA 3052, ICP-AES	2	N.D.
Hexavalent Chromium (Cr VI)	mg/kg	US EPA 3060A, UV-VIS	1	N.D.

▲ ○○○ 시험성적서

※ 모 침선 납품회사의 시험성적표에 의하면 화학 성분은 다음과 같이 함유되어 있다고 하였다.

• C(탄소) 0.00720, Si(규소) 0.3900, Mn(망간) 1.2290, P(인) 0.0390, S(황) 0.0030, Ni(니켈) 8.43, Cr(크롬) 18.000, 나머지 71.97%가 철(Fe)이라고 하였다. 또 국제시험인증기관에서는 중금속 함유량이 다음과 같다고 하였다.

• 카드뮴(Cd) MDL이 1mg/kg
• 납(Pb) MDL이 5mg/kg
• 수은(Hg) MDL이 2mg/kg
• 6가크롬(Cr. VI) MDL이 1mg/kg이라고 했다.

MDL은 기준치를 말하고, 기준치 이하로 함유되었다는 의미라고 한다.

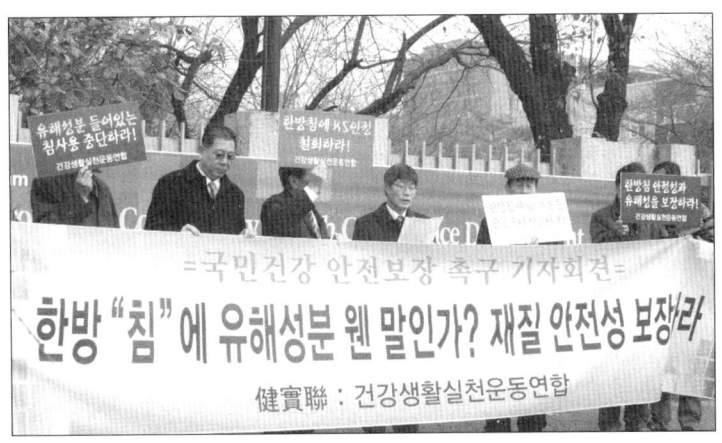

〈건실련 국민건강 안전 보장 촉구 기자회견 모습〉

체침을 경혈에 찌를 때 음양맥상이 악화되고 맥박수가 증가되거나 촌구맥(요골동맥·완관절상)의 굵은 맥이 더욱 굵어지거나 가는 맥은 더욱 가늘어진다. 이들 반응은 모두다 교감신경의 긴장반응이다. 교감신경이 긴장되려면 대뇌에서 반드시 도파민이라는 호르몬이 과잉 분비되어 각종 반응이 나타난다.

누구든지 침을 찌르면 침이 들어가는 순간 도파민이 분비되어 정신이 바짝 일어난다. 자극시간이 길어지면 노르아드레날린이 분비되어 최고의 긴장반응과 각성반응이 나타나는 것이며, 모세혈관이 수축되고 손발이 차지고 심장은 두근거리고 신경은 예민해진다. 더욱 자극이 심하면 아드레날린이 분비되고 더욱 긴장되어 교감신경의 항진반응이 나타난다.

도파민이 적당량 나오는 것은 정신 활동에 대단히 좋은 것이나 과잉 분비는 절대 좋은 것이 아니다. 모두가 각성제·환각제로서 침을 맞고 나면 전신이 시원하거나 쾌감 등이 나타나는 것이다. 침의 통증이 심할수록 감마·알파 엔도르핀이 나와서 침을 맞고 나면 쾌감을 느끼게 된다. 그러나 그 효과는 오래가지 않으며 시원한 쾌감을 얻기 위해 자주 침을 깊이, 아프게, 많이 맞으려는 습관성과 중독성이 생긴다.

이러한 각성반응 차원에서 침술이 효과 있는 것이며, 쾌감을 많이 느낄수록 신체의 건강 상태는 더욱 악화 상태가 된다.

신체의 침술은 간혹 응급 처치로 이용하는 것은 좋으나 질병을 치료하기 위해 침을 계속 놓는 것은 도움이 될 수가 없다고 본다. 중국 청나라 때처럼 침·뜸의 사용을 금지·중지하는 것이 최선의 방법이라고 생각한다.

손을 제외한 신체에 침을 많이 찌를수록 음양맥상이 악화되므로 주의해야 한다.

얼마 전 일본의 히다 카즈히코(樋田和彦) 박사로부터 편지가 왔다. 필자가 체침은 위험하므로 주의하라는 말에 대단히 민감한 반응을 보인다고 했다.

일본 침구계에서는 고려수지침·서금요법 연구를 하고 있으나 침 재질 문제와 유해 중금속 문제, 체침의 맥상 악화 문제 등을 거론하면 매우 민감한 반응들을 보이고 있다. 일본 침구사들은 침술로 영업을 하기 때문이다.

히다 가즈히코(樋田和彦) 박사도 1주일에 3~4일은 순전히 수지침으로 모든 환자들을 시술하고 있고 간혹 체침을 시술하고 있는 것 같다. 그러므로 침 재질과 교감신경을 이야기하면 긴장하는 상태이며, 얼마 전에는 다음과 같은 서신을 보내 왔다.

신체에 침을 찌르면 처음에는 맥박수가 증가하다가 시간이 지나면 맥박수가 떨어진다는 것이다. 처음에는 유해 중금속에 대한 거부 반응이 심하므로 음양맥상이 긴장하여 맥박수가 증가하지만, 조금 있으면 마음의 안정 탓도 있어서 맥박수가 긴장되다 느려진다. 느려지는 것은 교감신경이 더욱 악화되어 항진 상태로 가는 것이다. 어느 경우나 음양맥상이 조절되는 것은 아니고 더욱 악화될 수 있다.

체침의 경우 침 재질뿐만이 아니라 소독, 1회용 침, 침을 개봉한 후의 공기 중에 감염(봉지도 개봉하면 오염될 수 있다는 것이다) 문제 등으로 쓰고 남은 침도 폐기해야 한다고 한다. 소독을 아무리 잘 해도 재질 속에 오염된 병균·바이러스가 들어 있을 수 있기 때문이다.

멸균된 침도 침 재질이 오염될 수 있으므로 주의가 필요하다(「침의 안전 지식」 의료의 일본사 발행. 멸균 침으로 찔러도 감염·피부병 등에 감염된 사례). 그러므로 신체에 침을 맞는 경우는 가벼운 통증이나 심부 통증에 몇 번은 괜찮으나 침술로 강자극을 주어서 장기간 침을 맞는 것은 상당한 주의가 필요하다.

그리고 모든 질병의 80~90% 이상이 교감신경 긴장반응에서 질병이 발생하고 있으므로 교감신경을 진정·저하시킬지언정 더욱 교감신경을 긴장반응을 일으킬 필요가 있는지도 생각할 문제이다. 실제 침을 경락에 찔러서 사고나 부작용이 난 사례도 적지 않다.

    2009년도에 홍행했던 영화 '워낭소리'의 주인공 할아버지는 다리를 절뚝거린다. 절뚝거리면서 소 한 마리와 농사짓는 생활을 기록한 영화이다. 영화 중반쯤에서 할아버지의 부인이 "저 양반 어렸을 적에 침을 잘못 맞아서 저렇게 절뚝거린다"고 한 구절이 있다.

    과거에 굵고 긴 침을 찌를 때 간혹 그러한 부작용이 많이 있었다. 손을 못 쓰는 경우, 한쪽 다리가 마르는 경우, 벙어리가 되는 경우, 제1·2지 사이에 살이 빠지는 경우, 사망하는 사례 등이 있다.

    또한 몇 년 전 안산시에서도 침을 찔렀다가 수십 명이 종양이 생기는 사례도 있었다. 침 재질에 이물질이 들어갔기 때문이다. 그리고 한의사들이 침을 놓고 인사 사고 사례들도 종종 나타나고 있고, 간장·위장 부위에 침을 깊이 많이 놓아서 간출혈로 사망한 사례도 있다.

    2012년 11월 8일자「메디팜뉴스」에 다음과 같은 기사가 나왔다.

    3년간에 3,188건의 한방 의료 불만건이 소비자보호원에 접수되었다고 하며, 통계를 보면 침·뜸·신침의 의료사고가 제일 많다(메디팜뉴스, 2012년 11월 8일자 참조).

    이와 같이 경락의 침술 자극은 대단히 위험하므로 특히 주의를 해야 하며, 위험한 중금속 침 재질을 대체할 방법을 연구하다가 금봉의 연구, 금추봉의 연구와 금경술의 연구에 이어 기감봉의 연구까지 하게 된 것이다.

제2장 기감요법의 실기

　　기감요법(氣感療法)은 대뇌가 시각과 체감각으로 사물을 인식하면 이미지 반응을 일으켜 변연계에서 효과반응을 일으키므로 붙인 이름이다. 시각과 체성감각(體性感覺)으로 감지하면 이미지가 추가되어 대뇌에서는 서금중추와 금경중추에 전달되어 효과 유무 등을 판단하여 변연계를 통해서 자극반응이 일어나는 이론이다.
　　사람의 대뇌를 보면 전두엽·측두엽·후두엽·두정엽과 변연계로 구분되어 있다. 중뇌인 변연계에는 시상·시상하부가 있고, 시상하부에서 전신의 자율신경계와 혈액순환·체온 등을 조절하고, 시상하부에서 다시 뇌하수체로 전달되어 뇌하수체 전엽·후엽의 자극호르몬 등을 조절하고, 다시 부신호르몬도 조절하게 된다.
　　문제는 변연계에 어떤 자극을 전달하느냐가 중요하다. 변연계에 나쁜 스트레스 자극이 전달되면 인체에 해로운 신경전달물질(도파민 과잉 분비·글루탐산·노르아드레날린·아드레날린·엔케팔린·모르핀 등)이 분비되어 질병을 악화시킨다.
　　인체에 유익한 자극을 주면 인체에 유익한 호르몬들인 아세틸콜린·세로토닌·멜라토닌·베타엔도르핀 같은 물질들이 분비된다.
　　손에 있는 상응점과 기맥의 특정 위치를 자극하면 그 시각령이 자극 부위와 기억을 상기시키고 의미를 부여하여 어떤 질병을 낫게 한다는 인식을 떠올려서 해당 질병을 낫게 한다. 또한 좋은 것, 나쁜 것 등의 효과 정보를 변연계로 보낸다.

또한 대뇌피질의 운동중추에 체각령(體覺領)이 있다. 체각령은 전신 피부에 널리 펼쳐진 감각 기능을 종합하여 파악한다. 손이나 신체 특정 부위에 자극을 주면 체각령에서 자극 주는 부위의 감각을 인식하여 자극 주는 위치, 강도, 거리, 방향 등을 종합 정리하여 변연계로 전달하면 자율신경 등을 통해 자극 주는 부위의 표피, 내장 속 깊이까지 기능을 조절한다.

이때 체각령에 따라서 자극을 준다고 하여 아무 위치나 자극반응이 나타나는 것은 아니며, 시각령이 있다고 해도 아무 위치나 자극반응이 나타나지 않는다.

서금요법의 상응요법에서도 상응점을 찾아서 기감봉 자극을 줄 때 음양맥상 변화가 일어나고 고통 증상이 해소되지만, 정확한 상응점이 아닌 곳에서는 반응이 분명하지 않다. 상응부위가 아닌 곳의 기감봉 자극은 음양맥상 변화가 거의 없거나 음양맥상은 악화된다.

이것으로 보아 대뇌의 어느 부위에 상응점을 인식하는 중추가 있음이 분명하다. 그 상응점은 시각령과 체각령이 감지하여 자율신경과 호르몬을 통해서 신체의 해당 부위에 반응을 일으키고 있다.

인체에 통증이 나타날 때 통증부위에 기감봉 자극을 주면 통증에는 약간의 변화가 일어날 수 있으나 음양맥상 변화까지는 미약하거나 반응이 없고 또는 악화 반응이 나오는 경우도 있다.

금혈에 기감봉을 자극하면 대뇌의 금경중추에서도 파악하고, 시각령·체각령에서도 감지하여 변연계에 자극을 전달하여 결국 음양맥상에 변화가 일어난다(단, 난치성은 예외).

이것으로 볼 때 시각령·체각령과 함께 서금·금경중추가 있어서 해당 서금기맥혈, 금혈에 자극을 줄 때 음양맥상이 조절되어 질병이 낫는다.

기감요법을 할 때 가장 중요한 것은 정확한 상응점·기맥혈에 자극을 주어야 기감자극반응이 나타난다는 점과 금혈에 자극을 줄 때만이 완전할 정도로 음양맥상에 변화가 일어난다.

1. 수지침의 자침(刺鍼)에 대한 견해

손은 교감신경의 과밀 분포 지역(부분)이라고 설명하였다. 수지침도 스테인리스로 유해 중금속에 해당된다.

유해 중금속으로 만들어진 수지침으로 상응점이나 기맥혈에 직접 찌르면 교감신경을 손상시켜 교감신경에 저하 반응이 나타난다. 수지침 자극은 자율신경을 조절하고 음양맥상을 조절시키므로 많은 질병을 낫게 할 수가 있다.

수지침 자극을 주고 음양맥상을 확인하여 보면 어떤 한계성을 느낄 수 있다. 가벼운 음양맥상(편차가 심하지 않는 경우)은 조절이 가능하나, 대부분 몇 분 이내로 원위치되려는 현상이 나타난다. 또한 음양맥상이 어느 정도 악화된 경우에는 약간의 조절반응이 나타나다가 다시 원위치되는 현상이 나타나 효과성에 한계가 있었다. 그 이유는 수지침은 유해 중금속인 스테인리스로 만들어졌기 때문에 계속 사용하는 것은 질병 회복에 한계가 있는 것이다. 수지침을 계속 맞으면 통증이 심하게 나타나고 어느 정도 질병이 나으면 계속 맞기가 어렵다(예민한 통증 때문이다).

기감봉 자극은 유해 중금속의 문제가 없고 오히려 더 안전하고 효과반응이 우수하다.

2. 기감봉의 실기

서금기감요법에서 가장 중요한 것은 상응요법과 기맥 요혈을 알고, 이들 위치에 기감봉을 자극하는 것이다.

기감봉에 사용되는 기구로는 특수 장치를 한 기감 패드와 자극기구인 기감봉이 있다.

기감봉은 피부에 직접 침끝이 닿거나 접촉하거나 찌르는 것이 아니고 최소한 2~3mm 이상 떨어져 자극하는 방법이다. 그러므로 기감요법에서는 반드시 기감 패드를 이용해야 하고 기감봉을 피부에 닿지 않게 자극해야 한다.

(1) 기감 패드(발명 특허 출원)

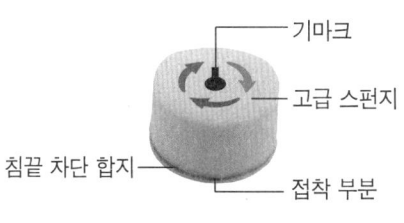

〈기감 패드 단면도〉

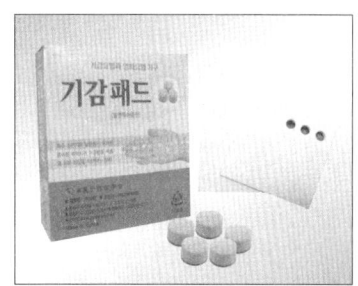

기감 패드는 손의 상응점이나 자극하고자 하는 기맥혈에 붙이고 그 위에 기감봉을 찌르기 위한 보조 기구이다. 여기에서 중요한 것은 기감봉이 피부에 닿거나 자입되어서는 안 되므로 패드 받침대는 두꺼운 합지로 만들었고, 그 합지 위에 스펀지를 붙이고 합지 밑에는 접착제로 붙였다. 합지는 두꺼워 기감봉으로 힘주어 찔러도 뚫기가 어렵도록 되어 있다.

스펀지의 두께는 약 4mm 정도로 기감봉으로 찔러서 쓰러지지 않을 정도의 두께이다. 그리고 접착 부분은 스티커를 붙였으므로 사용 시마다 스티커를 떼고서 피부에 부착시킨다. 접착제는 인체에 해가 거의 없는 것을 사용했다. 한 위치마다 기감 패드를 1개씩 붙이고 그 위에 기감봉을 꽂는다.

특제 기감 패드는 패드 위에 종이를 부착시키거나 기마크를 그려서 정확한 위치에 자극하도록 만들어졌다. 그리고 기감 패드는 보통과 특대형이 있다. 특대형은 금경기감요법에서 사용한다.

기감패드는 1회용이나 1번은 더 사용해도 좋다. 그러나 개인용으로만 사용한다.

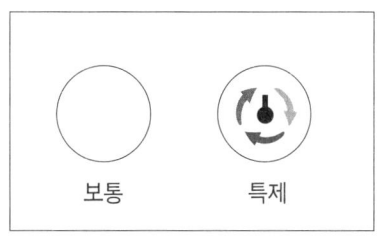

〈보통·특제 기감 패드〉

(2) 기감봉

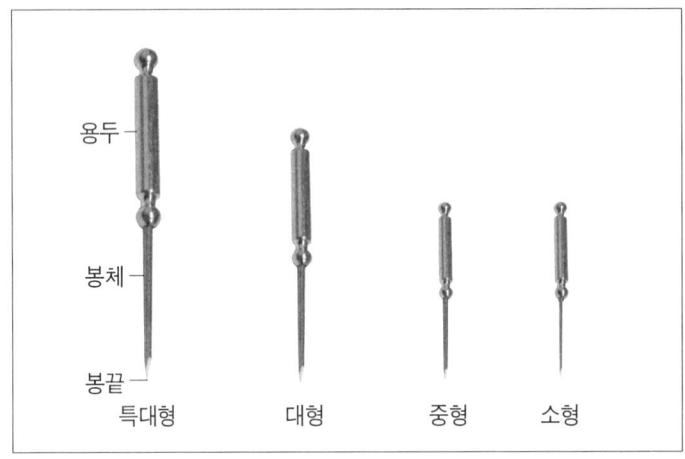

〈기감봉〉
※ 중형 이상은 바늘선이 굵고, 소형 기감봉은 바늘선이 가늘다.

손이나 신체에 직접 찌르는 수지침이나 체침 등은 철저한 위생 관리를 해야 한다. 과거에 동침·바수는 만들기도 어려웠고, 굵은 침이므로 한 번 준비하면 평생을 사용하거나 대물려 가면서 사용을 했다고 한다.

현재 수지침은 가는 스테인리스 강선으로 만들므로 침선에 의한 감염이 문제가 되고 있다.

1970~2000년대 초까지만 해도 한 번 사용한 침을 소독해서 재사용을 하는 대신 철저한 위생 소독을 실시했으나, 그래도 바이러스·세균의 감염이 문제되므로 근자에는 수지침이나 체침은 1회용으로만 사용하고 폐기하도록 하고 있다.

그러나 개인용의 경우는 철저하게 소독(알코올 소독 후 자외선 소독기에 보관 소독) 후 개인용으로만 사용하여도 공기에 의한 감염을 보장할 수 없다. 수지침이나 체침은 그 자체가 유해 중금속인데다가 스테인리스 재질 자체의 오염은 근본적으로 막을 수 없으며, 지나치게 소모되므로 낭비의 문제도 있다.

기감봉의 경우는 피부를 뚫거나 접촉하는 것이 아니라 피부로부터 최소한 2~3mm 이상의 간격을 두고 패드에 찌르는 것이다.

기감봉의 경우는 소독, 위생, 중금속 재질상의 오염의 염려나 통증, 부작용의 염려가 없다. 다만, 자주 만지게 되므로 시술자 스스로가 깨끗이 닦거나 알코올 면으로 소독한다.

염파요법에서도 기감봉을 사용한다. 가늘고 짧은 핀이나 수지침을 찌르면 인체가 감지하는 강도가 약하고 시술자의 손을 찌는 경향이 많아 적당하지 않다. 시중의 진주핀은 인체가 인식하는 것은 문방 도구이지, 질병을 낫게 하는 도구가 아니라고 생각하므로 효과반응이 적거나 부정확하다.

기감봉은 소형·중형·대형·특대형이 있다. 기감봉의 머리를 용두라고 하며, 손잡이가 있고 봉체(鋒體) 끝은 뽀족하지만 인체에 사용해서는 안 된다.

기감봉 소형은 봉체가 수지침 바늘보다 약간 굵은 것으로 서금염파요법인 수지침 모형도나 염파요법 도판에 직접 찌르는데 이용한다. 중형 기감봉은 봉체가 굵은 것으로 사혈침 굵기이다. 중형 기감봉은 서금기감요법에 이용하고, 대형은 봉체가 긴 것으로서 금경기감요법에 사용한다.

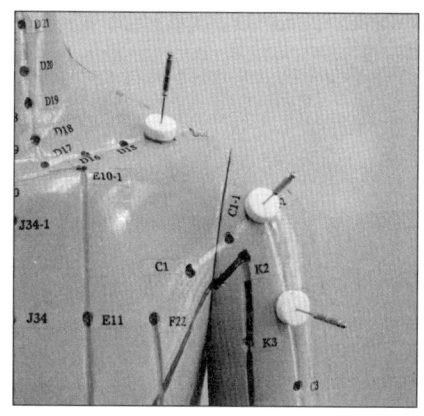
금경모형도에 패드를 붙이고 기감봉을 자입한 모습

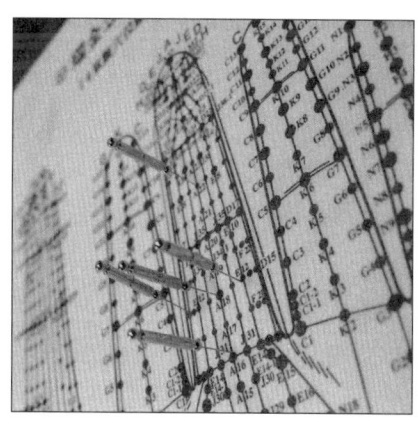
도판에 기감봉 소형을 자입한 모습

기감 패드를 손이나 신체에 붙이고 그 위에 기감봉을 찌르면 사람들의 시각과 체감각은 경험상의 기억을 떠올려 강한 충격·경련·공포 등을 일으킨다. 이러한 기(氣)를 느끼게 하여 자극반응을 일으킨다.

수지침으로 찌른다고 해도 무서움을 느끼지만 굵고 긴 침으로 사용하면 그 무서움은 강력하며 대뇌에서의 느낌은 경련을 일으키는 정도이다.

(3) 기감봉의 자극법(1개 직자법, 다수 직자법이 있다)

서금기감요법에서 사용하는 기감봉은 대·중·소형이 있으며, 소형은 서금염파요법에 이용하고, 중·대형은 기감요법에 이용한다.

① 1개 직자법(直刺法)

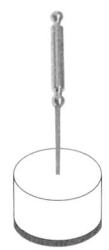

기감봉 1개 직자한 모습

자극을 주고자 하는 기맥혈 위에 기감 패드를 붙이고 그 위에 기감봉으로 90° 각도로 직자하는 방법이다.

염파요법이나 기감요법을 실험해 보면 정확한 요혈처를 정해야 하고, 정확한 위치에 직자를 해야 반응도 정확하다. 정확한 요혈이 아니면 반응이 없다(금혈은 특히 정확성을 요구한다). 정확한 요혈이라고 하여 기감봉을 삐뚤거나 비스듬히 자극하여도 반응이 없거나 약하다. 반드시 정확하게 직자를 할 때 시각과 체각이 감지를 한다.

기감봉을 찔러서 반응이 없거나 미약한 경우는 정확한 위치가 아니었고 정확히 직자를 하지 않았기 때문이다. 정확한 위치와 정확한 직자가 아니면 오히려 음양맥상이 악화되는 사례가 나타난다.

기감 패드를 붙이고 정확한 위치에 직자를 하되 기감봉이 쓰러지거나 떨어지지 않을 정도로 자입하면 된다.

기감 패드 두께가 3~4mm이므로 기감봉은 2~3mm 정도로 자입한다. 기감 패드 아래에는 기감봉 등이 통과하지 못하도록 두껍고 딱딱한 합지가 있다. 서금기감요법에서는 중형 기감봉을 붙이도록 하며 때에 따라서 강자극을 주기 위해서는 대형을 사용해도 좋다.

이와 같은 직자법은 손에 여러 곳의 치방에 따라서 이용한다. 90° 각도로 똑바로 찌르는 연습을 한 다음에 실제로 이용한다. 환자가 기감봉을 쳐다볼수록 효과 반응이 좋다.

② 다자극 집중 자극법

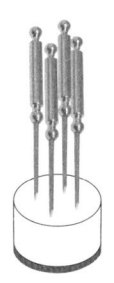
상응점이 넓은 곳에
여러 개 다자극한 모습

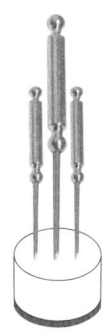
중간에 대형 기감봉을 꽂고 그
주위에 중형 기감봉을 꽂은 모습

서금기감요법에서 상응점이 좁을 때는 기감봉을 1개만 자입하여도 효과반응이 있지만, 상응점이 넓을 때는 1개만 자입하면 효과반응이 적을 때도 있다.

상응점이 넓을 때는 범위에 따라서 2~5개 이상을 집중적으로 다자극한다.

이때 중형 기감봉으로 여러 개(오복침) 자극하는 방법도 있고, 중간에 대형 기감봉 주위에 중형 기감봉을 찌르는 방법도 있다.

③ 빗겨 자입하는 방법〔斜刺法〕

사자(斜刺)는 빗겨 찌르는 방법으로써 상응점, 요혈을 집중적으로 자극하는 방법이며, 또는 장부 허승에 따라서 보제법을 사용하는 방법이 있다.

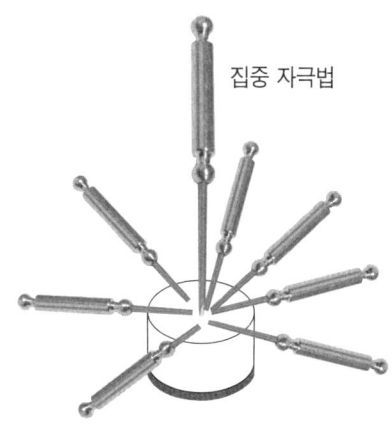
집중 자극법

※ 중앙에 기감봉을 꽂고 그 주위에 기감봉을 사자(斜刺)한다.

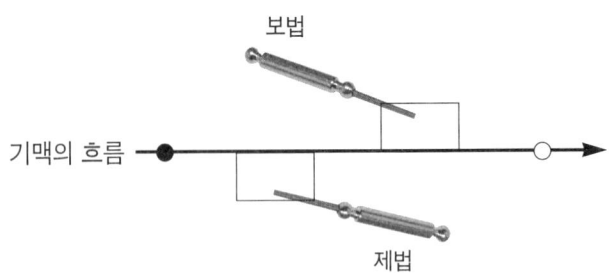

거의 모든 질병은 자율신경의 기능부조화(교감신경 긴장·항진반응과 부교감신경 저하)에서 발생한다.

이처럼 인체의 6장 6부의 기능부조화에서 질병이 나타난다. 장부의 기능부조화는 각 장부간의 불균형이다. 각 장부간의 불균형은 기능이 저하되는 곳(부교감신경)과 기능이 긴장하거나 항진되는 곳(교감신경 긴장)으로 나타난다. 각 장부의 기능을 조절하는 체계가 기맥이고 금경·금혈이다.

금경이나 기맥의 유주 방향도 혈관처럼 한 방향이다. 기맥이나 금경이 흐르는 (유주하는) 순서대로 빗겨 자극하면 기맥의 흐름에 도움을 주기 때문에 보법(補法)이라고 하며, 기맥의 흐름을 차단하거나 역행하는 방법을 제법(制法)이라고 한다.

이러한 보제의 방법은 뒤편에서 다시 소개한다.

이러한 보제의 방법에 따라서 45° 이하로 사자하는 방법을 사자(斜刺)보제법 또는 영수보제법(迎隨補制法)이라고 한다(보제의 사자법은 약간 까다롭다).

상응점이나 요혈을 집중 자극할 때 사자법을 사용할 수가 있다. 그림에서 보는 것과 같이 중앙에 중형이나 대형 기감봉 한 개를 찌르고 그 주위에서(주로 4방향에서) 중심을 향해 빗겨 찌르는 방법도 사자의 방법이다.

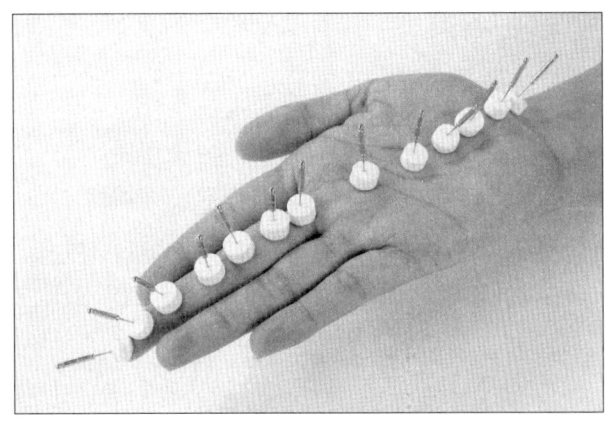

손바닥에 기감봉을 꽂은 모습

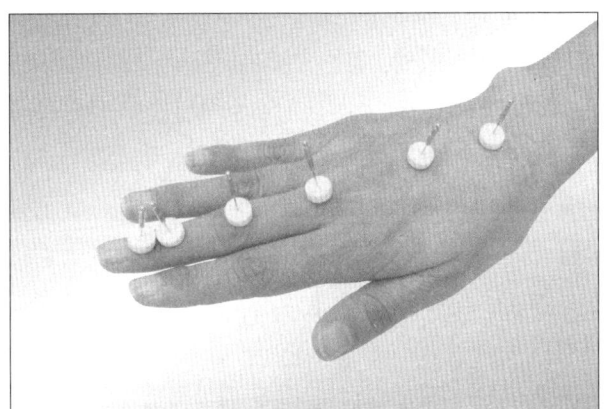

손등에 기감봉을 꽂은 모습

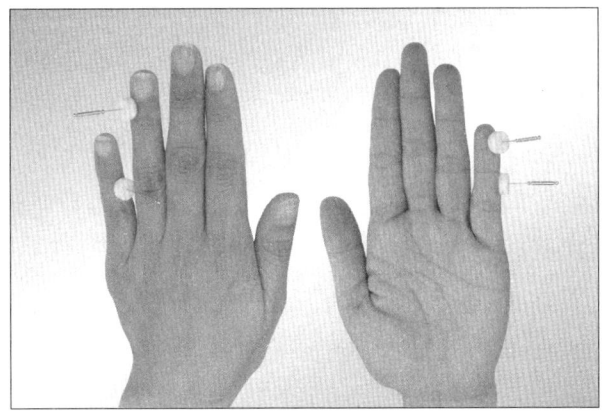

오치방 중 위승방에 기감봉을 꽂은 모습

3. 기감요법의 자극실기

기감요법은 신중을 기해서 자극하고 조용한 상태에서 자극한다

기감요법은 환자의 건강을 회복시키거나 질병을 낫게 하는 방법으로서 기감봉 자극을 줄 때는 몇 가지의 주의 사항과 실기 사항을 잘 알아야 한다.

스트레스를 받아 흥분하면 교감신경이 긴장하거나 항진하여 질병이 발생하거나 악화되고 있으므로 가급적 최대한 조용한 상태, 안정된 상태, 평안한 상태에서 기감봉을 자극해야 부교감신경을 우위로 할 수 있다.

기감요법에서 패드 위에 기감봉을 자입하는데 있어서 간단한 것 같으나 신중하게 자극해야 한다.

전통적인 체침은 경락의 문제, 유해 중금속으로 찌르므로 어떤 효과성을 기대하기는 어렵고, 다만 환자가 위안, 믿는 마음 때문에 위로의 효과로서 스스로가 질병을 낫게 하는 것이라고 하였듯이, 기감요법에서는 기(氣)를 감지하여 대뇌 부위에서 효과반응을 일으키는 것이므로 환자 스스로가 안정과 평안한 상태에서 자극해야 더욱더 효과적이다.

염파요법은 멀리 있는 환자를 자극할 때 환자가 모르는 가운데 염파자극을 주어도 효과가 있고, 환자가 싫다고 하거나 믿지 않아도 염파요법은 자극이 전달되어 음양맥상에 변화가 일어난다.

그러나 막연한 생각이나 기도만으로 질병이 나아지지 않고 음양맥상에도 변화는 거의 없다. 반드시 염파요법을 통해서만이 질병 낫는 자극이 전달된다.

기감요법에서도 스스로가 질병 낫기를 원한다고 아무 곳이나 기감봉을 자극하면 음양맥상이 조절되는 것은 아니다. 스스로가 질병 낫기를 원한다면 간절한 통회(痛悔)·참회와 함께 질병을 낫게 하는 기도를 실시하면 베타엔도르핀이 분비되어 진통효과가 나타나고 음양맥상에 변화가 일어난다.

기감요법에서는 특별한 기도나 어떤 행동은 하지 않아도 효과반응이 있다. 다만 진지하게 생각하고 조용하고 평안하면서 안정된 자세를 유지해야 반응이 좋다.

기감요법을 실시할 때는 안정된 자세, 조용한 자세, 신중한 자세, 질병이 낫기를 바라는 간절한 마음으로 기도를 하면 더욱 효과반응이 좋다.

(1) 기감요법 시의 자세

기감요법은 염파요법 효과까지 나타나므로 더욱 효과적이다.

자신의 질병을 낫게 하기 위해 가장 편안하고 안정된 자세가 필요하다 (30~60분 이상 편하게 오래 있을 수 있는 자세가 필요하다).

의자나 방바닥에 앉는다면 오래 편안하게 앉을 수 있는 자세이어야 하고, 침대에 누우면 누운 자세에서 복부쪽인가, 등줄기인가, 옆쪽인가를 살펴서 편안한 자세를 취한다. 누운 자세에서도 팔다리는 편한 자세에서 기감요법을 실시한다.

기감요법에서는 양손을 편하게 올려놓을 수 있는 자세이면 된다. 이때 손의 자세는 5지를 바닥에 대고 세울 수 있는 자세이면 좋다.

그리고 항상 양손을 벌린 자세보다 나란히 자세가 가장 좋다. 나란히 한 자세보다 팔을 벌리거나 안으로 굽히면 음증·양증에 따라서 맥상에 영향을 줄 수 있다.

손바닥·손등에 기감봉을 찌른 다음에는 옆으로 세워 놓고 30~60분 이상 있도록 한다.

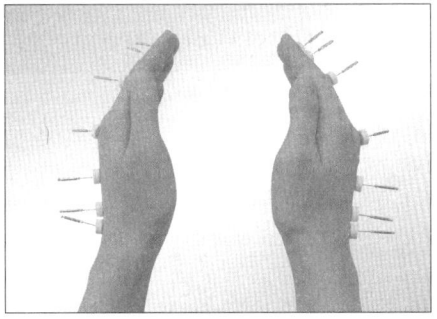

〈기감봉을 꽂은 다음의 손 자세〉

(2) 기감요법 시의 주변 환경

기감요법은 질병을 낫게 하는 시술이므로 기감요법을 자극할 때는 주변 환경이 매우 중요하다.

더운 장소나 추운 장소에서 기감요법을 실시하면 효과성이 떨어진다. 환자에게 적당한 실내 온도는 25℃이며, 대체로 따뜻한 장소에서 자극을 한다.

기감요법은 기후가 좋지 않거나 주위가 너무 혼란스러울 때 등은 피하고, 온화하고 맑은 날을 선택해서 다스린다. 그리고 급성인 경우는 위급하므로 즉시 병원에 가서 치료받고 나서 기감요법을 실시한다.

(3) 기감요법 시의 주의 사항

기감요법을 시술할 때는 과식·과음은 피하고 지나친 공복 시 자극도 주의한다. 목이 지나치게 마르면 물을 마신 다음에 자극하고 대소변을 해결하고 기감요법을 자극하는 것이 좋다. 그리고 기감요법을 할 때는 치료약을 먹는 것은 문제가 없으나(과용·남용·오용, 지나치게 장기간 복용 시에는 부작용이 심하다) 특히 한약이나 일반 건강기능보조식품 등도 주의한다. 거의 대부분이 교감신경 긴장반응이 나타나기 때문이다.

모든 음식은 전통적인 음식·자연식이 좋고, 특히 환자들이 사용하는 시중의 거의 모든 화장품들도 주의해야 한다. 음양맥상을 거의 모두 악화시키기 때문이다(여성들이 질병이 많은 이유 중의 하나는 맞지 않는 화장품이나 맥상을 악화시키는 화장품을 많이 사용하는 것도 영향이 크다).

① 환자의 질병을 파악한다.

기감요법으로 질병을 낫게 하려면 먼저 환자의 증상을 자세히 파악해야 한다. 그 증상을 자세히 구체적으로 파악하면서 어느 장기의 기능 이상인가를 파악하고 대략적이나 장부의 질병을 파악한다.

증상을 파악함에 있어서도 가장 고통스럽고 괴로운 증상과 부위를 먼저 파악한다.

② 가장 괴롭고 아픈 증상이나 부위를 먼저 해소한다.

환자가 가장 원하는 것은 먼저 고통 증상이나 고통 부위를 먼저 해소시키는 것이다.

가장 고통스러운 증상을 제거시킨 다음에 원인이 되는 질환을 다스린다. 괴로운 증상부터 다스리는 방법을 대증요법 표치법(標治法)이라고 한다.

중국 명나라 때에 쓰여진 「침구대성(鍼灸大成)」에는 급측치표(急側治標)라는 말이 있다. 급성병을 먼저 다스리고 괴로운 통증이나 증상을 다스려야 한다는 이론이다.

급성 증상, 괴로운 증상도 그 증상이나 부위의 질병은 반드시 5장 6부와 연관 관계가 있다. 고통 증상을 완전하게 제거하기 위해서는 그 원인되는 장부의 기능이나 질병을 다스려야 한다.

예를 들면 급성 위염이 발생될 때 두통·권태·위통·헛배부름 등이 나타난다. 급성 위염을 다스리는 것보다 급성 위염으로 나타나는 증상부터 해소하는 것이 필요하다. 그런 다음에 원인되는 위염을 다스리면서 증상을 제거하는 방법을 이용한다.

위염을 다스리기 위해서는 위장의 기능항진인 위장의 교감신경 긴장증, 위승(胃勝)을 조절해야 한다.

(4) 기감요법의 제1단계는 대증요법 이용 — 상응요법

본서에서는 각 질환의 응급처치, 고통스런 증상 해소법을 중심으로 소개한다.
각 부위의 고통 증상, 통증 증상을 먼저 없애는 방법부터 연구한다.
대증요법 치방에서 제일 많이 이용하는 방법이 상응요법이다.
상응요법만 잘 이용하여도 수많은 고통을 해소하는데 큰 도움이 된다.

① 상응요법과 요혈을 함께 이용한다.

서금요법에서는 14기맥과 404개의 요혈이 있으며 그중에서도 증상 해소와 장부의 기능을 조절하는 요혈들이 있다. 상응요법과 요혈만을 이용해도 매우 큰 도움이 된다.

상응요법과 요혈을 잘 알아야 응용을 잘할 수 있다.

② 기감봉 자극 후에는 기마크봉이나 금봉을 이용한다.

기감요법은 패드 위에 기감봉을 꽂고 있는 것이므로 30~60분 정도는 꽂고 있을 수가 있으나 장시간 꽂고 활동하는 데는 불편하다. 패드 위에 기감봉을 꽂고서 오래 있거나 움직이고 활동하기가 불편하기 때문이다.

기감봉을 뺀 다음에는 효과반응을 장시간 유지시키기 위해서는 서금요법에서 사용하는 기마크봉이나 금봉을 이용한다. 그 외에 건강 관리와 증진을 위해서는 서금건강법을 꾸준히 실천하는 것이 좋다.

서금건강법이란 적당한 운동과 온열요법과 수지음식요법이고, 나아가 수지침 요가를 실시하면 질병을 예방하고 낫게 하는데 더욱 큰 도움이 된다.

4. 기마크봉(뉴서암봉)의 사용법

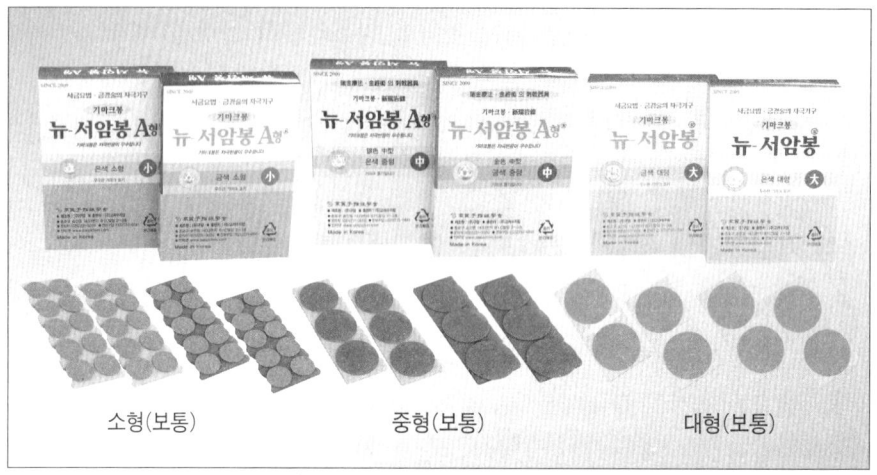

〈기마크봉(뉴서암봉)〉

　서금기감요법이나 금경기감요법에서 기감봉을 뺀 다음에 패드를 제거하고 그 위치에 기마크봉을 붙이고 있으면 지속적으로 효과반응을 유지할 수가 있다.
　기마크봉은 서금요법에서 가장 많이 이용하는 자극기구로 수지침 자극보다 우수하고 장점이 많다.

(1) 기마크봉이 개발되기까지
　　　처음에는 압봉으로 개발 - 서암봉이 더 좋아

　1980년경 일본대학의 고(故) 야쓰 미쓰오(谷津三雄) 박사가 알루미늄은 보온효과가 있고 이온이 발생하여 선진국에서도 관심을 갖는 금속이라고 하였다.
　또한 1970년대 일본의 세계적인 침구대가인 고(故) 마나카 요시오(間中喜雄) 박사는 금속의 이온화 경향(전기화 현상)에 따라서 무색 금속은 제(制)가 되고, 즉 사(瀉)가 되고, 유색 금속은 보(補)가 된다고 하여 침구계에서도 무색 금속에 관심을 갖었다.
　결국 은침(銀鍼)은 제(制)가 되고 금침은 보(補)가 된다는 것을 발표했으나, 순은·순금은 재질이 약하여 침술 사용에 문제가 있고 고가이므로 사용하기가 곤란했다.

그래서 필자는 1980년 초에 '압봉'이라는 이름으로 알루미늄의 무색 금속과 동판의 유색 금속으로 금속돌기를 만들었다. 당시의 압봉이라는 이름을 지금까지도 사용되고 있으나 단순한 금속돌기이므로 효과반응이 미약하다. 지금도 시중에는 이때의 돌기 압봉을 이용하고 있다.

더욱더 실험과 연구를 하면서 돌기 주위에 테두리를 한 서암봉(瑞岩鋒)을 새로 만들어 이용한 바 효과반응이 더욱더 좋아져 그간 많이 이용하였다.

2008년경 금경을 연구하면서 서암봉을 금경·금혈에 이용했으나 효과반응이 미약하거나 악화되는 반응이 나왔다. 서금요법에서는 효과반응이 좋았으나 신체 경락, 금경 부위에서는 반응이 좋지 않아 더욱 깊이 연구한 것이 기마크이고, 이것으로 만든 것이 기마크봉(뉴서암봉)이다. 기마크봉은 서금요법이나 신체나 금혈에 모두 좋은 반응이 나타난다. 즉, 음양맥상 조절반응이 우수하게 나타난다. 앞으로는 서암봉보다 뉴서암봉(기마크봉)을 이용한다.

(2) 기마크봉(뉴서암봉)의 특징

기마크봉의 무색은 고순도 알루미늄으로 만들었고, 유색은 동판으로 기마크 모양의 돌기를 만들고 금도금한 것이다.

기마크봉의 특징은 교감신경의 긴장이나 항진반응을 저하·진정시키고, 부교감신경을 우위로 하는 마크 문양이다.

교감신경이 긴장되기 위해서는 교감신경 말단과 부신수질에서 노르아드레날린·아드레날린이라는 신경전달물질이 분비된다. 이들 물질 때문에 교감신경이 긴장·항진반응이 일어나 거의 모든 질병을 발생시키거나 악화시키고 있는 것이다.

아드레날린의 특징은 상승성이 강력한 물질이므로 교감신경이 긴장되거나 항진되면 신경과민·흥분·상기·상열·심장 박동 촉진·호흡곤란 등이 나타나는 것이다.

여러 가지 문헌을 찾아보아도 아드레날린은 상승성이 하향성보다 16배 강하다고 되어 있으나 구체적인 설명은 없었다. 필자는 상승성에 대해 구체성이 없어서 약 2~3년간 실험과 고심과 연구한 끝에 아드레날린은 좌상승성(左上昇性)이 강하다는 사실을 알게 되었다. 심장이 인체의 좌측에 위치한 것과 환자들은 대부분 좌측 총경동맥이 더욱 굵게 나타나고 있었기 때문이다.

그래서 좌상승성을 하강시키고 음양맥상을 조절시키기 위한 마크를 연구한 것이 기마크이다. 아드레날린은 좌상승성이 강하므로(시계 반대 방향) 아드레날린을 억제하려면 핵점에 자극 표시, 시계 방향의 3가지가 함께 있을 때 음양맥상 조절, 교감신경 저하반응이 나타난다(이 3가지 중에서 한 가지만 없어도 맥상 조절반응이 없다). 이 기마크 그림을 손이나 금혈에 붙여도 맥 조절반응이 나타난다(금혈·금경의 발견은 기마크 때문이다).

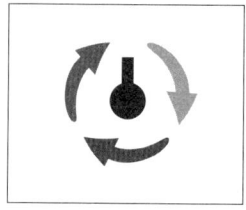

〈기마크 모양〉

이 기마크를 돌기로 만든 것이 기마크봉 일명 뉴서암봉인 것이다. 기마크봉은 보통과 특제로 만들어졌다. 보통은 테이프 표면에 기마크 표시가 없고, 특제는 테이프 표면에 기마크가 인쇄되어 있다.

① 기마크봉은 무색(은색)과 유색(금색)이 있고, 소형·중형·대형이 있다.

기마크봉은 무색과 유색으로 되어 있으며, 무색은 알루미늄으로 만들었고, 유색은 동판으로 기마크 돌기를 만들고 금도금을 하였다.

기마크봉 유색과 무색은 소형·중형·대형으로 되어 있다. 소형은 서금요법에 주로 이용하고, 중형도 서금요법이나 금혈에 이용하고, 대형은 주로 금혈에 이용한다.

② 기마크봉의 알루미늄은 고순도 알루미늄에 착색 과정을 거쳤다.

알루미늄도 고순도 알루미늄과 재생 알루미늄이 있다. 고순도 알루미늄은 색이 깨끗하고, 재생 알루미늄은 약간 검은색을 띠고 윤기가 적다. 알루미늄판에는 생산 과정에서 표면을 보호하기 위해서 기름이 칠해져 있다.

기마크봉을 만들 때에는 알루미늄 표면을 약 20차례의 착색 과정(표면을 닦는 처리 과정)을 거친 다음에 만들므로 표면이 깨끗하다. 그러나 시중의 압봉들은 재생 알루미늄을 사용하므로 윤기가 적고 청결성이 떨어지면서 음양맥상 실험에서 맥상 조절반응이 없거나 미약하고 악화된다. 동판도 표면 처리 과정을 한 다음에 금도금을 한다.

③ 기마크봉은 주로 금색을 많이 사용한다.

순금은 양도체·전도체로서 환부에 닿는 즉시 생체전류를 활성화시키기 때문이다.

기감요법 후에 한 가지만 이용할 때는 주로 금색 소형을 많이 이용한다. 가벼운 질환일 때는 소형 기마크봉을 이용하고, 증상이 약간 심할 때는 중형 기마크봉을 이용한다.

④ 통증이 심하거나 열이 있을 때는 주로 무색(은색)을 많이 이용한다.

통증이나 열이 심할 때는 열전도가 잘되는 기마크봉 무색을 주로 많이 이용한다. 알루미늄은 열전도가 잘되어 해열·발산시킬 수 있기 때문이다. 무색을 사용할 때는 무색만을 이용하고, 유색과 혼합해서 사용하지 않는다.

⑤ 유색(금색)·무색(은색) 혼합은 반드시 고급 단계에서 이용한다.

유색과 무색은 금속의 이온화 경향에 따른 전기화 현상에서 강약에 차이가 있다. 주로 무색(은색)의 이온화 경향이 강하고, 유색(금색)은 이온화 경향이 약하다. 강한 무색에서 약한 유색 쪽으로 방향성이 생긴다. 이 금속의 방향성을 이용하여 보제법에 이용한다.

보(補)란 허약한 기능을 보충하는 방법을 말한다.

제(制)란 병기가 이상 항진·긴장되거나 발열·염증이 있을 때 이상 항진을 억제(抑制)·저하시키는 방법으로 제(制)라는 용어를 사용한다(전래 침술에서는 보사법이라고 한다).

각 기맥이나 금경의 유주상에 일정 방향의 흐름이 있다. 허약할 때는 보법을 사용하여 기맥의 흐름을 왕성하게 도와주고, 항진되었을 때는 제법을 사용하여 왕성한 기능을 억제한다.

이러한 보제법을 사용하려면 먼저 장부의 기능 허승을 알아야 한다. 각 장부가 병드는 경우도 허약해서 발생할 때를 허(虛)라고 하며, 기능이 항진되어서 질병이 발생할 때를 승(勝)이라고 한다.

⑥ 기마크봉은 10분에서 24시간까지 붙일 수 있다.

기마크봉을 피부에 붙일 때는 테이프를 이용한다. 기마크봉은 약 10분 정도에서 24시간까지 붙여도 좋다. 그러나 물에 닿는다든가, 작업 시 불편할 때, 피부 알레르기 반응이 있을 때는 즉시 떼도록 한다. 한 번 사용한 테이프는 접착력이 떨어지므로 새 기마크봉을 이용한다. 버릴 때는 모아서 비닐봉지 등에 넣어 쓰레기통에 버린다.

기마크봉을 붙인 다음 꼭꼭 누를 필요가 없다. 피부에 닿거나 접촉하는 즉시 음양맥상 변화가 나타난다. 다만, 안정과 휴식을 취하고 절대 무리하지 않는다. 만약 피부에 화장품을 바른 경우는 반드시 깨끗이 닦고 기마크봉을 붙인다. 화장품이 묻어 있으면 테이프의 접착력이 약해진다.

⑦ 기마크봉은 반드시 1회용으로 이용하고, 타인과 함께 사용하지 않는다.

기마크봉을 실험해 보면 첫 번째 사용할 때가 가장 효과반응이 크다. 두 번째부터는 효과반응이 적은 것 같다. 그 이유는 기마크봉을 한 번 붙이면 각자에게서 나오는 피지(皮脂) 등의 불순물이 묻어 반응이 떨어진다.

만약 재사용한다면 알코올면으로 기마크봉의 돌기를 깨끗이 닦은 다음에 이용하거나 1회용으로 사용하는 것이 좋다.

기마크봉을 공용으로 사용하는 경우가 있는데 가급적 타인과 사용하지 않도록 한다. 다른 사람의 피지나 불순물 등이 묻어 있으면 효과반응이 크게 떨어지고 감염의 우려도 있다.

(3) 특제 기마크봉의 이용법

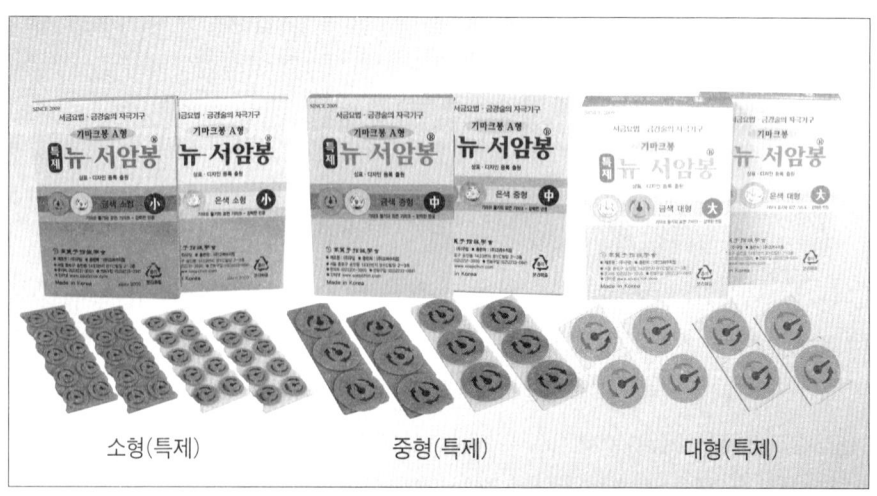

〈특제 기마크봉 대·중·소형〉

특제 기마크봉은 테이프 표면에 컬러로 기마크를 인쇄한 것이 특징이다.

대뇌는 시각과 체각을 통해서 기마크를 감지하여 대뇌에서 반응을 일으켜 노르아드레날린·아드레날린의 과잉 분비를 억제하는 반응이 나타나 음양맥상에도 변화가 일어난다.

이 기마크 컬러 그림은 피부뿐만이 아니라 옷 위에 붙여도 반응이 나타난다. 겉옷이나 속내의 위, 피부에 붙여도 반응이 있다. 이 기마크가 진실한 '기감요법'의 핵심일 수도 있다. 기마크가 없었다면 금경·금혈을 찾을 수 없었을 것이다.

기감봉을 제거한 후에 기마크봉을 직접 붙이면 자극반응을 오래 유지시킬 수가 있다.

특제 기마크봉도 유색과 무색이 있고, 한 가지의 색상으로만 이용을 한다. 특제 기마크가 컬러로 표시되어 있어서 손에 붙일 때는 기마크 모양이 아름답기도 하나, 많은 사람과 상대할 때 시선을 끌게 된다면 떼었다가 다시 이용한다.

기감봉을 이용해서 효과반응이 있으면 좋겠지만 완전한 효과반응이 없을 때는 지속적인 효과반응을 주기 위해서 기마크봉을 이용한다.

주의할 것은 시중에서 사용되는 압봉 종류는 큰 반응이 없거나, 신체 금경에 붙이면 음양맥상이 더욱 악화될 수 있으므로 주의해야 한다.

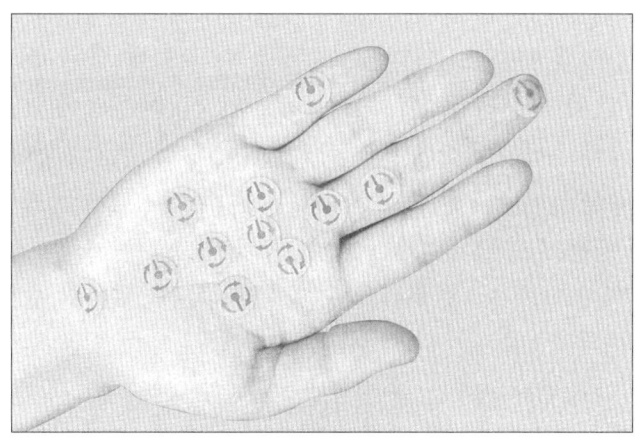

〈손에 특제 기마크봉 붙인 모습〉

5. 금봉의 이용법

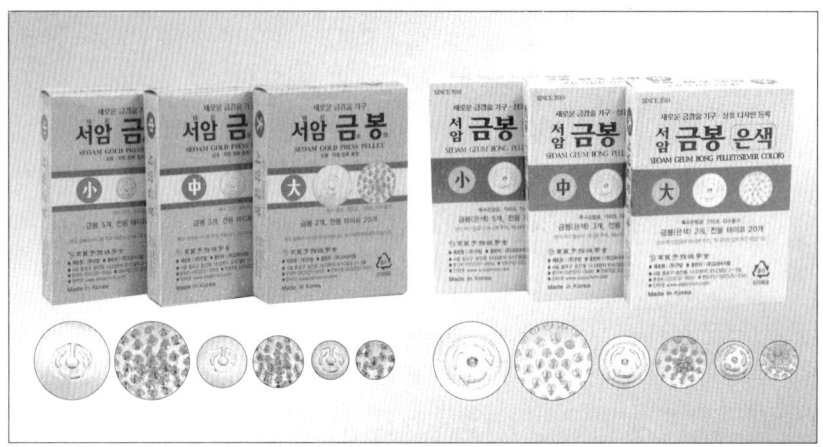

〈금봉 금색과 은색 대·중·소형〉

　　기감요법을 사용한 후 효과반응을 장시간 유지시키기 위해 기마크봉을 붙이고, 부족할 때는 금봉을 이용한다.
　　금봉이란 특수 금속으로 만들어진 다수 자극돌기 기구를 말한다. 돌기가 여러 개 있어서 한꺼번에 20여 개의 돌기로 자극을 주므로 강력한 효과반응이 나타난다. 금속은 특수 금속이므로 기맥혈이나 상응점, 금혈에 닿는 즉시 음양맥상을 조절시키는 반응이 매우 강력하다. 기마크봉보다 강력한 반응이 있다.
　　금봉도 금색과 은색이 있으며, 대·중·소형이 있다. 기감요법에 이용하는 금봉은 주로 소형을 많이 이용한다. 자극효과반응이 강하므로 기마크봉으로 효과반응이 적을 때 금봉 소형을 이용한다. 금봉도 피부를 뚫는 자극이 아니라 피부에 접촉 또는 가볍게 압박자극을 하는 기구이며, 테이프로 붙여서 고정시켜 장시간 자극을 준다.
　　상응요법이나 요혈에 금봉을 붙여 주면 맥상 조절이 우수하고, 모세혈관 확장 반응이 우수하여 각종 통증의 고통 해소에 우수하다. 금봉은 다수 돌기 자극이므로 한 손에 4~5개 정도로 사용하고 너무 많이 붙이지 않도록 한다. 그리고 붙인 다음에는 강하게 누르거나 충격을 주의한다. 금봉도 10분 이상에서 24시간까지 붙여도 좋으나 반창고 알레르기에 주의한다.

기감봉을 뗀 다음에 금봉 소형을 붙여 주면 반응이 강하면서 오래 유지된다. 신체에 붙일 때 통증·고통부위가 넓을 때에는 금봉 중형이나 대형을 붙인다. 환자의 상태에 따라서 10~30분~2시간 등으로 조절한다(반창고 알레르기를 주의한다).

금봉의 특수 금속을 개발하게 된 동기는 침 재질의 유해성 때문이다. 앞에서도 소개하였듯이 전래 침술에서 사용하는 침 재질은 스테인리스이다. 스테인리스는 유해 중금속인 니켈·크롬과 미량이지만 6가크롬·코발트·몰리브덴·수은·납 등이 들어가 있다.

이러한 스테인리스 침으로 경락에 찌르는 순간 모세혈관이 수축되면서 교감신경이 긴장된다. 결국 각성반응과 환각반응에 의해서 기분이 시원하거나 상쾌한 정도이다.

침 재질이 인체에 유해 반응을 일으키고 있으므로(음양맥상 악화반응) 인체에 해가 적은 금속이나 좋은 금속이 없을까 하고 연구하여 개발된 것이 특수 금속합금이다.

황동에 특수 금속을 혼합하여 만든 결과 음양맥상이 조절되는 반응이 나타난 것이다. 이 특수 금속은 황동이 많으므로 보기 좋게 하기 위해 순금 도금을 한 것이다(여러 번 사용하면 금도금이 벗겨지나 효과반응은 그대로이다).

금색 금봉에 이어서 은색 금봉도 개발하였다. 순은도 순도가 높을수록 알레르기 반응과 음양맥상 악화반응이 심했다. 여러 가지 합금을 연구하다가 특수 금속 원소를 넣은 결과 음양맥상 조절이 우수하게 나타난 것이다.

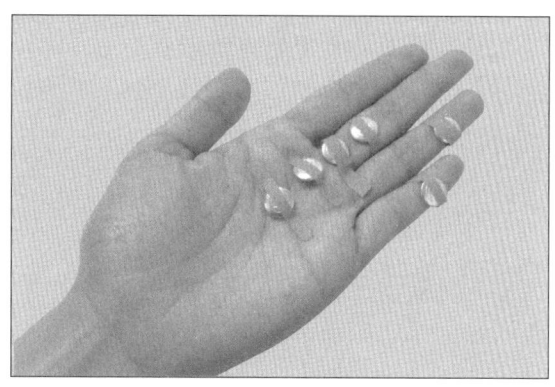

〈손에 은봉을 붙인 모습〉

금색 금봉보다 은금봉의 작용이 더욱 우수하며, 순은은 이온화 경향이 우수하기 때문이다.

통증이나 증상이 심하면 은금봉을 많이 이용한다. 은금봉을 사용하다 보면 검게 은때가 끼는 경우가 있다. 이때는 칫솔에 치약을 발라서 깨끗이 닦으면 때가 어느 정도 벗겨진다. 반영구적으로 이용이 가능하다. 주의 사항은 충격을 주지 말 것과 테이프 알레르기를 주의한다. 테이프는 가급적 좁고 길게 해서 1~2개를 붙여 주면 된다.

더욱더 강력한 방법은 아큐빔 Ⅲ의 전자빔 자극이다. 자극이 매우 강력하고 우수하므로 만성 고질적 질환, 염증성 질환 등에 모두 탁월하다. 아큐빔 Ⅲ는 다음에 연구하도록 한다(아큐빔 Ⅲ는 제2단계 과정에서 자세히 연구한다).

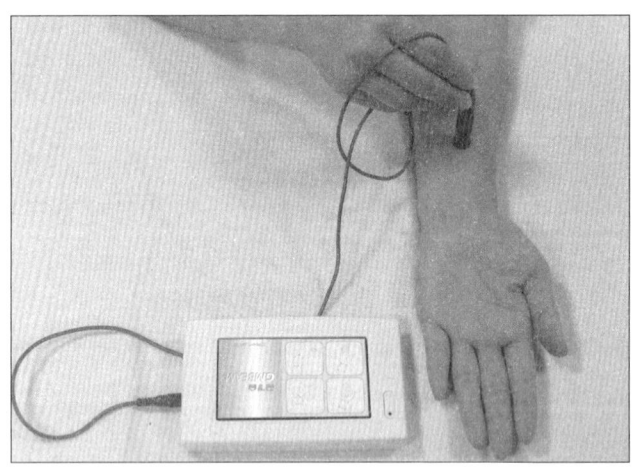

〈아큐빔 Ⅲ〉

6. 서금건강법에 대하여

　서금기감요법은 고통과 위험성이 없으면서 음양맥상 조절과 각종 증상, 고통을 해소하는데 우수하다. 매일 30~60분씩 기감요법으로 자극한다면 질병을 낫게 하는데 큰 도움이 된다.

　기감요법이 질병을 속히 낫게 하는 것은 확실하나, 환자의 건강 상태에 따라서 속히 증상이 없어지거나 서서히 없어지거나 또는 효과반응이 부족하거나 재발하는 등의 반응이 나타난다. 건강한 사람은 증상이 즉시 없어지나 건강하지 못한 경우는 효과도 느리고 천천히 나타나고 재발도 잘된다.

　환자를 다스릴 때 평소에 건강 관리를 잘하는 사람들은 효과반응이 우수하나, 건강 관리를 전혀 하지 않은 경우는 질병 낫는 속도도 미미할 때가 있다.

　어떠한 환자든지 질병을 속히 낫게 하려면 일정한 건강 관리는 필수적이다. 건강 관리를 열심히 해야 건강 증진과 고통 증상도 속히 없어진다. 기감요법을 이용하면서 건강을 회복하고 질병을 속히 낫게 하려면 최소한 서금건강법만이라도 실천하기 바란다.

　기감요법은 대뇌혈류 조절, 자율신경 조절, 전신 혈액순환 조절, 면역력 향상, 프로스타글란딘의 억제 등이 우수하여 질병을 확실히 낫게 할 수가 있다. 중요한 것은 환자의 건강 상태를 활성화시킬 때 기감요법의 효과가 더욱더 커진다.

　모든 질병 치료는 한 가지에만 의지해서는 안 되고 여러 가지 방법을 종합적으로 이용해야 하며 스스로가 낫겠다는 의지와 신념과 실천이 필요하고, 좋은 건강법을 반드시 병행해야 한다.

(1) 적당한 운동 — 발지압판 운동을 열심히 한다

　건강을 유지하고 증진시키거나 회복하기 위해서 운동은 반드시 필요하다. 운동 없는 건강 관리란 있을 수 없다. 기감요법이 아무리 좋아도 운동을 전혀 하지 않으면 효과반응이 크지 못하며, 운동을 하면 기감요법의 효과반응이 100% 나타난다.

　좋은 운동은 걷기 운동과 제자리걸음이며, 더 좋은 운동은 발지압판 운동이다. 이는 중력감의 차이 때문이다.

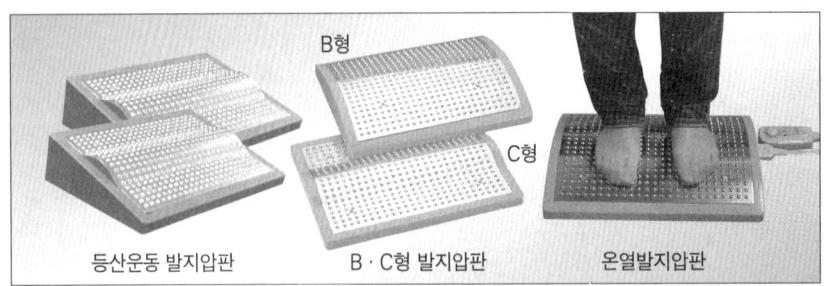

등산운동 발지압판   B·C형 발지압판   온열발지압판

발지압판 운동 중에서도 처음에는 B형 발판 운동이 좋고, 숙달되면 등산용 발지압판이 좋으며, 겨울철에 여성이나 고령자들에게는 온열발지압판이 좋다.

발지압판 위에서 30~40분간 걷는 운동이다. 편한 자세로 걷되 숙달이 되면 발과 팔을 최대한 높이 들도록 한다. 발지압판 운동을 매일하면(특히 잠자기 전에 운동이 제일 좋다) 다음과 같은 좋은 효과반응이 나타난다.

① 소화불량이 없어진다.
② 변비·숙변이 없어진다.
③ 소변이 잘 나오고 부종이 없어진다.
④ 숙면을 한다(잠자기 전에 더욱 좋다).
⑤ 혈당 조절이 잘 된다.
⑥ 고혈압이 조절된다.
⑦ 고지혈증 개선에 좋다.
⑧ 심장병 예방과 심장 강화에 도움이 된다.
⑨ 하체 근육 발달에 큰 도움이 된다.
⑩ 여성 질환 해소와 예방에 탁월하다(여성이라면 반드시 이용을 해야 한다).
⑪ 대뇌혈류량이 좋아진다.

이와 같은 운동을 하면서 기감요법을 이용해야 더욱 큰 반응이 있다. 운동에서 주의할 점은 모든 운동은 60분을 넘지 않아야 하고, 숨찬 운동(등산 등)을 많이 하는 것은 심장 건강에 치명적일 수 있다. 모든 운동은 6개월~1년 이상 실시하면 신체 냉증이 생긴다. 신체 냉증은 만 가지 질병을 일으킬 수 있다.

(2) 온열요법 — 황토서암뜸을 뜬다

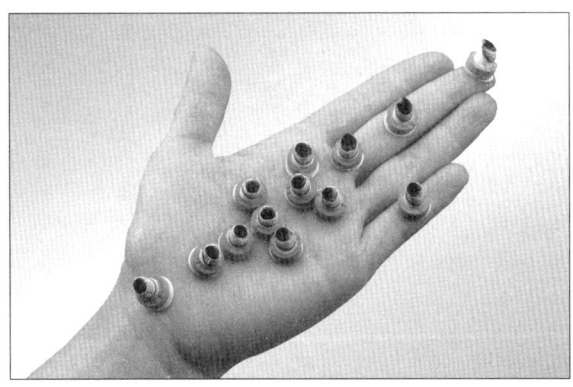

신체가 차거나 찬 곳에서 기감요법을 자극하면 효과반응이 크지 않다. 신체가 따뜻할 때 또는 따뜻한 곳(실내 온도 25℃ 정도)에서 자극할 때 효과반응이 탁월하다.

신체의 정상 체온은 36.5~37.2℃이다. 이러한 정상 체온에서는 외부에서 침입하는 거의 모든 병균·바이러스 제거가 가능하나, 정상 체온을 유지하는 사람이 많지 않고 35.5℃ 정도가 가장 많다. 이런 체온에서 감기·소화불량·두통·견통·요통·생리불순·관절통 등의 각종 증상이 나타난다. 35℃에서 암세포가 제일 많이 발생한다. 하루에도 5,000개 정도의 암세포가 발생한다고 하며 암세포가 10만 개가 넘으면 비로소 암이 발생한다.

32~34℃에서 급체·쇼크·졸도·경련 등 인사불성이나 급성병이 나타난다. 손발과 머리·신체는 얼음처럼 차진다.

27~28℃에서 사람은 사망한 것으로 판단한다. 죽었다가 다시 깨어나는 것은 (정상적인 상태에서) 체온이 다시 회복되었기 때문이다.

체온이 하강하여 병이 들고 허약해지며, 노쇠하여지고, 전신 관절과 근육에서 통증이 나타나며, 우울증·심장병 등이 발생한다. 체온 하강에서 질병이 발생하는데 현대 의학이나 한방에서는 독한 약으로 질병을 없애려고 하나, 약은 먹을수록 냉증이 심해지기 쉬우며 부작용이 나타날 수 있다. 장기간 한약을 많이 먹은 사람일수록 신부전증까지 나타날 수 있다.

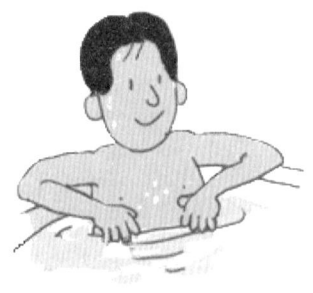
※ 교감신경을 긴장·항진시키므로 잦은 목욕, 장시간 목욕은 주의한다.

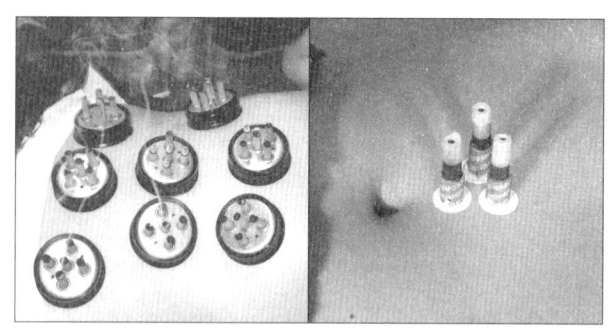
※ 신체(복부) 뜸 - 위험하다.
교감신경을 긴장·항진시키고 복랭증이 생긴다.

　식생활, 잠자리, 일상생활에서도 항상 따뜻하게 하여야 한다. 이것은 체온 유지에는 도움이 되나, 체온 상승에는 큰 도움이 되지 않는다. 여러 가지 온열요법이 있으나 거의 대부분은 열 부작용이 있으므로 주의한다.
　예를 들어 목욕탕에 들어가면 교감신경이 긴장되어 땀이 많이 나고 피로해진다. 다시 신체는 차가워지며, 목욕을 자주 오랜 시간 할수록 허약해진다. 각종 온열 매트가 있으나 전자파는 음양맥상을 악화시키기 쉽다. 복부에 뜸을 많이 뜨는 것은 처음에는 복부가 따뜻해지나 2~3주 지나면 복랭증이 극심하여 위험하다.
　손을 제외한 신체의 모든 뜸·쑥뜸기 등의 자극은 교감신경 긴장·항진반응을 일으키며 음양맥상을 크게 악화시킨다.
　물은 높은 곳에서 낮은 곳으로 흐르듯이 열도 높은 곳에서 낮은 곳으로 흐른다. 즉, 뜨거운 곳에서 찬 곳으로 흐른다.
　손과 이마는 피하지방이 적어서 한열 전달이 잘 된다. 체했을 때 손이나 이마가 즉시 차가워지고 감기에 걸리면 이마와 손이 뜨겁다. 손에 황토서암뜸을 뜨면 그 열이 즉시 혈관(모세혈관이 많다)에 전해져 전신을 한 바퀴 순환하는데 25초가 걸린다. 손에 황토서암뜸을 많이 뜰수록 신체의 체온을 높여 주어 체온 유지·보온·상승에 큰 도움이 된다. 체온을 정상으로 회복시키면 저체온에서 발생된 모든 질병은 회복이 가능하다.
　이처럼 정상 체온을 보호하면서 기감요법을 이용하면 그 효과는 100%가 아니라 200% 이상의 효과반응이 나타날 수 있다.
　최근 일부에서 복부에 큰 뜸쑥을 많이 뜨는데 복부는 모세혈관도 적고 피하지

방이 많아 열전달이 잘 안된다. 주먹만한 뜸을 떠도 표피만 뜨거워지고 따뜻할 뿐이지, 그 뜸의 열기가 내장이나 전신으로 전달하기가 어렵고, 2~3주 이상 뜨면 오히려 복랭증이 생겨 위험하다(한방에서의 신체 뜸으로 인한 부작용·불만 사례가 많이 나타난다).

황토서암뜸을 뜨는 방법은 다음과 같다.

① 먼저 기본치방이나 뜸을 뜰 곳을 정하고 혈점지를 붙인다(처음 뜸을 뜰 때가 제일 뜨거우므로 초보자·허약자, 민감한 사람들은 혈점지를 붙이고 뜬다).
② 혈점지를 붙이기 전에 손바닥을 10~20회 정도 비벼 준다.
③ 에어클리너를 틀어 환기시키고 황토서암뜸을 준비한다.
④ 초보자는 왼손부터 황토서암뜸을 기본방에 올려놓고 뜬 다음에 오른손을 뜬다.
⑤ 촛불에 뜸을 대면 불이 붙는다. 이때 너무 뜨거우면 핀셋으로 옮겨놓는다.
⑥ 숙달되면 양손의 뜸 뜰 곳에 모두 올려놓고 한꺼번에 뜬다.

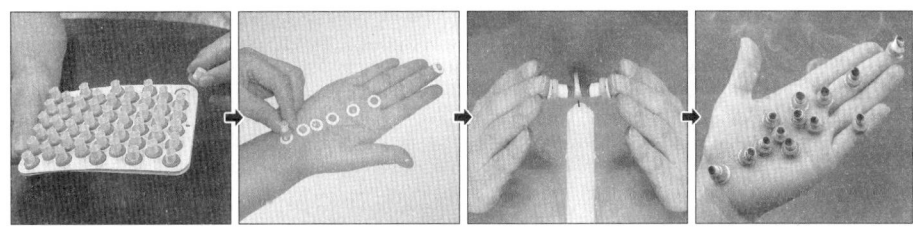

▲ 황토서암뜸을 종이판에서 떼는 모습
뜸판을 비틀어서 떨어지게 한 후 아래에서 위로 밀어 올려 뗀다.

▲ 뜸뜰 곳에 황토서암뜸을 붙이는 모습
먼저 뜸뜰 곳을 정한 후 혈점지를 붙이고 그 위에 황토서암뜸을 올려놓는다 (처음 뜸 뜰 때는 혈점지를 붙인다).

▲ 황토서암뜸에 불을 붙이는 모습
황토서암뜸에 불을 붙이고 다 탈 때까지 둔다(너무 뜨거우면 옮겨 놓는다).

▲ 황토서암뜸을 뜨는 모습

서암뜸을 1회에 많이 오랜 시간을 떠서 신체의 내부 체온을 최대한 올려야 한다. 사람의 평균 체온이 36.5℃이지만 평소에는 35.5℃ 정도이다. 서암뜸을 떠서 최대한 37℃ 이상으로 올려야 면역 증진, 효소 작용, 자율신경 조절에 큰 도움이 된다.

(3) 수지음식을 먹을 때 더욱 효과적이다

사람은 먹는 대로 병이 생기거나 건강할 수 있다.

좋은 음식, 좋은 식생활은 건강과 질병 회복을 가져다 주지만, 인체에 좋지 않은 음식들, 나쁜 식생활 습관 등은 먹는 대로 성인병을 발생시킨다.

과거 한국인들의 식생활의 특성은 한마디로 식량 부족에 의한 영양 부족의 질병이 많았으나 요즘 식생활의 특징은 과거에 비해 영양의 과잉 섭취와 서구화된 식생활, 각종 인스턴트 식품, 화학 첨가물, 환경호르몬에 의한 질병을 가지고 있다. 대표적인 것이 각종 성인병과 불임, 생식기 이상, 난치병들이다.

기감요법을 아무리 열심히 해도 음식을 잘못 먹으면 큰 효과를 볼 수 없고 재발하게 되므로 기감요법과 함께 음식 주의를 해야 한다.

시중에는 수많은 식이요법, 건강식품, 건강기능식품, 비타민, 영양제, 선식, 효소음식, 생식요법들이 난무하고 있는데 음양맥진법으로 실험해 보면 90% 이상이 음양맥상을 악화시키고 있었다. 특히 한약 식품들이 성행하고 있는 것을 보면 안타깝다.

한약 계통의 음식이 인체에 좋은 줄 알고 먹고 있는 것은 큰 문제이다. 일반 음식요법에서는 해당 음식이 건강에 좋은지 좋지 않은지에 대한 실험 방법 없이 선택해서 먹고 있으며 건강에 좋다고 하는 음식들을 맹신하고 있다. 특히 한약 식품들을 맹신하는 것은 너무나 지나칠 정도이며, 한약 부작용에 대해서 지나치게 관용적으로 생각하고 있는 것도 문제이다.

서금요법에서는 수지력 테스트, 음양맥진법 등으로 실험한 결과 각 음식들의 특성을 판단할 수가 있었다. 적어도 음식요법이나 의학은 최소한의 실험 방법과 기준이 있어야 한다.

한약을 복용할 때 실험 방법 없이 사용하고 있는 것이 큰 문제이다. 한약은 건강할 때 복용하는 것은 부작용이 적으나, 허약한 환자가 한약을 복용할수록 부작용이 심하므로 특별히 주의해야 한다.

① 모든 음식은 5대 영양소를 골고루 섭취해야 한다.

우리나라 사람들은 근거가 분명하지 않고 위험할 수 있는 한약 계통의 음식을 무분별하게 맹신하고 선호하면서 지나치게 많이 먹는 것이 큰 문제이다. 건강생활에 있어서 한약이나 한약 음식이면 무조건 좋은 것으로 생각하는데 사실은 정반대이다. 자세한 내용은 『한방약 부작용의 실상』 등을 참고한다.

『한방약 부작용의 실상』에서 한약의 실험 방법을 크게 2가지로 소개했다. 하나는 음양맥진법의 실험이고, 또하나는 수지력 테스트의 실험이다. 음양맥진법에 의한 실험이 가장 정확하고, 수지력 테스트도 매우 정확하고 과학적이다.

그러나 한방계에서는 이러한 실험 방법조차 없이 미개했던 당시의 한방 의서만 믿고서 한약을 사용하고 있는 것이다.

사람이 살아가는데 꼭 필요한 영양소는 5대 영양소이다. 탄수화물, 단백질, 지방, 비타민, 미네랄 등이다. 이들만 골고루 충분히 섭취하면 사람이 살아가는데는 건강에 이상이 없고 질병에도 큰 문제가 없다.

한국인의 식생활은 탄수화물 위주이나, 이제는 단백질과 지방도 충분히 먹어야 건강 유지가 가능하고, 미량의 비타민, 미네랄 섭취도 중요하다.

한약의 80~90%가 초근목피이다. 여기에는 단백질, 지방, 미네랄, 비타민이 극히 부족하고, 한약 특유의 독성만이 있을 뿐이다.

육식보다는 불포화지방산이 많은 생선이 좋고 생선보다 식물성 단백질이 더욱 좋다. 식물성 단백질 중에서는 콩 종류가 좋다.

쌀밥은 B1 · B6 · B12가 크게 부족하여 하지 무력 · 경련 · 피로감 · 지루성 피부염 · 구내염 · 설염 · 피부병 등이 나타날 수 있으므로 잡곡이나 현미가 더욱 좋으며 비타민 B군을 보충해 주어야 한다.

비타민은 인체의 생리 기능을 활성화시키기 위해서 필요하나, 시중에 있는 많은 비타민들은 순수한 비타민에 한약 등을 첨가한 것이 많다. 한약을 첨가한 비타민들을 음양맥진법으로 실험해 보면 음양맥상 악화현상이 나타난다. 그러므로 일부 비타민을 먹으면 위장 장애 · 구토 · 구역 · 설사 · 복통 · 어지러움 · 두통 · 무기력 · 피부 질환 · 권태감 등이 나타난다.

비타민을 먹으면서 한약재가 포함되어 있는지를 꼭 살펴보아야 하고, 기타 첨가물도 실험을 해서 선택한다. 비타민 C가 좋다고 하나, 공복 시에 비타민 C를 먹으면 속쓰림 · 복통 · 설사 · 위장 장애 · 피로감 · 근육긴장 · 간장 장애 등이 나타난다.

고단위 비타민 C를 많이 먹은 사람들이 면역력, 원기가 좋아진다는 것은 도파민을 과잉 분비시켜 각성반응이 나타나며, 계속 먹으면 교감신경 긴장반응으로 오히려 간장 · 위장 · 신장에 문제가 일어날 수 있으므로 주의한다.

미네랄도 사람에게는 꼭 필요하므로 칼슘 · 칼륨 · 철분 · 마그네슘 · 셀레늄 등을 미량이나마 섭취를 해야 한다. 미네랄 제품이라도 여러 가지 첨가물, 즉 한약 혼합물이 들어 있는 제품을 먹으면 뱃속과 머리와 정신이 편한 경우는 거의 드물다. 그래서 미네랄, 비타민은 순수한 음식물에서 섭취하는 것이 좋고 흡수가 잘 된다고 한다.

② 5대 영양소를 골고루 섭취하되 과식·편식은 금물이다.
　　모든 음식은 반드시 소식하고 소화가 잘되는 음식을 먹는다.

아무리 좋은 음식도 과식은 인체에 무리를 준다. 소화기 계통에 무리를 주고, 영양의 과잉 섭취도 문제가 되기 때문이다. 가장 좋은 식사량은 과식하지 말고, 약간 아쉬운 정도에서 숟가락을 놓는다. 음식은 배부르게 먹는 것이 아니라 80% 정도로 먹는다. 소화기에 무리를 주지 않고 영양 과잉으로 인한 질병이 나타나지 않는다.

세계적인 장수 학자인 부산대학교 석좌교수인 유병팔 교수는 쥐의 실험이나 인체 실험에서 소식은 건강에 큰 도움이 되나, 과식이 건강에 도움이 되는 것은 찾아보기 어렵다고 한다.

65세가 넘으면 1일 1식만 해도 충분하다는 것이다. 그리고 소화가 잘되는 음식을 먹도록 한다. 소화가 잘되는 음식은 교감신경을 진정시키는 음식이다.

꼭꼭 씹어 침과 섞어 먹도록 한다. 장위에 들어가면 음식을 분쇄할 수 없기 때문에 입에서 음식을 분쇄해야 하며, 침 속에 있는 프티알린 등의 효소가 녹말·탄수화물을 분해하기 때문이다. 각종 조미료 식품, 화학 첨가물, 인스턴트 식품, 인공환경호르몬, 한약들을 주의한다. 음양맥진법으로 실험을 해 보면 음양맥상을 거의 모두 악화시키고 있다.

화학 조미료인 설탕·화학 소금(판매용 식품에는 거의 모두 들어 있다)·방부제·색소·표백제들도 가급적 피하는 것이 좋다. 꿀도 한약재이므로 조금씩 먹는 것은 문제가 없다고 할 수 있으나, 지나치게 먹으면 한약처럼 위험할 수가 있다. 화학 소금은 특히 음양맥상 악화반응이 심각하다. 천일염은 화학 소금보다 좋은 편이나, 과식은 곤란하며 신실증 환자는 주의한다.

최근 죽염을 많이 먹고 있는데 오히려 천일염보다도 못하다. 고온에서 굽는다고 하여도 나트륨은 그대로 있으며, 고온에서 생긴 특정 물질들은 인체가 흡수할 수 없으며, 흡수되면 독성으로 작용할 수 있으므로 주의한다. 죽염을 매일 티스푼으로 많이 먹을수록 좋다고 하나, 먹기가 힘들고 난치병 치료보다는 악화될 수가 있다. 소금은 어떤 경우에도 과용하는 것은 인체에 좋지 않다.

소금을 섭취하려면 안데스산 소금을 먹는 것이 좋다. 안데스산 소금은 맥상 조절반응이 나오고, 심하게 짜지 않으며 먹어도 물이 많이 먹히지 않는다.

그리고 공장에서 만드는 모든 식품들은 화학 첨가물이 지나치게 많이 들어가 있기 때문에 주의해야 한다.

캔에 든 각종 통조림 음식·음료수도 주의한다. 캔 안에 칠해진 노란 색소 속에는 환경호르몬이 많이 들어갈 수 있고, 커피나 음료수를 먹는 빨대 속에는 인공환경호르몬이 많이 들어 있다고 한다.

인공으로 만들어 시중에 판매되는 각종 음료수도 주의해야 한다. 콜라·사이다 등에는 설탕이 들어가 있어 문제가 되고 있다. 또한 발암물질로 알려진 아스파탐(인공감미료)이 들어 있어 주의해야 한다. 각종 한약재 음료수들도 음양맥상을 악화시킨다. 예로 헛개나무·산수유·홍삼 제품들 모두 음양맥상을 악화시키므로 주의해야 한다.

③ 한약재·한약 음료수·식품들은 모두 주의한다.

필자가 쓴『한방약 부작용의 실상』이 있고, 보건신문사에서 발행한『한방약은 위험하다』,『한방약은 효과 없다』,『언론에서 본 한방약의 진실』을 보면 한방약의 문제점이 심각함을 알게 될 것이다.

한약에서 문제는 크게 5가지로 요약된다.

첫째는, 건조된 초목과 관목의 줄기와 뿌리에서 나오는 쓴맛과 방향성(향기)이 아리스톨로킥산으로서 신상의 산실세포를 파괴하여 신부전증의 원인이 되고 신장암·요도상피암의 발암물질로 밝혀졌다.

그러므로 한약을 장기간 먹으면 거의 모두 부종이 생긴다. 한방약의 대부분(약 80~90%)이 신부전증을 일으키는 물질들이다. 필자가 음양맥진법으로 실험한 결과 건조된 초목뿐만이 아니라 생초목·관목도 동일하게 인체에 위험하였고, 심지어 열매·잎사귀·껍질까지도 신부전증의 위험성이 있었다. 쓴 것이 입에 좋다고 하나, 쓴맛이 인체에 가장 나쁜 물질이므로 장기간 먹을수록 신부전증은 피할 수가 없다.

둘째, 전 세계 10과 350여종의 식물 속에는 피롤리지딘 알칼로이드(pyrrolizidine alkaloids)가 들어 있다. 간정맥을 폐색시켜 간경변을 일으킨다고 한다.

간정맥은 소장·대장에서 간장으로 영양을 공급해 주는 정맥이나, 초근목피 한약재를 먹으면 간정맥을 폐색시킨다는 것이다.

한약을 많이 먹는 사람들은 잠재성 간경변(전 국민의 약 40%가 잠재성 간경변이라고 한다)이나 실제 간경변을 일으킬 수 있다(제1장의 소비자보호원의 한방 의료 불만 접수 자료를 참고한다).

간경변은 초기에는 간 이식수술을 하는 길밖에 없다고 한다. 특히 우리나라에서 먹는 전통음식(야채는 상관이 없다) 중 한약재로 쓰이는 부추·고사리·길경·국화·구기자·홍삼·건삼 등도 주의해야 한다. 홍삼의 문제점은 2012년에 「보건신문」에서 특집으로 취재·연재하였다.

셋째, 재배 한약재의 농약·중금속과 환경호르몬에 주의해야 한다.

인삼이나 구기자·당귀·천궁·길경 등을 재배할 때 병충해가 많아 농약을 사용하지 않으면 약초가 자랄 수가 없다. 이들 병충해를 제거하기 위해서 농약, 제초제를 사용한다.

재배 한약에 포함된 농약·중금속은 심각하고, 설사 농약·중금속을 사용하지 않아도 과거의 농약 사용으로 토양에 깊숙이 침투·오염되어 있으므로 주의하지 않을 수가 없다.

한약을 달이면 농약 등 중금속이 휘발되어 없어진다고 하나, 한약재는 달일수록 쓴맛과 방향성이 더욱 강해진다. 즉, 한약의 독성이 더욱 심해진다는 의미이다. 대표적인 사례가 홍삼이다.

한약재에는 농약, 비료 등으로 말미암아 환경호르몬에 노출될 수 있다. 환경호르몬은 물탱크 900대를 1km로 나열하고 그 안에 한 방울만 떨어뜨려도 모두 오염된다고 한다. 환경호르몬은 주로 임신·생식기·생리불순·기형·지체아·정신장애·척추장애 등의 질병을 일으켜 평생 동안 문제를 일으킨다.

「황제내경」 등에서도 한약을 독약이라고 불렀다. 2,000년 전 당시보다 현재의 한약재는 오염이 더욱더 심각하다고 볼 수 있다. 한약을 잘 고르고 관리하고 법제하고 처방해서 달이거나 환약·가루약·엑기스·고약 등으로 만들어도 한약재의 근본 물질은 변하지 않는다.

넷째, 한약재에는 고유의 독성이 있다.

〈음양맥상의 편차를 악화시키는 한약재들〉

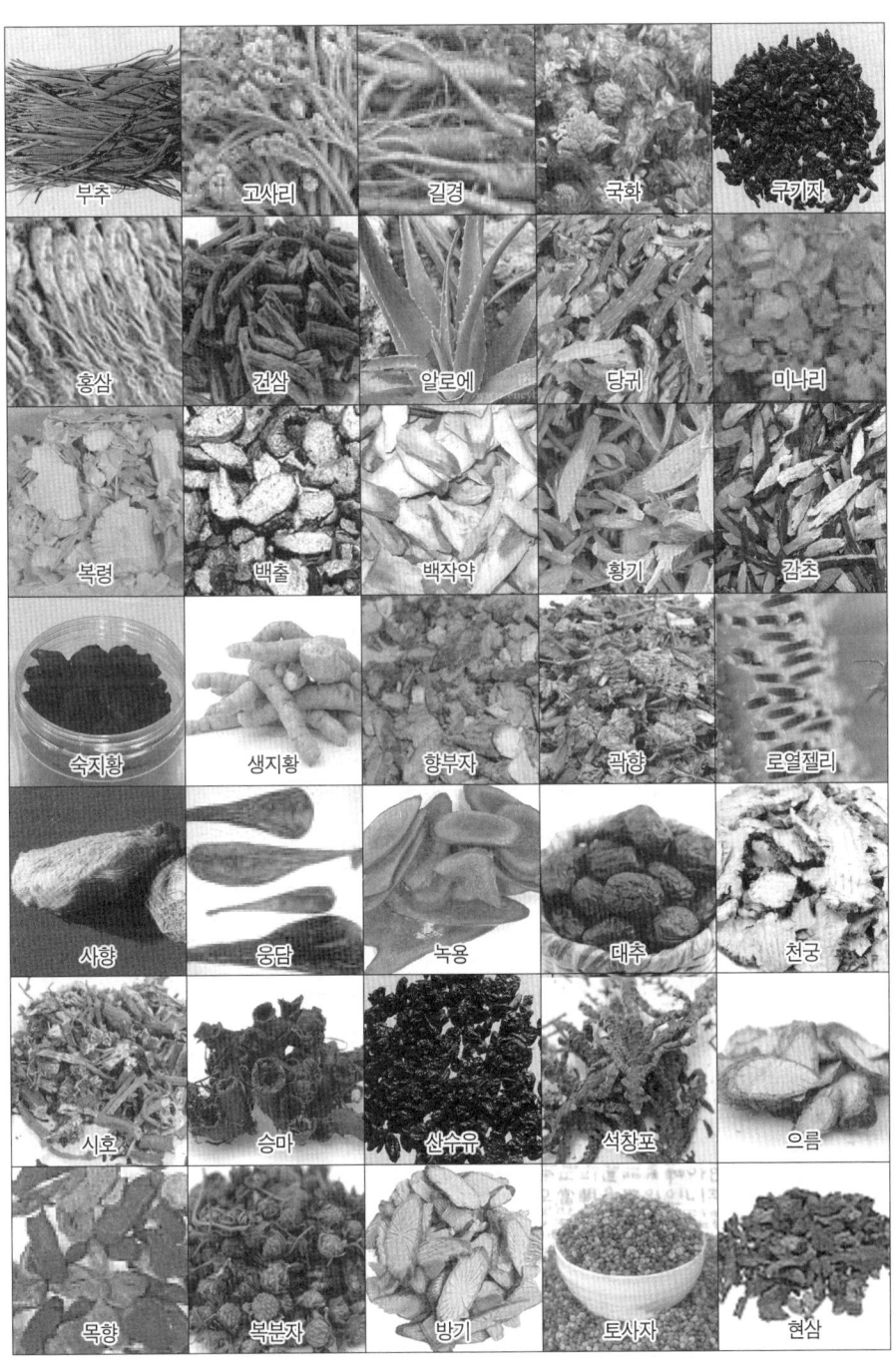

한약재 중에서 보약·보양제로 각광 받는 약재일수록 독성반응이 많은데 그것은 일종의 각성제일 뿐이다. 각성제는 도파민의 과다 분비로 이어져 글루탐산·노르아드레날린·아드레날린·엔케팔린 등으로 분비된다. 이들 각성제를 과잉 섭취할 때 환각 현상이 나타난다. 각성반응 때문에 한약이 좋은 줄로 착각하고 있다.

한약재 중에서 좋은 약재로 각광 받는 약재 중에 각성반응이 큰 한약재로는 홍삼·복령·백출·백작약·황기·감초·당귀·천궁·숙지황·생지황·구기자·향부자·곽향과 로열젤리·사향·웅담·녹용 등이다. 이런 한약재들이 보약이라고 먹고 있으니 큰 문제이다(홍삼은 대표적인 보약이라고 보고 있으나 교감신경 긴장반응을 일으키는 대표적인 약재인 만큼 위험할 수 있으므로 과잉 복용은 절대 금물이다. 각각의 한약재마다 독성도 다르고 종류가 많다).

다섯째, 민간 약초·한약술 등도 위험하다.

민간에서 한약은 귀한 약재, 질병치료제, 건강증진제로 잘못 알고 먹는 경우가 허다하다. 또 한약재로 술을 담가서 먹고 있는데 참으로 위험천만한 일이다. 그러므로 독성 간염이 발생하거나 간경변·신부전 등의 원인이 되고 있다.

한약술로 각광 받고 있는 술로는 칡뿌리술·구기자술·솔방울술·솔잎술·솔마디술(솔술의 경우 설탕을 많이 넣고 있으므로 주의한다)·오미자술(오미자는 크게 나쁘지는 않으나 설탕이 많이 들어간다)·뽕잎술·오디술·상황버섯술·영지버섯술·국화술·겨우살이술·헛개나무술·산수유술·도라지술·당귀술·복령술·황기술 등 참으로 많으나 모두가 한약 독성이 심각한 술이다.

만약 한약재를 먹고 싶다면(필자가 음양맥진법으로 실험한 바에 의하면) 더덕·약쑥·둥굴레차·오미자·오가피·두충 정도이다.

건강을 생각한다면 한약재는 거의 모두 주의한다. 한약재 중에서 광물성·동물성·희귀한 물질들도 주의를 해야 한다.

이와 같은 한약재 음식들을 먹고서 건강하기를 바란다는 것은 하나의 망상이며, 아무리 기감요법이 우수해도 한약을 먹으면서 기감봉을 자극하면 절대로 건강을 찾거나 질병이 낫지 않는다.

일부에서 옻나무액을 법제하여 항암제로 사용하여 암 치료를 한다고 홍보하고 있는데, 옻나무의 진액이나 법제도 양약의 항암제와 그 성질은 거의 같은 것 같다. 특징은 각성반응이 심하여 도파민·아드레날린을 분비시켜 교감신경을 긴장

또는 항진반응을 일으켜 모세혈관을 강력하게 수축한다. 암세포 조직에 들어가는 모세혈관을 수축시켜 암세포를 고사(枯死)시키는 방법이다. 암세포의 고사 방법으로는 좋으나, 건강한 다른 세포까지도 모세혈관 수축반응을 일으켜 많은 부작용을 일으키고 있다. 옻나무에서 추출한 항암제라는 약제는 양약처럼 성질이 강력하지 않으므로 부작용이 적을 수는 있으나 원리는 거의 비슷하다.

따라서 옻나무 진액을 항암제로 사용해서 장기적으로 효과를 볼 수 있을지는 모르나, 부작용이나 위험한 것은 양약 항암제와 큰 차이가 없다고 생각한다.

(4) 기능성 음식을 많이 먹자

기능성 음식이라 하면 음양맥상을 악화시키지 않고 음양맥상을 조절시키는 음식을 말한다. 음양맥상을 악화시키지 않는 음식은 전통적인 한식으로서 자연가공한 음식을 말한다. 잡곡·야채·과일·자연 양념들을 말한다(그러나 부추·키위·율무·다시마·대추·밤 등은 맥상을 악화시키고 있으므로 주의한다). 특히 좋다고 먹는 음식들, 즉 한약 음식들은 특별 주의해야 한다.

음양맥상을 조절시키는 음식들은 미네랄과 비타민이 많이 든 음식이다. 무말랭이·마늘·검은콩(약콩·거두)·완두콩·흰팥·녹차·시금치·잣·호두 등의 견과류·바나나·레몬·올리브·토마토·땅콩·미역·김·쑥·더덕·황정(둥굴레차)·천마(한약재를 첨가하면 절대 안 된다) 정도이다.

술도 조심해야 한다. 어떤 경우든지 과음은 해롭다. 술을 마시지 않는 것이 최고의 건강법이나, 술을 마신다면 1~2잔 정도가 좋고 큰 부담이 없다. 또한 술은 화학술보다 증류수로 숙성·발효된 술이 좋으며 천연 재료로 숙성한 술들이 더욱 좋다.

우리나라에서 많이 마시는 일부 막걸리에는 아스파탐(인공감미료)이 들어 있는 것으로 알려져 있다. 아스파탐은 심장·뇌신경 질환, 당뇨, 암을 유발시키는 물질로 식약청에서 미량은 허가하였으나 한계치가 없다고 한다.

막걸리 속에는 장기간 보관·유통하기 위해서 방부제 같은 물질을 사용한다고 생각한다. 장기간 보관하게 하는 방부제는 인체에 좋을 수가 없다. 그러므로 막걸리도 1~2잔은 좋으나 많이 계속 마시는 것은 주의해야 한다. 필자의 실험으로는 모든 성인병 환자들은 막걸리를 특별 주의해야 한다.

위와 같은 방법을 서금건강법이라고 한다. 이외에도 많은 건강 증진 방법들이 있으나, 그중에서 중요한 몇 가지를 소개하였다. 서금건강법을 이용하면서 기감요법을 이용하면 기감요법의 효과반응이 대단히 우수하게 나타난다. 기감요법은 대뇌의 기능 조절에 탁월하고, 자율신경·호르몬 조절 분비, 면역 증진, 장부의 기능 조절에 영향을 미친다.

건강증진에 꼭 필요한 수지음식요법을 깊이 연구하여 각자에게 맞는 서암식·군왕식 등을 먹도록 하자.

히포크라테스는 '음식으로 고치지 못하는 병은 약으로도 고칠 수 없다'고 했다. 음식으로 영양 조절, 영양 보충 방법이 최고의 건강법이 된다.

※ 효소 - 발효 음식(숙성, 삭힌 음식)도 주의해야 한다.

최근에는 효소 음식들을 많이 홍보하고 있어 많은 국민들이 관심을 갖고 있는 것 같다.

효소는 각 음식물 속에도 있고, 사람의 몸속에는 수천 개의 효소가 들어 있다고 한다. 효소는 음식물을 분해·흡수·합성하는 역할로 인체에 매우 필요하다. 효소는 중성 음식에 많고, 38℃에서 활성화되고 47℃에서 파괴된다.

최근의 효소 음식이란 발효(숙성, 삭히는 것) 음식이다. 생음식이나 자연 가공한 즉석 음식보다 발효 음식인 효소 음식이 더욱 좋다고 하는데 사실은 그렇지 않다. 발효·숙성시키는 가장 큰 이유는 장기 보관을 하기 위한 방법이다. 대표적인 것이 젓갈류이다.

수지력 테스트나 음양맥진법으로 각종 발효 음식을 테스트해 보면 생음식(야채, 과일), 즉석 가공한 음식(각종 곡류, 생선류, 조개류 등)들이 효소 음식보다 더욱 우수한 반응이 나온다.

그리고 효소 음식이 아무리 좋다고 해도 율무·보리·검은쌀·흰콩 등보다는 기능성 음식이 더욱 우수하다. 율무·보리쌀은 많이 먹어서는 안 된다.

시중의 모든 발효 음식들은 평소에 먹는 즉석 가공 음식보다 좋은 반응을 찾아볼 수 없고, 오히려 효소 음식들은 음양맥상을 대부분 악화시키고 있으므로 주의한다.

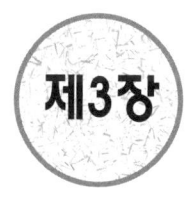 # 서금기감요법의 이론

1. 상응요법의 개요

　서금기감요법의 효과가 대단히 우수하다고 하여 아무 곳에나 자극한다고 질병이 낫는 것은 아니다. 반드시 서금요법의 상응점과 기맥혈을 자극할 때만 음양맥상 조절과 대뇌혈류 조절이 이루어지면서 질병이 낫는다.
　내뇌변연계에 있다고 생각되는 상응기맥중추는 상응부위를 인식·인지할 때 반응이 일어나 시상하부로 자극을 전달하는 것으로 생각한다. 또한 시각중추와 체각중추들도 상응점과 기맥혈을 인식하여 반응을 일으키는 것으로 생각한다.
　상응요법은 수지침 자극이나 염파요법과 수지침요가, 기감요법에서도 대단히 중요하며 효과반응이 우수한 이론이다. 상응요법은 전신의 고통 증상을 해소할 수 있는 방법으로서 설명과 이해가 가능하고, 실험에서 입증할 수 있는 과학적인 방법이다.
　상응요법의 과학적 근거는 다음과 같다.

(1) 손에는 운동중추 · 감각중추가 제일 많이 분포되어 있다

뇌지도에서 보는 것과 같이 운동중추의 약 1/3~1/2정도가 손부위에 해당한다. 운동중추가 손의 운동을 통제하지만 손운동은 반대로 운동중추를 발달시키고 활성화시키고 있다(뇌지도, 본문 제2장 참조).

감각중추에서는 손에서 수많은 정보를 받아들이고 있으며, 손의 자극은 감각중추에서 감지하여 반응을 일으킨다. 시각중추에서도 시각과 이미지를 인식 · 인지하여 변연계로 자극을 전달해서 질병을 낫게 한다.

(2) 교감신경이 전신에 분포된 것만큼 손에도 분포되어 있다

인체의 질병은 80~90% 이상이 교감신경의 긴장과 항진반응이다. 전신에 분포된 교감신경만큼 손에도 교감신경이 분포되어 있고, 질병 부위의 교감신경 긴장반응이 상응부위에서도 나타난다.

교감신경 긴장반응으로 뒷목이 뻣뻣하고 긴장 통증이 있으면 손의 상응부인 중지 손등 손끝 마디와 가운데 마디 사이에서도 과민통증이 나타난다. 이것은 교감신경 긴장반응이다. 상응부에 자극을 주어서 긴장반응을 저하시켜 주면 뒷목의 긴장 통증이 해소된다.

이러한 반응은 전신과 손에서 모두 나타난다.

(3) 손의 상응점 자극은 대뇌 혈류를 조절시킬 수 있다

손부위의 상응점은 교감신경 긴장반사점이면서 민감한 반응 부분이다. 이 부위에 자극을 주면 교감신경 저하반응과 아울러 대뇌의 혈액순환도 개선된다. 음양맥상이 어느 정도 조절되고 개선된다.

손의 상응요법은 시각중추와 체감중추에 의해 시상하부까지 전달되어 자율신경을 조절하여 질병을 낫게 한다. 상응요법에만 자극하여도 그 효과성은 대단히 우수하다.

2. 상응요법의 발견

필자가 고려수지침의 원리를 발견하기 전에는 전래 체침을 연구했었다. 앞에서도 언급하였지만 한국식의 전래 침은 동침·바수 등으로 삔 것(염좌)·급체·감기·인사불성 등 주로 응급처치에 이용을 했었다. 이들 동침은 사진에서 보는 것과 같이 굵고 긴 침으로 한 번 침을 맞으면 대단히 아프다. 침이 너무나 아프기 때문에 울던 아이들도 침을 놓는다고 하면 울음을 그칠 정도였다.

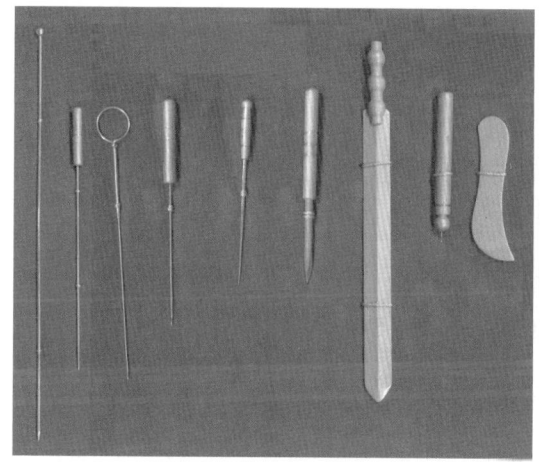
〈중국식의 침들〉

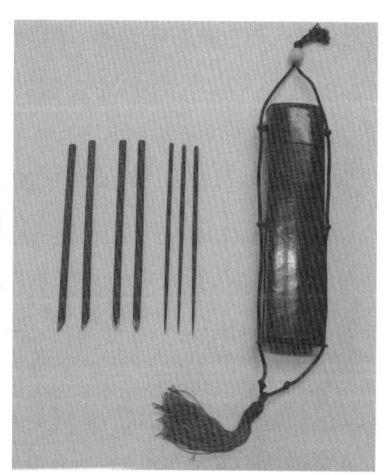
〈옛날의 침(동침·바수)〉

이처럼 아프고 위험할 수 있고 불완전한 침술보다 아프지 않고 안전하고 간단하면서도 효과 좋은 방법이 없을까 하고 연구를 했었다. 1971년 초에는 수기혈(「침구대성」 소아편)을 연구하고 수기혈도도 출판까지 했었다. 여러 가지로 연구했으나 좋은 방법은 탄생되지 않았다.

1971년 여름철에 잠을 자다가 오른쪽 후두통(긴장성 두통)이 심각하여 잠에서 깼다. CM5부근에서 통증이 극심했다. 혼자 지압을 하고 목운동을 해도 변화가 없었다. 경락을 따라서 침을 찔러도 통증에는 별 효과가 없었다. 침을 빼고 통증 해소가 안 되었지만 억지로 잠을 청해서 잠이 오려는 순간에 '중지(제3지)를 후두로 판단해서 침 자극해 보자'는 생각이 불현듯 난 것이다.

필자가 이러한 생각을 할 수 있었던 것은 내장체성반사 이론을 연구했기 때문이다. 당시만 해도 침술은 비과학적이고 근거가 없는 방법이라고 무시를 당하던 때이며, 일본에서는 과학적인 접근과 설명을 하기 위해 반사점 연구를 많이 했었다. 유명한 것이 해드씨대 반사점·맛구바네 반사점 등이다.

경혈과 반사점이 거의 비슷하다고 하면서 경혈·경락은 과학적이라는 위안을 얻으려는 것이었다. 그러나 손에서 반사점이 나타난다는 이론들은 전혀 없었다.

고려수지침의 상응요법은 체성반사가 손에 나타나는 이론이다. 그리고 「마의상법(麻衣相法)」의 소인형법도 연구하고 있었으므로 손과 전신과의 상관관계를 생각할 수 있었다. 그리고 손의 반사점과 신체 후두통과의 상관관계

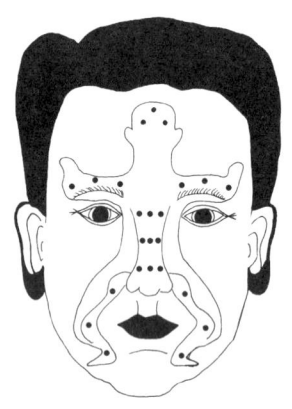

〈소인형도(小人形圖)〉
마의상법(麻衣相法)에서

가 있다면 직접 침자극을 주면 반응이 나타날 것이라는 판단을 했다.

당시에 호침 중에서 2번침과 1촌 3푼침으로 좌수우측의 M5에 1mm 정도로 자침하고 2~3분 있자 우측의 후두통이 가벼워지고 통증이 나아진다. 여기에서 자신감을 갖고 많은 임상과 실험을 거쳐서 상응요법을 발견하였다. 어떤 의학 서적이나 고금의 침술 문헌에도 서금요법의 손 상응도에 대한 내용은 없다. 신체의 긴장 반사가 손에서도 나타난다는 이론은 전혀 없었고 교감신경 긴장반사점이라고 지적한 문헌도 없었다. 상응요법은 전래 침·뜸, 한의학·동양의학이 아니고 완전히 새로운 한국의 의술이다.

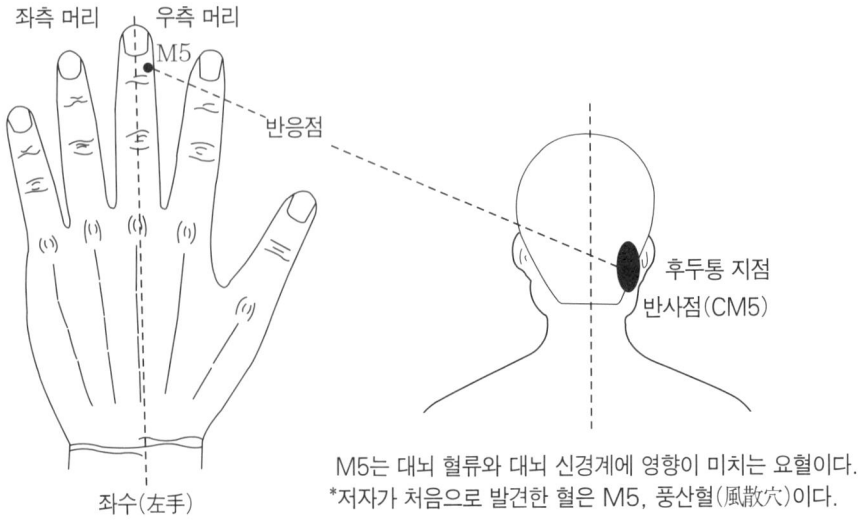

M5는 대뇌 혈류와 대뇌 신경계에 영향이 미치는 요혈이다.
*저자가 처음으로 발견한 혈은 M5, 풍산혈(風散穴)이다.

3. 상응요법의 응용 방법

(1) 손바닥은 사람의 복부 앞쪽에 해당

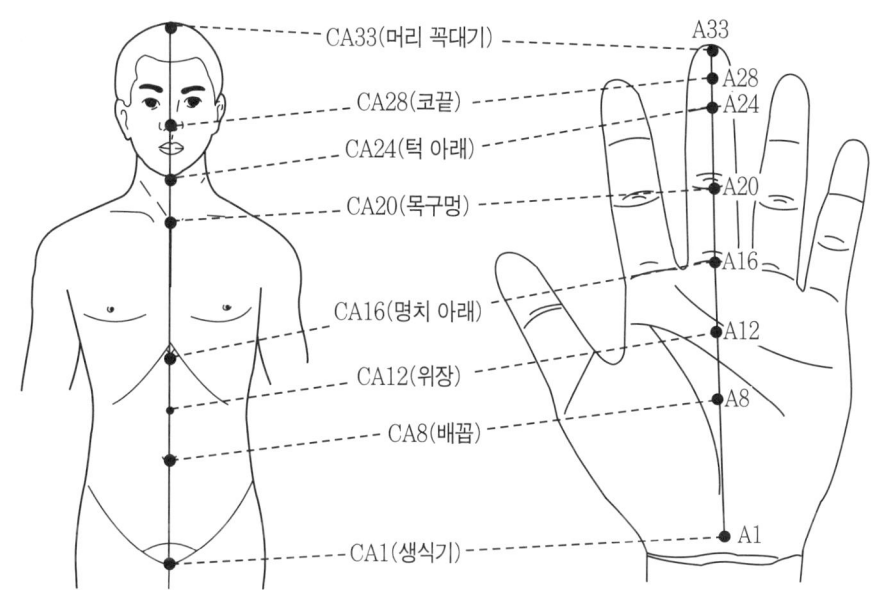

※ CA는 새로운 임금경(任金經) 부호이다.

고려수지침·서금요법에서 손바닥은 사람의 앞부분이며, 또한 복부에 해당되고 있다는 사실을 위 그림을 통하여 바로 이해할 수 있을 것이다.

손바닥의 손목쪽 그림상에서 A1 지점은 사람의 생식기 부분에 해당된다. 가운뎃손가락 첫마디 중앙에 있는 A16 지점은 사람의 명치끝에 해당된다. A1~16의 정중간(正中間)에 A8은 사람의 배꼽에 해당된다. A8을 중심으로 하여 A1까지는 하복부에 해당되고, A8에서 A16까지는 상복부에 해당되며, A12는 사람의 위장에 해당된다. 이와 같은 배당(配當) 관계는 양쪽 손이 똑같다.

가운뎃손가락 끝은 사람의 머리에 해당되는데, 그림에서 A20은 사람의 목구멍에 해당되고, A24는 턱 아래에 해당되며, A28은 사람의 코에 해당되고, A33은 사람의 머리 정수리에 해당된다.

또한 제2지와 제4지는 양쪽 팔에 해당되고, 제1지와 제5지는 사람의 양쪽 다리에 해당되어, 한쪽 손에 사람의 전신이 배당되어 있는 것을 알 수 있을 것이다.

(2) 손등은 사람의 뒷면과 허리에 해당

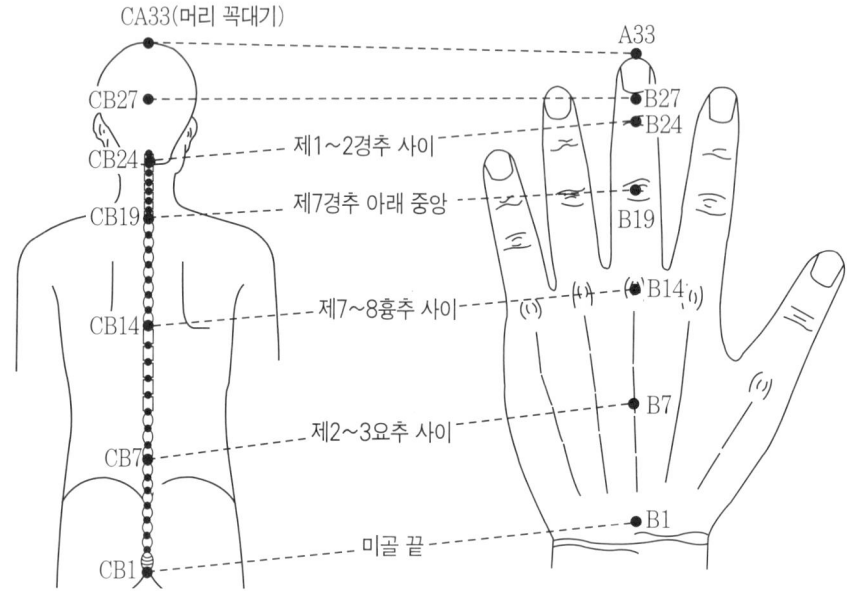

※ CB는 독금경(督金經) 부호이다.

그림에서 손등을 보면 손목부위에 B1 지점이 있다. 이곳은 사람의 항문과 미골(尾骨: 꼬리뼈)에 해당된다.

손등의 가운뎃손가락에 있는 뼈는 사람의 척추에 해당되어 척추 질환 해소에 많은 도움을 준다.

가운뎃손가락 첫째 마디의 관절은 B14인데, 이곳은 견갑골(肩胛骨) 아래와 척추와의 교차점에 해당되고(제7~8흉추 사이), 가운뎃손가락의 둘째 마디 관절은 B19(제7경추와 제1흉추 사이에 해당)인데, 이곳은 사람이 목을 숙였을 때 목뼈가 볼록 튀어나온 지점이 해당된다. 가운뎃손가락의 B24는 뒷목의 머리털 난 위의 쏙 들어간 지점을 말한다. B27은 뒷머리 윗부분에 해당된다.

또한 그림에서 보는 것과 같이 제2지와 제4지는 양쪽 팔에 해당되고, 제1지와 제5지는 양쪽 다리에 해당된다.

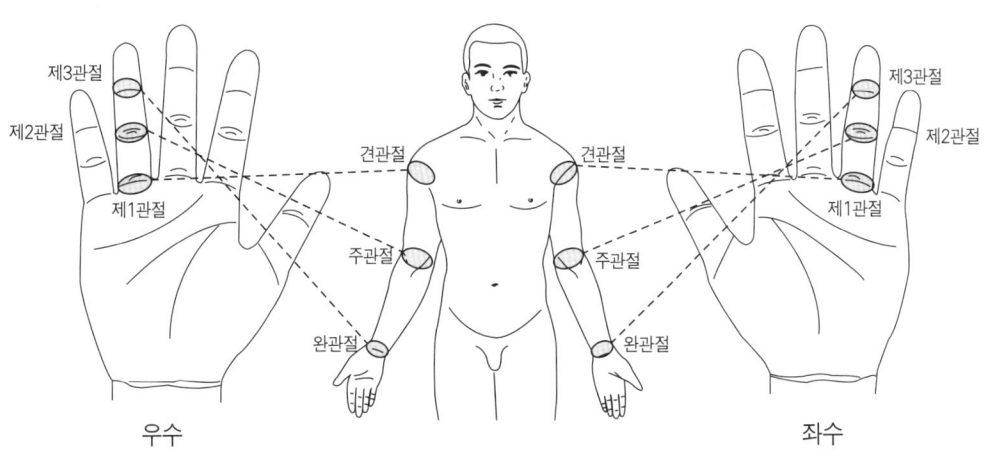

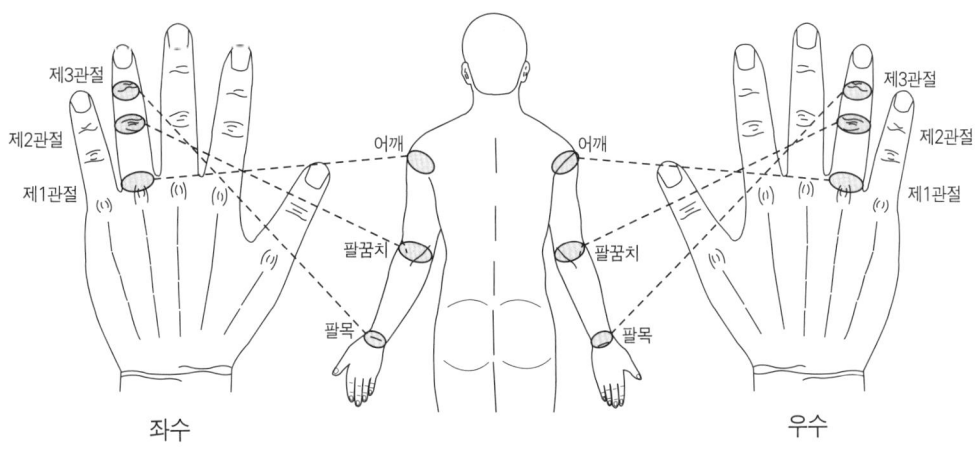

〈팔의 관절 — 서금수지상응도〉

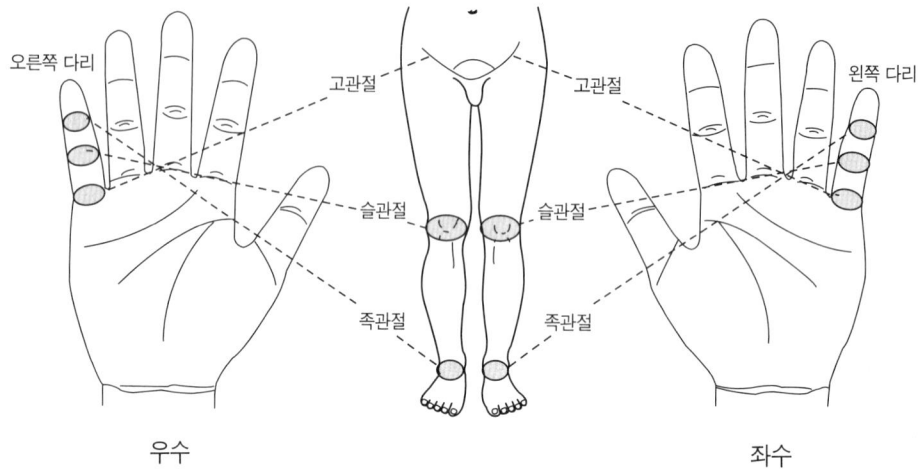

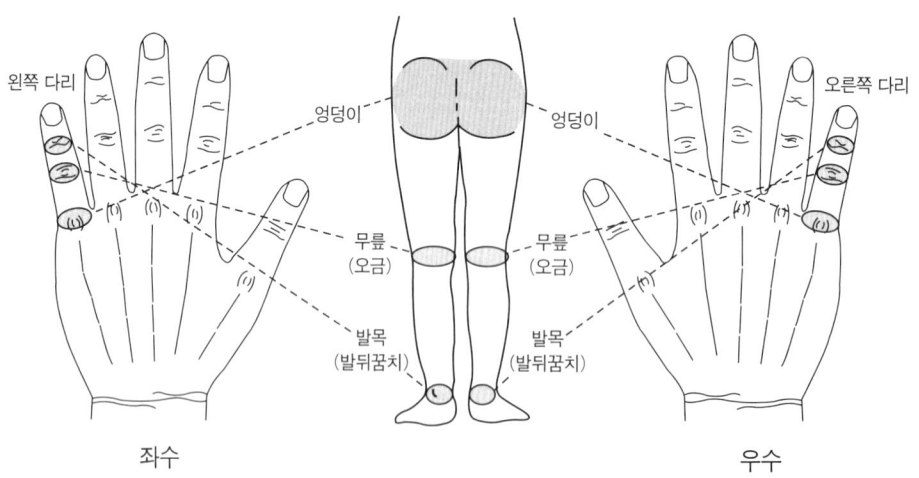

〈다리 관절 — 서금수지상응도〉

(3) 병측(病側)을 이용한다

좌우수(左右手)에 사람의 전신이 배당되어 있을 경우에 어느 쪽을 이용할 것인가는 좌우의 배속 관계(配屬關係)를 잘 파악하여야 한다.

사람도 앞쪽을 바라보고 있는 것과 같이 손바닥도 앞을 바라보게 한다(즉, 환자는 손등을 쳐다보는 것임). 이렇게 하고서 좌우를 결정한다.

예를 들어서 좌수의 경우 제4지와 제5지는 좌측의 팔다리에 해당되고, 좌수의 제1지와 제2지는 우측의 팔다리에 해당된다. 다시 오른손도 역시 손등을 쳐다보고 결정한다.

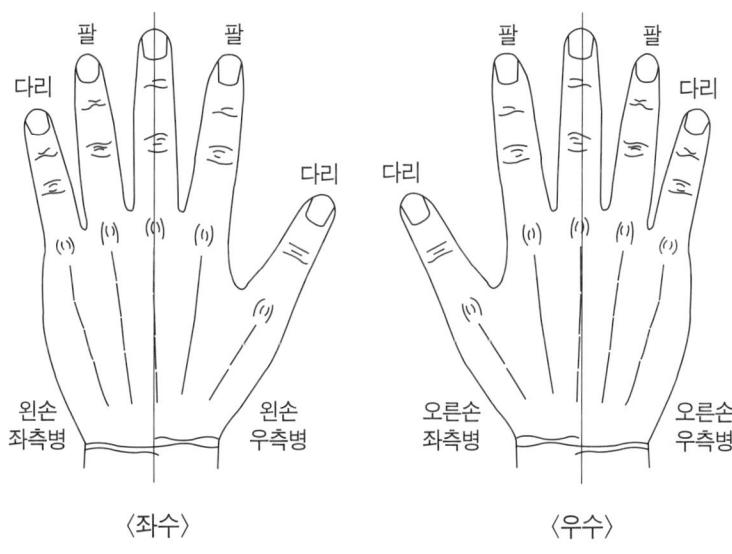

〈좌수〉　　　　〈우수〉

우수의 제4지와 제5지는 우측의 팔다리에 해당되고, 제1지와 제2지는 좌측의 팔다리에 해당된다. 이러한 기준은 허리, 복부, 얼굴, 가슴 부분이 동일하게 해당된다.

항상 병측(病側)을 이용하고, 효과반응이 없을 경우에는 반대측(反對側)을 이용한다.

① 가벼운 질병은 병측(病側)의 제3·4·5지를 이용하고,
   난치성(難治性)일 때는 반대쪽의 제1·2·3지를 이용한다

모든 질병은 병측의 손으로 반사가 나타난다. 즉, 좌반신(左半身)에 질병이 있을 때는 좌수 중에서도 제3·4·5지에서 반응이 나타나므로, 좌반신의 질병은 좌수의 제3·4·5지에서 반사점을 찾아서 이용한다. 그리고 우반신(右半身)에 질병이 있을 때는 우수 중에서도 제3·4·5지에서 반응이 나타나므로, 우반신의

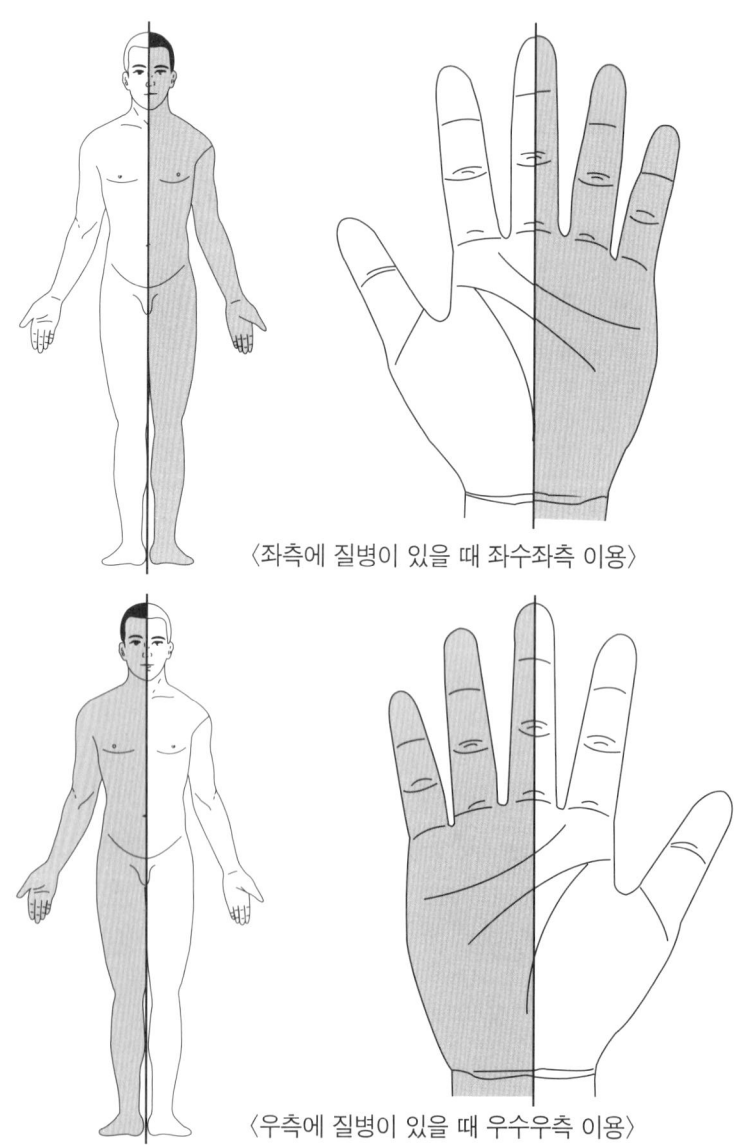

〈좌측에 질병이 있을 때 좌수좌측 이용〉

〈우측에 질병이 있을 때 우수우측 이용〉

질병은 우수의 제3·4·5지에서 반사점을 찾아서 이용한다.

　보통 웬만한 질병들은 특별한 언급이 없는 한 모두 병측 중심의 자극이다. 이렇게 보면 서금요법은 거의 대부분 제3·4·5지를 많이 이용한다. 기맥보제법이나 요혈요법·오치방 등도 병측의 제3·4·5지를 이용한다.

　예를 들어 좌측의 완관절에 이상이 있으면 좌수좌측의 제4지의 끝마디에서 상응점을 찾아 자극해야 한다. 우측의 무릎관절에 이상이 있으면 우수우측에 해당하는 제5지의 가운데 마디에서 상응점을 찾아 자극한다.

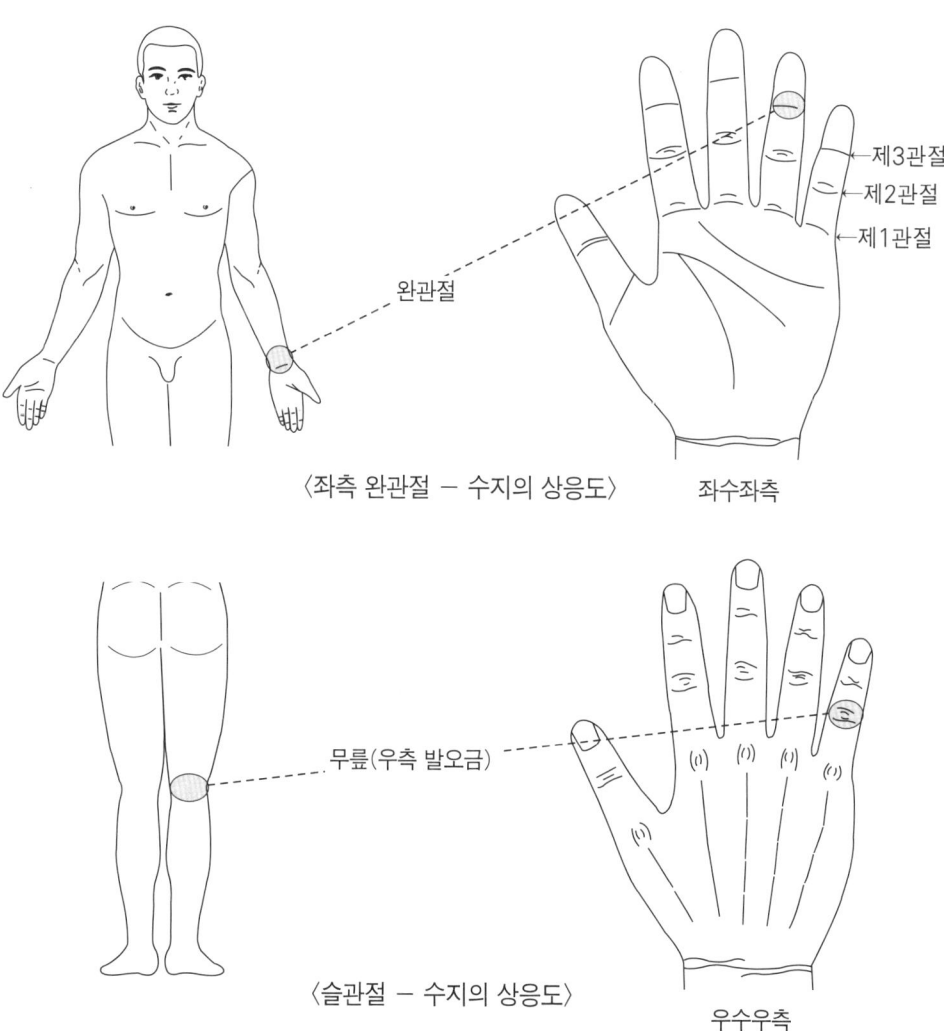

〈좌측 완관절 - 수지의 상응도〉　　좌수좌측

〈슬관절 - 수지의 상응도〉　　우수우측

또 좌측 눈에서 동통(疼痛)이 발생되면 좌수좌측의 제3지, 좌측 눈 상응부에서 상응점을 찾아 자극한다. 우측 눈에서 동통이 발생하면 우수우측의 제3지 우측의 눈 상응점을 찾아 자극한다.

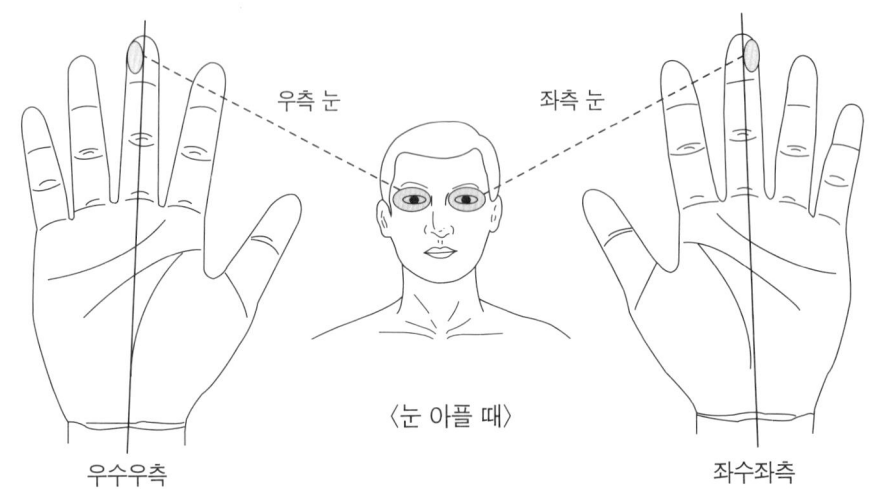

〈눈 아플 때〉

이처럼 모든 질병은 우선 병측을 이용한다.

② 병측을 이용해서 회복되지 않을 때는 반대측을 이용한다

예를 들어 좌측으로 요통이 나타날 때, 좌수좌측인 손등의 허리 상응부위에서 상응점을 찾아서 자극하면 웬만한 요통은 잘 낫는다. 그러나 잘 회복되지 않을

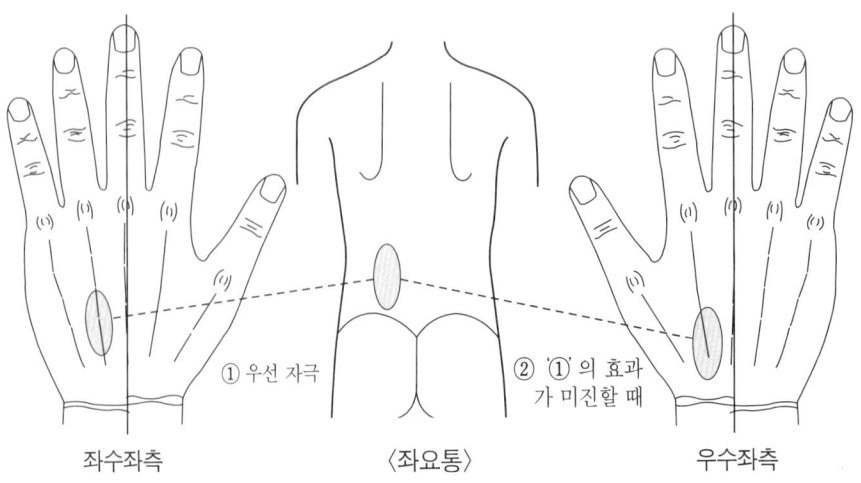

〈좌요통〉

때는 우수의 제1·2지쪽 손등부위를 눌러 보면 예민한 압통점이 나타난다. 이때는 반대쪽에 해당하는 우수좌측을 이용한다.

　필자가 처음 고려수지침을 개발할 당시에는 우측 귀 뒤쪽이 후두통이었다. 이때 좌수 중지에서 자극을 한 것이다. 즉, 좌수의 우측에 해당되는 부위는 M5번이다. 상응점이 나오기 때문에 자극을 주어 효과가 나타났다. 반대측 자극법이다. 질병이 극심할 때는 좌우수를 모두 이용한다.

　예를 들어 우측으로 요통이 있을 때는 우수 손등의 우측 허리 부분에서 상응점을 찾아 자극하고, 좌수 손등의 우측 요통 지점에서 상응점을 찾아 자극한다. 좌우 동시에 자극하면 효과가 매우 강력하지만, 가장 간단하게 회복하기 위해서는 병측을 먼저 이용한다.

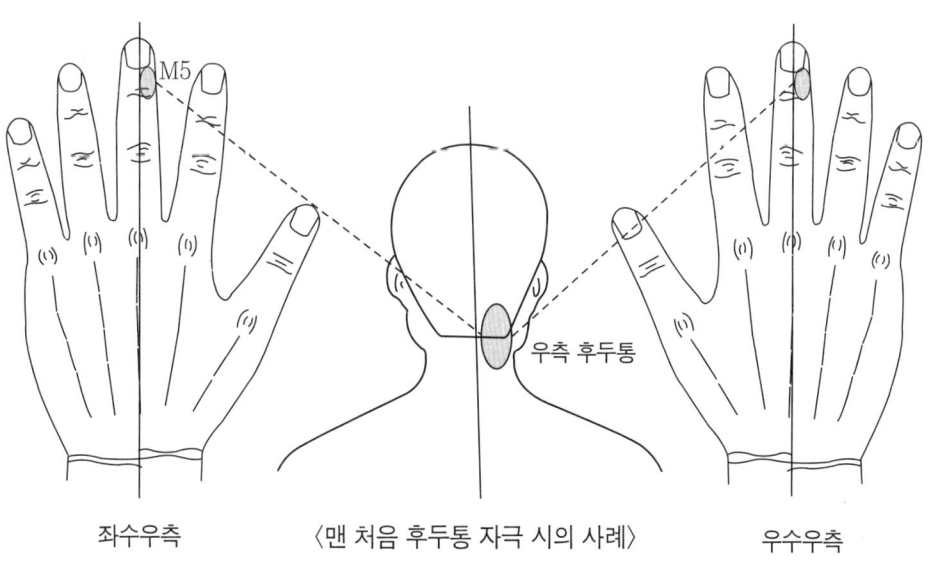

좌수우측　　〈맨 처음 후두통 자극 시의 사례〉　　우수우측

4. 상응점(相應點)을 찾는 방법

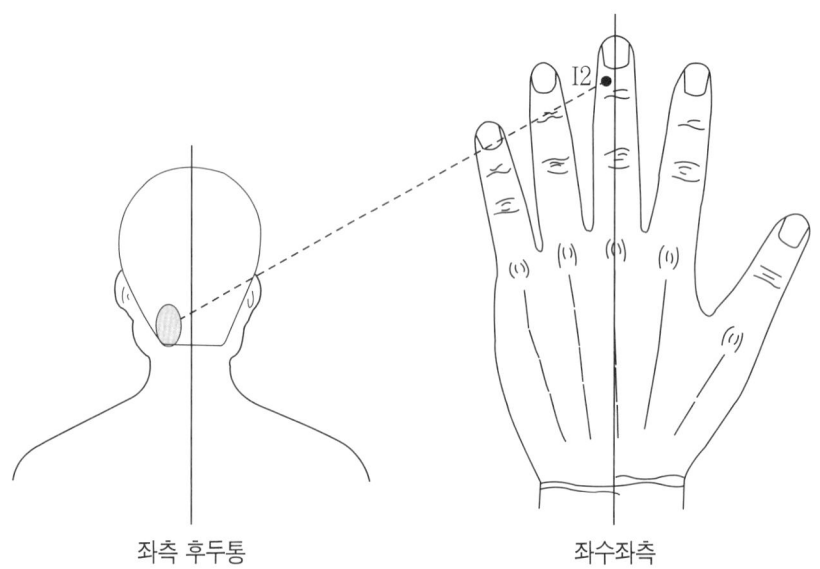

좌측 후두통　　　　　　　좌수좌측

※ 병측의 손에서 상응점을 찾는다.

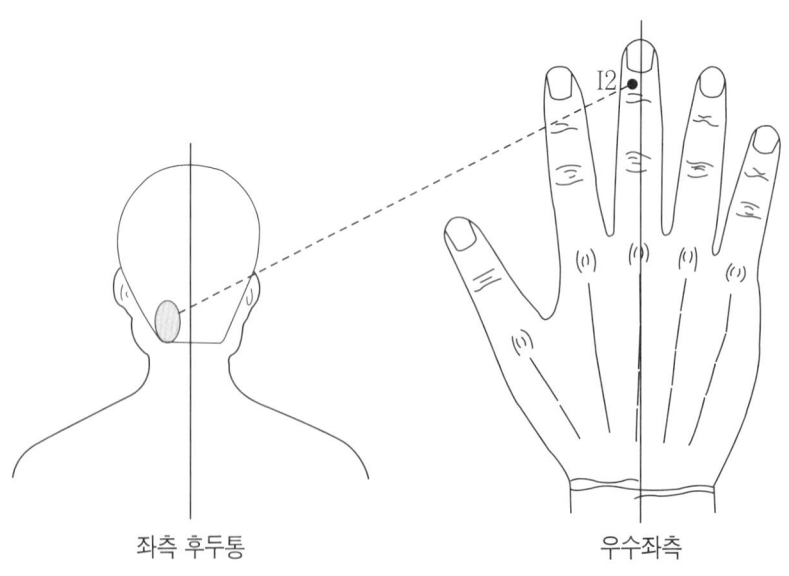

좌측 후두통　　　　　　　우수좌측

※ 환측을 자극해서 잘 낫지 않으면 반대측을 이용한다.

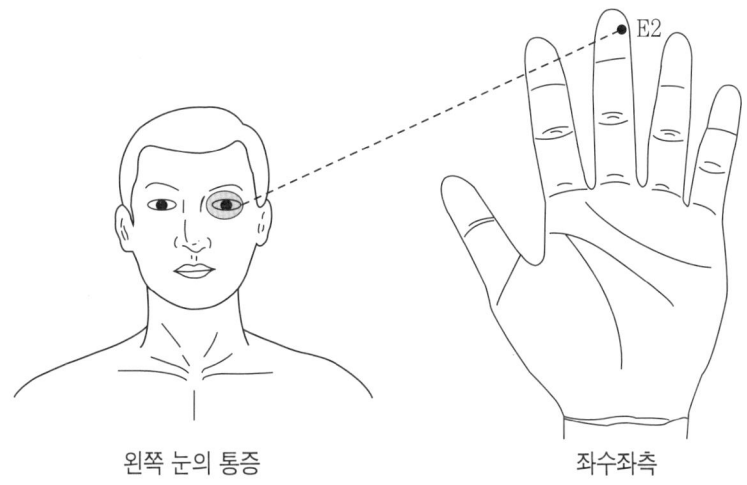

왼쪽 눈의 통증　　　　　좌수좌측

※ 먼저 환측에서 상응점을 찾는다.

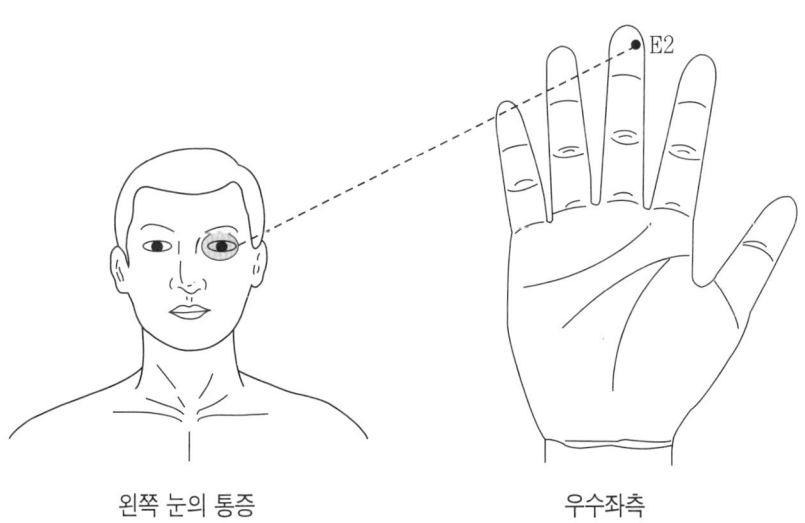

왼쪽 눈의 통증　　　　　우수좌측

※ 환측 자극에서 효과가 적으면 반대측에서 상응점을 찾아 자극한다.

　　상응점의 발현은 질환이 있으면 어느 때든지 나타난다. 그러나 질환이 가벼울 때에는 잘 나타나지 않는다. 이때는 병처(病處)를 두드리거나 압박하는 등의 물리적인 자극을 준 다음에 찾으면 뚜렷이 나타난다.

상응점은 일단 병측(病側)의 수지(手指)에서 나타난다. 즉, 우측 다리가 아프면 우수우측(右手右側)에 해당되는 소지(小指)에서 나타난다. 좌측 안병(左側眼病)이면 좌수좌측(左手左側)에서 나타나고, 좌 후두통(左後頭痛)이면 좌수좌측의 후두점(後頭點)에서 나타난다.

　좌측 요통(左側腰痛)이면 좌수좌측 요부(腰部)에서 반응이 나타난다. 이러한 반응점은 병측에서 찾는 것이 기초가 되며, 자극에 있어서 중요한 사항이 된다. 또한 반응점은 반대측에서도 나타난다.

　그림에서 보는 것과 같이 좌측 후두통(左側後頭痛)이 있을 경우에 우수좌측(右手左側)의 I2에서도 반응이 나타난다. 또는 좌 안병(左眼病)이 있을 때는 우수(右手)의 좌측 E2에서도 상응점이 나타난다. 그리고 좌측 요통일 때는 우수좌측에서도 반응이 나타난다.

　그러므로 한쪽 수지(手指)에서 전신의 병을 모두 다스릴 수도 있다. 그러나 보편적으로 병측의 수지를 많이 이용한다. 이런 반응은 전체적으로 나타난다.

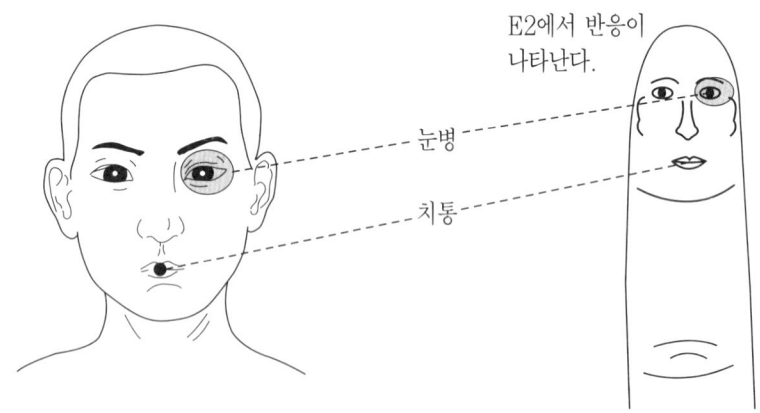

※ 해당 치부(齒部)에서 반응이 나타난다.

신체에 질병이 있으면 수지(手指)의 상응부에서는 반드시 반응점이 나타난다. 이 반응점의 형태는 여러 가지이다.

압통점(壓痛點)·긴장대(緊張帶)·응결점(凝結點)·색택(色澤)·전자(電子)의 반응점이 나타난다. 우선 압통점을 찾는 방법부터 알아보자.

(1) 압통점을 찾는 기구

손등이나 손바닥의 상응부에 압진기로 힘주어 누르면 압통점이 나타난다. 압진기는 끝이 약간 둥글면서 뾰족한 기구로서 압통점을 찾는데 편리하다.

끝이 둥근 기구로 상응부를 서서히 자세히 눌러가면 병처 상응에서 반드시 압통점이 나타난다. 만약에 압통점이 나타나지 않을 경우는 2~3회 다시 눌러 본다. 그래도 나타나지 않으면 실제의 환부(患部)를 두드리거나, 움직이거나, 자극을 주어 더욱 아프게 하면 나타난다.

압통점을 찾을 때 한 번에 나타나지 않는다고 해서 그냥 지나치지 말고, 압진기 몸통으로 상응부에 대고 약간 누르면서 굴려가면 반응점이 나타난다. 반응점이 좁게 나타나는 경우가 있고 또는 넓게 나타나는 경우도 있는데, 이것은 병처(病處)의 범위에 따라서 다르다. 이 반응점을 상응점(相應點)이라고 한다(잘 표시하여 주기 바란다).

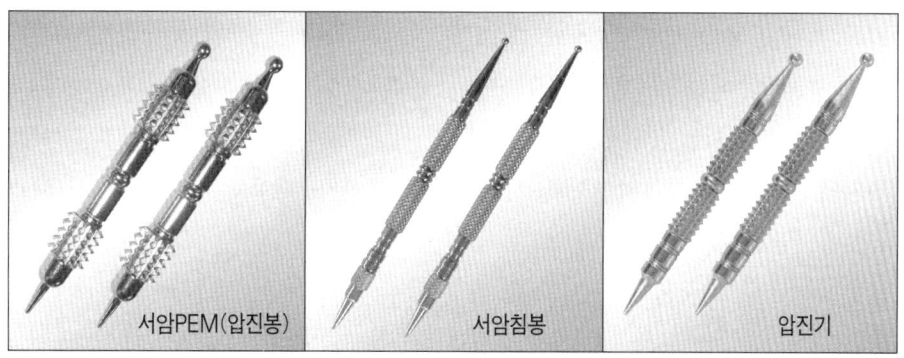

〈압통점을 찾는 기구들〉

(2) 긴장대(緊張帶)의 분별

긴장대는 주로 손바닥에서 나타난다. 손바닥을 천천히 만져 보면 다른 피부보다 긴장되고, 딱딱하고, 촉감이 거친 것을 볼 수 있다. 또는 그 부위가 굳은 것처럼 딱딱하게 느껴지기도 한다. 질병이 있는 경우에는 반드시 손바닥에 나타난다. 특히 A4~12의 사이에서 나타난다. 만약 반대로 손바닥의 운동에 의하여 피부가 굳어지는 경우도 마찬가지 현상을 가져온다. 이 긴장대가 없어져야 질병도 완전히 낫게 된다. 그러므로 반응점을 차근히 만져가면서 분별한다.

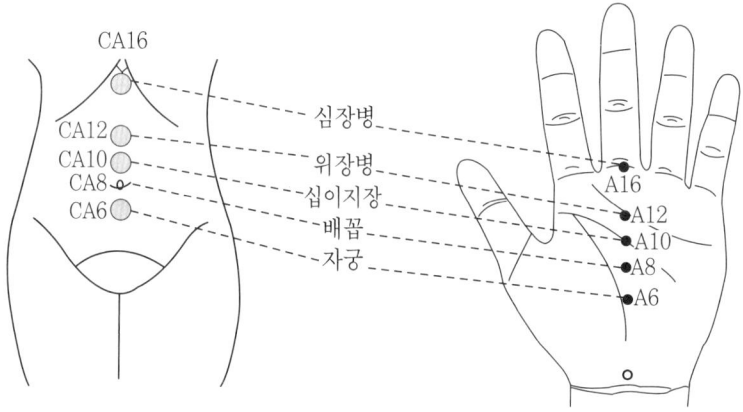

응결점(凝結點)은 주로 손바닥과 손가락에서 나타난다. 특히 중지(中指)에서 나타나는 예가 제일 많다. 각각의 관절(關節)마다 만져 보면 관절면(關節面)에서 은단만하게 튀어나온 것이 발견된다. 근육이 크게 굳어져서 콩알만하게 (3~4mm) 돌출되는 경우도 있다. 제1·2·4·5지에서의 응결점은 주로 사지(四肢)의 병으로 나타나지만, 제3지에서의 반응은 인체의 두부(頭部), 척추(脊椎)의 질병을 그대로 나타낸다.

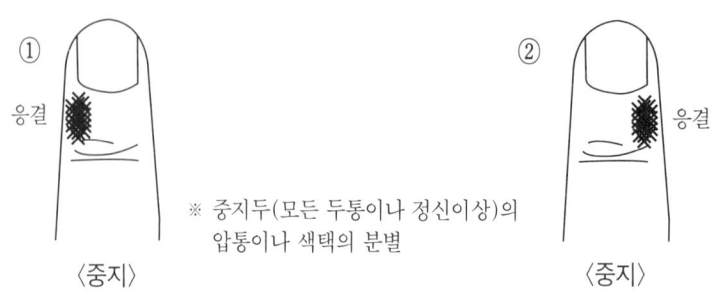

위 그림에서 보면 중지(中指)에 굳은살처럼 나타나는 것이 있다.

①의 그림은 좌측(左側)에서 두통(頭痛)이나 현기증이 심하여 정신이 어지러운 때 나타난다.

②의 그림은 우측(右側)에서 나타나는 질병이다. 이런 것은 굳은살이지만 관절에 나타나는 것은 딱딱하며, 굳어진 것도 대단히 많다. 이런 것이 분별점(分別點)이며, 또한 자극점이다.

색택(色澤)의 구별은 전체적인 색깔과 국소적(局所的)인 색깔로 구별을 한다. 건강한 사람의 손은 혈색이 좋고, 윤기가 있으며, 탄력이 있고, 따뜻하며, 마르지 않고, 부어 있지 않으며, 모든 동작이 자유롭다.

그러나 만성 질환자의 경우, 혈색을 보면 보통 건강인과 판이한 차이가 있다. 윤기가 없거나 탈색되어 있고, 또한 적색·청색이거나 빈혈 상태이고, 어떤 경우는 황색과 흑색을 띠기도 한다. 그리고 탄력이 없으며, 바짝 말라 있거나 부어 있으며, 동작이 부자유스럽다.

특히 어느 특정 부위의 빈혈 상태, 청색·적색 등도 질병 분별에 이용한다. 예를 들어 A8 등에 청색이 보이면 반드시 복중(腹中)에 딱딱한 적통(積痛)이 있는 사람이다.

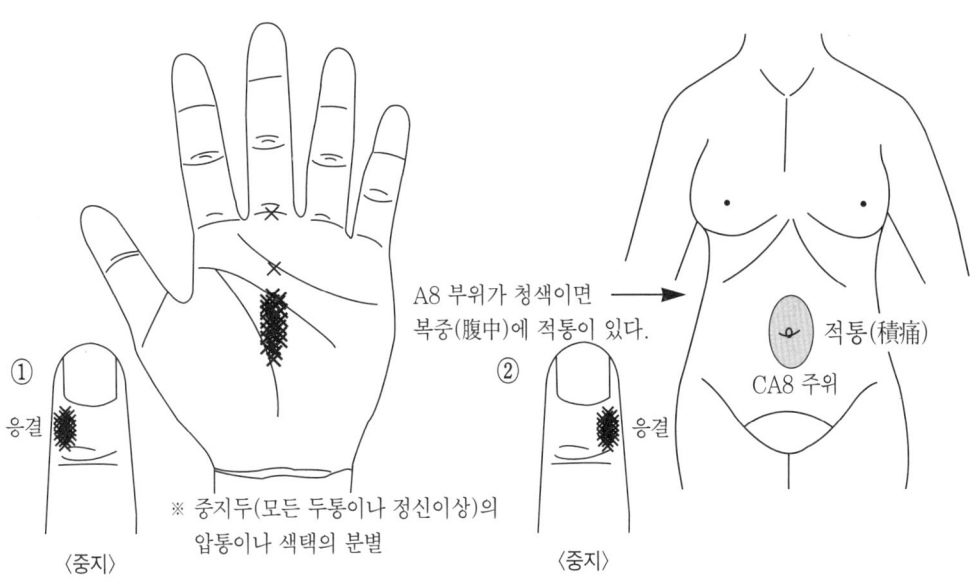

(3) 상처의 분별

상처(傷處)는 외상(外傷)에 의한 것이지만 오래 경과하면 손의 상응부위(相應部位)에서 반사점을 발생시킨다. 이것은 중지(中指)에서 더욱 정확하다.

그러나 건강한 상태에 있어서는 그 증상을 별로 느끼지 않으나 허약한 상태에 있어서는 뚜렷이 나타난다. 수지(手指)의 상응부를 세심히 관찰하되 특히 중지(中指)를 잘 봐야 한다. 회복되었다가 또 재발되어 항상 눈병의 근본적인 원인을 갖고 있다.

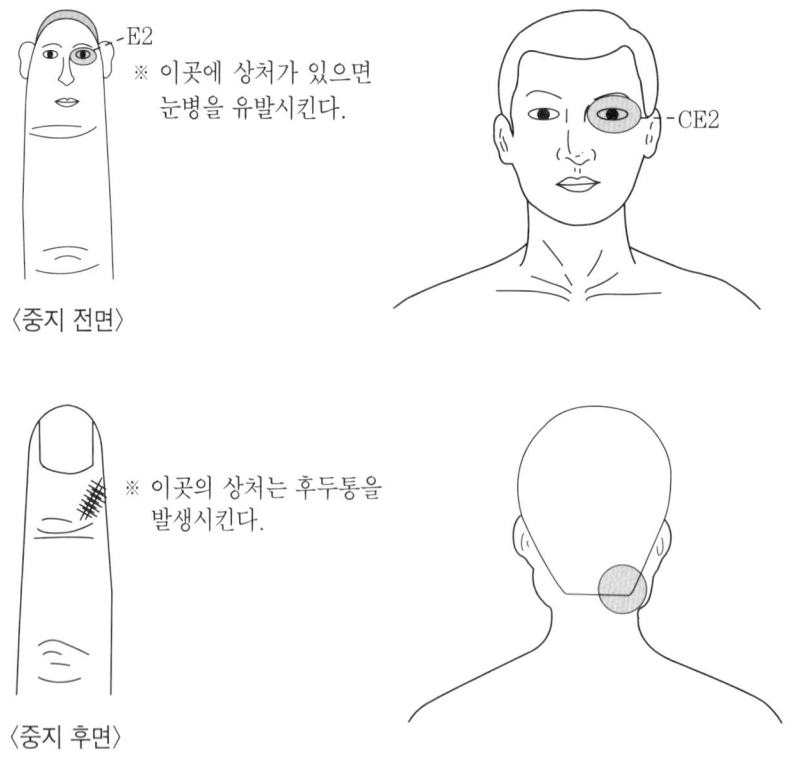

〈중지 전면〉
※ 이곳에 상처가 있으면 눈병을 유발시킨다.

〈중지 후면〉
※ 이곳의 상처는 후두통을 발생시킨다.

만약에 중지두 두부(中指頭 頭部)에 상처가 있으면 항상 두통(頭痛)이나 빈혈 상태이고, 구부(口部)에 상처가 있으면 구치통(口齒痛)을 갖게 된다. 이것은 중지두 배부(中指頭 背部)에서도 마찬가지이다. 그러므로 상처가 생기지 않도록 조심해야 한다.

5. 상응요법 위치도

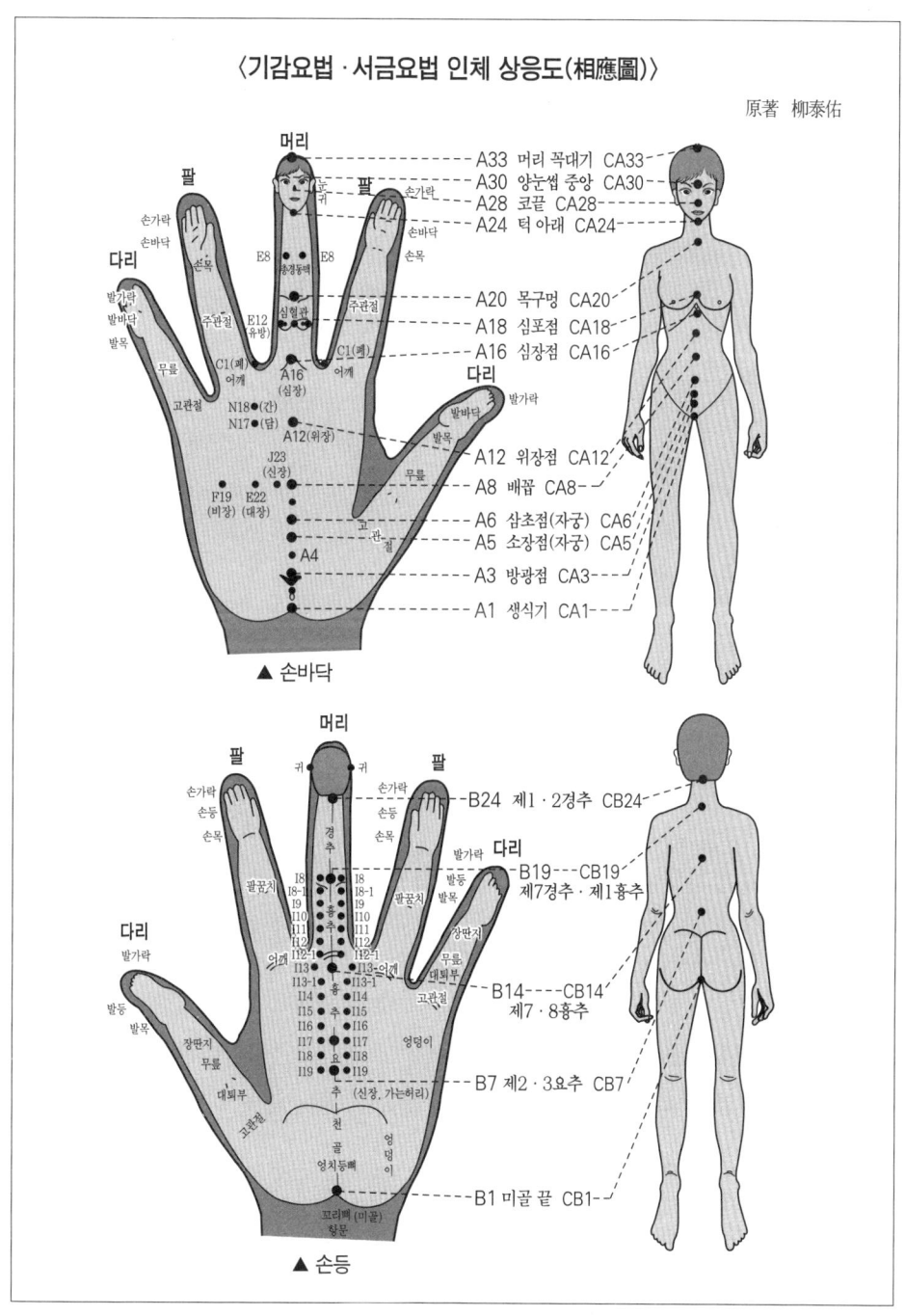

6. 대뇌혈류 조절론

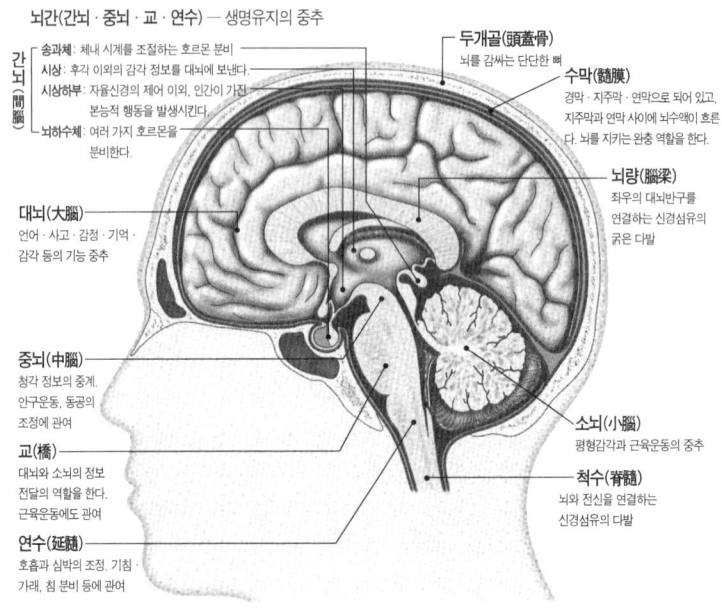

〈대뇌의 구조〉

뇌는 대뇌·중뇌·소뇌로 구분되지만 대뇌는 여러 부분으로 나누어져 다양한 기능을 수행하고 있다. 대뇌를 피질과 피질하 부위로 구분하고, 피질하 부위를 세분화하여 기저핵 부위, 변연계로 나눈다. 변연계에는 시상·시상하부·뇌하수체·뇌간 등이 위치하여 인간의 생물학적 작용을 끊임없이 담당하고 있다. 호흡하고 심장 박동을 조절하고 각 내장의 운동과 모든 자율신경의 조절과 신경전달물질·신경호르몬·자극촉진호르몬들을 조절하고 있다. 소뇌에서는 운동과 평형감각을 담당한다.

대뇌는 전두엽·후두엽·측두엽·두정엽으로 나누어 있으며, 사람의 뇌는 다른 동물의 몸무게에 비하여 제일 크다. 대뇌에서는 수많은 정보를 받아들여 기억하고 사고하며, 감정을 표출하며, 모든 생각을 결정한다.

신체의 각 기관과 내장들은 뇌의 작용에 의하여 이루어지는 기관에 불과한 정도이다. 각 기관·조직·내장의 건강을 위해서는 뇌의 작용이 제일 중요하고, 특히 변연계 작용이 중요하다.

뇌의 기능 상태에 따라서 신체에 수많은 질병을 일으키기도 하고, 낫게도 한다. 뇌의 중요성을 인식하여 미국도 1990년에 '뇌 연구의 10년'이란 법안이 통과된 이후 20년간 뇌신경과학과 관련된 과학기술의 발달로 빠른 속도로 발전하였으며, 각 나라별로 뇌 프로젝트를 가동하고 있고, 근자에는 우리나라에서도 뇌 연구에 박차를 가하고 있다.

뇌를 집중적으로 연구하면서 뇌에 대한 신비한 현상과 구조는 대단히 많이 밝혀졌지만, 뇌 기능을 완전히 밝히기에는 가야 할 길이 멀다고 하겠다.

현재에도 뇌의 연구는 끊임없이 실시하고 있으며, 특히 뇌의 작용에 대한 연구 중에서 대뇌의 혈류 연구, 뇌파에 대한 연구, 기능성자기공명영상(fMRI)에 의한 뇌의 작용에 관한 연구, 뇌 기능·뇌 호르몬에 대한 연구를 하고 있으나 뇌를 좀 더 알기까지는 많은 시간이 소요될 것이다.

신체상의 질병치료는 어느 정도 수준에 도달하고 있으나 뇌의 기능과 질병치료에는 아직도 요원하다. 파킨슨병·치매증·우울증·정신 질환 등은 모두가 대뇌의 질환인 것이다. 그리고 인체상에 나타나는 모든 고통·통증, 내장의 질병들은 대뇌가 간여하고 있으므로 완전한 건강을 위해서는 뇌를 연구해야 한다.

고려수지침과 서금기감요법의 원리는 동일한 이론과 철학을 가지고 있다. 서금기감요법에서도 대뇌의 기능을 제일 중요시하고 있으나 내뇌의 기능을 구체적으로 파악할 수 있는 방법이 아직은 없다.

그러나 서금의학에서는 대뇌 혈류 관계를 파악할 수 있는 음양맥진법이 있다. 음양맥진법은 중국 침술 문헌인「황제내경」에서 제일 중요하게 소개하였고, 내경에서는 인영촌구맥법이라고 설명되어 있다. 이 인영촌구맥법은 한방 의학의 모든 맥진법 중에서 누락되거나 비판되었고, 우리나라 한의학 원전인「동의보감」에도 인영촌구비교진법은 없다.

인영촌구비교진법은 대뇌 혈류를 파악할 수 있는 방법이므로 음양맥진법이라고 이름을 지었다(일본에서는 인영맥법이라고 하나, 대뇌 혈류를 판단하는 방법은 아니다). 음양맥진법은 대뇌 혈류를 파악하여 대뇌의 기능을 파악하려는 방법이다.

신체는 많은 조직이 있으나 혈관을 통하여 산소와 영양, 호르몬 등을 공급받고 있으며, 대뇌도 대뇌로 상행하는 혈관을 통해서 산소와 영양, 호르몬들을 공급받고 있다.

대뇌 기능을 파악하려면 혈관의 상태를 파악해야 한다. 혈관의 흐름을 판단해서 뇌 기능을 파악하는 것처럼 확실한 방법은 없다.

대뇌는 무게가 1,350~1,450g으로 체중의 1/50의 무게이지만 심박출량의 15%, 전신 산소 소모량의 20%, 전신의 포도당 소모량의 25%를 사용한다. 뇌에는 혈관이 무수히 많고 뇌신경 세포는 약 1,000억 개이며, 시냅스의 수는 100조에 이른다. 혈류에 조금이라도 이상이 생기면 대뇌는(즉시 많은) 기능 이상을 나타내고, 시간이 지나면 해부학적 변화를 초래한다.

대뇌에는 많은 혈관이 있을 때 어느 한 부위에서 혈액순환이 안 되면 다른 혈관을 통해서 우회로의 혈액을 공급받는다. 대뇌(전체)의 모든 혈액을 총공급하는 혈관은 4개이다. 목 앞, 양옆으로 흐르는 총경동맥 좌우 2개와 목 뒤쪽의 추골동맥 좌우 2개를 합하여 모두 4개이다.

서양의학에서도 음양맥진법과 같은 혈류 이론이 아직은 없는 것 같다. 이런 점에서 서금의학은 새로운 의학이면서 독립적인 의학이다.

맥진을 파악 부위는 총경동맥에서 내·외경동맥으로 갈라지는 위치에서 약 2~3cm 정도의 아래 위치를 CE8, 또는 CD19이다(사람의 건강 상태에 따라서 약간의 위치 이상이 있으나, 주로 CD19에서 박동하나, 자극을 줄 때는 CE8의 자극이 더욱 효과적이다). 이 총경동맥 좌우 2개의 혈관에서 얼굴의 측두 쪽으로 모든 혈액을 공급하고 있다.

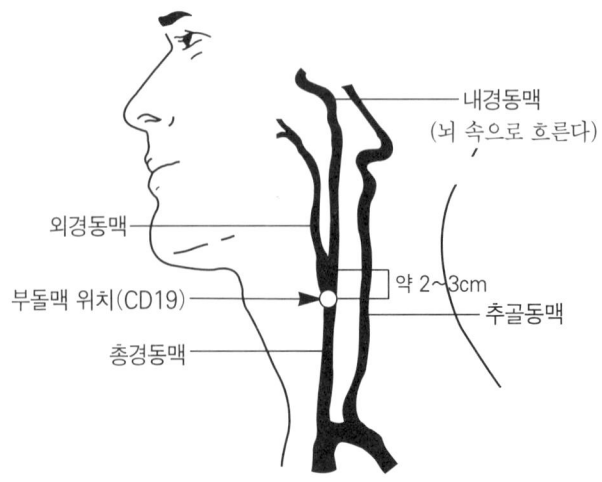

〈대뇌로 혈액을 공급하는 혈관들〉

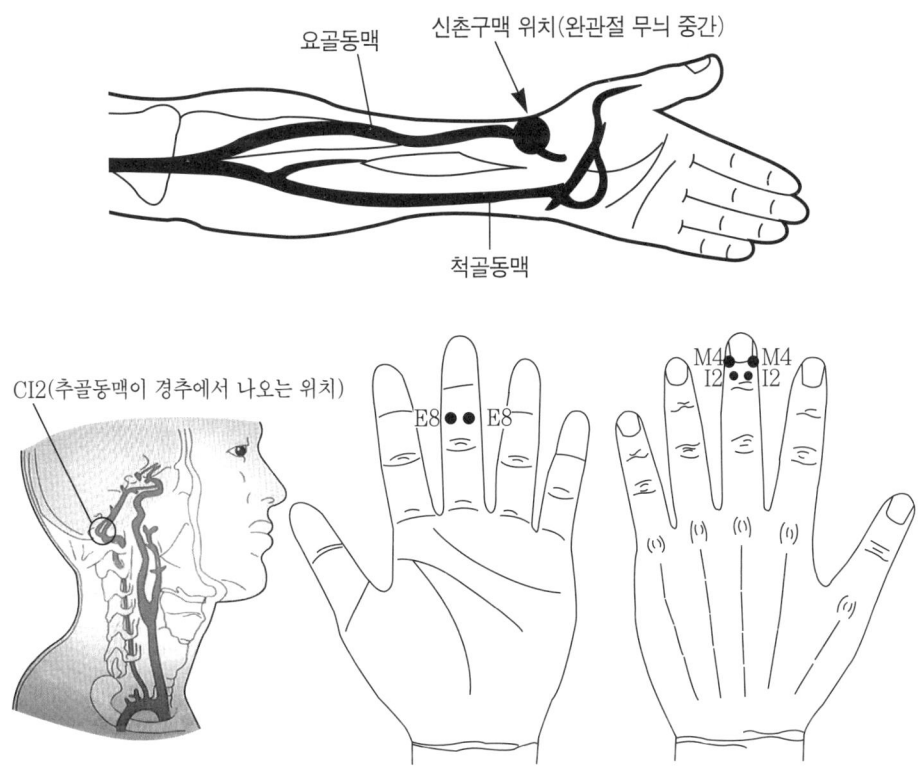

　추골동맥은 경추 양옆으로 상행하며, 추골동맥이 경추 양옆에서 뇌 부위로 들어가는 위치가 CI2이다. 이 혈관에서 많은 변화가 일어난다.

　2012년 8월 25일, 제21회 한일서금요법학술대회에서 박규현 박사의 발표에 의하면 총경동맥의 혈관 굵기는 약 6.5~7.5~8mm 정도이고, 추골동맥의 혈관 굵기는 약 3~3.5mm 내외가 된다고 하며, 이들 위치에서 혈류의 속도에 차이가 있다. 혈관의 굵기를 측정하는 방법으로 CT, MRI, 뇌혈류측정기를 사용하지만, 정상인과 질병이 있는 질환군을 대규모로 측정한 결과가 보고된 바가 없다(혈관의 굵고 가는 것에 대한 측정 기술은 아직 없다고 하였다). 그러나 손가락으로 짚어 보면 총경동맥의 혈관 굵기는 최대한 2~3cm 이상 굵게 박동하는 경우도 많다.

　추골동맥은 촉진이 불가능하므로 요골동맥의 신촌구맥(전래 촌구맥과는 차이 있음)에서 대신 분별한다(요골동맥과 추골동맥은 상흉쇄골하동맥에서 상하로 갈라지기 때문에 요골동맥의 신촌구맥에서 대신 분별한다). 촌구맥의 굵기도 추골동맥과 비슷하다고 한다. 신촌구맥도 경우에 따라서는 굵기가 약 1cm 이상 박동되는 경우가 있다(박규현 교수의 대뇌 혈류 연구에서, 부돌맥과 촌구맥, 부돌맥과 추골동맥은 서로 반비례 관계를, 추골동맥과 촌구맥은 서로 같은 비례의 반응을 확인하였다).

신촌구맥의 굵기로 추골동맥의 상태를 파악하는 것이다. 이들 신촌구맥과 부돌맥의 혈류량으로서 뇌 기능의 건강 상태를 파악하는 것이다. 4개의 혈류 상태를 파악하여 질병과 건강 여부를 판단한다.

혈관의 굵기에 차이가 있으면 대뇌의 혈류 이상으로 대뇌 기능 이상이며, 각 신체상에 질병을 일으키고 있다는 증거이다. 비교 판단은 총경동맥과 추골동맥을 판단해야 하나, 추골동맥은 요골동맥의 신촌구맥 위치에서 대신 판단한다.

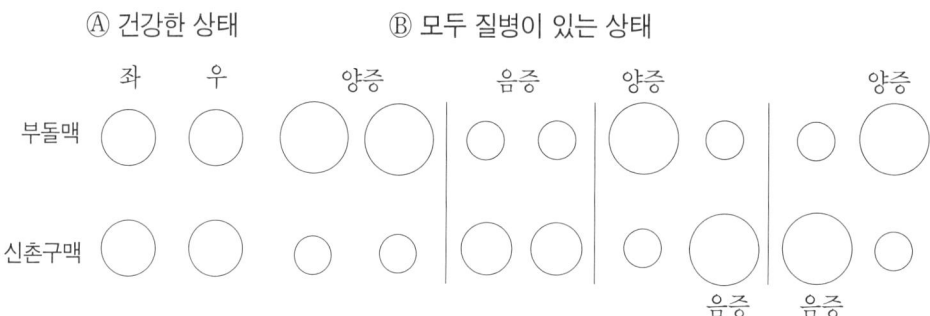

굵기가 동등하면 건강한 상태, 건강 호전, 효과반응 있다.

모두 대뇌 혈류 이상이며, 대뇌 질환의 기능 이상이나 각 장부에 질병이 있다. 이 맥상을 구별하는 방법이 음양맥진법이며, 조절 방법이 서금의학이다. 이런 이론은 모든 의학 중에서 오직 서금의학만이 있는 방법이다. 이런 질병 상태의 맥상은 위 Ⓐ의 맥상으로 조절시켜야 대뇌 건강, 신체 건강을 조절할 수 있다.

※ ① 모든 한약재의 80~90%는 위 Ⓐ의 맥상을 Ⓑ의 맥상으로 악화시키므로 주의하려는 것이다. 또는 Ⓑ의 상태를 더욱 편차 나게 한다.
② 일반 모든 대체요법, 건강식품, 홍삼 등도 Ⓐ의 맥상을 Ⓑ의 상태로 만들거나 Ⓑ의 맥상을 더욱 악화(편차)시킬 수 있다.
③ 이들 Ⓑ의 맥상을 Ⓐ의 맥상대로 조절시키는 방법이 서금요법·고려수지침·기감요법이다.

구체적인 판단 방법이 음양맥진법이고, 위의 맥상을 구체적으로 조절시키려는 이론과 방법이 14기맥, 금경학이다.

그러나 심하지 아니한 웬만한 대뇌 혈류의 차이는 총경동맥 분별 위치인 CE8과 추골동맥의 중요 위치인 CI2에 상응하는 손의 E8과 I2에 자극을 주어도 대뇌 혈류가 조절된다.

※ 참고: 2012년 10월 17일 오전, 일본의 대학 방송에서 방영한 대뇌 혈류 프로그램에서 나온 내용을 간단히 소개한다.

대뇌를 상행하는 혈류와 혈관이 막히면 혈류량과 속도가 줄어든다는 내용이다.

① 경동맥의 해부(총경동맥과 추골동맥의 그림이다.)

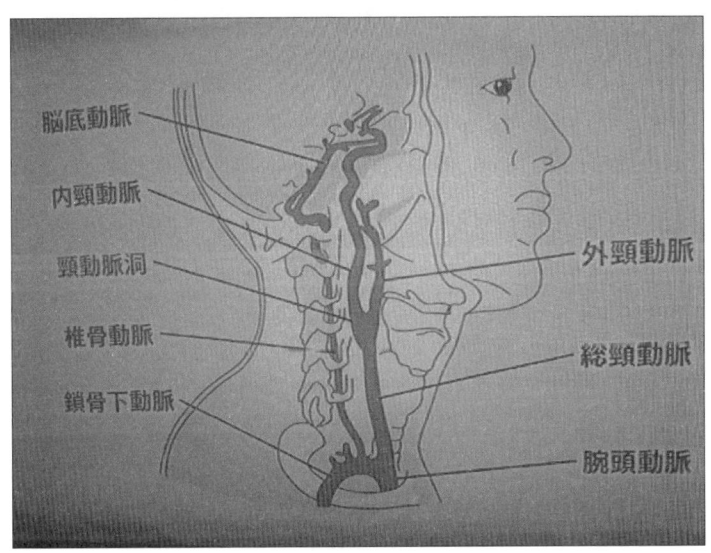

② 경동맥에서 막대 표시되는 부분에 프라그가 형성되어 혈관 내측이 줄어든다는 사진이다.

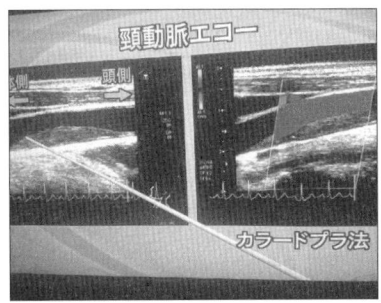
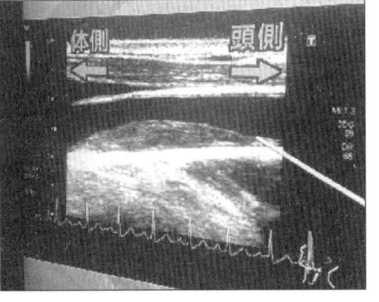

③ 혈관이 줄어들면 혈류량도 줄어들거나 막히게 된다. 그러므로 혈류·혈관의 굵기에 차이가 생긴다. 혈관 굵기에는 변화가 없으나 프라그가 형성되면 혈류량이 감소, 박동 촉지 변화가 생긴다.

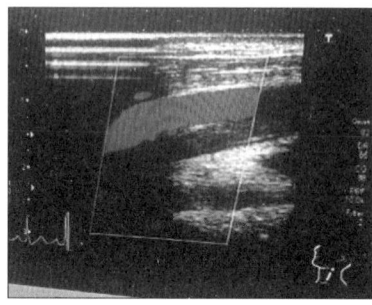 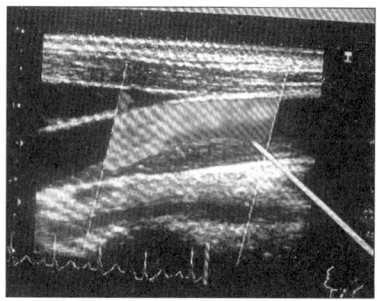

여기에 총경동맥이 내·외경동맥으로 갈라져 올라가는 부위는 귀 아래, 뒤쪽 부위이다. 이들 부위에서 혈류 장애가 일어나 얼굴·귀·측두와 대뇌 질병을 일으킨다. 이들 상응부위가 CM3·4이고, 수지침에서는 M3·4이다(상응 압통점을 찾아서 결정한다).

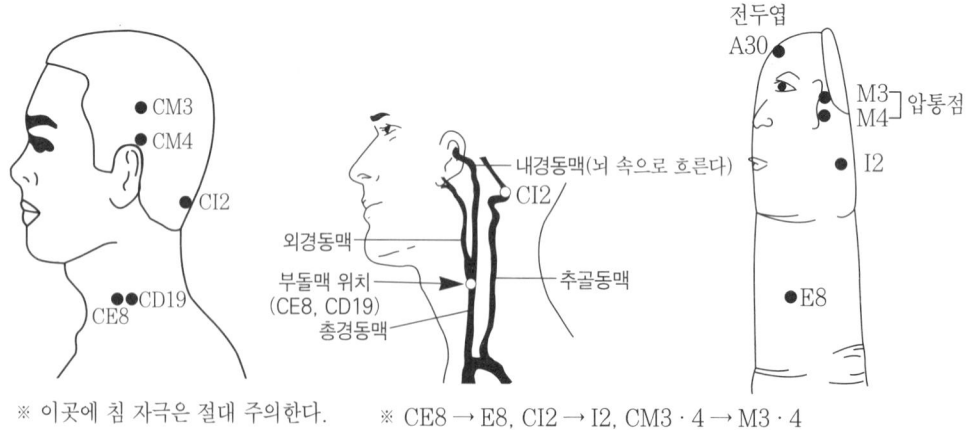

※ 이곳에 침 자극은 절대 주의한다.　　※ CE8 → E8, CI2 → I2, CM3·4 → M3·4

따라서 누구든지 어떠한 곳에 질병이 있으면 반드시 대뇌 혈류에 이상이 나타난다. 정신 질환, 각 장부, 만성피로증후군, 체증, 통증을 막론하고 대뇌 혈류상에 이상이 나타난다.

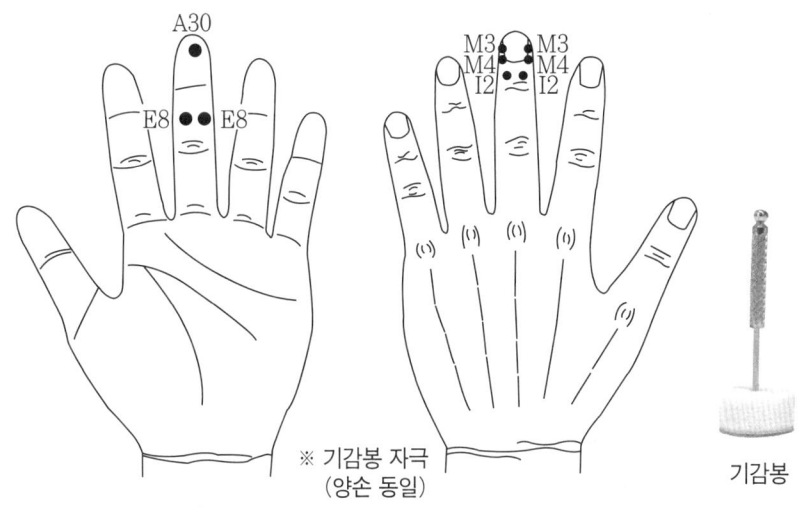

※ 기감봉 자극
(양손 동일)

기감봉

　난치·불치, 각종 성인병일수록 대뇌 혈류상에 큰 차이가 있다. 이때 E8, I2, M3·4, A30에 기감봉을 자극하면 대뇌 혈류 조절에 큰 도움이 된다. 대뇌에서 혈류 조절이 잘 되면 머리가 맑아지고 안정이 되면서 전신의 모든 질병에도 큰 영향을 주어 속히 낫도록 도와준다.

　상응요법에 따라서 기간봉을 이용해도 좋으니 잘 낫지 않는 경우는 대뇌 혈류 조절에 따라서 기맥혈에 기감봉으로 접자하면 더욱더 큰 도움을 준다.

　박규현 박사의 대뇌 혈류 조절 연구도 E8, I2를 자극한 것이며, 제21회 한일 서금요법학술대회 때 원희욱 박사의 뇌파에 이상 있을 때의 아큐빔, 금경팔찌의 연구도 E8, I2, A30에 아큐빔만 자극해서 집중력, 주의력, 뇌파 개선을 훌륭하게 조절된다는 것이다. 각종 정신·대뇌·뇌혈관 질환, 인간의 모든 질환에는 반드시 E8, I2, M3·4, A30을 자극한다.

　질병이 극심하여 대뇌 혈류 조절이나 난치병·만성병이 속히 낫지 않을 때는 구체적인 조절 방법인 기맥학을 이용한다.

제21회 한일서금요법학술대회에서 원희욱 박사의 발표
금경팔찌·아큐빔Ⅲ 자극 전후의 뇌파 변화

● 29세 여성 - 금경팔찌 착용 전 　　　　　금경팔찌 착용 후

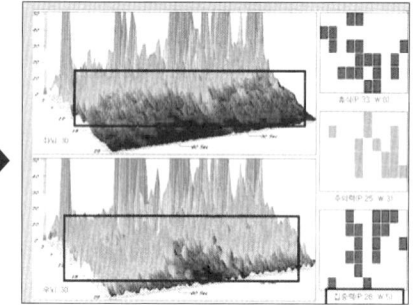

● 73세 남성 - 금경팔찌 착용 전 　　　　　금경팔찌 착용 후

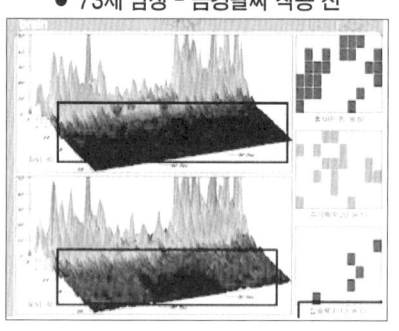 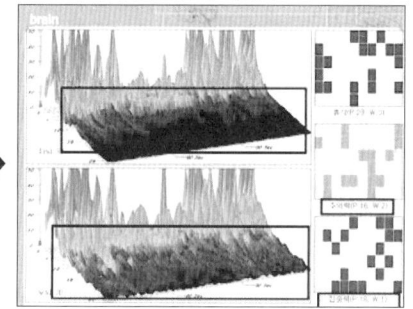

※ 금경팔찌 착용 전에는 주의력(우뇌)과 집중력(좌뇌)의 불균형이 심했으나 금경팔찌 착용 후에는 주의력과 집중력 기능이 향상되면서 균형을 이뤘다.

아큐빔 Ⅲ 자극 전 　　　　　　　　　아큐빔 Ⅲ 자극 후

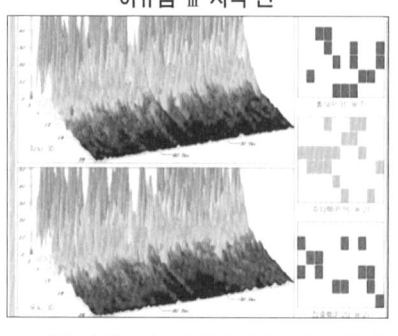 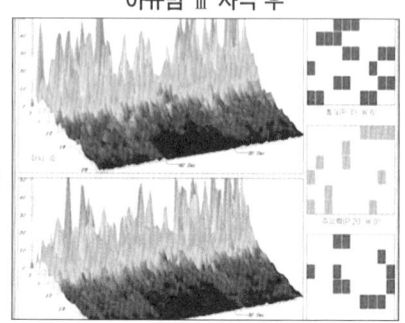

※ 자극 전에는 좌·우뇌가 불안정하고 뇌 기능에도 이상이 있었다. 아큐빔 Ⅲ 자극 후에는 좌·우뇌의 안정과 뇌 기능이 크게 향상되었다. 아큐빔 Ⅲ의 자극은 뇌 기능 조절이 크게 우수하였다. 학생들의 집중력, 주위 산만, 과격한 성격 개선과 우울증·정신 질환자에 큰 도움이 되고 있으므로 아큐빔·금경팔찌를 이용하기 바란다.

7. 장부의 기능과 질병들

양의학은 과학적인 연구와 함께 해부학·생리학·병리학·진단학·수술 쪽으로 크게 발전을 하였으나, 질병의 치료적인 방법은 대부분이 대증요법 위주이다.

각 질병별로 염증·발열·통증 등이 나타나는 증상이나 국소적인 질환을 제거하려는 데 중점을 두고 있다. 그러므로 항염·소염·해열·진통제 등을 많이 이용하고 있으며, 전체적인 질병을 판단하지 않는 것 같다.

예를 들어 위장의 염증이나 대장 염증·식도염·구내염·피부 염증이 있으면 비슷한 항염·소염·해열·진통제를 써 국소적인 병 증상을 없애려는 것이다.

모든 염증은 프로스타글란딘의 이상 합성·증가에서 발생하여 염증·통증·열을 발생시킬 때 프로스타글란딘의 이상 합성·증가만 억제시키면 모든 증상들이 제거되기 때문이다. 이 방법에 대하여 서금요법·서금기감요법에서는 아스피린과 같은 효과를 나타내면서 부작용이 전혀 없는 F-1치방(I38, H6)을 이용하며, 더 나아가 강력한 해열치방을 이용한다. F-1치방은 감기 예방, 피로 예방과 회복, 항염·진통·해열 반응이 있다. 다만, 아스피린과 같은 강력한 반응은 없으나 안정·휴식을 취하면 아스피린보다 빠르고 완전한 반응이 나타난다.

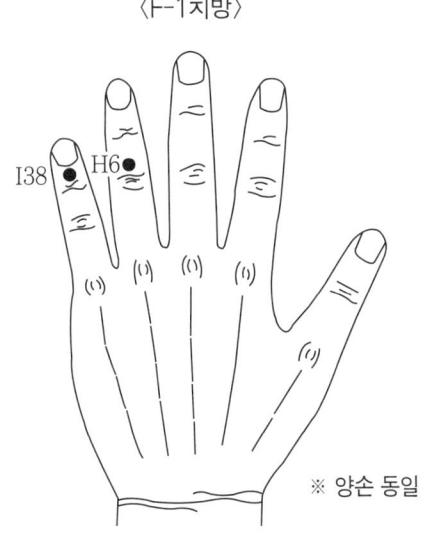

〈F-1치방〉

※ 양손 동일

한의약(한약을 말한다)에서는 2,000년 전 중국 한나라 때 장중경이 쓴 「상한론(傷寒論)」을 근거로 질병을 다스린다.

인체는 질병을 일으키는 외인(外因)이라는 6기(六氣: 風·寒·暑·濕·燥·火)가 있는데 이 중에서 한사(寒邪)가 제일 강력한 사기(邪氣)로서 사람에게 침입하여 감기·독감·전염병 등을 앓게 한다.

이때 한사의 침입 위치(태양증 → 양명증 → 소양증 → 태음증 → 소음증 → 궐음증)와 침입 위치에서 나타나는 대단히 복잡 다양한 증상들을 파악해서 한약으로 한사를 제거시킨다는 이론으로 광범위하고 한약 처방도 대단히 많고 복잡하다. 상한론이 한의약의 핵심 이론을 이루고 있다.

상한론으로 복잡 다양하게 질병을 구별하고 한약을 쓰고 있으나 양방의 아스피린이나 소염제·항생제·진통제·해열제를 따라잡지 못하고 있다. 어쩌면 한의약은 아스피린에 정복당한 느낌이다. 그 방대한 한의약이 아스피린 하나만도 못하다고 보는 것이다(이것이 과학 문명과 연구가 얼마나 위대하고 큰 것인가를 알 수가 있다. 또한 한약재의 상당수가 정력제였으나 비아그라에 정복당하여 한약 정력제는 자취를 감추었다).

또 한의학에서는 체질론을 들고 나오는데, 사상체질·8상체질 등을 주장하는 것은 몇백 년 전의 민간요법적 사고방식을 가지고 복잡 다양한 질병을 고치려고 하는 것으로 생각한다.

사상체질을 신봉하는 사람들은 나름대로의 경험과 이론을 가지고 있겠으나, 사상체질의 이용법은 너무나 부족한 점이 많고, 의학으로서의 가치가 있는지 의문이다.

사상체질은 이제마(李濟馬) 선생이 체계를 세운 것으로 상한론(傷寒論)의 방법을 단순화한 것이 원래의 사상인(四象人) 구별이다.

6경증(태양증·양명증·소양증·태음증·소음증·궐음증)을 간단 요약한 것으로 태양인·소양인·태음인·소음인으로 구분하여 증상에 따른 한약 투여는 그런대로 이해할 수 있으나, 사상인의 구별법이나 통계 수치와 장부와의 결부나 좌우 동일 체질, 성격이나 음식과 치료 방법은 학문적 방법이 아니다.

사상인의 구별법은 용모, 자태, 성격을 본다고 하나, 사람은 대단히 다양하기 때문에 4가지로 구분하기 어렵고 그 통계 수치도 정확성이 없고 장부와의 구별은 지나치게 허구성이 있다(6장 중 심장은 무병이고, 폐병자(태양인?)는 희소인이라는 것은 결국 심장·폐는 병이 없다는 논리는 맞지 않는다).

날이 갈수록 심장병·폐 질환(염증·천식·암)이 대단히 많이 증가하고 있다. 결국 간·비·신장에만 병이 있다는 것은 비상식적 논리이며, 6부와의 결부도 마찬가지이다(소장·대장은 병이 거의 없다는 이론인데 요즘 대장 질환자는 날이 갈수록 많아지고 있다).

그리고 각자가 틀리는 사상체질 구별에 성격을 재단(裁斷)하고, 틀리는 음식 요법을 강조하면서 먹지 말 것을 강조하는 것은 환자들에게 공포심을 일으키고 있다(어느 환자는 여러 ○○원을 다니면서 사상체질을 구별해 보니 모두 다르고, 먹지 말라는 음식도 달라서 밥상 앞에 앉으면 먹을 음식이 없어서 가슴만 두근거리고, 놀라서 음식을 먹지 못한다고 한다).

사람은 좌우가 동일한 것은 없는데 사상체질에서는 좌우를 모두 동일하게 판단하는 것은 이치에 맞지 않으며, 그 치료 처방이라는 한약은 80~90%가 교감신경을 긴장시키는 반응들이 나타나는데 그런 약으로 어떻게 질병을 다스린다고 하는 것인지.

지금도 ○○사들은 각종 언론 매체에 나와서 사상체질을 논하고, 음식을 주의하라고 하고, 증상과 처방을 하는데, 어떤 통일성도 없고 각자의 주장이 너무나 차이가 많아서 종잡을 수 없으므로 수많은 국민들을 혼란에 빠지게 하고 당황하게 하고 있다.

서금기감요법은 체형(체질)적인 측면에서 운기체형과 삼일체형을 정립하여 구체적으로 이용하고 있다. 운기체형은 각자의 질병유전인자를 구별하고 있어 매우 체계적이고 과학적이며 효과반응이 우수하다.

질병 초기에는 대뇌 이상이 자율신경과 호르몬 이상으로 장부 기능 이상을 초래하지만, 각 장부의 질병이 심해지면 역으로 장부 기능 이상이 뇌 기능이나 전신의 질병에 지대한 영향을 일으키고 있다. 장부 기능을 체형(체질)적으로 분류한 것이 곧 삼일체형(三一體型) 구별법이다.

장부는 질병이 악화되면 대뇌 기능과 전신의 질병을 계통대로 악화시키므로 질병 초기나 중병을 막론하고 장부 기능을 중요시한다.

장부에 질병이 드는 경로는 각종 스트레스[동양의학에서는 칠정(七情), 외인(外因), 불내·불외인(不內·不外因)이라고 한다]에 의해서 대뇌에서 장부병을 일으키기도 하나, 각자가 먹는 음식의 독성 반응이 대뇌와 장부 기능에도 큰 영향을 일으키고 있다.

동양의학에서는 칠정(七情)에 대한 구체적인 치유법이 부족하고, 칠정의 질병을 한약으로 다스리려고 한다. 칠정은 정신적인 질병이므로 정신적인 방법으로 다스려야 하며 정신적인 치유 방법이 기감요법(氣感療法)이다.

예를 들어 한약은 조금 지나치게 복용하면 즉시 미각을 통해서 대뇌로 전해지고, 대뇌에서 감별을 통해 시상하부에 전달하여 교감신경 긴장 내지는 항진반응을 일으킨다. 그러면 각 내장의 교감신경 긴장반응이 나타난다.

스트레스성 질병(외인·내인 모두)이 대뇌에서 자율신경 등을 통해 장부의 기능 이상을 일으키고, 장부와 연관된 곳까지 기능 이상을 초래한다. 또한 먹는 음식의 종류에 따라서 대뇌와 장부의 기능 이상을 일으키고, 장부의 질병이 심해지면 장부 기능 이상이 대뇌 기능 이상을 강력하게 발생시키고 있다. 그런 관계로 인체 기능과 대뇌 기능 이상을 일으키는 중간 매개체는 6장 6부가 된다.

장부는 질병을 조절시키는 중간 매개체로서 작용을 하고 있다. 장부에 질병이 깊어질수록 대뇌와 각 기관에 미치는 영향은 더욱 커진다. 또한 장부의 기능이 정상적으로 조절되면 대뇌와 각 기관의 기능도 정상적으로 작용을 하게 된다.

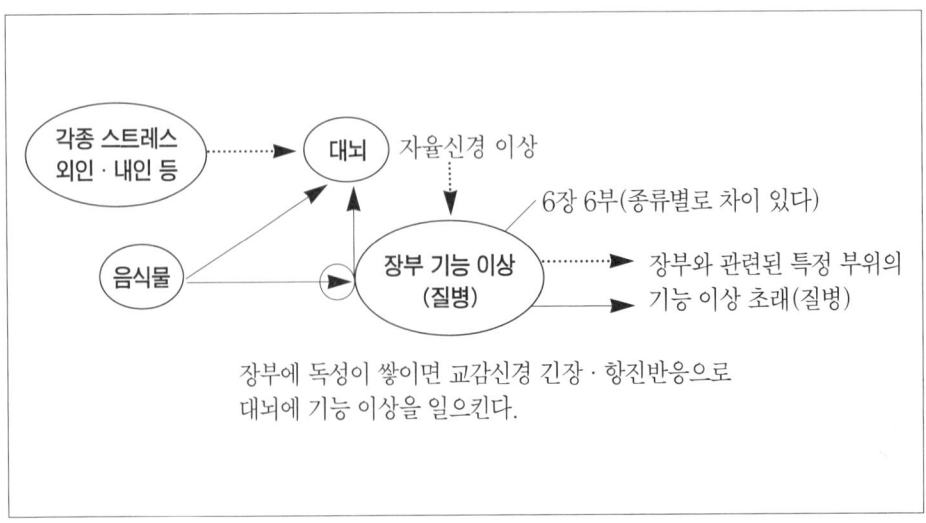

[예] 신경질, 흥분, 신경과민 → 대뇌 → 시상하부 → 교감신경 항진반응

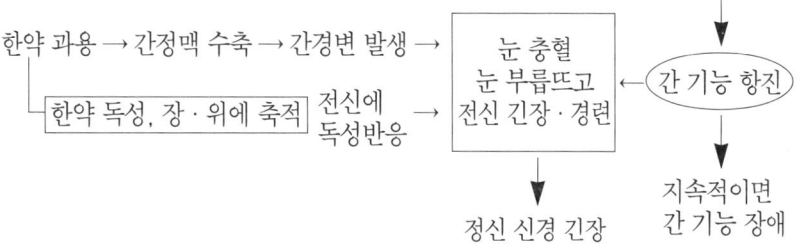

※ 스트레스는 대뇌를 통해 장부에 전달되고, 장부에 전달된 병기는 관련 기관으로 확산된다.
음식물의 독성은 장부에 쌓이고 대뇌 기능을 조절해 주므로 장부는 질병의 중간 매개체로 중요하다.

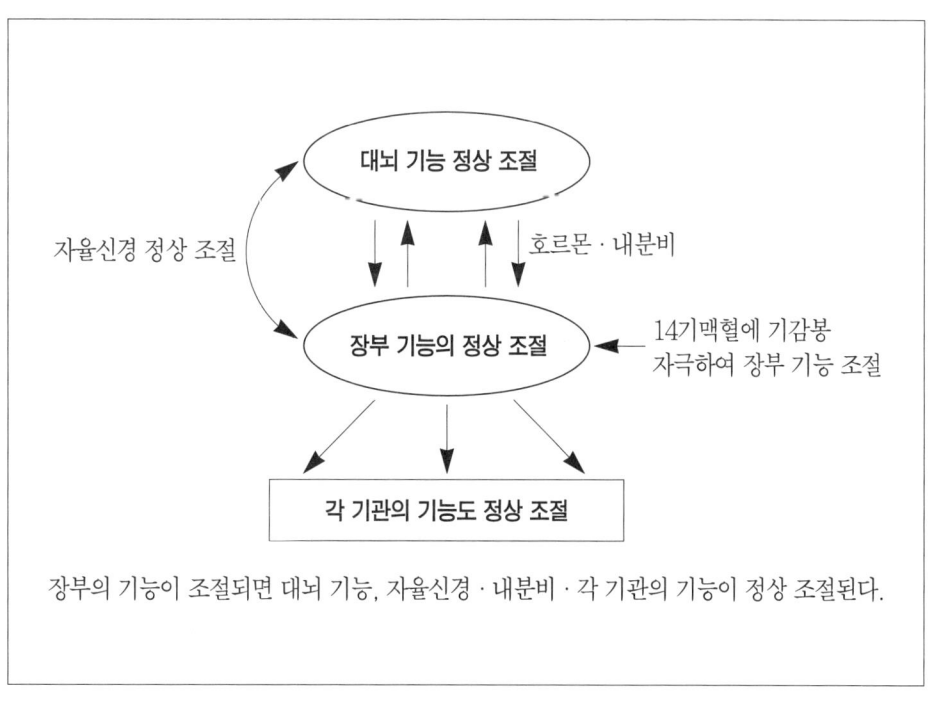

장부의 기능이 조절되면 대뇌 기능, 자율신경·내분비·각 기관의 기능이 정상 조절된다.

(1) 장부는 상호 간에 연관 관계를 가진다

장부라 하면 6장 6부를 말한다. 실제 장부는 5장 5부이나 동양의학(침·뜸 분야를 동양의학이라고 부른다)과 서금의학에서는 6장 6부로 보고 있다.

6장(六臟)이란 간장(肝臟), 심장(心臟), 비(脾)·췌장(膵臟), 폐장(肺臟), 신장(腎臟)을 말하고, 심포(心包)가 포함된다. 심포에 대한 추측은 많으나 음양맥진법에 나타나는 질환을 보면 심낭과 심장 주변의 대동맥 또는 흉선이나 림프계를 말하는 것 같다.

6부(六腑)란 담낭(膽囊)·소장(小腸)·위장(胃臟)·대장(大腸)·방광(膀胱)과 삼초(三焦)이다. 삼초란 실질 장기가 없기 때문에 각가지 억측들을 하고 있다. 상초·중초·하초니 하면서 설명을 붙이고 있으나 삼초승(실)의 맥상이 나타날 때의 질병을 보면 여성은 자궁 질환 계통의 반응을 말하며, 남성의 경우는 전립선 계통의 질병반응을 말한다.

인체는 많은 조직과 기관이 있으나 6장 6부가 질병과 건강을 조절하는 중간 매개체로서의 중요 기관이다.

동양의학에서는 6장을 설명하고 경험상에 의해서 관련 계통을 연결시켜서 질병은 연역법·귀납법으로 판단하고 있다.

신경이 과민하면 교감신경 긴장반응이 간장으로 전달되어 간장에 있는 교감신경이 긴장반응을 일으키면 더욱 신경과민이 심하여져 흥분되고 눈 충혈, 누액 분비 부족, 시력 감퇴, 어깨·목줄기 등의 근육 긴장과 가슴이 답답한 증상이 나타나고, 위장과 대장 계통의 교감신경까지 긴장반응을 일으키고, 불면증·만성피로 등이 나타난다.

스트레스는 결국 간장과 간 계통에 질병을 일으키고, 간 질환은 간 계통·신경과민 등으로 발생된다고 예측한다.

동양의학과 서금의학의 임상에서 나타난 것을 중심으로 6장과 관련된 계통을 알아보자. 6부(六腑)는 6장(六臟)에 부속된 기관으로 보고 있어서 6장을 이해하면 6부는 관련해서 이해한다.

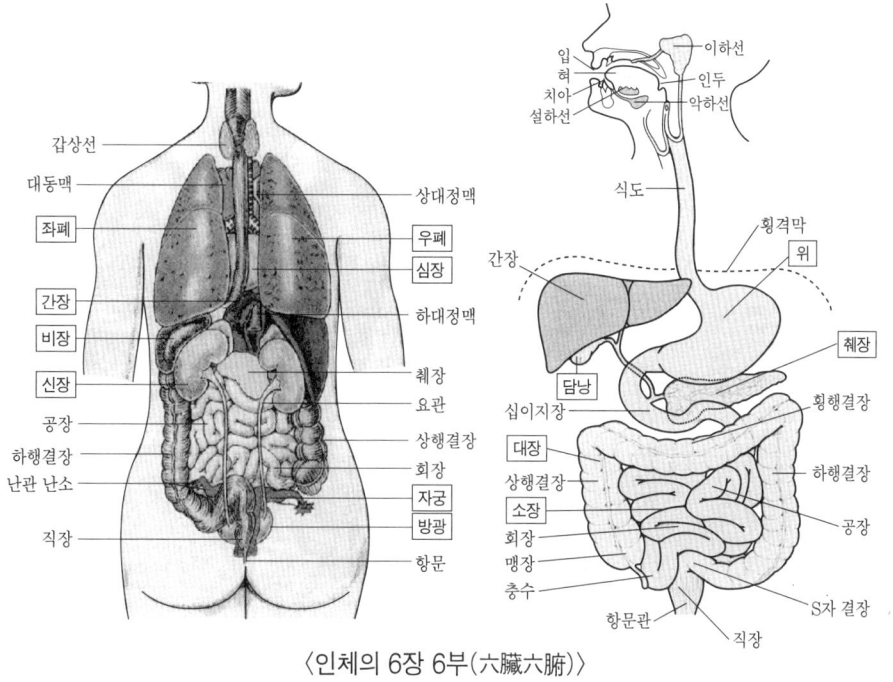

〈인체의 6장 6부(六臟六腑)〉

    6부는 5장의 부속기관으로 판단한다. 5장은 실질 기관으로 내측이 꽉 차 있으나, 6부는 쓸개를 빼고는 모두 속이 빈 공장에 해당한다. 6장 6부는 함께 같은 작용을 한다고 하나, 실제 기능에 있어서 6부와 6장은 별도로 작용을 일으킨다.

    장부는 매우 중요하므로 해부·생리학적 측면에서 좀 더 구체적이고 세부적인 증상을 연구하도록 한다.

    동양의학에서는 장부의 질병보다도 증상 위주의 처방이며, 침구학에서도 각 장부와 질병이 관련이 있다고 판단하고 장부 관계를 음양오행설로 설명하고 있으나 역시 대증요법이 주류를 이루고 있다.

    동양의학에서의 음양론과 오행론은 동양철학의 기본 이론일 뿐이다. 동양철학과 인체의 작용과는 많은 차이가 있어서 동양철학의 음양 오행 이론을 그대로 인체에 적용하는 것은 적합하지 않다. 서금의학에서는 장부 간의 상관관계를 새로운 이론인 대립론과 오활론을 이용한다.

(2) 동양의학의 음양 관계를 대립론으로 바꾼다

동양의학에서는 각 장부를 판단하면서 6장을 음(陰), 6부를 양(陽)이라고 부르고 장부의 기능은 동일한 작용으로 판단한다.

원래 음양이 조화되면 질병이 없고 최상의 건강을 유지하나, 균형이 깨지면 자율신경의 교감신경 항진, 부교감신경 저하, 시소 현상처럼 반대 관계를 유지한다.

〈동양의학의 장부 판단법〉

음(陰)	간(肝)	심(心)	심포(心包)	비(脾)	폐(肺)	신(腎)
양(陽)	담(膽)	소장(小腸)	삼초(三焦)	위(胃)	대장(大腸)	방광(膀胱)

〈동양의학의 장부 음양론〉

```
간승          담승        심승          소장승
 |_____|            |_____|
```

※ 장과 부를 항상 동일하게 판단한다.

간장이 병들면 담낭도 함께 병들어 간 기능 항진이면 동일하게 담낭도 항진으로 보고, 간 기능이 허약하면 담낭 기능도 허약한 것으로 판단한다.

심장이 병들면 소장도 함께 병들고 심장 기능 항진이면 동일하게 소장 기능도 항진으로 판단하고, 심허가 되면 소장 기능도 허약한 것으로 판단한다.

이처럼 동양의학에서는 음양 장부를 동일하게 판단한다. 이것은 건강한 상태일 때의 이론이며, 질병이 들면 전혀 다르게 작용한다. 동양의학의 음양 이론과 서금의학의 음양 이론은 크게 차이나므로 음양 이론을 대립 이론으로 바꾼다.

〈서금의학의 장부 대립론〉

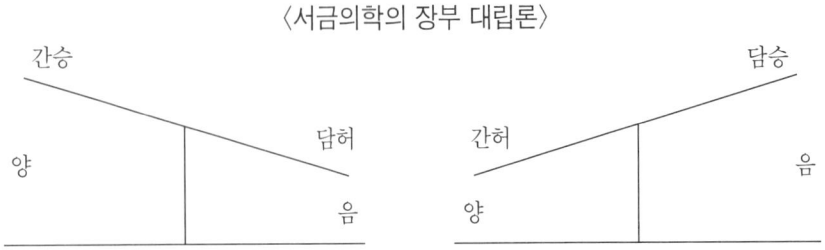

※ 장과 부는 항상 정반대의 작용을 일으킨다.

(3) 서금의학의 대립론

질병이 발생하면 음양 장부 관계는 시소처럼 정반대 현상이 나타나며, 교감신경과 부교감신경의 관계처럼 완전하게 정반대 현상이 나타난다. 동양의학에서 보는 관점과는 완전히 다르므로 서금의학에서는 장부 대립론이라고 말한다(『서금요법강좌』 참조).

간 기능이 이상·긴장·항진·흥분되면 담낭 기능은 위축되거나 기능이 감퇴(간염·간경변 상태)되며, 담낭 기능이 이상·항진·긴장하면 간 기능은 정반대로 감퇴되거나 허약하게 된다(담석증·담낭염 증상들).

심장 기능이 이상·항진반응(교감신경 긴장이나 항진반응)이 나타나면 소장 기능은 위축되거나 감퇴되어 흡수를 충분히 하지 못한다(대표적인 예가 고혈압·심장병). 소장 기능이 이상·항진되면 반대로 심장 기능은 이상·감퇴되어 허약해진다(대표적인 예가 여성 질환이다).

심포 기능이 이상·항진되어 흥분이 지나치면 삼초 기능은 이상·허약해져 극심한 피로가 나타나며, 삼초 기능이 이상·과민·긴장·항진이 되면 심·심포 기능이 크게 허약해진다(여성 자궁 질환이 심할 때의 현상이다).

비·췌장 기능이 이상·긴장·항진되면 위장의 기능은 감퇴되어 무기력·허약해진다(제2형 당뇨 환자, 비만증의 사례).

위장 기능이 이상·긴장·항진반응(교감신경)이 나타나면 모든 소화액과 비·췌장의 기능 감퇴, 소화액 분비 부족 상태가 나타난다(제1형 인슐린의존형 당뇨, 모든 위장병들의 사례).

폐장의 기능 항진으로 기관지염·천식·폐렴·폐암의 경우가 되면 대장 기능은 무기력·탈항·과민성 장무력증이 나타나고, 대장 기능이 이상·항진되면 폐 기능은 이상·감퇴·허약해진다. 대표적인 예가 변비·과민성 대장 질환·대장암·폐 기능 부족 현상이 나타난다. 고려수지침에서의 대표적인 양실증이 교감신경 긴장반응 증상이다.

신장 기능이 이상·항진되면 방광 기능은 무기력·허약해진다(대표적인 예가 신부전증·신장염증이다).

방광 기능이 이상·항진되면 신장 기능은 허약·기능 감퇴 현상이 나타난다(방광염·방광 질환·전립선비대증 등).

이처럼 장부의 관계는 정반대이므로 이 정반대 이론을 대립론으로 명명하고 질병이 있으면 항상 정반대 현상으로 판단한다. 질병이 낫는다는 것은 음양 장부의 기능이 정상 조절된 상태를 의미한다.

이 관계는 실제 임상에서 그대로 나타나며 구체적으로는 음양맥진법에서 확실하게 증명되고 있다(대립론은 음양맥진법을 통해서 나온 이론이다). 동양의학의 음양 오행 이론이 훌륭한 이론이기는 하나, 실제 임상에서는 입증되지 않는다.

서금의학에서는 어느 한 장(臟)이나 부(腑)의 질병을 판단하면 대립관계에 있는 장부는 어떻게 반응하고 있다는 것을 쉽게 파악할 수가 있다. 질병이 있을 때 발생한 1개의 장이나 부를 다스리는 것보다는 대립 장부를 함께 다스리는 것이 더욱더 효과적이기 때문이다. 또한 장이나 부의 질병은 대립 장이나 부만을 다스려도 잘 낫는다. 장부 기능을 다스리고 조절하는 것이 기맥이다.

8. 오활론(서금의학의 새로운 장부 기능 이해론)

동양의학에서 장부에 오행을 결부시켜도 장부 대 장부끼리 상생상극을 전달하는 것은 도식상, 철학상의 개념이며 실제 임상과는 전혀 다르다.

그러므로 서금의학에서는 전래 동양의학과의 차별화를 위해서 오활론(五活論)이라고 이름하는 것이다.

(1) 장부의 오활론

장부에 오행 배당은 동양의학과 동일하나, 서금의학에서는 오활론이라고 한다.

서금의학의 오활론은 서금의학의 분별법으로 입증할 수 있다(입증할 수 있다는 것과 입증할 수 없는 것은 큰 차이가 있다). 구체적인 허승(虛勝) 관계를 판단하고, 기맥을 자극하여 장부 기능을 조절하는 반응으로 확인할 수 있다.

동양의학의 상생 이론은 목(木) - 간·담(肝·膽)은 모두 화(火) - 심·소장(心·小腸)을 도와주고, 화(火) - 심·소장(心·小腸)은 토(土) - 비·위(脾·胃)를 도와주는 일방적인 상생을 말하고 있다. 즉, 장부가 동일하게 상생작용을 하는 것으로 보고 있다.

서금의학의 오활론은 목(木) - 간·담(肝·膽)이 대립하므로 간승·담허이며, 이들이 상생할 때는 간장·담낭은 별도로 상생작용을 한다. 목(木) - 간승(肝勝)이면 화(火) - 심(心)을 승(勝)으로 도와주고, 목(木) - 담허(膽虛)이면 화(火) -

소장(小腸)을 도와주지 못한다. 화(火) - 심승(心勝)에서도 토(土) - 비(脾)를 도와줄 수 있으나, 화(火) - 소장허(小腸虛)이면 토(土) - 위장(胃腸)을 도울 수가 없다(허약하면 도울 수가 없다).

간승·담허의 분별법은 운기체형·아큐빔 Ⅲ·삼일체형·음양맥진법으로 구분이 가능하고, 14기맥의 보제법으로 간승·담허의 조절이 가능하고, 조절된 것은 음양맥진법으로 확인이 가능하다. 이처럼 동양의학의 오행 상생과 서금의학의 오활 상생론은 차이가 있다.

그리고 오행의 상생은 일방적인 상생이나(火生土, 土生火), 서금의학에서는 상호간의 상생 관계를 이룬다.

〈서금의학의 대립 오활론〉

구 분	상생 관계와 오활 관계					
	목(木)	군화(君火)	상화(相火)	토(土)	금(金)	수(水)
대립 관계	간(肝)	심(心)	심포(心包)	비(脾)	폐(肺)	신(腎)
	담(膽)	소장(小腸)	삼초(三焦)	위(胃)	대장(大腸)	방광(膀胱)

이와 같이 장부를 오활로 배당하고 오행의 작용으로 각 장부와의 횡적 관계로 이해하려는 것이나, 위의 도표는 서금의학의 대립 오활론으로서 장부 대립관계와 오활의 상생을 표시한 도표이다.

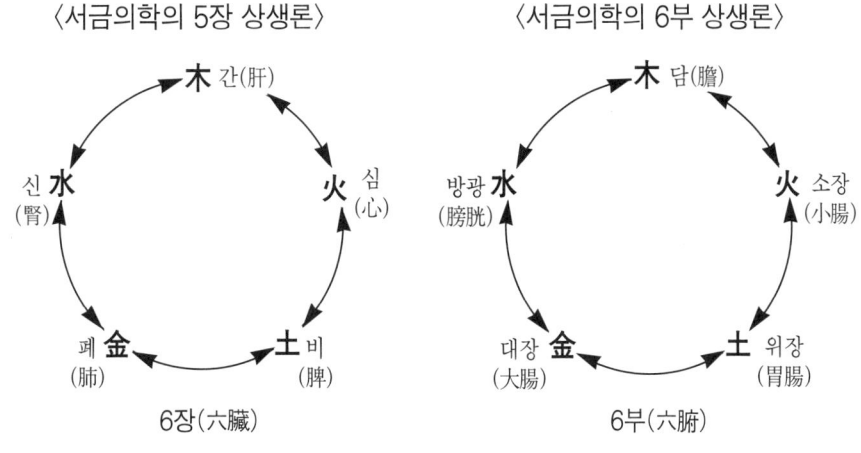

※ 서금의학에서는 장과 부는 별개로 작용한다.

오활 배당에서의 6장은 6장끼리만 오활 관계를 이루고, 6부는 6부끼리만 오활 관계를 가진다. 6장과 6부는 하나의 짝이면서 항상 대립적으로 별도로 작용한다.

(2) 오활의 상생(相生)과 상극(相剋)

오행의 특성은 다음과 같다.

오행이란 목(木)·화(火)·토(土)·금(金)·수(水)이다(동양철학에서는 금·목·수·화·토라고도 부른다. 순서상 목·화·토·금·수로 한다). 오행에는 목·화·토·금·수의 순서로 상생(相生)이라 하고, 상호 간에 도와주는 관계를

〈동양의학의 상생·상극 이론 - 일방적인 이론이다〉

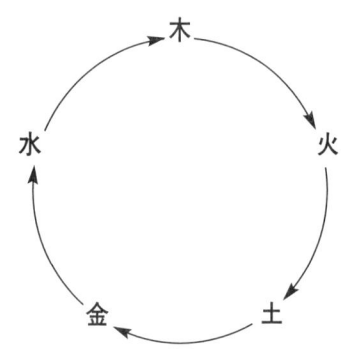

※ 상생 관계. →는 상생 순서 역방향으로 상생이다.

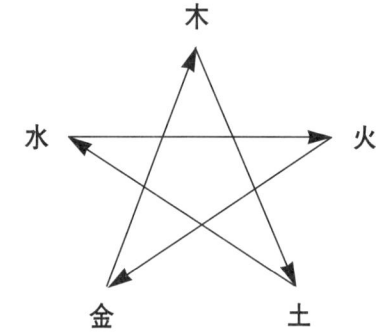

※ 상극 관계. →는 상극 순서, 억제 관계를 말한다. 반대 방향으로 상극이나 미약하다고 판단한다.

〈동양의학의 오행 상생·상극도〉
장부를 동일시한 이론이다.

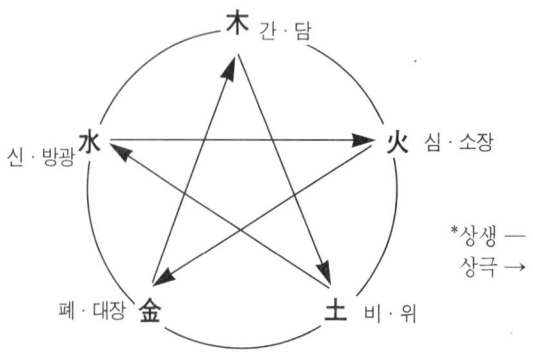

※ 장부가 동일하게 작용하는 것으로 판단한다.

말한다. 목생화(木生火), 화생토(火生土), 토생금(土生金), 금생수(金生水), 수생목(水生木)이다.

상극 관계는 목·화·토·금·수의 순서에서 한 행을 건너뛰는 관계로서 상극에도 순서가 있다. 목극토(木剋土: 억제하는 표시), 토극수(土剋水), 수극화(水剋火), 화극금(火剋金), 금극목(金剋木)으로 일방적인 억제 관계이다.

동양의학만이 아니라 동양철학에서는 모든 천지만물을 오행으로 분류·배당하며 사물의 관계를 이해하고 판단한다.

(3) 장부의 오활 상생론(相生論)

① 6장(六臟)의 오활 상생론

위에서 목생화(木生火), 화생토(火生土), 토생금(土生金), 금생수(金生水), 수생목(水生木)을 소개했다.

6장(六臟)으로 보면 간장은 심장을 도와주고(木生火), 심장은 비·췌장을 도와주고(火生土), 비·췌장은 폐를 도와주고(土生金), 폐는 신장을 도와주고(金生水), 신장은 간장을 도와주는(水生木) 관계이다.

각자가 해부·생리학적 작용을 연관시키면 된다.

상생 관계의 순서에서 역방향으로 도와주는 관계도 가진다. 즉, 간장은 신장을 도와주고(木生水), 신장은 폐를 도와주며(水生金), 폐는 비·췌장을 도와주며(金生土), 비·췌장은 심장을 도와주며(土生火), 심장은 간장을 도와준다(火生木).

그러나 이러한 상생의 역방향은 작용이 미약하다고 주장하나, 질병적인 면에서는 최고로 심한 질병 관계가 된다.

② 6부(六腑)의 오활 상생론

담낭은 소장을 도와주고(木生火), 소장은 위장을 도와주고(火生土), 위장은 대장을 도와주고(土生金), 대장은 방광을 도와주고(金生水), 방광은 담낭을 도와준다(水生木).

반대로 방광은 대장을 도와주고(水生金), 대장은 위장을 도와주고(金生土), 위장은 소장을 도와주고(土生火), 소장은 담낭을 도와주고(火生木), 담낭은 방광을 도와준다(木生水).

여기에서 도와준다는 의미는 돕는 의미도 있으나 함께 병들고 건강해진다는 의미도 포함되어 있다.

(4) 장부의 오활 상극론(相剋論)

① 6장(六臟)의 오활 상극론

상극은 한 행을 건너뛴 관계로서 상극도 두 가지의 관계가 있다. 일방적인 상극 관계는 그 기능이 비슷하거나 상대방이 조금이라도 강하면 일반적으로 억제한다는 관계이다.

간장이 승(간장의 기운이 지나치게 왕성한 상태를 승이라고 한다)하면 목극토(木剋土)하므로 비·췌장의 기능을 억제한다(간염·간경변 당시의 소화불량증).

심장의 기능이 항진하면(승하면) 화극금(火剋金)하여 폐 기능을 억제한다(심장·고혈압 당시의 무기력·폐 기능 감퇴).

비장의 기능이 승하면 토극수(土剋水)하여 신장의 기능을 억제한다(비만증 사례).

폐장의 기능이 승하면 금극목(金剋木)하여 간장의 기능을 억제한다(폐렴·기관지염의 간 기능 감퇴).

반대의 경우도 있다. 이러한 경우를 상외(相畏)라고 하는데 상극 방향보다는 약하다고 하나, 질병에 있어서는 큰 차이가 없다.

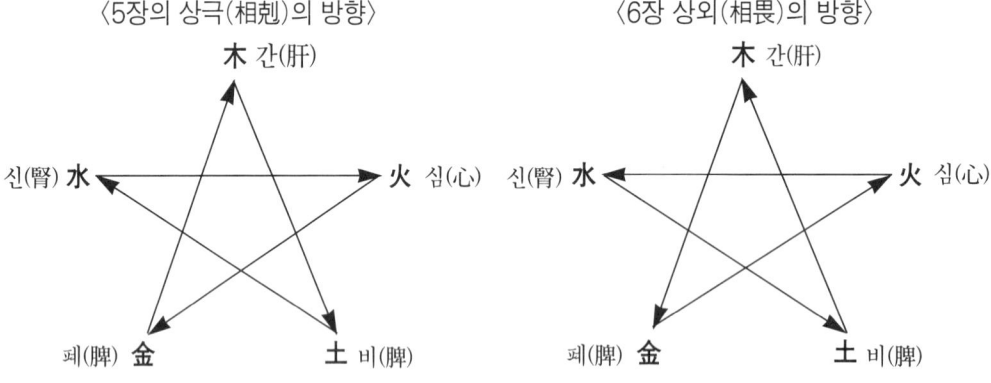

※ 상극·상외는 상극 관계의 구분을 표시하는 것뿐이다.

간장이 승하면 폐 기능을 억제한다(간장병 당시의 극심한 피로 현상).
심장의 기능이 승하면 신장 기능을 억제한다(고혈압·심장병 환자의 정력 감퇴).
비장의 기능이 승하면 간 기능이 감퇴된다(비만증 환자의 빈혈증·근무력).
폐장의 기능이 승하면 심장 기능이 감퇴한다.
신장의 기능이 승하면 비·췌장 기능이 감퇴한다.
서금의학에서는 장은 장대로, 부는 부대로 별도로 작용하는 것으로 판단한다.
더 나아가 일반적 관계보다도 역방향도 중요하다.

② 6부(六腑)의 오활 상극론

6부는 6장과는 완전 별개로 작용을 한다.

6장과 6부는 별개로 상생과 상극 작용이 이루어지므로 전래 동양의학의 방법과는 많은 차이가 있다. 상극과 상외 관계는 다음과 같다.

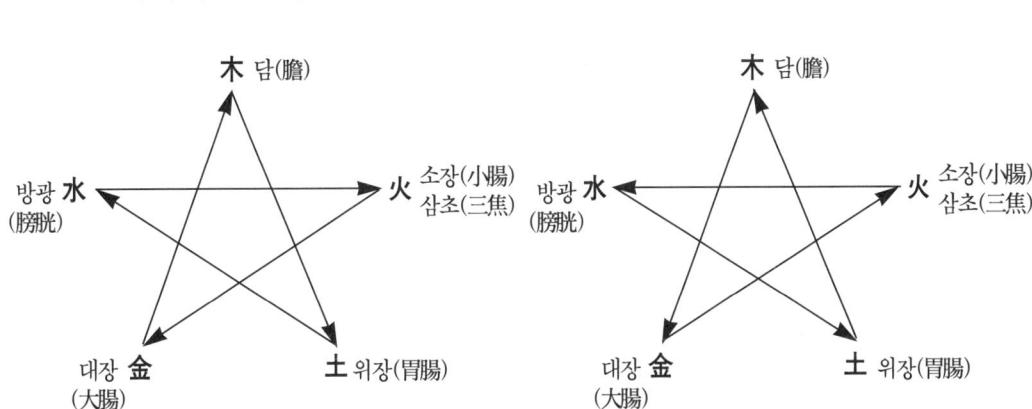

※ 상극 · 상외는 상극 관계의 구분만 표시하며 작용은 비슷하다.
상외 방향두 매우 강력한 병기에 해당한다.

상극의 정방향은 강력한 억제 관계를 말한다. 자신이 항상 건강하거나 승할 때 상극 방향을 억제한다. 상외 방향은 자신이 허약하면 상외 방향에서 억제 공격이 들어오는 관계이다.

담승이면 목극토(木剋土)하여 위장 기능을 억제한다(담석 · 담낭 염증일 때, 위장 장애).

소장승 · 삼초승이면 화극금(火剋金)하여 대장의 기능을 억제한다(여성들의 변비 및 장 질환).

위장 기능이 승하면 토극수(土剋水)하여 방광 기능을 억제한다(전립선염이나 비대).

대장 기능이 승하면 금극목(金剋木)하여 담낭 기능이 부족해진다(각종 장 질환).

방광 기능이 승하면 수극화(水剋火)하여 소장 기능이 감퇴 · 흡수 부전이 된다.

상외는 허약한 사기라고 하나 그래도 강한 사기이다.

담승이면 목외금(木畏金)하여 대장 기능에 감퇴를 일으키며, 소장승이면 화외

수(火畏水)하여 방광 기능 감퇴(여성의 방광 질환, 남성의 전립선 질환), 위장승이면 토외목(土畏木)하여 담낭 기능이 허약하여 담즙 부족 현상이 나타난다.

대장승이면 금외화(金畏火)하여 소장 기능 감퇴로 흡수 부전이 되고, 방광승이면 수외토(水畏土)하여 위장 기능이 감퇴·냉증이 생긴다.

이와 같이 6부는 6부대로 상극·상외 관계를 일으켜 복잡한 질병관계가 성립된다. 그러므로 어느 장부의 기능이 승한지를 먼저 구분하는 것이 필요하나, 장부 허승의 구별 방법은 뒤편에서 소개한다.

6장과 6부를 별도로 판단하면 결국 종합적인 장부 기능 상태를 파악할 수 있다.

위장승의 위장병이 깊어지면 담즙 부족, 방광 기능 허약(소변빈삭), 비·췌장 기능 감퇴로 소화효소 부족에 의한 흡수, 소화장애가 일어나고, 나아가 간 질환, 신장 질환까지 나타난다.

간장승으로 간염이 나타나면 담즙 부족(담 기능 감퇴)과 비·췌장의 소화효소 부족과 폐 기능 감퇴로 심한 피로를 느끼고, 나아가 위승으로 위장 장애가 나타나고, 대장승(폐허)으로 대장 질환이 함께 나타난다.

모든 질병은 한 가지만 알면 전체 장기의 기능 상태를 파악할 수 있다. 여기서 더 나아가 상합전병의 법칙 등을 연구하면 더욱 명확히 파악할 수 있다. 이런 오활 관계로 질병의 예측·전병·합병 등을 판단할 수 있고, 질병을 낫게 할 때도 어느 장부로 어떻게 다스려야 한다는 방법들이 나온다.

오활론 관계는 복잡한 것 같으나 경험을 쌓다 보면 이해가 잘된다. 그리고 이러한 질병관계는 좌우가 완전 별개이다. 좌우가 동일한 경우도 있으나 대부분 차이가 있다.

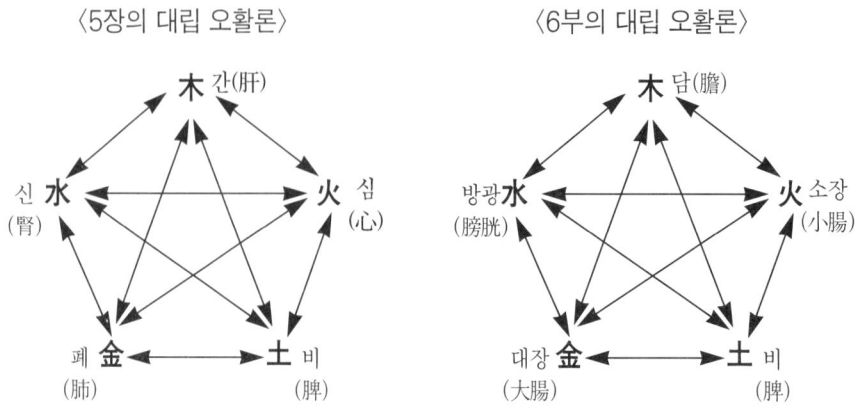

〈5장의 대립 오활론〉　　〈6부의 대립 오활론〉

9. 14기맥론(十四氣脈論)

6장 6부의 기능은 기맥과 기맥혈이 조절한다. 대뇌의 각종 정보가 변연계를 통해 인체의 모든 기능을 조절할 때 6장 6부는 실질 기관이면서 인체의 각 부위 기능들을 조절하고 있다. 6장 6부에 질병이 발생되면 6장 6부와 관련된 계통으로 또다시 질병이 발생되어 각 부위에 질병과 증상들이 나타난다. 6장 6부를 매개로 각 부위의 기능 이상과 증상이 나타날 때 대뇌와 함께 6장 6부를 조절하면 각 부위의 질병, 기능 이상과 증상들은 모두 없어진다.

서금의학에서는 각 부위의 증상보다 장부 기능 조절에 목표를 두고 있다. 장부의 기능을 조절시키는 체계가 곧 기맥과 기맥혈인 것이다.

본 장에서 6장 6부에 대한 이해를 통해서 장부의 기능 이상이나 질병을 파악하고, 이어서 관련 계통의 질병을 유추 파악하여 장부 기능 조절을 위해 기맥과 기맥혈을 이용하게 된다. 6장 6부의 기능 이상과 장부 조절을 위해서는 6장 6부의 위치, 작용, 계통을 알아야 한다. 6장 6부의 위치, 작용은 현대 의학적인 면에서 자세히 언급되어 있으나, 장부 계통은 오히려 동양의학적인 면에서 더욱 연구되어 있다. 그 내용도 함께 연구할 필요가 있다.

(1) 14기맥의 장부 기능 조절

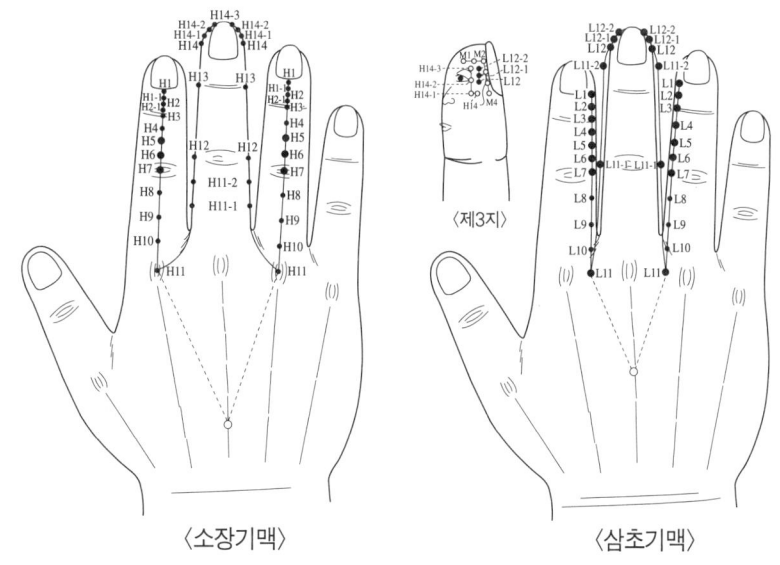

〈소장기맥〉　　　　　〈삼초기맥〉

※ 소장기맥과 삼초기맥은 경락의 배치와는 차이가 있다. 오히려 서금의학에 따라 배치한 것이 더욱 효과적이다. 금경도 서금의학대로 배치했을 때 더욱 효과적이다.

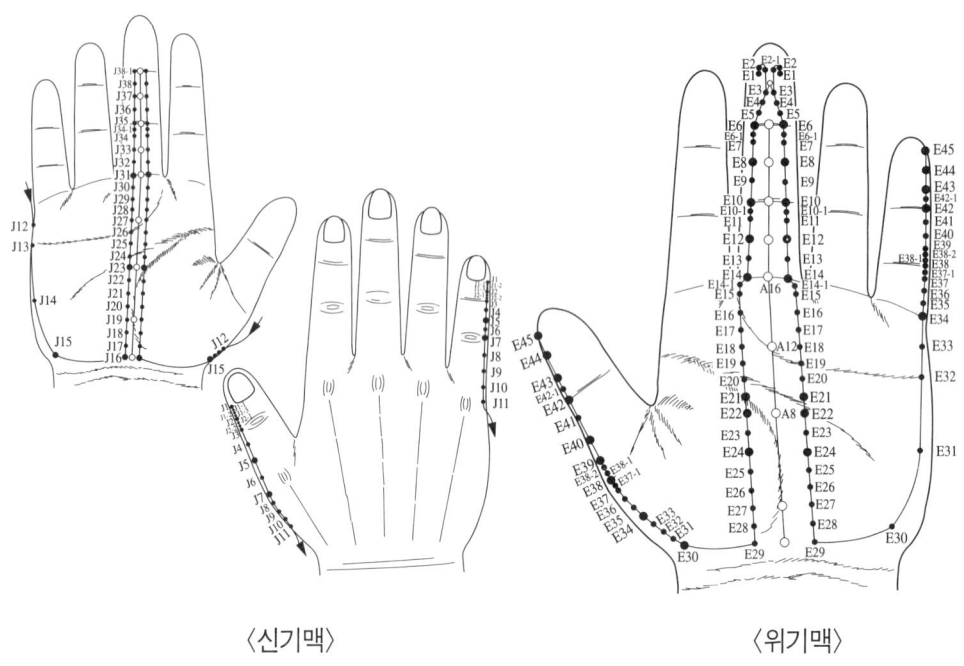

〈신기맥〉   〈위기맥〉

※ 신기맥과 위기맥에서 음양의 위치가 바뀐 것이라는 이의를 제기하나, 실제 음양맥진실험에서는 서금의학의 배치가 맞다. 음양맥진상의 변화에 대해서 신기맥·위기맥을 정한 것이다.

인영과 촌구맥진법을 더욱 구체화시킨 것이 음양맥진법(陰陽脈診法)이다. 이 맥진법의 특징은 건강과 건강하지 못한 것을 쉽게 구분하고, 효과와 효과가 없는 것, 악화되는 것을 쉽게 구별할 수 있고, 각 장부의 허승 기능을 파악할 수 있는 특징이 있다(한방약에서 말하는 많은 맥진법도 증상을 파악하는데 도움이 되나, 질병의 변화, 효과 유무, 좌우의 장부 허승을 구별하는데 애매모호한 점이 많다).

음양맥진법을 연구한 상태에서 손은 인체의 축소 모양이라면 손에도 경락과 같은 기능조절선이 있을 것이라고 판단하여 수지침과 자석 N·S극으로 많은 임상 실험을 거쳐서 기맥과 기맥혈들을 완성하게 되었다.

이러한 실험을 거쳐서 탄생된 것이 기맥혈이며 기맥혈을 이용하여 수많은 효과를 보고 있고, 지금까지 잘못된 것은 거의 나타나지 않고 있다.

다만, 삼초기맥과 소장기맥이 인체의 삼초·소장경락 위치와 바뀐 것 같다고 하나, 실험에 의해서 더욱 효과적인 위치에서 정해진 것이므로 삼초기맥과 소장기맥의 위치를 바꿀 필요는 없다. 또 신기맥과 위기맥이 바뀐 것이 아닌가 하나, 역시 실제 위승·신승 자극 시에 맥상 변화를 가장 우수한 위치로 확정한 것이므로 변경할 이유가 없다. 일부 인사들이 신·위기맥을 뒤바꿔서 이용한다고 하나 오히려 효과가 부족하고 위험할 수 있다.

고려수지침의 14기맥을 모방한 수족침의 별맥이나 몇 개의 모방 이론들이 손에 기맥처럼 그려서 발표했었고, 인체 경락 그림을 손에 그대로 옮겨 놓은 것도 있으나 모두 음양맥진실험상에서 입증이 곤란하며 좋은 반응이 나타나지 않아 거의 사라지고 있다.

서금의학의 모든 이론과 방법과 기구들은 음양맥진실험 결과를 중심으로 이루어진 이론들이다.

2,000년 전에 발견된 경락 이론은 오히려 14기맥을 다시 기본으로 하여야 더욱 좋은 효과반응이 나오며, 이것이 곧 금경 이론이다.

2010년에 음양맥진법으로 경락의 작용에 대한 실험을 본격적으로 하면서 놀라운 사실들을 발견하게 되었다. 인체 경락에는 침·뜸의 직접 자극은 거의 모든 음양맥상을 악화시키고 있었다(각성반응일 뿐이다). 맥상이 조절되는 침·뜸 자극 위치는 거의 없었디.

서금요법의 기구들도 비로소 경락이 작용되는 위치를 음양맥진실험에 의해서 확실히 알게 되었고, 작용되는 위치(혈)도 알게 되어 경락을 개편·보완한 것이 금경과 금혈이다.

인체에 있는 금경과 금혈은 신체 표면의 위치 구분과 표시로도 이용한다(서금기감요법에서는 금혈을 인체 표면의 위치 표시로 이용한다). 또한 금경기감요법에서는 직접 자극하는 위치로도 이용한다.

서금기감요법에서는 인체에 있는 금경·금혈을 정하고 금혈의 위치가 손의 14기맥에 상응하는 기맥혈을 정한다.

금경·금혈에 대해서는 '금경기감요법'에서 다시 언급할 것이다.

(2) 14기맥의 종류와 순서

기맥은 6장 6부에 1개씩 배당되어 있고, 인체 전·후면의 정중선에 각각 연계되어 있는 것을 합하여 14개로 이루어져 있다. 임기맥과 독기맥을 제외한 각 기맥의 순서는 경락의 순서를 그대로 따랐다. 기맥의 유주(流注) 순서는 다음과 같다.

① 인시(寅時: 오전 3~5시)에는 폐(肺)에 기(氣)가 성(盛)하게 순행되며,
② 묘시(卯時: 오전 5~7시)에는 대장(大腸)에 기가 성하게 순행되고,
③ 진시(辰時: 오전 7~9시)에는 위(胃)에 기가 성하게 순행되며,
④ 사시(巳時: 오전 9~11시)에는 비(脾)에 기가 성하게 순행되고,
⑤ 오시(午時: 오전 11~ 오후 1시)에는 심(心)에 기가 성하게 순행되며,
⑥ 미시(未時: 오후 1~3시)에는 소장(小腸)에 기가 성하게 순행되고,
⑦ 신시(申時: 오후 3~5시)에는 방광(膀胱)에 기가 성하게 순행되며,
⑧ 유시(酉時: 오후 5~7시)에는 신(腎)에 기가 성하게 순행되고,
⑨ 술시(戌時: 오후 7~9시)에는 심포(心包)에 기가 성하게 순행되며,
⑩ 해시(亥時: 오후 9~11시)에는 삼초(三焦)에 기가 성하게 순행되고,
⑪ 자시(子時: 오후 11~오전 1시)에는 담(膽)에 기가 성하게 순행되며,
⑫ 축시(丑時: 오전 1~3시)에는 간(肝)에 기가 성하게 순행된다.

※ 시간에 따라서 배당된 장부 순서가 침구 고전에 표시되어 있어서 14기맥에도 적용을 했으나 실제 임상에서는 반응이 분명치 않다(참고만 한다). 예를 들면 묘시에 대장경락(기맥)에 기(氣)가 성(盛)하여 순행되는 데 대한 입증은 분명치 않다.

기맥은 영문 알파벳으로 그 부호를 표시하였고, 기맥의 순서와 거기에 나타난 각 혈수(穴數)는 다음과 같다.

① A 임기맥(任氣脈)은 복부 정중앙의 질병을 다스리며, CA 임금경(任金經) 부분과도 상응부위로서 연결된다. 혈수는 35혈(A29-1, A30-1 포함)이며, 부호는 A1, A2, A3, …… A33으로 표시한다.
② B 독기맥(督氣脈)은 인체 후면의 정중앙의 질병을 다스리며, 척추 질환, 척추신경계·자율신경계와 후두부의 질병을 다스리며, CB 독금경(督金經) 부분과도 상통한다. 혈수는 33혈(B16-1, B17-1, B23-1, B26-1 포함)이며, 부호로는 B1, B2, B3, …… B27로 표시한다.
③ C 폐기맥(肺氣脈)은 폐와 폐 계통의 기능을 다스리며, CC 폐금경(肺金經)

부분과도 상응부위로서 연결된다. 혈수는 15혈(C1-1, C1-2 포함)이며, 부호로는 C1, C2, C3, …… C13으로 표시한다.

④ D 대장기맥(大腸氣脈)은 대장과 대장 계통의 기능을 다스리며, CD 대장금경(大腸金經) 부분과도 상응부위로서 연결된다. 혈수는 25혈(D1-1, D2-1, D21-1 포함)이며, D1, D2, D3, …… D22로 표시한다.

⑤ E 위기맥(胃氣脈)은 위장과 위장 계통의 기능을 다스리며, CE 위금경(胃金經) 부분과도 상응부위로서 연결된다. 혈수는 53혈(E2-1, E6-1, E10-1, E14-1, E37-1, E38-1, E38-2, E42-1 포함)이며, 부호로는 E1, E2, E3, …… E45로 표시한다.

⑥ F 비기맥(脾氣脈)은 비·췌장과 그 계통의 기능을 다스리며, CF 비금경(脾金經)과 상응부위로 연결된다. 혈수는 25혈(F18-1, F20-1, F21-1 포함)이며, 부호는 F1, F2, F3, …… F22로 표시한다.

⑦ G 심기맥(心氣脈)은 심장과 심장 계통과 순환기의 기능을 조절하며, CG 심금경(心金經)과는 상응부위로 연결된다. 혈수는 15혈이며, 부호는 G1, G2, G3, …… G15로 표시한다.

⑧ H 소장기맥(小腸氣脈)은 소장과 소장 계통과 자궁의 기능을 조절하며, CH 소장금경(小腸金經)과는 상응부위로 연결된다. 혈수는 21혈(H1-1, H2-1, H11-1, H11-2, H14-1, H14-2, H14-3 포함)이며, 부호는 H1, H2, H3, …… H14로 표시한다.

⑨ I 방광기맥(膀胱氣脈)은 방광과 생식기와 방광 계통의 기능을 조절하며, CI 방광금경(膀胱金經)과 상응부위로 연결된다. 혈수는 51혈(I1-1, I1-2, I3-1, I8-1, I12-1, I13-1, I19-1, I22-1, I23-1, I35-1, I37-1, I38-1 포함)이고, 부호는 I1, I2, I3, …… I39로 표시한다.

⑩ J 신기맥(腎氣脈)은 신장·부신·생식기와 신 계통의 기능을 조절하며, CJ 신금경(腎金經)과 상응부위로 연결된다. 혈수는 45혈(J1-1, J1-2, J1-3, J2-1, J2-2, J34-1, J38-1 포함)이며, 부호는 J1, J2, J3, …… J38로 표시한다.

⑪ K 심포기맥(心包氣脈)은 심장과 심장 주변의 동·정맥과 순환기와 그 계통의 기능을 조절한다. CK 심포금경(心包金經)과 상응부위로 연결된다. 혈수는 15혈이며, 부호는 K1, K2, K3, …… K15로 표시한다.

⑫ L 삼초기맥(三焦氣脈)은 자궁과 소장, 신장과 간정맥, 생식기와 소화기계의 기능과 혈액순환계의 기능을 다스린다. CL 삼초금경(三焦金經)과는 상응부위로 연결된다. 혈수는 16혈(L11-1, L11-2, L12-1, L12-2 포함)이며, 부호는 L1, L2, L3, …… L12로 표시한다.

⑬ M 담기맥(膽氣脈)은 담낭과 담낭 계통의 기능을 조절하며, CM 담금경(膽金經)과는 상응부위로 연결된다. 혈수는 37혈(M1-1, M2-1, M4-1, M30-1, M31-1 포함)이며, 부호는 M1, M2, M3, …… M32로 표시한다.

⑭ N 간기맥(肝氣脈)은 간장과 간 계통의 기능을 조절하며, CN 간금경(肝金經)과는 상응부위로 연결된다. 혈수는 18혈이며, 부호는 N1, N2, N3, …… N18로 표시한다.

14기맥은 고려수지침·서금요법·염파요법·수지침요가에서 매우 중요하게 이용되고 있으며, 서금기감요법도 14기맥혈을 이용하므로 요점 정리한다.

〈고려수지침·서금요법의 14기맥 혈도〉

1971~1975년에 저자 유태우(柳泰佑) 박사가 발견한 14기맥이다.
(현재 기맥혈은 404혈이다.)

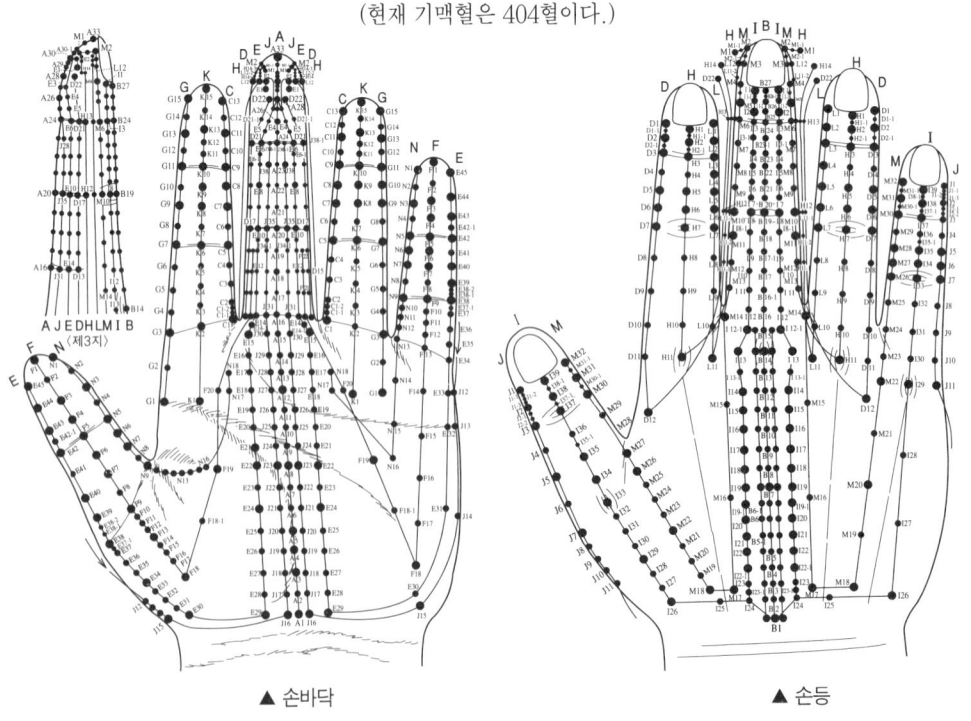

▲ 손바닥　　　　　　　　　　▲ 손등

(3) 14기맥의 중요혈

14기맥에는 404개의 기정혈(氣正穴)이 있으나 제일 많이 이용하는 중요혈들이 있다. 혈(穴)이란 구멍이 뚫린 것을 의미하는 것이 아니라, 서금중추의 자극수용체라고 판단한다. 기정혈에서 자극수용체가 발달하였으므로 자극수용체에 자극을 줄 때 대뇌의 기맥중추에 자극이 전달된다.

기맥도 감각자극수용체선(線)으로서 기맥을 떠나서는 효과반응이 거의 없거나 상응요법적인 반응만 나타난다.

기정혈 중에서도 제일 중요한 지점은 다음과 같다.

① 기모혈(氣募穴)

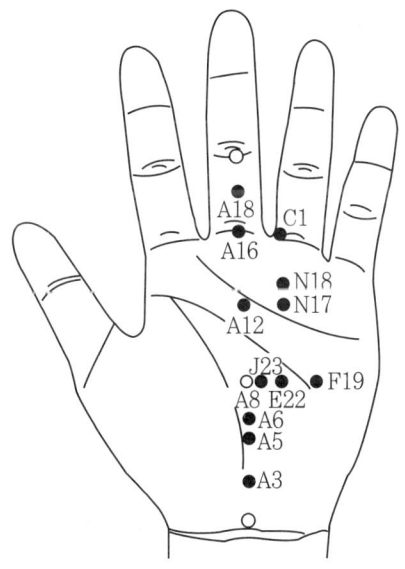

A3 : 방광 기모혈, A5 : 소장 기모혈, A6 : 삼초 기모혈,
A12 : 위 기모혈, A18 : 심포 기모혈, C1 : 폐 기모혈,
J23 : 신장 기모혈, E22 : 대장 기모혈, F19 : 비·췌장 기모혈

기모혈(氣募穴)이란 손바닥에 있는 기정혈(氣正穴)로, 복부 내장의 병적 반사가 나타나는 부위를 말한다. 장부에 질환이 생기면 복부의 금모혈에 나타나고, 이어서 기모혈에 반응이 나타나며 이곳을 자극하여 장부의 기능을 조절한다.

② 기유혈(氣兪穴)

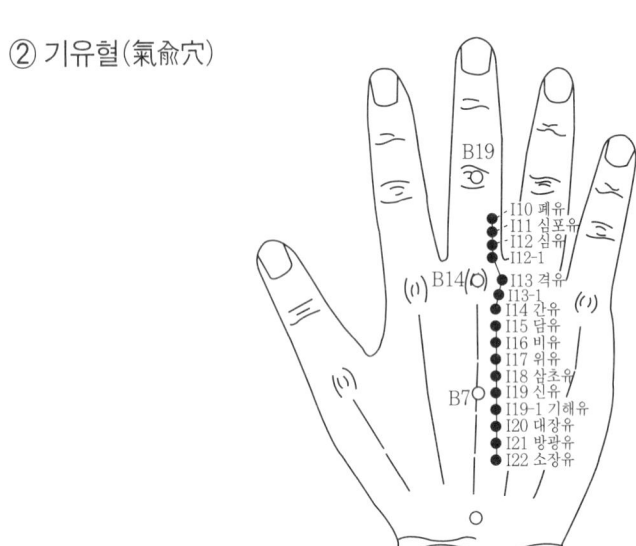

기유혈은 손등에 있는 장부 기능 조절점이다. 장부나 내장에 질병이 있으면 등줄기에 있는 금수혈에 과민반응점이 나타나고, 손등의 기유혈에도 똑같은 반응점이 나타난다. 이때 손등의 기유혈에 자극을 주면 배부(背部)의 금수혈에 있던 과민반응점이 해소된다.

③ 명혈(命穴)

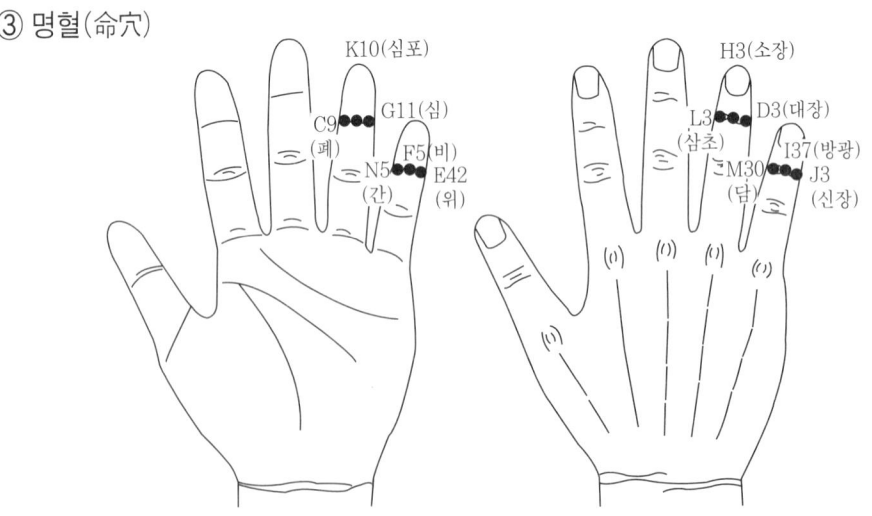

명혈은 각 장부의 원기(元氣)를 조절시키는 요혈로서 각 장부의 기능을 조절하는데 쓰인다. 명혈을 자극하면 각 기맥이나 장부의 기능을 왕성하게 조절할 수 있다. 보제법에 따라서 각 장부의 기능을 임의적으로 혹은 강제적으로 조절하는 요혈이다.

④ 오수혈(五輸穴)

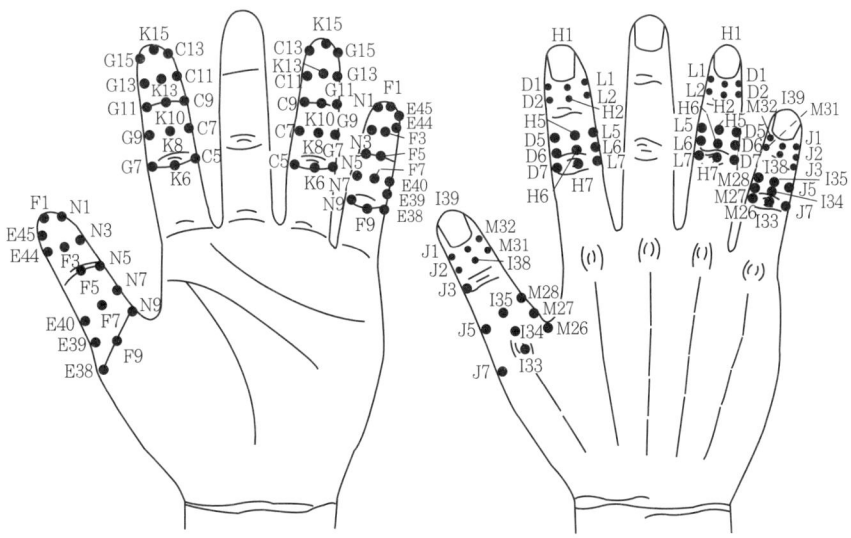

오수혈은 기맥의 유주 순서와 관계없이, 손끝의 근혈(根穴)에서 시작하여 제2절까지 배당되어 있다.

손끝에서부터 근(根)·기(氣)·유(兪)·경(經)·합혈(合穴)의 순서로 흐르고 있다.

⑤ 서금8혈(瑞金八穴) — L4(독금경 주치혈), J2(임금경 주치혈), F4(음교금경 주치혈), I38(양교금경 주치혈), K9(음유금경 주치혈), H2(양유금경 주치혈), M31(대금경 주치혈), C8(충금경 주치혈)

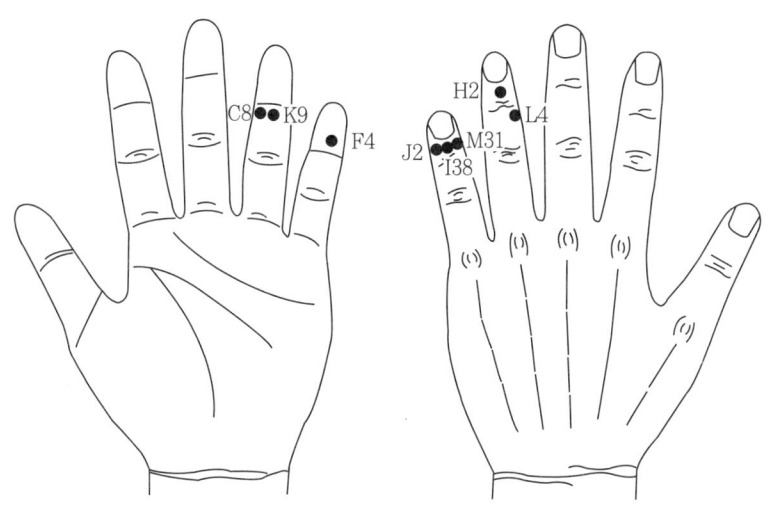

⑥ 4맥혈(四脈穴)

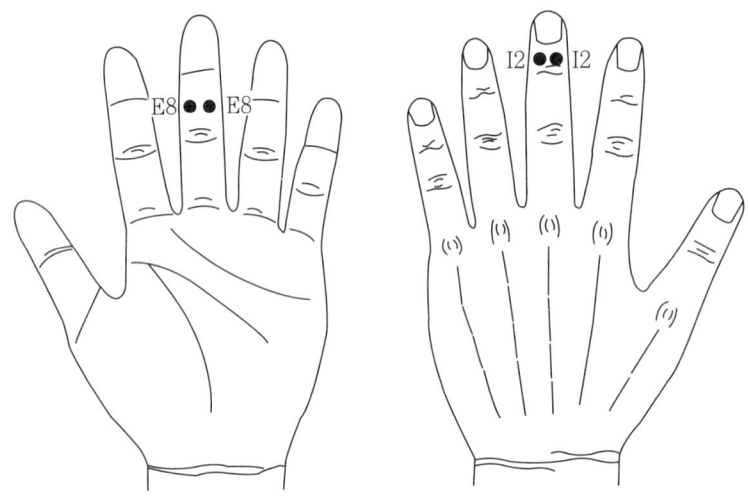

대뇌로 상행하는 대혈관은 총경동맥(總頸動脈)과 추골동맥(椎骨動脈)이다. 서금요법의 궁극적인 목표는 대뇌 혈류를 조절하여 대뇌 기능을 정상으로 조절하는 데 있다. E8은 총경동맥의 부돌맥(扶突脈) 상응부위이고, I2는 추골동맥의 상응부위이다. 단순자극으로도 효과반응이 있다. 대뇌 질환자에게는 필수 요혈에 속한다.

E8, I2에 M4를 추가하면 6맥혈이 되며, 대뇌 질환에 필수적인 요혈이 된다.

⑦ 기본방(基本方)

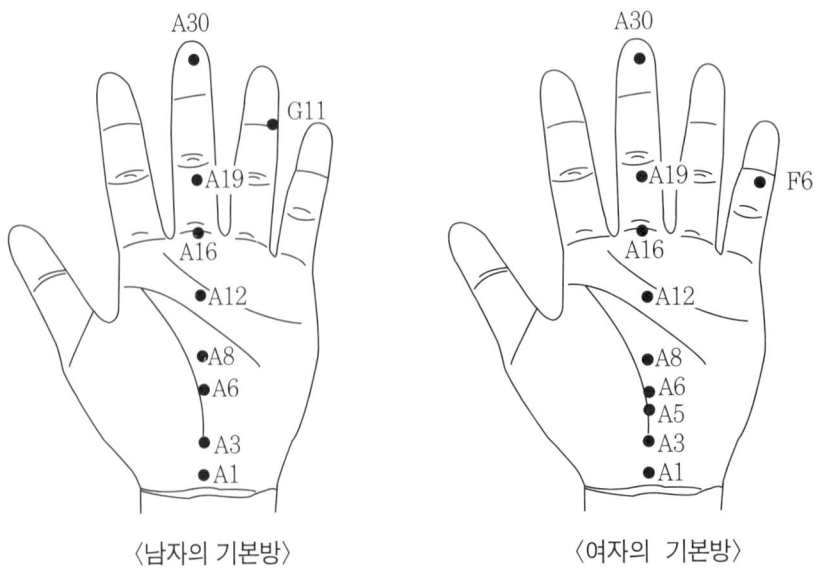

〈남자의 기본방〉　　　　〈여자의 기본방〉

⑧ 해열 치방 — 항염 · 해열 · 진통 · 심장 기능 보호 요혈, 피로 예방 · 회복혈

〈F-1치방〉

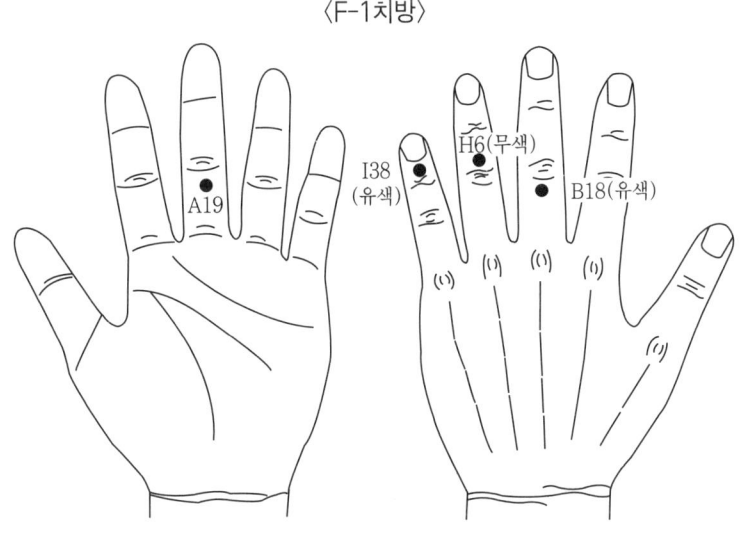

〈F-3치방〉

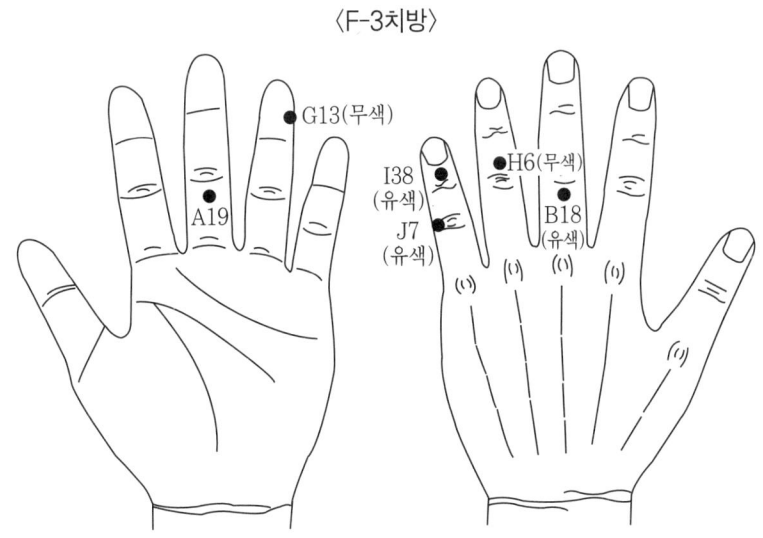

※ A19와 B18을 추가한다.

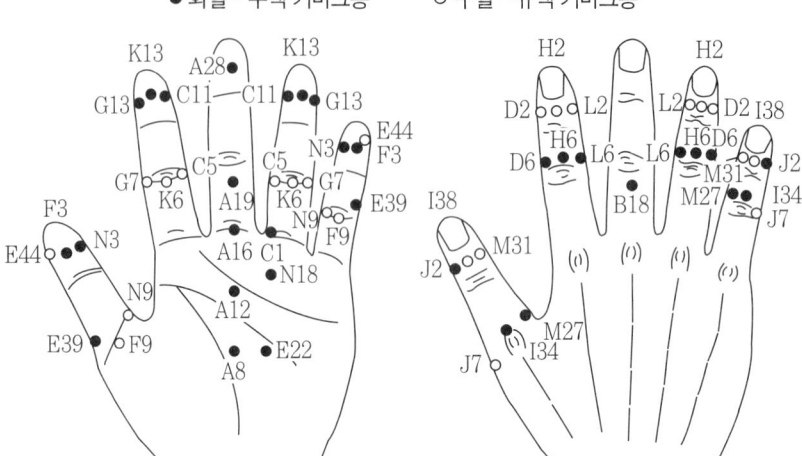

〈F-9치방 ― 고열 해열 치방〉

※ 양손 동일

(4) 중요혈의 응용법

서금의학의 중요 이론은 상응요법과 대뇌 혈류 조절과 14기맥혈로 분류된다. 14기맥 중에서도 각 기맥과 중요 요혈을 소개하였다.

해당하는 관련 요혈에 기감봉을 접자할 때 대뇌의 시각령·체각령과 이미지 반응으로 대뇌가 작용하여 질병을 낮게 한다.

중요혈의 응용법은 다음과 같이 이용한다.

① 간단한 가벼운 질병들

간단한 통증·증상 등은 상응요법만 이용해도 효과반응이 우수하다.

예를 들어 앞머리가 아플 때 우선 상응부위를 찾아 좌우를 구분하고 상응점 부위에 기감봉을 접촉 자극한다. 그리고 약 20~30분 이상을 가만히 있으면 웬만한 두통은 잘 없어진다.

만약에 두통이 완전하지 못하면 대뇌 혈류 개선을 위해서는 E8, I2, M3·4, A30에 접촉 자극한다. 즉, 상응점과 대뇌 혈류 조절혈을 함께 자극한다. 대뇌 혈류 개선이 되면서 웬만한 질병과 증상은 없어진다.

만약에 전두통 증상이 극심하여 잘 낫지를 않으면 그 원인을 찾아야 한다. 모든 질병은 반드시 장부와 관련하여 발생한다. 모든 증상은 장부 기능 이상의 반사 증상이다. 장부의 이상을 찾아서 자극해야 장부 기능이 조절되면서 두통 증상도 해소된다.

　장부 기능 이상에서도 어느 장부의 기능 이상인가를 반드시 알아야 한다. 장부 기능 이상을 분별하는 방법은 각 장부의 특징적인 고통이나 증상을 듣고서 분별한다. 즉, 위장 장애가 있으면 위장 기능 이상으로 위기맥의 요혈 중 1~2개를 선택해서 자극한다.

　숙변·변비가 심하면 대장 기능 이상으로 대장기맥의 요혈 중 1~3개를 찾아서 자극한다. 만약 심장 증상이 심하면 심장 기능 이상으로 심기맥의 요혈 중 1~3개를 선택해서 자극한다.

　가벼운 증상이면 상응요법만으로도 잘 없어진다. 또 자주 재발하고 고통이 심하면 4맥혈을 추가하면 증상이 해소된다. 더욱 심한 것은 위와 같이 기맥요법을 사용하면 웬만한 증상들은 매우 잘 없어진다.

　② 만성 고질적인 질병이거나 중증일 때

　대부분의 만성 고질병들은 만성화되었거나 수많은 약물을 복용하여 효과와 더불어 부작용이 있기 때문이다.

　모든 약물요법은 3~6개월 이내에 낫지 않고 1~3년 이상 약을 복용하면 부작용 때문에 완치하기가 극히 어렵다. 그래서 옛말에도 간단한 질병은 다스리나, 난치·고질적인 질병은 치료하는 것이 아니라고 했다.

　현재는 1~3년 이상된 수많은 질병은 완치가 아니라 고통 증상을 항상 억제하면서 유지하고 있는 정도이다.

　서금의학은 근본적으로 장부 기능을 조절해서 다스리므로 좋은 반응을 일으킬 수 있다. 몇 년씩 고생하는 사람은 속히 서금기감요법이나 염파요법, 또는 서금건강법 중에서 서암뜸(간접구)을 열심히 뜬다면 완전한 건강을 찾을 수 있다.

　중증의 질병은 장부 기능 이상의 편차가 극심하다. 장부 기능상에 불균형은 자율신경의 부조화 현상과 똑같다. 장부 기능상의 불균형은 일종의 시소 현상으로 이해한다. 시소 현상이란 각 장부에 기능상 허약한 것, 이상·항진되어 승한 것으로 분류된다.

장부 기능의 이상은 허승으로 구별되며, 장부 허승을 파악한 다음에 허약한 장부 기맥에는 보(補)하는 방법을 사용하고, 승(勝)·항진된 장부 기맥에서는 제(制)하는 방법을 사용한다.

장부 허승이 결정되면 기맥의 유주 방향을 따라서 보제하는 방법을 영수보제(迎隨補制)라고 한다. 본서에서는 영수보제법을 간단히 소개한다.

장부의 질병이나 장부 허승을 구별한다 하여도 처음에는 보제법에 연연하지 말고 단순자극(직자)을 먼저 이용한다. 단순자극으로서 효과가 부족할 때 영수보제법을 사용한다. 영수보제법은 까다로우므로 본서에서는 이러한 방법이 있다고 이해만 한다. 좀 더 구체적인 것은 제2단계에서 깊이 연구한다.

보제·영수보제법은 다음과 같다.

㉠ 영수보제(기맥 유주 방향으로 보제)

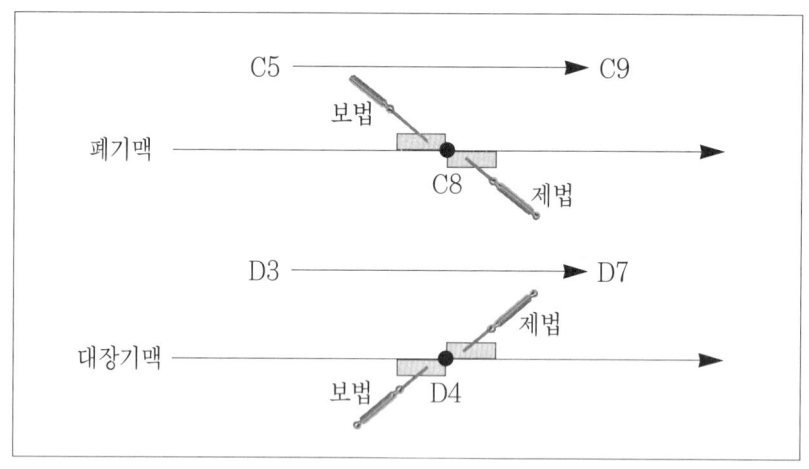

※ 초보자는 단순자극만 해도 효과반응이 있다. 보제법을 사용하면 효과반응이 큰 편이다.

기맥은 일정한 방향성을 가지고 있다. 즉, 숫자가 적은 곳에서 많은 곳으로 흐른다. 이러한 방향성이 있으므로 흐르는 방향대로 자극하면 보(補)가 되고, 역방향으로 자극하면 기의 흐름을 방해하므로 제(制)라고 한다.

각 기맥의 흐름을 따라서 사용하는 것이므로 매우 간단하면서도 효과반응이 대단히 우수하다. 장부 허승을 구분하여 오활론을 적용시키면 어느 장기는 허약하고 어느 장기는 승한다. 허약한 장기의 기맥은 보법을 사용한다.

승한 기맥의 요혈은 기맥의 역방향은 제법을 이용한다. 다만, 상응점의 단순자극 요혈들은 직자를 원칙으로 한다.

ⓒ 기마크봉의 보제

기마크봉은 동판에 금도금한 유색과 알루미늄의 표면에 착색 과정을 거쳐서 만든 무색이 있다.

금속의 이온화 경향에 의하면 무색이 이온화 경향이 크고, 유색은 이온화 경향이 적다. 그러므로 무색은 (-)이고, 유색은 (+)가 형성된다.

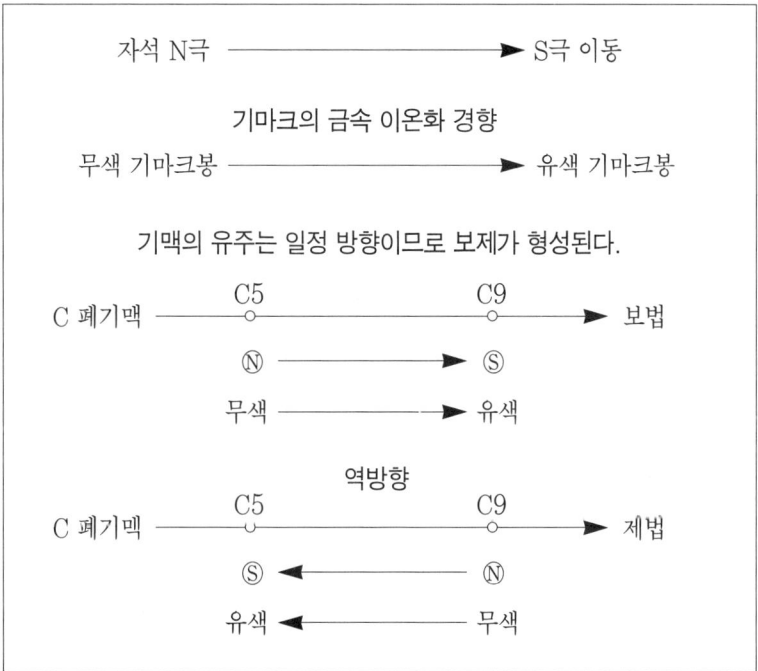

ⓒ 오치방

대립오활론은 오수혈을 이용한 오치방이 있다. 허약한 장이나 부를 보하는 오활 종합 치방을 정방이라 하고 기능 항진, 긴장, 염증, 승할 때 억제하는 오활 치방을 승방이라고 한다.

중국의 경락 침술에서는 오행침이며, 필자가 다시 발견한 금경에서는 오생방이고, 서금의학에서는 오치방이라고 이름한다.

예를 들어 폐허증이면 폐정방, 비허이면 비정방이다. 또 대장승증이면 대장승방, 위승이면 위승방이다.

정방(보하는 치방)과 승방(제하는 치방)은 잘 기억할 필요가 있으며 정방·승방 치방을 소개한다.

10. 장부 허승의 구별법

모든 질병은 대뇌의 작용에 따라서 질병이 발생하나 장부를 중간 매개체로 하여 각 부위별로 질병이 발생하며 그 질병들은 교감신경을 따라서 질병이 나타나고 있다. 장부의 질병은 단순한 병이 아니라 크게 나누면 교감신경 긴장·항진반응과 부교감신경의 저하에서 나타나는 것이며, 자율신경과 장부의 부조화를 허승으로 구분하는 것이다.

증상만으로 질병의 장부 소속을 알 수도 있으나, 증상만으로 장부 구별을 할 때는 단순자극법(보제법이 없을 때)을 이용한다. 그러나 질병이 심한 것은 장부의 허승 기능에서 일어나므로 장부의 허승 구별은 꼭 필요하다.

장부의 허승을 구별하는 것이 대단히 어려운 점이 있다. 이 점에 대해 서금의학에서는 다음과 같은 독자적인 장부 허승 구별법을 연구하였다.

삼일체형 구별법, 운기체형 구별법, 음양맥진법, 전자 분별법, 오지 분별법, 수지력 테스트, 압통과민점에 의한 구별법 등을 연구하여 이용하고 있다.

장부 허승 구별은 매우 까다로우므로 깊은 연구가 필요하다. 장부 허승을 정확히 구별하기 위해서는 운기체형과 삼일체형, 아큐빔의 전자 분별은 알아야 한다. 제2단계 과정에서 연구하도록 한다.

본론에서는 각 장부상의 증상으로 허승 구별법을 소개한다.

(1) C 폐기맥(肺氣脈)

폐기맥은 폐와 폐 계통, 폐금경 계통의 기능을 조절하는 기맥이다.

폐기맥은 A12 위중(胃中)에서 일어나 C1 중폐(中肺)를 지나, 제2지와 제4지 내측 능선으로 상행하여 C13 기백(氣白)에서 그친다. 이것은 C1에서 C13으로 흐르며, 내측 능선상에 위치한다. C1에서 CC1, CC1-1, CC1-2의 기능을 다스린다. 혈처는 모두 15혈이다.

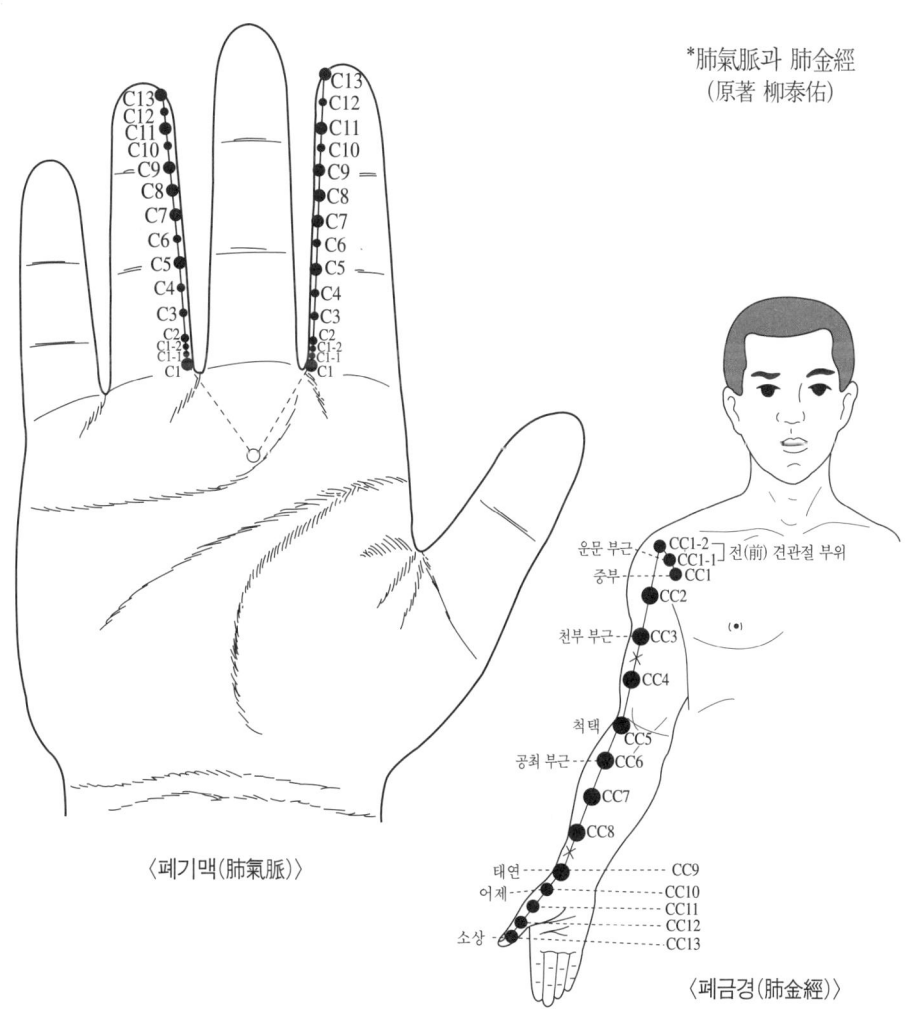

〈폐기맥(肺氣脈)〉

*肺氣脈과 肺金經
(原著 柳泰佑)

〈폐금경(肺金經)〉

CC 폐금경			C 폐기맥			
폐금경	위 치	고대의 혈	폐기맥	취혈 부위	적응증	비 고
CC1	임금경에서 6촌 지점, 앞가슴 외상부, 오훼돌기에서 전흉쪽 45°방향 골단 아래에 위치	중부 (中府)	C1 중폐 (中肺)	둘째·넷째 손가락 첫째 마디 가로무늬 중지쪽 능선 지점	모든 폐 질환, 호흡기 계통· 소화불량, 원기부족, 피부병· 소변불리· 흉통· 견관절 앞부분의 질환 등을 다스림	CC1 폐의 금모혈 C1 폐의 기모혈
CC1-1	CC1 상부에 있으면 오훼돌기와 상완 골두와의 사이	운문(雲門)부근	C1-1		견관절 앞부분의 질환을 다스림	
CC1-2	앞쪽 견관절부위로 상완 골단과 쇄골 사이의 관절 중앙		C1-2		위와 같음	
CC2	CC1-2와 CC5와의 일직선상에서 중간에 CC3이 있다. CC3과 CC1-2의 중간 지점		C2 운정 (云井)	C1과 C3의 중간 지점	폐·호흡기 계통병, 견갑통· 요골 신경통· 흉통 등, 견관절 앞부분의 질환을 다스림	
CC3	CC1-2와 CC5와의 중간 지점 앞쪽 상완부 외측 부위	천부 (天府) 부근	C3 운호 (云戶)	C1과 C5의 중간 지점	요골신경통· 류머티즘· 호흡기 질환· 상완골 전면 통증 등	
CC4	CC3과 CC5의 중간 지점		C4 견견 (肩肩)	C3과 C5의 중간 지점	위와 같음	
CC5	전완, 주관절 외측, 관절 횡문 약 1/4지점	척택 (尺澤) 부근	C5 백육 (白肉)	둘째·넷째 손가락 둘째 마디 가로무늬 중지쪽 능선 지점	폐의 기능 억제, 호흡기· 폐· 대장· 피부, 치질· 요골신경통· 견갑통· 주관절 통증 등	合穴 水穴
CC6	CC5와 CC7의 중간 지점	공최(孔最) 부근	C6 견전 (肩前)	C5와 C7의 중간 지점	치질· 요골 신경통 등	C5의 보조혈
CC7	CC5와 CC9와의 중간 지점		C7 백중 (白中)	C5와 C9의 중간 지점	폐를 대표하며, 다른 장기를 조절한다. 호흡기 계통병· 코피· 천식· 빈혈· 요통· 두통· 전완 통증 등에 응용	經穴 金穴 폐의 대표혈
CC8	CC7과 CC9와의 중간 지점		C8 신혈 (辛穴)	C7과 C9의 중간 지점	인후· 복부· 흉부· 호흡기· 심장· 구치병· 정신병· 소변불통· 완관절 통증 등	瑞金八穴 전자분별혈처
CC9	전완, 요골동맥과 완관절 교차점 박동 지점	태연 (太淵) 부근	C9 신중 (辛中)	둘째·넷째 손가락 셋째 마디 가로무늬 중지쪽 능선 지점	호흡기· 순환기의 모든 병, 폐 기능 부족증, 기 부족, 요통· 대장· 설사· 변비· 두통· 혈관· 유방 질환· 완관절 통증 등	俞穴 土穴 命穴 金原穴
CC10	제1지 골두와 지골관절 사이 함몰 지점	어제(魚際) 부근	C10 금신 (金身)	C9와 C11의 중간 지점	엄지손가락 관절 질환을 다스림	
CC11	제1지 골단과 제1수근골 관절 중앙 적백제		C11 백왕 (白旺)	C9와 C13의 중간 지점	폐의 한열, 폐기부족, 폐· 코· 피부병, 폐렴· 엄지손가락 관절 질환 등	氣穴, 長穴 火穴
CC12	제1지 제1·2골 내측면 관절 사이		C12 백화 (白火)	C11과 C13의 중간 지점	엄지손가락 관절 질환을 다스림	四醫穴 C11의 보조혈
CC13	엄지 손톱 끝 내측 각진 부분 직하 2~3mm지점	소상 (少商)	C13 기백 (氣白)	둘째·넷째 손톱 내측 끝 밑의 1푼 지점	곽란· 수족경련· 인후· 편도선· 감기· 복통· 폐렴 등 급성 질환에 이용	根穴 生穴 木穴

◎ 폐기맥의 기능항진과 기능부족 증상

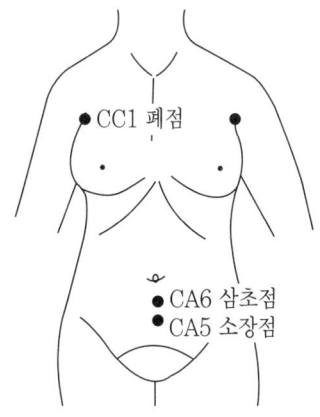
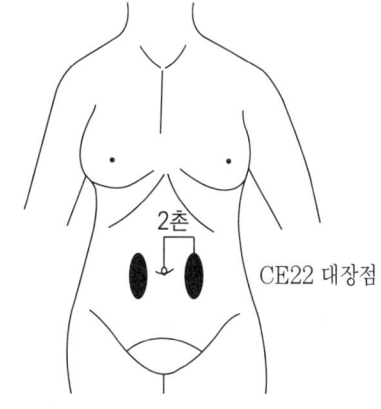

※ CC1 폐점(肺點)에 과민압통점이 나오면 폐승증(肺勝症)이다. CA6 삼초점(三焦點)·CA5 소장점(小腸點)의 과민압통도 폐승(肺勝)이다.

※ CE22 대장점(大腸點)의 압통은 대장승(大腸勝)·폐허(肺虛)이다. 좌 CE22 대장점만 아프면 좌측 대장승·폐허이다. 우 CE22 대장점만 아프면 우측 대장승·폐허이다.

① 폐의 기능항진 증상 — 폐승(肺勝)

폐가 거북하고 부으며, 땀은 이슬처럼 맺히고, 상기(上氣)·천식·기침과 목구멍이 막히고, 구토 증세가 있으며 폐금경상(肺金經上)으로 아프다.

가슴이 답답하여 항상 가득 찬 느낌이 들고, 손바닥이 뜨거우며, 어깨가 아프고, 소변에 피가 섞여 나오며, 가슴이 아프다. 또한 폐렴·기관지염·인후염·편두통·빈혈·비염·축농증·요골신경통 등이 발생된다.

② 폐의 기능부족 증상 — 폐허(肺虛)

기력(氣力)이 약하고 호흡이 작으며, 침이 마르고, 어깨가 차고 아프며, 소변이 수없이 자주 나오고, 오줌색이 변한다. 피로가 쉽게 찾아오며, 피부가 거칠고, 가슴이 답답하고, 얼굴이 창백해지며, 두통·신경과민·의욕 감퇴·폐결핵·연주창(連珠瘡)·갑상선종대(甲狀腺腫大)·체증(滯症) 등이 자주 일어난다.

(2) D 대장기맥(大腸氣脈)

대장기맥은 대장과 대장금경 계통의 기능을 조절하는 기맥이다.

　폐기맥(肺氣脈)의 마지막 혈인 C13 기백혈(氣白穴)에서 가지를 이어받아, 둘째·넷째 손가락 손톱 뿌리의 바깥 부분 D1에서부터 시작하여, 손등쪽의 외측 능선(稜線)으로 내려간다. D12에서 위로 향해 셋째 손가락의 좌우 능선을 따라 올라가며, 첫째 마디 가로무늬 끝(손바닥측)의 D13을 지나, D21에서 손내측으로 들어가 A28 옆의 D22에서 끝이 난다.

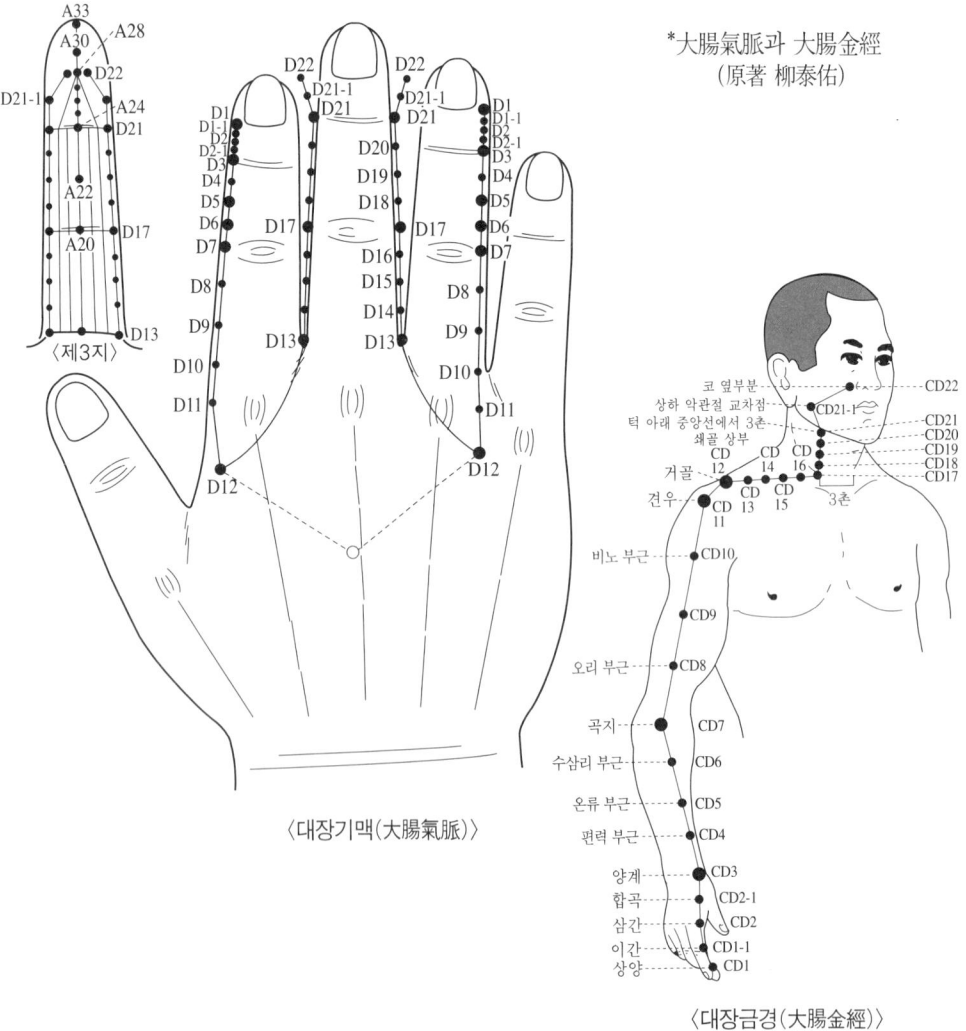

〈대장기맥(大腸氣脈)〉

*大腸氣脈과 大腸金經
(原著 柳泰佑)

〈대장금경(大腸金經)〉

CD 대장금경			D 대장기맥			
대장금경	위 치	고대의 혈	대장기맥	취혈 부위	적응증	비 고
CD1	제2지(손끝) 손톱 모서리 아래 적백제 함몰 지점	상양 (商陽)	D1 상관 (商關)	제2·4지 등쪽 손톱 뿌리와 손톱 끝 모서리와의 직선 연결 외측 교차 지점	체증·소화불량·두통·치통·대장 질환·소변불리·눈병, 대장의 급성 질환 등을 다스림	根穴 生·金穴 대장의 대표혈
CD1-1	제2지의 둘째 관절 측방 중간 지점	이간 (二間)	D1-1	D1과 D2의 중간 지점	위와 비슷하며, 제2지의 제2절 통증에 이용	
CD2	제2지의 첫째 관절 측방 중간 지점(적백제 부위)	삼간 (三間)	D2 수양 (水陽)	D1과 D3과의 1/2 지점	대장의 기능항진증 억제, 두통·치통·견갑통·장통·체증·소화불량·요통·중풍·신경과민·제2지 제1절 통증 등	氣穴 長·水穴 四醫穴
CD2-1	제2지와 제1지의 중간 부분	합곡(合谷) 부근	D2-1	D2와 D3의 중간 지점	위와 비슷함	
CD3	합곡 후방 완관절 함몰 지점 양신근건 사이	양계 (陽谿) 부근	D3 청양 (靑陽)	제2·4지 등쪽 셋째 마디 가로무늬 외측 능선	대장의 원기 조절, 두통·신경통·신경성 질병·중풍·장염·설사·변비·장통·치통·눈병·해수, 호흡기·소화기 계통, 얼굴의 병 등	金原穴 命穴
CD4	CD3과 CD5의 중간 지점	편력 (偏歷) 부근	D4 간양 (間陽)	D3와 D5의 중간 지점		D3의 보조혈 전자분별처
CD5	CD3과 CD7의 풍산 발뚝 외측	온유 (溫溜) 부근	D5 태양 (太陽)	D3와 D7과의 중간 지점	두통·소화불량·눈병·치통·장염·견갑통·수족마비·중풍 등	兪·木穴
CD6	CD5와 CD7의 중간 지점	수삼리 (手三里) 부근	D6 명양 (名陽)	D5와 D7과의 중간 지점	대장의 모든 병에 관여하는 요혈, 기능 항진증·기능 부족증·한열의 요혈	經·火穴 대장병의 필수혈
CD7	주관절, 요골과 상완골 사이 함몰 만나는 지점 (팔을 안으로 굽히고 취한다)	곡지 (曲池) 부근	D7 양명 (陽明)	제2·4지 등쪽 둘째 마디 가로무늬 외측 능선	대장 기능 부족·얼굴·눈·코·입·견갑·혈압·중풍·간·심·피부 질환·변비·설사 등	合·土穴
CD8	CD7과 CD9와의 중간 지점	오리 (五里) 부근	D8 하양 (下陽)	D7과 D9와의 중간 지점	상완골 하부가 아플 때, 팔꿈치 약간 위가 아플 때 등	CD7의 보조혈
CD9	CD7과 CD11의 중간으로 상완골 외측 중간 지점		D9 중양 (中陽)	D7과 D11의 중간 지점	대장 계통의 병을 다스리는 중요한 혈기는 하나, 상완골, 즉 상완 중간 부분이 아플 때의 요혈	
CD10	CD9와 CD11의 중간 지점 상완골 외측	비노 (臂臑) 부근	D10 상양 (上陽)	D9와 D11과의 중간 지점	대장 기능을 다스리는 데 중요하며, 특히 견갑통·상완골의 요혈	

CD 대장금경			D 대장기맥			
대장금경	위 치	고대의 혈	대장기맥	취혈 부위	적응증	비 고
CD11	견관절 중앙에서 앞쪽 함몰점 상완골·쇄골 골두 사이 관절 부위	견우 (肩髃)	D11 견양 (肩陽)	제2·4지 등쪽 첫째 마디 가로무늬 외측 끝부분	견갑통, 특히 상완골통·두통·치통·장통·소화불량·피부 질환 등	
CD12	쇄골과 견갑골의 교차 함몰점	거골 (巨骨)	D12 기합 (氣合)	D11 아래 1촌으로 제2·4중수골 외측	대장 기능을 조절하고, 기혈을 순환시킴. 치통·견갑통, 폐·대장·간·신 질환, 중풍·얼굴 질환, 견관절 통증 등	
CD13	CD12와 CD17까지의 사이 대근육 후방(거골측)		D13 경치 (頸治)	중지 A16 측방 3푼 옆	견갑·목·가슴·옆구리병의 요혈, 견관절 통증 등	
CD14	CD12와 CD17까지의 사이 대근육 전방 쇄골 상단		D14 경하 (頸下)	D13과 D15와의 중간 지점	위와 비슷하며, 측경부위의 질환을 다스림	
CD15	CD12와 CD17까지의 사이 CE8 후방 지점		D15 경중 (頸中)	D13과 D17과의 중간 지점	위와 비슷함	
CD16	CD12와 CD17까지의 사이 쇄골 상방 지점		D16 경상 (頸上)	D15와 D17과의 중간 지점	위와 비슷함	
CD17	측경부, 목 정중선 측방 3촌 지점(목과 가슴 경계선)		D17 경측 (頸側)	중지 둘째 마디 A20 측방 3푼 옆	중풍이나 과로, 운동이상으로 인해 목이 뻣뻣한 증상, 뒷머리 옆의 목이 아플 때 등	
CD18	측경부, 정중선 측방 3촌 CD19와 CD17의 중간 지점	천정 (天鼎)	D18 항중 (項中)	D17과 D19와의 중간 지점	이하선염·하치통·항강(項强) 등	
CD19	측경부, 정중선 측방 3촌 흉쇄유돌근 내측 부돌 박동 위치	부돌 (扶突)	D19 항하 (項下)	D17과 D21과의 중간 지점	이하선염·하치통·목병·연주창·혈압 항진 등	
CD20	CD19와 CD21과의 중간 지점		D20 악하 (顎下)	D19와 D21과의 중간 지점	위와 비슷함	
CD21	측경부 턱 아래 정중선 측방 3촌 지점		D21 치중 (齒中)	중지 셋째 마디 A24 측방 3푼 옆	치통·구내염 등	
CD21-1	상하 악관절 교차점		D21-1		위와 비슷함	
CD22	코 옆 콧방울 부착 부위 경계선	영향 (迎香)	D22 향취 (香臭)	A28 옆 1푼	콧병, 냄새 못 맡는 것, 치통, 얼굴 아픈 질환 등	

◎ 대장기맥의 기능항진과 기능부족 증상

대장승증(大腸勝症)은 폐허증(肺虛症)과 같고, 대장허증(大腸虛症)은 폐승증(肺勝症)과 같다.

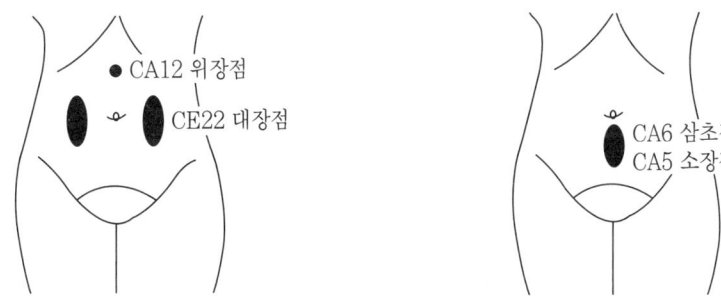

※ CE22 대장점(大腸點)의 압통은 대장승이다.　　　※ 제하(臍下: 배꼽 아래)의 통증은 대장허이다.

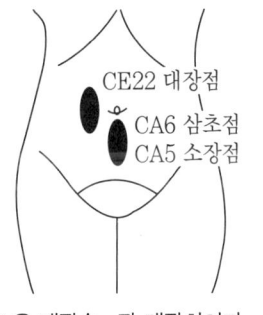
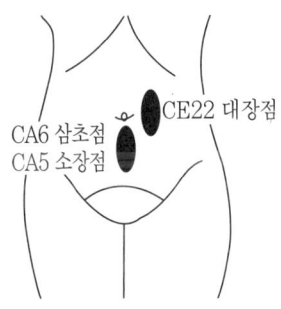

※ 우 대장승·좌 대장허이다.　　　※ 좌 대장승·우 대장허이다.

① 대장의 기능항진 증상 ― 대장승(大腸勝)

소화불량·변비·불면·두통·장 통증·척추 압통·식욕 감퇴·체증·위산과다·피로·만성 감기·치통·비색(鼻塞)·전두통·요통·대장금경상의 통증·코피·눈알이 노랗게 되는 것, 건해(乾咳)·목구멍에 핵(核)이 있는 것 같은 증상, 잇몸이 아픈 것, 가슴이 답답한 것, 어지러운 것, 무릎이 아픈 것, 십이지장궤양, 환측(患側)의 견갑통과 수족이 저리고, 입이 마르는 등의 증상이 생긴다.

② 대장의 기능부족 증상 ― 대장허(大腸虛)

가슴이 답답하고, 항상 가득 찬 것 같고, 장에서 '꾸르륵' 하고 소리가 나는 것, 목이 마르는 것, 입술이 마르는 것, 눈이 당기는 것, 자주 놀라는 것, 대변(大便)에 흰색이 나타나는 것, 변이 무른 것, 또는 하혈(下血)과 변혈(便血)이 생기는 것, 배에 힘이 적어지는 증상이 생긴다.

(3) E 위기맥(胃氣脈)

위기맥은 위장 질환·소화기 질환, 위금경 계통·위장 계통의 질병을 조절하는 기맥이다.

셋째 손가락에 있는 D22에서 시작하여 E1에서 발생, E2에서는 임기맥 쪽으로 들어가 하행(下行)하다가, A28 비준(鼻準)에서 E6으로 하행하고, 셋째 손가락 셋째 마디부터 2푼으로 하행하며, 첫째 마디 아래 E15부터는 3푼으로 하행하여 제1지와 제5지의 내면 바깥쪽 능선으로 유주하여 E45에 이른다. 혈처는 모두 52혈이다.

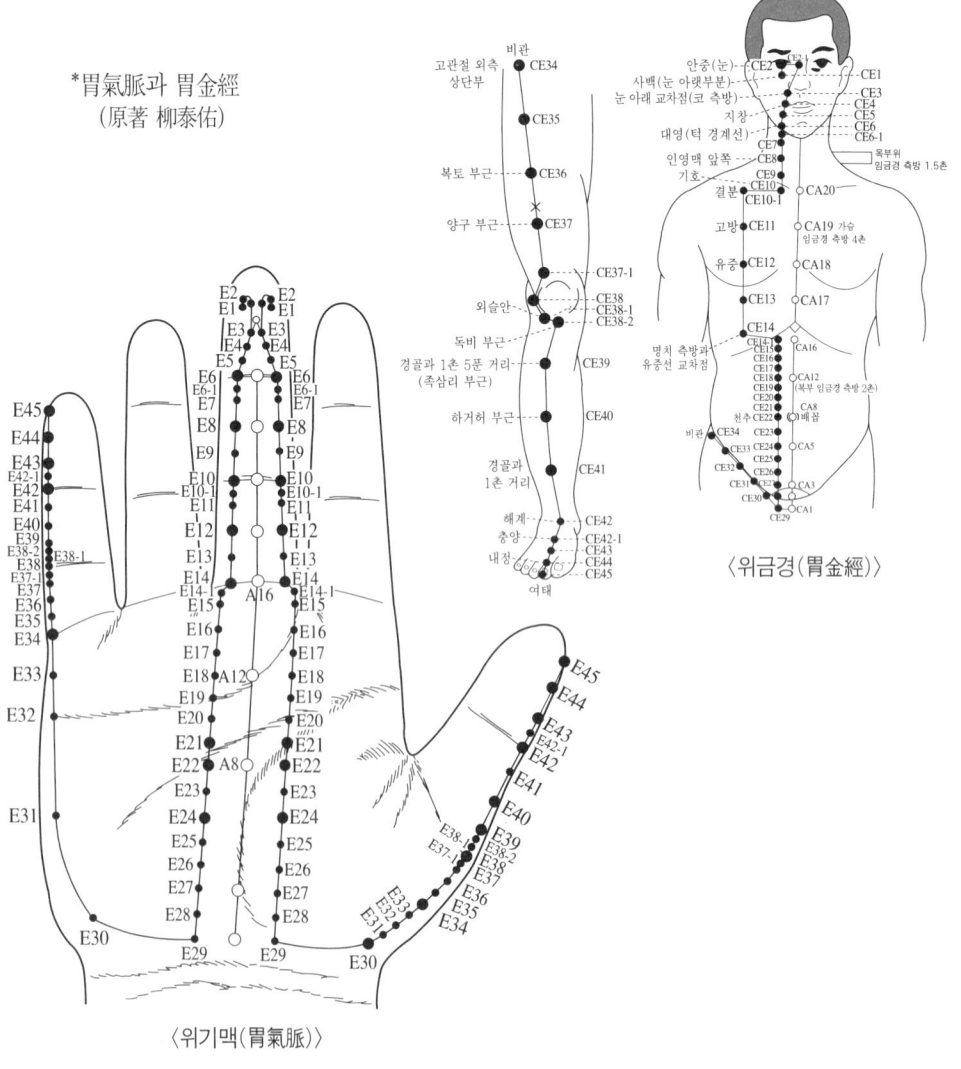

〈위기맥(胃氣脈)〉
〈위금경(胃金經)〉

CE 위금경			E 위기맥			
위금경	위 치	고대의 혈	위기맥	취혈 부위	적응증	비 고
CE1	눈 아래 하안검 중앙 부위 뼈 윗부분	사백 (四白)	E1 안하 (眼下)	A29 측방 1.5푼	상치통·눈병·콧병 등	
CE2	눈동자 중앙		E2 안중 (眼中)	E1 상방 0.5푼	모든 눈병의 요혈	직접 자극은 금한다.
CE3	인중 옆 1촌		E3 상치 (上齒)	A27 옆으로 1푼	구내염·안면신경마비, 음교·양교 맥병 등	
CE4	구각 옆 상하 입술 연결 부위 옆부위 옆 2푼	지창 (地倉)	E4 구각 (口角)	E3에서 비스듬히 E6을 향하여 1푼	하치통·안면신경마비 등	
CE5	CE4와 CE6과의 중간 하치에 위치		E5 하치 (下齒)	E4와 E6과의 중간 지점	위와 같음	
CE6	아래턱 밑으로 CA24에서 1촌 5푼 턱과 목과의 경계선		E6 지영 (地迎)	중지 셋째 마디 가로무늬에 있음. A24에서 옆으로 2푼 지점	상하치통·안면신경마비·목병·연주창·편도선염·하악골 통증 등	
CE6-1	아래턱 밑으로 CA23 측방		E6-1	중지 A23에서 옆으로 2푼 지점	위와 같음	
CE7	CE6과 CE8 중간 정중선 옆 1촌 5푼 박동 지점		E7 상경 (上頸)	E6과 E8과의 중간 지점	인후·편도선염, 목병, 아래턱 질환 등	
CE8	목 중앙 결후에서 옆으로 1촌 5푼 갑상연골	인영 (人迎)	E8 내경 (內頸)	E6과 E10과의 중간 지점	인후의 모든 병, 편도선 진정·진통·완화하는 작용, 갑상선 질환 등	사맥혈 중 하나 맥진처, 매조절 위치
CE9	CE8과 CE10과의 중간 지점		E9 하경 (下頸)	E8과 E10과의 중간 지점	위와 비슷하며, 측경통증 등	
CE10	CA20 측방 1촌 5푼 흉쇄유돌근 외측 함몰 지점		E10 중분 (中盆)	중지 내측 둘째 마디 가로무늬에 있는데 임기맥 양쪽 2푼 지점	가슴이 가득하고 아픈 것, 천식·견갑통·기침·쇄골상부 통증 등	
CE10-1	유중 직상 쇄골 상방 함몰 지점	결분 (缺盆)	E10-1	E10과 E12의 중간 지점	위와 비슷함	
CE11	CE10-1과 CE12의 중간 지점	고방 (庫房)	E11 기중 (氣中)	E10과 E14의 중간 지점	해수·천식·호흡곤란·흉통·심장병·식도 질환 등	
CE12	유두·유중 제4~5 늑골 사이, CA18 측방 4촌	유중 (乳中)	E12 흉유 (胸乳)	E12와 E14의 중간 지점	위와 비슷하며, 특히 가슴의 열을 내리게 함. 유방 질환 등	유두 중앙
CE13	유두 직하방 제5~6늑골 사이		E13 허리 (墟里)	중지 내측 첫째 마디 가로무늬에 있으며 A16의 옆 2푼 지점	심계항진·불안·심장 허약·심장병·천식·기침 등	A16의 보조혈
CE14	CA16 측방 4촌으로 CE12 직하선상 명치 끝과 유중선 교차점		E14 격리 (膈里)	A15 옆 2푼 지점	횡격막·식도·소화기병 등	
CE14-1	CA15 측방 4촌		E14-1		위와 같음	

CE 위금경			E 위기맥			
위금경	위 치	고대의 혈	위기맥	취혈 부위	적응증	비 고
CE15	CE14와 CE16의 중간 정중선에서 2촌 지점		E15 횡리 (橫里)	A15의 옆으로 3푼 지점	위장 상부·식도·횡격막·심장·간의 질환 등	A15의 보조혈
CE16	CE14와 CE18과의 중간 지점	승만 (承滿)	E16 심리 (心里)	A14의 옆으로 3푼 지점	위와 같음	
CE17	CE16과 CE18과의 중간 지점		E17 상리 (上里)	A13의 옆으로 3푼 지점	소화기병, 위장·간장·심장병 등	A13의 보조혈
CE18	CA12의 측방	양문 (梁門)	E18 위리 (胃里)	A12의 옆으로 3푼 지점	A12 위중(胃中)의 보조혈	위장의 요혈
CE19	CA11의 측방	관문 (關門)	E19 장리 (腸里)	A11의 옆으로 3푼 지점	대장·소장·십이지장·위장·췌장병 등	
CE20	CA10의 측방 2촌 E22와 CE18의 중간 지점	태을 (太乙)	E20 십이리 (十二里)	A10의 옆으로 3푼 지점	십이지장의 모든 질환	A10의 보조혈
CE21	CA9의 측방 2촌 지점	활육문 (滑肉門)	E21 수리 (水里)	A9의 옆으로 3푼 지점	대장 질환(변비·설사·이질)·소장 질환 등	A9의 보조혈
CE22	CA8의 측방 2촌 지점	천추 (天樞)	E22 신대 (神大)	A8의 옆으로 3푼 지점	위·간장·심장 질환, 요통·디스크·수족마비 등	대장 계통, 특히 양실증의 중요 분별점 대장 기모혈
CE23	CA7의 측방	외릉 (外陵)	E23 신위 (腎胃)	A7의 옆으로 3푼 지점	부신호르몬 부족, 위기 허약, 아랫배 아픈 병·신장염·대장병 등	
CE24	CA6의 측방	대거 (大巨)	E24 보기 (補氣)	A6의 옆으로 3푼 지점	정력 부족·자궁병·하복병·생식기 질환·대장 질환·소변 이상·복부 질환 등	
CE25	CA5의 측방 2촌 지점	수도 (水道)	E25 진기 (津氣)	A5의 옆으로 3푼 지점	삼초와 신의 신진대사를 조절, 호흡·천식·복만·소변불리·대변 이상의 요혈 등	
CE26	CA4의 측방 2촌 지점	귀래 (歸來)	E26 진자 (津子)	A4의 옆으로 3푼 지점	소화기 질환을 비롯하여 자궁·생식기·암·냉통 등	
CE27	CA3의 측방 2촌 지점		E27 액도 (液道)	A3의 옆으로 3푼 지점	모든 방광 질환·정력 감퇴·소변 이상·생식기병·전립선염 등	A3의 보조혈
CE28	CA2의 측방	기충 (氣沖)	E28 액설 (液泄)	A2의 옆으로 3푼 지점	방광·요도·소변 이상, 생식기병을 주관	
CE29	CA1의 측방		E29 상충 (上沖)	A1의 옆으로 3푼 지점	방광·요도·생식기·고환·신허·음부·원기 허약·요통·천골통 등의 요혈	
CE30	CE29 측방으로 서혜부 CE29에서 CE34까지 5등분의 1지점		E30 하평 (下平)	E29와 E32를 타원형으로 선을 만든 1/3지점	다리 아픈 병, 각기·하복통·자궁·생식기·심장·간장병의 요혈	
CE31	CE29에서 E34까지의 5분의 2지점		E31 대평 (大平)	E29와 E32를 타원형으로 선을 만든 2/3지점	위와 같음	
CE32	CE29에서 CE34까지의 5분의 3지점		E32 곡곡 (穀曲)	5지: 제1절 감정선상의 외측 능선 1지: 첫째 마디 아래 2촌	생식기·하복부 질환, 각기병·심장병 등	
CE33	CE29에서 CE34까지 5분의 4지점		E33 평기 (平氣)	E32와 E34의 중간 지점	위와 같으나, 특히 음부·생식기·심장병·하복부 질환 등	

CE 위금경			E 위기맥			
위금경	위 치	고대의 혈	위기맥	취혈 부위	적응증	비 고
CE34	고관절 외측 대퇴를 굽혔을 때 굵은 근건인 봉장근 외측 함몰 부위	비관(髀關)부근	E34 대영(大榮)	5지: 첫째 마디 가로무늬에서 외측 능선 부위 1지: 첫째 마디 가로무늬 외측에서 밑으로 1촌	고관절통·음기통·좌골신경통·반신불수 등	
CE35	CE37-1과 CE34를 연결한 일직선상에서 1/4지점		E35 각도(脚道)	E34와 E36의 중간 지점	중풍·반신불수·마비·각기·경련 등	
CE36	CE34에서 CE37-1까지의 1/2지점	복토(伏兎)부근	E36 곡도(穀道)	E34와 E38의 중간 지점	중풍·반신불수·소화기 이상·복통·슬관절통·변비·설사 등	
CE37	CE36에서 CE37-1까지의 1/2지점	양구(梁丘)부근	E37 양천(陽泉)	E36과 E38과의 중간 지점	위와 같음	
CE37-1	슬개골 외측 모서리 직상		E37-1		무릎 관절 질환·반신불수 등	
CE38	슬개골 외측에서 1촌 관절부위		E38 수곡(水穀)	5지: 둘째 마디 가로무늬 외측 능선 1지: 첫째 마디 가로무늬 외측 능선	중풍·소화기 전체의 질환, 슬관절염·류머티즘·변비·설사·치통·복통·체증·반신불수 등	合·土穴 위의 대표혈
CE38-1	슬개골과 비골두 접합관절 함몰부(무릎 전면 관절부분)		E38-1		모든 무릎 관절 질환·운동장애 등을 다스림	
CE38-2	무릎을 굽혔을 때 슬개골 아래 외측 함요부	독비(犢鼻)부근	E38-2		위와 같음	
CE39	CE38에서 CE42까지의 전경골근을 따라 약간 골선상으로 1/1지점. 경골 돌출부 위에서 1촌 5푼 지점	족삼리(足三里)부근	E39 중렴(中廉)	E38과 E40의 중간 지점	소화기병·수족권태, 모든 위장병, 무릎관절통, 발 아픈 데 등	經·火穴 족삼리에 해당하는 혈
CE40	CE38에서 CE42까지의 중간 전경골근 곡선상에 위치	하거허(下巨墟)부근	E40 풍기(豊氣)	E38과 E42의 중간 지점	소화기병, 특히 대장병을 주치, 수족무력, 위 기능부족과 항진을 다스림. 정신병·담음(痰飮) 등	兪·木穴
CE41	CE40에서 CE42까지의 중간 경골에서 1촌 지점		E41 기절(氣節)	E40과 E42의 중간 지점	E40과 비슷하나, 특히 소장 질환에 좋으며, 상응반응 자극점에 좋음	
CE42	족관절 전면 중앙 함몰점. 장무지 신근건과 장지신근건외 중앙	해계(解谿)부근	E42 위온(胃溫)	5지 셋째 마디, 1지 둘째 마디 가로무늬 외측 능선	모든 위장병·소화기계통병·정력 부족·빈혈·발목 통증·운동장애 등	命穴, 金冗穴 위(胃)의 원기를 다스리는 요혈
CE42-1	발등 제일 높은 곳 제2·3중족골과 설상골 사이 함요부	충양(衝陽)	E42-1		족관절 앞부분의 통증·운동장애·위 질환 등을 다스림	
CE43	제2·3중족골 사이 함요부	함곡(陷谷)	E43 곡주(穀注)	E42에서 E45까지의 1/3 지점	소화불량·두통·변비·치통·발목 통증 등	
CE44	발등 제2·3지 발가락 사이 접합부	내정(內庭)	E44 곡창(穀倉)	E42와 E45의 2/3 지점	소화불량·두통·변비·치통·체증·발등 통증 등	歙長·水穴 사의혈 중 하나
CE45	둘째 발가락 외측 끝	여태(厲兌)	E45 기원(氣元)	5지, 1지 손톱 밑 중앙 외측에서 밑으로 1푼 지점	위 기능을 억제하며, 체증·복통·두통·치통·유방병·무릎관절통 등	根穴 生·金穴

◎ 위기맥의 기능항진과 기능부족 증상

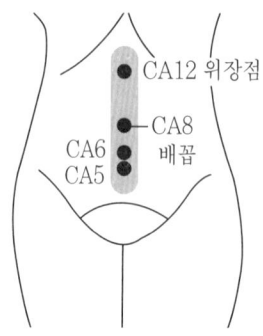 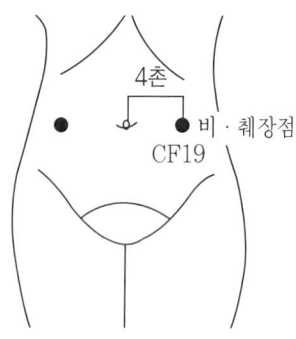

※ CA12 위장점(胃腸點)의 압통이나 임금경(任金經)의 압통도 위승(胃勝)이다(대체로 마른 사람).

※ CF19 비·췌장점(脾·膵臟點)의 압통은 비승(脾勝)·위허(胃虛)이다(대체로 비만증일 때).

① 위장의 기능항진 증상 — 위승(胃勝)

식욕부진·구토·구기(嘔氣)·소화불량, 위(胃)의 복만증(그득한 것), 위번증(胃煩症: 답답한 것), 위 체증·트림·하품, 미식미식하며 토할 것 같은 것, 변비 또는 설사, 급·만성의 체증, 곽란·복통·구내염(口內炎)·식도염, 식도의 경련, 급성위염·만성위염·위무력증(胃無力症)·위하수증(胃下垂症)·위산과다증·위궤양·십이지장궤양이나 염증·면열(面熱), 얼굴의 여드름, 얼굴이 수척하여 마르는 증상, 눈 질환(특히 다래끼·아폴로눈병)·코막힘·치통·설염(舌炎)·두통·정신 질환·현기증·미친병·쇄골통, 유방 질환, 전흉통(前胸痛)·갑상선 종대·연주창(連珠瘡), 복부의 복직근이 땅기는 것, 원인 모를 열병, 무릎 아픈 질환, 하지무력증(下肢無力症)·무릎관절염, 정강이의 뼈와 살이 아픈 것, 앞 발목 통증, 둘째·셋째 발가락 통증, 아랫배 통증, 중완(中脘) 부근에 딱딱한 적(積)이 있는 것, 복부 전체의 냉증, 원기가 쇠약한 것, 안면 부종 등이 나타난다.

② 위장의 기능부족 증상 — 위허(胃虛)

위경련·식도경련·위산결핍·위복통(胃腹痛)·위냉증(胃冷症)·빈혈·사지수족(四肢手足) 냉증·간질·시력 부족(특히 야맹증)·대식증(大食症)·당뇨병·비만증·신경통·삼차신경통(三叉神經痛: 안면신경통)·피부 습진·탈모증·정력 감퇴 등의 증상이 나타난다.

(4) F 비기맥(脾氣脈)

비기맥은 비장·췌장과 비·위장과 비금경 계통의 기능을 조절하는 기맥이다.

위기맥에서 가지를 이어받아 무지(拇指)·소지(小指) 내측 끝 중앙에 위치한 F1에서 시작되어, 내측 가운데를 곧바로 지나고, F5를 지나서 A3의 측방 1촌으로, A8과 손바닥 가장자리 중간에 있는 F19를 지나 F22에서 그친다.

혈수(穴數)는 25혈이며 F1, F2, F3, … 등으로 표기한다.

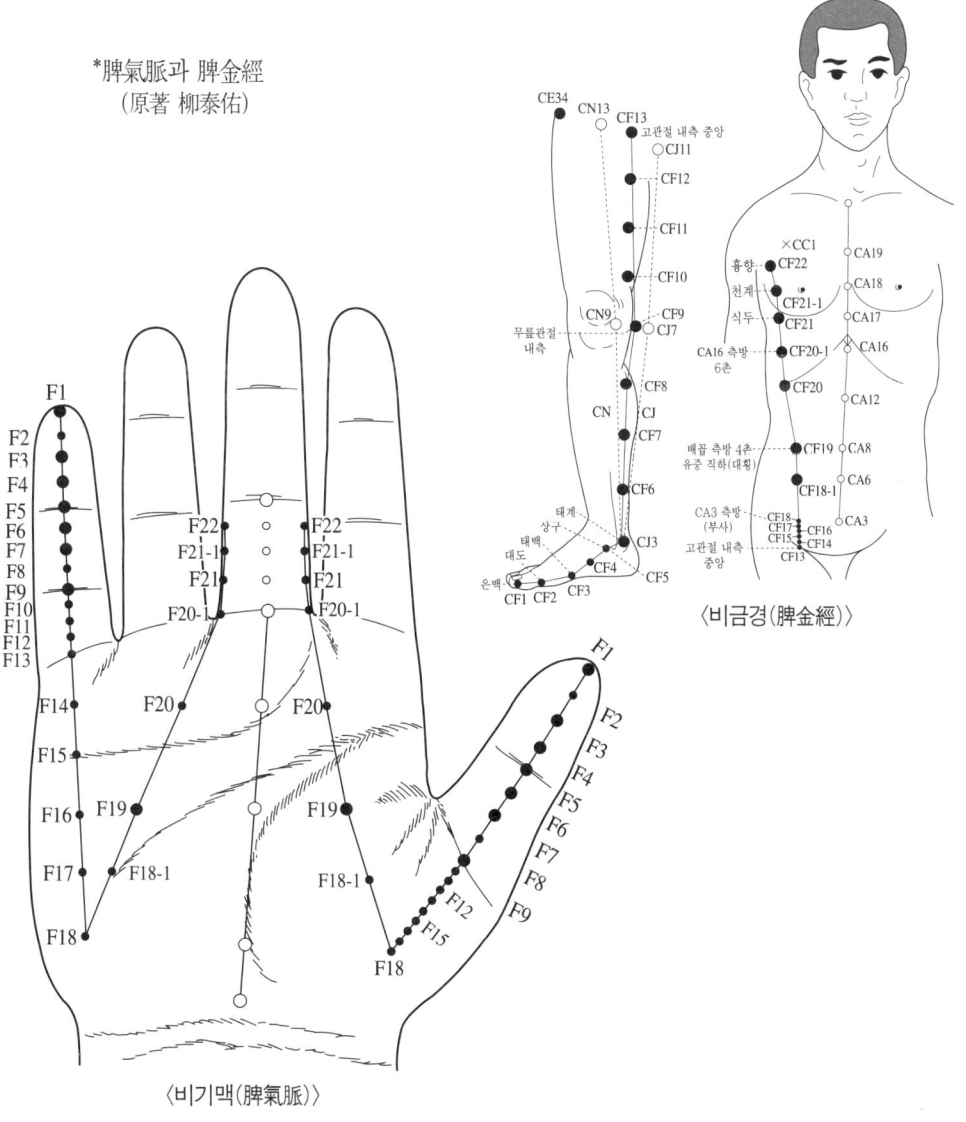

〈비기맥(脾氣脈)〉

〈비금경(脾金經)〉

CF 비금경			F 비기맥			
비금경	위 치	고대의 혈	비기맥	취혈 부위	적응증	비 고
CF1	엄지발톱 내측 모서리 아랫부분	은백(隱白)	F1 곡정(穀井)	제1·5지 내측 손톱 밑 약 1푼 아래 지점	모든 비·위장 질환, 특히 복통·설사·급성병 등에 이용	根穴, 生·木穴 비장을 조절하는 필수혈
CF2	엄지발가락 첫째 관절 측면	대도(大都)	F2 곡온(穀溫)	F1과 F3의 중간 지점	준급성 질환에 이용	F3의 보조혈 사의혈 중 하나
CF3	엄지발가락 제1중족골소두 후하방 적백육제(발등과 발바닥 경계)	태백(太白)	F3 습온(濕溫)	F1과 F5의 중간 지점	소화불량·설사·변비·식욕부진·횡격막 경련 등, 비기능 부족증의 필수혈	氣穴 長·火穴
CF4	CF3과 CF5와의 중간 지점	공손(公孫)	F4 백사(白瀉)	F3과 F5의 중간 지점	가슴·복부 질환, 월경불순·요통 등	서금8혈
CF5	발 내측 복사뼈 앞아래로 함몰부, 내과 하단과 일직선상	상구(商丘)	F5 기음(奇陰)	제1·5지 셋째 마디 가로무늬의 중간 지점	피로·소화불량·신경통, 비위의 소화기병, 신장 조절, 심통·요통·소변불리·신중통(身重痛)·당뇨·췌장염·빈혈·인사불성 등	兪·土穴 命穴 金原穴 비의 대표혈
CF6	CJ3과 CF9와의 일직선상에서 1/4지점(경골에서 1촌)		F6 음렴(陰廉)	F5와 F7의 중간 지점	복중 팽만, 소변불리 등, 부인병의 요혈, 생식기, 비·췌장의 분별과 자극점	F5의 보조혈
CF7	CJ3과 CF9와의 중간 지점(경골에서 1촌)		F7 음뇨(陰尿)	F5와 F9의 중간 지점	수족통증·신경통·복통·월경불순·요통·자궁병·생식기병·소변불리 등	經·金穴 비의 기능 억제혈
CF8	CF7과 CF9와의 중간 지점(경골 내측 하연 함요부)		F8 음도(陰道)	F7과 F9의 중간 지점	월경불순·요통, 자궁·생식기·하복통 등	
CF9	무릎관절 내측 종추뼈 끝 중앙(내측 끝에서 발오금 대건과의 중앙 함요부)		F9 음곡(陰月國)	5지 둘째 마디(엄지 첫째 마디) 가로무늬 중간 지점	월경불순·요통·자궁병·슬관절염·하복 질환·소변불리·야뇨증·신경통 등	合·水穴 CN5과 CJ와의 중간점
CF10	CF9와 CF13과의 1/4지점		F10 육황(肉黃)	F9와 F11의 중간 지점	어혈 질환(혈액순환장애), 생식기·하복부·소화기병 등	
CF11	CF9와 CF13과의 정중간(대퇴부 내측 중앙부)		F11 육비(肉肥)	F9와 F13의 중간 지점	하복부·생식기 질환·서혜부 통증·림프선염·신경통 등	
CF12	CF9와 CF11과의 중간 지점		F12 육식(肉食)	F11과 F13의 중간 지점	위와 비슷함	
CF13	고관절 내측 서혜부(CE34와 사타구니 대건 후방에 있는 CJ11과의 1/4지점 외측에 CN11이 있다)		F13 비항(脾亢)	소지 첫째 마디 가로무늬 중간 지점 엄지 F9 아래 1촌 지점	고관절통·하지 마비, 하복부·생식기병 등	
CF14	CF13에서 CA3 옆 4촌에 있는 CF18까지 1/5지점의 서혜부		F14 비후(肥厚)	F13과 F18의 1/5 지점	F13과 비슷함	
CF15	CF13에서 F18까지의 2/5지점		F15 미선(美線)	F13과 F18의 2/5 지점	고관절·하지 마비, 하복부·생식기병 등	

CF 비금경			F 비기맥			
비금경	위 치	고대의 혈	비기맥	취혈 부위	적응증	비 고
CF16	CF13에서 CF18까지의 3/5 지점		F16 대육 (大肉)	F13과 F18의 3/5 지점	심장병·폐질환·허로(虛勞) 등	
CF17	CF13에서 CF18까지의 4/5 지점		F17 육음 (肉陰)	F13과 F18의 4/5 지점	고관절통·하지 마비, 하복부·자궁병, 심·폐병, 소화불량 등	
CF18	CA3 측방 4촌 유두 직하 교차 지점	부사 (府舍)	F18 복장 (腹腸)	A3에서 옆쪽 직선으로 1촌 지점	대·소장병, 생식기병·복통·요통 등	
CF18-1	CA6 측방 4촌, F19 아래 2촌 지점 회맹부		F18-1	F18과 F19와의 중간 지점	하복·측복부, 충수염·복막염·대장 질환 등	
CF19	CA8 측방 4촌 유두 직하 교차점	대횡 (大橫)	F19 비중 (脾中)	심기맥 아래 직선과 교차점. A8과 손바닥 옆의 끝과의 중간 지점	비장 전체 질병, 측복부통, 십이지장·위장·간·신의 모든 병, 췌장·당뇨병·경기·요통 등	비(脾)의 기모혈
CF20	CA13 측방 6촌 지점 늑골 아래		F20 비상 (脾上)	A13 옆 8푼 지점	소화불량, 측복부·십이지장·담낭병·간장 질환 등	
CF20-1	CA16 측방 6촌 지점		F20-1		늑골·폐·횡격막 질환을 다스림	
CF21	측복부 CA17 측방 6촌 지점	식두 (食竇)	F21 비췌 (脾膵)	A17 옆 6푼 지점	사지가 무거울 때, 비·췌장병, 소화불량·측복부병·늑골병·심장병 등	
CF21-1	유중 옆 2촌 CE12 후방	천계 (天谿)	F21-1	A18 옆 6푼 지점	유방 질환·늑막 질환·심장 질환·늑간신경 질환을 다스림	
CF22	측흉부 CA19 옆 6촌 지점, CE12 옆 2촌 지점		F22 직순 (直脣)	A19 옆 6푼 지점	사지통·구내염, 입이 건조, 살빠지는 것, 몸이 무거운 것, 흉늑골통·겨드랑이 질환 등	

◎ 비기맥의 기능항진과 기능부족 증상

토중(土中)의 음(陰)은 비(脾)이며, 양(陽)은 위(胃)이니, 토중(土中)에서 음양(陰陽)의 상대적인 작용을 하고 있다. 즉 비승(脾勝)이면 위허(胃虛)이며, 위승(胃勝)이면 비허(脾虛)이다. 대개의 경우 비허가 많고 비승은 적은 편이다. 비승의 경우 비금경(脾金經)과 복부에서는 CF19 비·췌장점(脾·膵臟點)에서 과민압통점이 나타나고, 비허의 경우는 CA12 위장점(胃腸點)이나 배꼽 밑과 CE22 대장점(大腸點)에서 과민압통점이 모두 나타난다.

서금요법에서는 A12, E22, J23, N18, A5·6에서 반응이 있으면 비허이고, F19, N17, C1에서 반응이 있으면 비승이다(전자반응점).

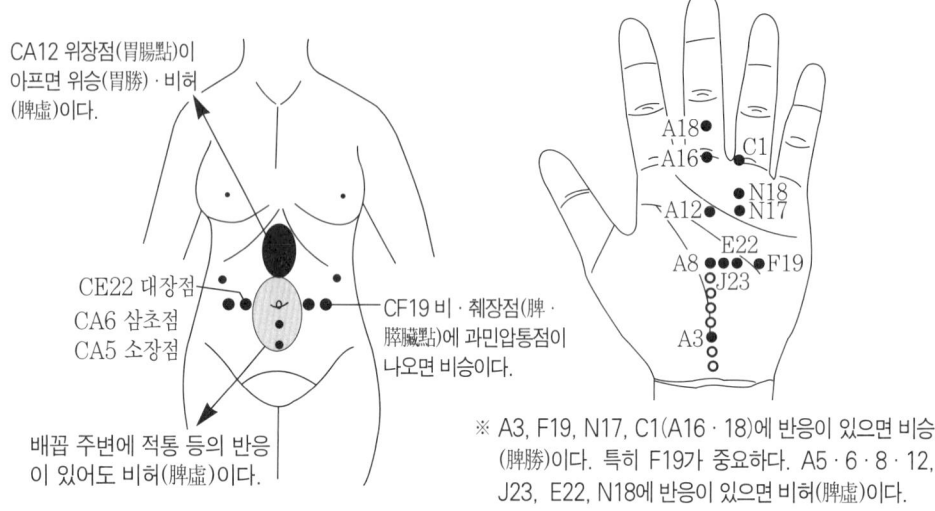

① 비장의 기능항진 증상 — 비승(脾勝)

혀가 뻣뻣하고 먹은 즉시 구토가 나고, 위장이 아프며, 배가 붓고, 게트림을 하며, 몸 전체가 무겁다. 혀끝이 아프고, 몸을 움직이기 불편하며, 가슴이 답답하고, 가슴 밑이 몹시 아프며, 황달이 일어나고, 눕기가 불편하고, 무릎 내측이 아프다. 발이 차고, 정강이에 열이 나며, 배가 부어서 그득하고, 식사를 많이 하게 되고, 잠을 많이 자며, 물을 많이 마시고, 수족에 힘이 없고, 관절염통이 있으며, 배가 차고, 위산 감소·췌장염·복통·요통, 모든 신경통·피부병·빈혈·정력부족·뇌혈전(腦血栓)·전신불수·화농성 질환 등이 나타난다. 앞으로는 식생활에서 영양을 풍부히 섭취함에 따라 비승증(脾勝症)의 질환이 많아질 것 같다.

② 비장의 기능부족 증상 — 비허(脾虛)

설사·변비·복만(腹滿)·구역질·곽란(霍亂)·식욕부진·불면·소화불량·수족권태·장명(腸鳴)·위산과다·위장병·신경성 질병·경풍 등이 있고, 살이 빠지거나 찌고, 입술의 이상(異常)·피로감·이질·허약증·두통 등이 일어난다.

(5) G 심기맥(心氣脈)

심기맥은 심장 질환과 모든 혈관·심장·소장·심금경 계통의 기능을 조절한다. 비기맥에서 분지(分枝)를 이어받아 A16 심격(心膈)에서 발생된다. 혈은 둘째·넷째 손가락 안쪽으로 굽혀지는 첫 관절(첫째 가로무늬가 아님) 지점인 G1(둘째 손가락은 생명선상에 있음)에서 일어나, 첫 관절 가로무늬 외측 능선 G3을 지난다. 그리고 대장기맥과 심포기맥의 중간 능선으로 행하며 G15에서 끝난다.

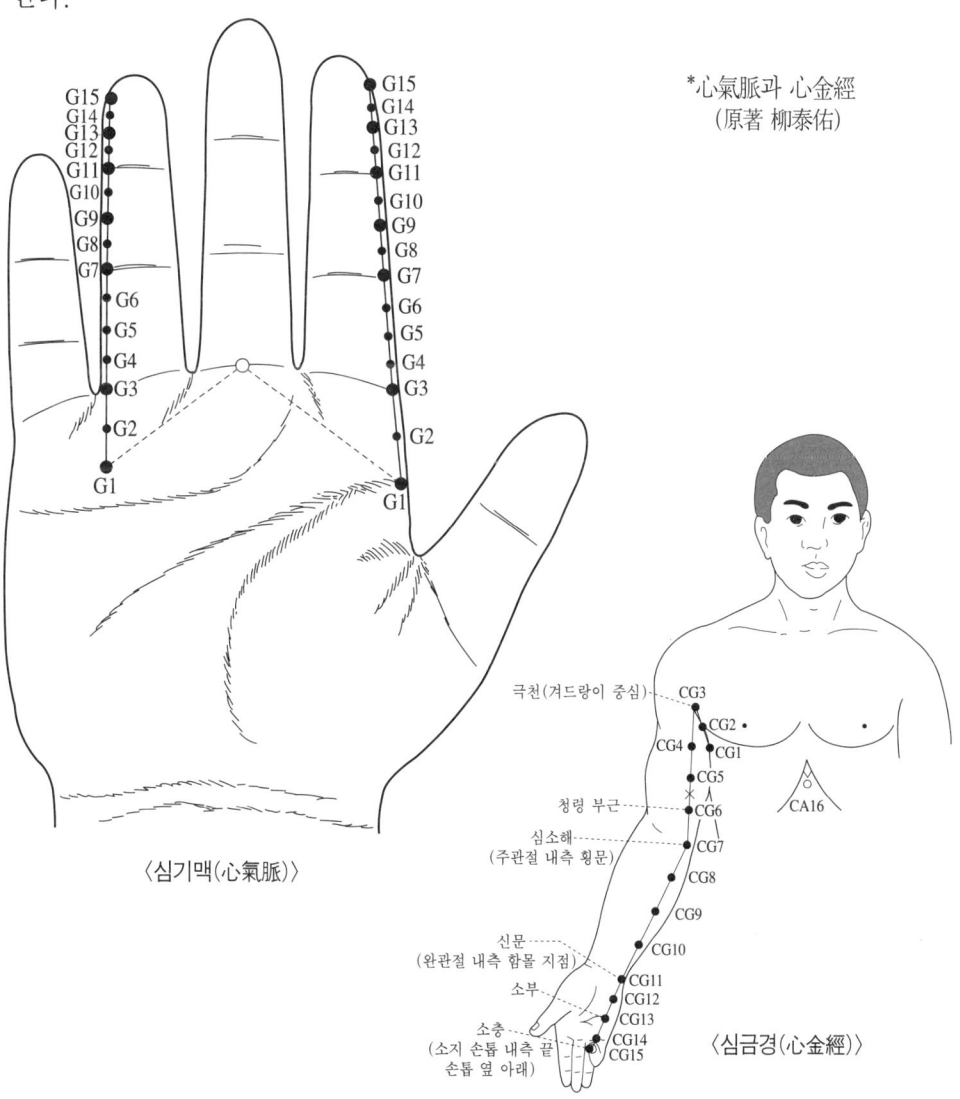

〈심기맥(心氣脈)〉

*心氣脈과 心金經
(原著 柳泰佑)

〈심금경(心金經)〉

CG 심금경			G 심기맥			
심금경	위 치	고대의 혈	심기맥	취혈 부위	적응증	비 고
CG1	CG2(유중 CE12 측방 3촌) 직하 3촌 지점		G1 호구 (虎口)	제2·4지 안쪽으로 첫째 관절, 굽혀지는 곳으로 2지측에서는 생명선상에서 취혈, 외측 능선 직하에서 취한다.	심열·경기·간장병 초기, 비장의 기능부족증, 설사·구토, 심장 질환, 몸이 허약해질 때, 늑골 질환 등	
CG2	유중(CE12) 측방 3촌 지점		G2 액중 (液中)	G1과 G3의 중간 지점	위와 비슷하며, 겨드랑이 통증, 유방 질환에 응용	
CG3	겨드랑이 정중앙 지점	극천 (極泉)	G3 풍관 (風關)	제2·4지 첫째 마디 가로 무늬 외측 능선에서 취혈	식욕부진·소화불량·구토·설사·경기·간병·눈병·두통·가슴의 통증, 젖이 적게 나올 때 등	
CG4	CG3과 CG7과의 1/4 지점 상완골 내측		G4 비상 (臂上)	G3과 G5의 중간 지점	상완통·견갑통·심금경상의 통증 등	
CG5	CG3과 CG7과의 중간 지점	청령(靑靈) 부근	G5 직기 (直氣)	G3과 G7의 중간 지점	상완통·소화불량·경기·흉통·심통, 소아의 만성병 등	
CG6	CG5와 CG7과의 중간 지점	소해(少海) 부근	G6 감혈 (疳穴)	G5와 G7의 중간 지점	만성 소화불량, 만성 심장 쇠약, 장 질환, 오랜 경기 등	
CG7	주관절을 내측으로 굽혔을 때 횡문 끝 함몰점		G7 기관 (氣關)	제2·4지 둘째 마디 가로 무늬의 외측 능선에서 취혈	모든 만성 위장병, 소아의 만성소화불량·경기·비기능부족증, 심장 허약, 주관절통, 심장의 모든 질환 등	合·水穴
CG8	CG7과 CG11과의 1/4 지점 전완 내측		G8 완주 (腕主)	G7과 G9의 중간 지점	주관절통·반신불수·중풍·심장병 등, 이외 G7과 같음	
CG9	CG7과 CG11과의 중간 지점		G9 심관 (心關)	G7과 G11 중간 지점	척골통·중풍·심장병·정신병·심통 등, 심금경상의 모든 질환	經·金穴
CG10	CG9와 CG11과의 중간 지점	신문(神門) 부근	G10 말명 (末命)	G9와 G11의 중간 지점	피로·과로·불면증·심병·상기·상충, 정신병 등	
CG11	완관절 내측 완횡문 척측 수근굴근건 외측 함요부	소부 (少府) 부근	G11 명관 (命關)	제2·4지 셋째 마디 가로 무늬 외측 능선에서 취혈	심장 질환에 모두 쓰이고, 특히 심기능항진증, 원기를 다스리는 혈. 심병의 제1혈	兪·土穴 命穴 金原穴
CG12	CG11부터 CG14까지 3등분하여 1/3지점(완관절 쪽에서)		G12 중관 (重關)	G11과 G13과의 중간 지점	경풍·심계항진·변비·설사·간염·정신병 등	
CG13	CG11과 CG15와의 중간 지점 F19 하방	소충 (少衝)	G13 심명 (心命)	G11과 G15와의 중간 지점	심통·심열, 원기 부족, 열의 상충·흉통·심계항진·변비·설사·간염·정신병 등	氣穴 長·火穴 심장의 대표혈
CG14	손바닥 제4·5지간 중간 지점		G14 염충 (炎沖)	G13과 G15와의 중간 지점		사의혈 중 하나
CG15	소지 내측으로 손톱 모서리 직하 함몰 지점		G15 심충 (心沖)	제2·4지 손톱 밑으로 외측 능선 끝	불안, 초조, 꿈 많은 것, 어질병, 구급혈로 쓰임	根穴 生·木穴 심장을 보하는 혈

◎ **심기맥의 기능항진과 기능부족 증상**

심(心)에 승증(勝症)의 병이 되면 제일 먼저 배꼽 양쪽 2촌 되는 CE22 대장점(大腸點)에서 강한 과민압통점이 나타나고, 증상이 심해지면 명치끝 CA16 심장점(心臟點)에서 과민압통점이 나타난다. 그리고 차츰 등에 있는 CI12 심수(心輸)에도 나타난다. 서금요법에서는 A16과 I12에 전자반응(電子反應)이 예민하게 나타난다.

심(心) 기능항진(勝)과 기능부족(虛) 증상을 대략적으로 구별하면 다음과 같다.

화(火)의 음(陰)은 심(心)이고, 양(陽)은 소장(小腸)이며, 심(心)이 승(勝)하면 소장(小腸)은 허(虛)해지고, 소장(小腸)이 승(勝)하면 심(心)은 허(虛)해진다.

① 심장의 기능항진 증상 — 심승(心勝)

변비, 복만(腹滿), 사지(四肢)가 무겁고, 피로가 심하며, 몸에 항상 열이 많고, 웃기를 잘하며, 입안이 쓰고 이가 부으며, 목이 마르고, 심장이 아프다. 갈증이 생기고, 눈이 노랗고, 옆구리가 아프며, 심금경상(心金經上)으로 아프며, 가슴이 답답하고 호흡이 곤란하여 상기(上氣)·상충(上沖)되며, 순환장애·판막(瓣膜)장애·동맥경화(動脈硬化)·두통·고혈압 기운이 일어난다.

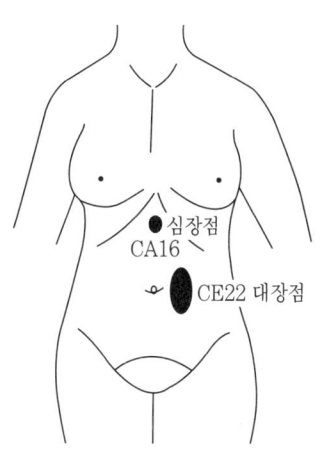

※ CA16 심장점·CE22 대장점을 눌러 아프면 심승증(心勝症)이다.

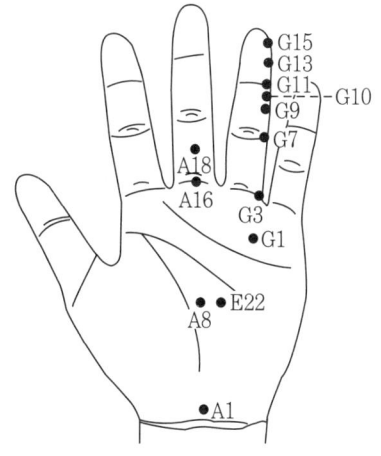

※ G10에서 제법을 쓰거나 단순자극 요혈을 쓴다. A16·18, E22에 반응이 크게 나타나면 심승증(心勝症)이다.

② 심장의 기능부족 증상 — 심허(心虛)

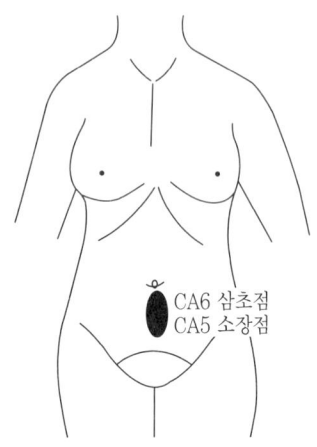
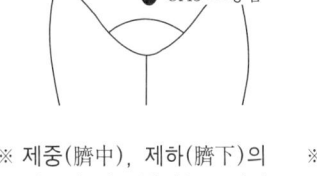
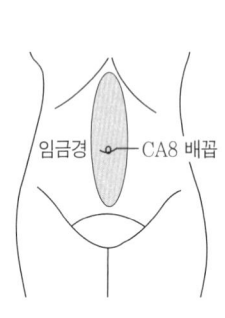
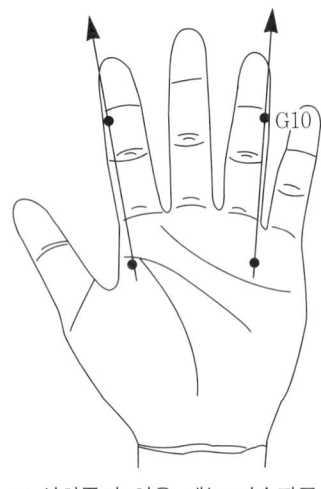

※ 제중(臍中), 제하(臍下)의 압통과 적통(積痛)은 심허증(心虛症)이다.

※ 임금경(任金經)을 따라 적통(積痛)이 나타나는 것은 심허증(心虛症)이다.

※ 심허증이 있을 때는 단순자극도 효과가 있으나 G10에서 기맥보법을 쓰면 효과가 우수하다.

　심장(心臟)이 두근거리며, 즐겁지 않고, 심장과 배가 아프며, 말하기 어렵고, 심장에서 차가운 것을 느끼며, 황홀함을 느끼고, 깜짝깜짝 자주 놀라고 꿈을 많이 꾼다. 항상 불안·초조하며, 밤에 오줌을 싸고, 밤중에 정액이 나오고, 오줌을 자주 누며, 수족(手足)이 차갑다. 저혈압(低血壓)과 신성 고혈압(腎性高血壓), 머리 위가 아프며, 류머티즘·어혈(瘀血)·혈액순환 장애·자궁 냉증(子宮冷症)·동상(凍傷)·언어장애·난시(亂視)·난청(難聽)·이명(耳鳴)·경련, 얼굴이 빨개지며, 심하면 요척통(腰脊痛)이 일어나면서 하지(下肢)의 무력·마비도 일어난다.

(6) H 소장기맥(小腸氣脈)

소장기맥은 소장과 소장금경 계통, 심혈관 계통, 자궁 질환을 조절하는 기맥이다.

심기맥에서 분지(分枝)를 이어받아 둘째 손가락과 넷째 손가락의 배부(背部) 정중앙으로 하행(下行)한다. 즉, H1에서 발생하여 H11까지 간 후 독기맥의 B4에서 교회(交會)하고 H14로 들어간다. H11에서 셋째 손가락 양측 적백제선(赤白際線)으로 상행한다.

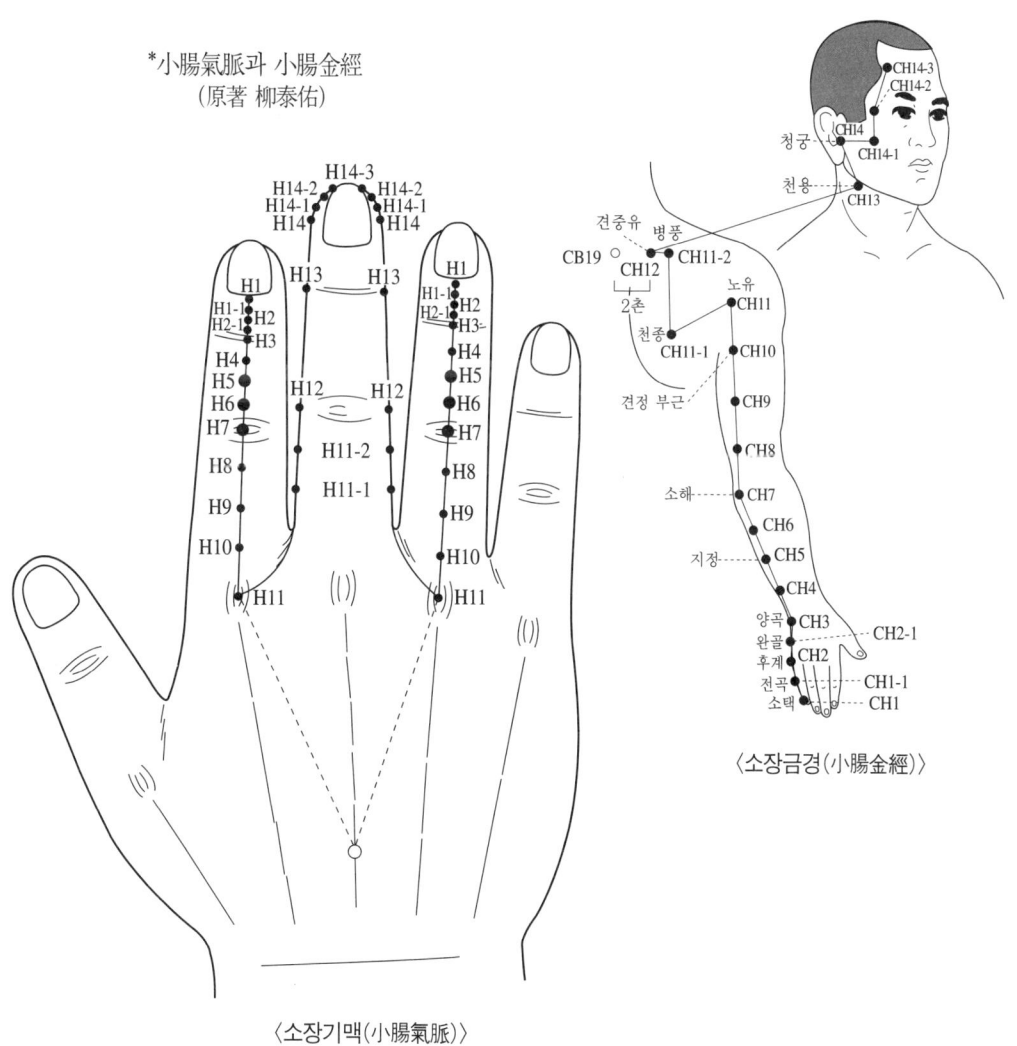

〈소장기맥(小腸氣脈)〉

〈소장금경(小腸金經)〉

CH 소장금경			H 소장기맥			
소장금경	위 치	고대의 혈	소장기맥	취혈 부위	적응증	비 고
CH1	소지 손톱 뿌리 각에서 외측 1푼 지점	소택 (少澤)	H1 소지 (小池)	둘째·넷째 손톱 뿌리 중앙 밑 1푼에서 취혈	구급혈, 반신불수·인후종통·두통·하복통·견갑통 등	根穴 生穴, 金穴
CH1-1	소지 제2절 관절 중앙 외측		H1-1		소지 통증에 이용	
CH2	소지 제1절 관절 중앙 부위	후계 (後谿)	H2 평곡 (平谷)	H1과 H3의 중간 지점	소장의 기능을 조절하는 요혈, 소장열, 해열, 젖이 잘 안 나올 때, 흉통 등의 통증, 목이 아플 때, 독맥의 모든 질환 등	氣穴, 長·水穴 서금8혈 사의혈 중의 하나
CH2-1	제5중수골의 끝과 삼각근 사이의 관절부 함요부	완골(腕骨) 부근	H2-1	H2와 H3의 중간 지점	소지 관절통에 이용	
CH3	척측 완관절 횡문상으로 경상돌기 전의 함요부	양곡 (陽谷) 부근	H3 후곡 (後谷)	제2·4지 세째 마디 가로무늬의 중앙에서 취혈	수족·안면경련·반신불수, 손목·팔 아플 때, 두통·눈병·요통·척추병·소장통, 심장쇠약, 원기 부족 등	命穴 金原穴
CH4	CH3과 CH7과의 1/4 지점		H4 수골 (手骨)	H3과 H5의 중간 지점	위와 비슷하며, 기맥 보제에 이용	
CH5	CH3과 CH7의 중간 지점 하완골 배면 내측	지정(支正) 부근	H5 완중 (腕中)	H3과 H7의 중간 지점	팔목 아플 때, 견갑통·눈병·소장병, 주로 소장 기능부족을 조절	兪·木穴
CH6	CH5와 CH7과의 중간 지점		H6 완상 (腕上)	H5와 H7의 중간 지점	소장열·소장통·견갑통·두통·팔 아픈 병, 원기 부족 등	經·火穴 소장의 대표혈
CH7	하완(팔뚝) 배면 내측 주관절, 팔을 굽혀 주두(肘頭)와 척골두 사이 함몰 지점	소해 (小海) 부근	H7 소천 (少川)	둘째 마디 가로무늬 중간에서 취혈	소장의 모든 기능을 억제하는 요혈, 소장 기능항진의 주치혈, 팔꿈치 아플 때, 목이 뻣뻣할 때, 견갑통·두통·요통·목병·연주창 등	合·土穴
CH8	CH7과 CH9의 중간 지점		H8 후비 (後臂)	H7과 H9의 중간 지점	팔 아플 때, 상완골 통증, 견갑통 등	H7의 보조혈
CH9	CH7과 CH11과의 중간 지점		H9 비노 (臂臑)	H7과 H11의 중간 지점	H8과 비슷함	
CH10	CH9와 CH11과의 중간 지점	견정(肩貞) 부근	H10 견봉 (肩縫)	H9와 H11의 중간 지점	H11과 통하며, 견갑통, 팔을 움직이지 못할 때, 가슴 아픈 병 등	
CH11	견관절 뒤쪽 횡문 끝과 어깨 상단과의 중간 지점		H11 견중 (肩中)	제2·4지 첫째 마디 관절 중앙에서 취혈	견갑통·상완통·흉통·두통·수족불수 등	
CH11-1	견갑골 중앙 함요부	천종 (天宗)	H11-1		견갑골 통증·류머티스 등	
CH11-2	CH11-1의 직상 견갑골 상단	병풍 (秉風)	H11-2		위와 같음	
CH12	CH11-2의 수평으로 내측 승모근상 견갑골 각 상단 부분		H12 경풍 (頸風)	세째 손가락의 둘째 마디 가로무늬 양쪽 적백제에서 취혈	목이 아플 때, 귓병·견갑통 등	B19 옆
CH13	CE8 측방 CD19(부돌) 1촌 뒤 상단으로 2촌 흉쇄유돌근 앞쪽 턱 아래 지점	천용 (天容)	H13 항이 (項耳)	세째 손가락의 세째 마디 가로무늬 양쪽 적백제에서 취혈	위와 같으며, 귀가 아플 때, 목이 아플 때 등	B24 옆
CH14	귀 앞으로 입을 벌렸을 때 함요부 하악 과상돌기 후면	청궁 (聽宮)	H14 목측 (目側)	E1 직하 1푼 지점에서 다시 외측 1푼 지점	눈병·시력장애·삼차신경통·편두통, 귀가 아플 때 등	
CH14-1	CH14와 CD22까지의 중앙 함몰점	관료(顴髎) 부근	H14-1		상·하악골 질환, 안면신경마비 등	
CH14-2	눈동자 외측과 발제와의 중간		H14-2		편두통·안면신경마비·안 질환·귀 질환 등	
CH14-3	이마 발제와 눈썹과의 중간		H14-3		편두통·안면신경마비·정신 질환 등	

◎ 소장기맥의 기능항진과 기능부족 증상

① 소장의 기능항진 증상 — 소장승(小腸勝)

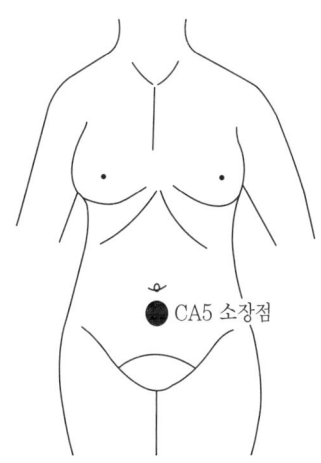
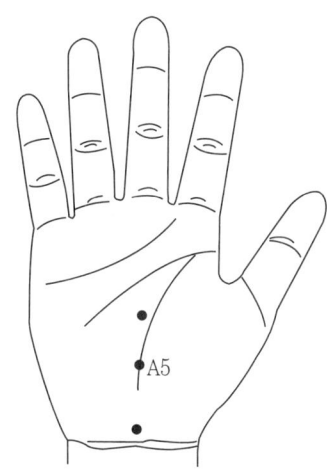

※ CA5에서 적통(積痛)이 나타나면 소장승이다.

※ A5의 반응은 소장승이다.

  소장승이면 소장(小腸)의 모혈(募穴)인 배꼽 아래 CA5 소장점(小腸點)에 과민압통이 나타나고, 심하면 딱딱한 적(積)이 생겨 누르면 통증이 극심하다. 이 통증이 심해지면 적(積)은 점점 크게 나타나 아랫배에 가득 차게 되며, 배꼽을 중심으로 임금경(任金經)을 따라 아프게 된다. 그리고 척추의 과민현상이 되어 척추를 누르는 곳마다 아프고, 허리가 아프고 심하면 뒷목이 뻣뻣하여 움직일 수 없으며, 오른쪽 견갑통(肩胛痛)과 근육 류머티즘이 일어나 운동곤란을 일으키다가 전신으로 퍼지게 된다. 이런 사람은 항상 두통이 일어나고, 감기만 걸리면 코감기·인후염(咽喉炎)·편도선염(扁桃腺炎)이 발생되고, 소변이 자주 나온다든가 소변 보기가 어렵고 단백뇨(蛋白尿)를 보며, 몸이 부었다 내렸다 하는 부종(浮腫)·신장염(腎臟炎)도 일어난다. 여자의 경우 월경불순(月經不順)이 일어나고, 심장(心臟)은 쇠약해진다. 그리고 류머티즘·알레르기 질환·하복통(下腹痛)·부인질환·귓병·축농증(蓄膿症)·구내염(口內炎)·우측 견갑통(肩胛痛) 등이 발생된다.

  이런 질환들이 심하면 신경쇠약과 아울러 하지(下肢)에 힘이 없어지고 마비되며, 깜짝깜짝 놀라고, 잠을 자려고 눈을 감아도 꿈이 계속 나타난다. 항상 불안·

초조하며 시력이 나빠진다. 임금경의 질환이 곧 소장승의 질환이고, 삼일체형(三一體型) 중의 신실증(腎實證)이 곧 소장승의 질환이다.

소장 계통의 질환이 제일 많이 일어나는 소장금경(小腸金經)과 관련된 곳에 모두 나타난다. 예를 들면 다섯째 손가락 외측부터 견갑골(肩胛骨), 목덜미, 귀 뒤, 얼굴, 특히 광대뼈에 많이 나타난다.

이런 소장 계통과 소장금경의 질환들은 서금요법의 소장기맥에서 반응이 나타나며, 그 반응부위를 자극하면 반응들이 잘 해소된다.

② 소장의 기능부족 증상 ― 소장허(小腸虛)

소장(小腸)의 허증(虛症)은 곧 심승증(心勝症)과 같다.

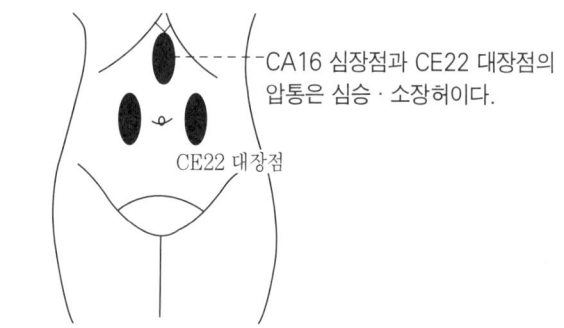

※ CA16 심장점(心臟點)과 CE22 대장점(大腸點)의 압통은 소장허(小腸虛)이다.

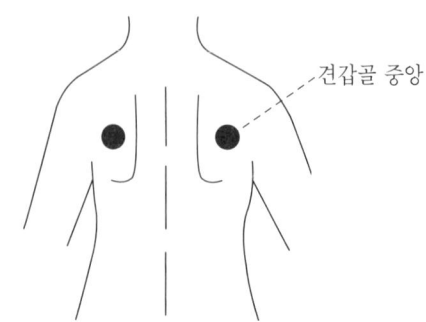

※ 견갑골 중앙의 과민압통점도 소장승이다.

(7) I 방광기맥(膀胱氣脈)

방광기맥은 방광과 신장기능·수뇨관(輸尿管)·생식기·방광금경 계통의 기능을 조절하는 기맥이다.

소장기맥에서 이어받은 분지(分枝)가 눈에서 발생하여, B27 옆의 1푼인 I1에서 일어나 독기맥의 1푼 옆으로 하행하다가, I13 격문(膈門)에서 2푼(제3·4 중수골 사이, 제2·3 중수골 사이)으로 벌어진다. I24에서 B1로 들어가 만난 후, B2 옆 1촌 지점인 I26에서 첫째·다섯째 손가락의 배면(背面) 정중앙으로 상행한 후 조갑근부(爪甲根部) I39에서 그친다.

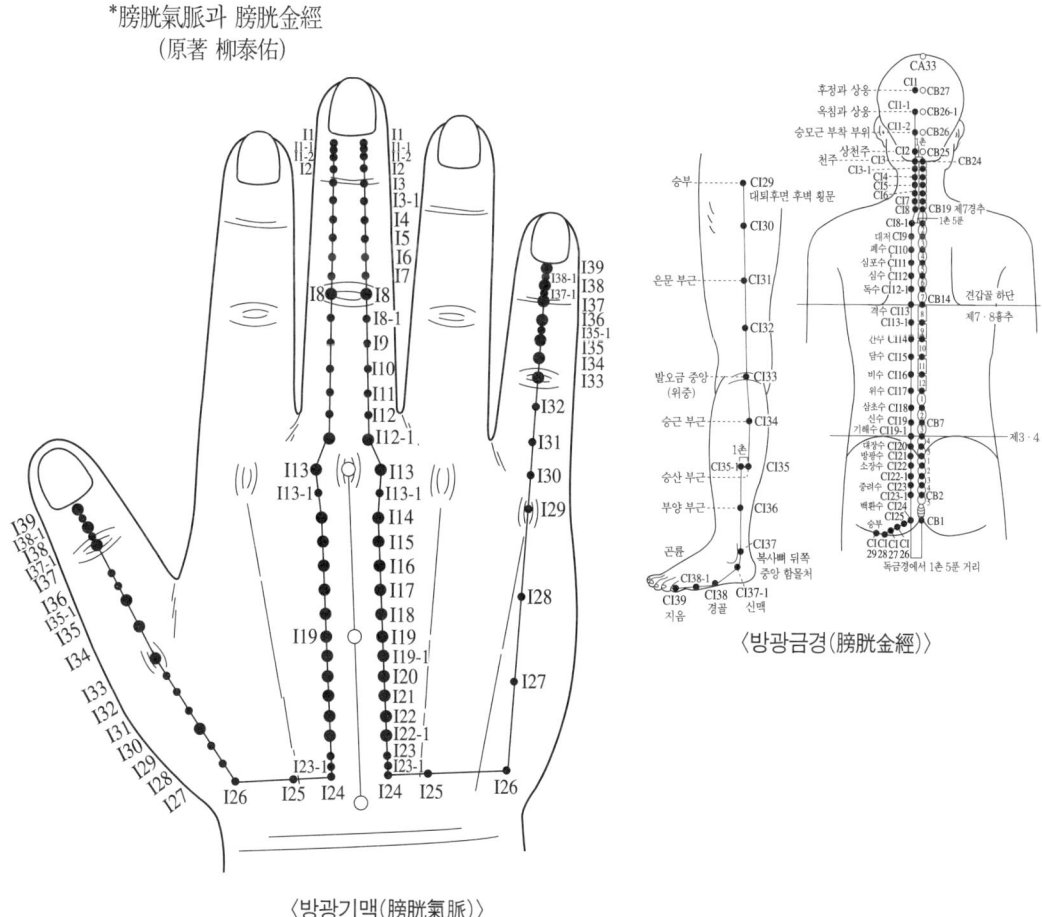

*膀胱氣脈과 膀胱金經
　(原著 柳泰佑)

〈방광기맥(膀胱氣脈)〉

〈방광금경(膀胱金經)〉

CI 방광금경			I 방광기맥			
방광금경	위 치	고대의 혈	방광기맥	취혈 부위	적응증	비 고
CI1	뒷머리 후두융기 상방 1촌 옆 승모근건 기시부 상부		I1 정명 (精明)	B27 옆 1푼에서 취혈. 임기맥과 독기맥과의 8등분한 1푼 지점	정신계통병. 신경과민·후두통·인사불성 등	
CI1-1	후두융기 상단 함몰점에서 측방 1촌	옥침 (玉枕)	I1-1 안명 (眼明)	B26-1 옆 1푼 지점	위와 같음	I1과 I1-2 사이에 I1-1
CI1-2	승모근 부착 부위		I1-2	B26 옆 1푼 지점	긴장성 두통·근육긴장·신경과민·항강증 등	
CI2	후두융기 아래 1촌 지점에서 측방 1촌 승모근건 상단 승모근 부착 부분	상천주 (上天柱) 제1경추 상방에서 1촌지점	I2 후명 (後明)	B25 옆 1푼 지점	두통·정신병·중풍, 목이 뻣뻣한 것, 모든 신경성 질환, 음양맥조절의 요혈, 후두통의 제1 요혈처	四脈穴 중 하나
CI3	후두발제와 후두융기까지 1/3지점 제1~2경추 측방 1촌	천주 (天柱) 부근	I3 뇌정 (腦精)	B24 옆 1푼 지점	위와 같으며, 특히 혈액순환장애·신경성 질환·항강통·고혈압 등	
CI3-1	제2~3경추 측방 중간 사이 CB23-1 옆으로 1촌 지점		I3-1 뇌운 (腦運)	B23-1 옆 1푼 지점	승모근 긴장과 중풍, 자율신경 변화, 내장 질환, 항강증, 열 상충 등	신혈 추가 B23-1의 보조혈
CI4	제3~4경추 중간 사이에서 측방 1촌 승모근건 상단	CB23 측방	I4 뇌명 (腦明)	B23 옆 1푼 지점	중풍·후두·감기·열 상충·혈전 등	B23의 보조혈
CI5	제4~5경추 중간 사이 측방 1촌 지점	CB22 측방	I5 항주 (項柱)	B22 옆 1푼 지점	위와 같음	
CI6	제5~6경추 중간 사이 측방 1촌 지점	CB21 측방	I6 항강 (項强)	B21 옆 1푼 지점	항강·중풍·고혈압 등	
CI7	제6~7경추 중간 사이 측방 1촌 지점	CB20 측방	I7 풍삭 (風削)	B20 옆 1푼 지점	중풍·감기·류머티즘, 목이 아플 때, 신경과민·배통 등	
CI8	제7경추와 제1흉추 사이 측방 1촌 5푼	CB19 측방	I8 백풍 (百風)	B19 옆 1푼에서 취혈 임기맥과 독기맥을 8등분한 1푼	목 아플 때, 모든 열병·상충·수족경련·반신불수·곽란·견갑통·복통·신경이상·소화불량·혈액순환 장애·심폐병 등	B19의 보조혈
CI8-1	CB18-1의 양측방 1촌 5푼 제1~2흉추 사이 옆 1촌 5푼		I8-1	B18-1의 옆 1푼 지점	위와 비슷함	
CI9	CB17-1 측방 1촌 5푼 제2~3흉추 사이 옆 1촌 5푼	대저 (大杼)	I9 풍조 (風調)	B18 옆 1푼 지점	모든 감기·열·중풍·견배통·흉통·신경성 질환, 흉부의 질환 등	
CI10	CB17 측방 제3~4흉추 사이 옆 1촌 5푼	폐수 (肺輸)	I10 폐로 (肺勞)	I9과 I11의 중간 지점 B17 옆 1푼 지점	모든 호흡기 질환·견비통·중풍·견갑통·흉통·소화불량·대장 질환·복통·피부병·변비·설사 등	폐의 기유혈

CI 방광금경			I 방광기맥			
방광금경	위 치	고대의 혈	방광기맥	취혈 부위	적응증	비 고
CI11	CB16-1 측방 제4~5흉추 사이 옆 1촌 5푼	심포수 (心包輸)	I11 횡문 (橫門)	I10과 I12의 중간 지점 B16-1 옆 1푼 지점		심포의 기유혈
CI12	CB16 측방 제5~6흉추 사이 옆 1촌 5푼	심수 (心輸)	I12 심풍 (心風)	B16 옆 1푼 지점	심장과 폐의 순환계 질환, 호흡곤란, 심통, 가슴 두근거림, 심계항진 등	심의 기유혈
CI12-1	CB15 측방 제6~7흉추 사이 옆 1촌 5푼	독수 (督輸)	I12-1	B15 옆 1푼 지점	모든 심장병·호흡기병·정신병·흉부의 질환 등	
CI13	CB14 측방 제7~8흉추 사이 옆 1촌 5푼	격수 (膈輸)	I13 격문 (膈門)	B14 옆 2푼 지점	횡격막 질병·소화기 질환·순환기 질환·간담·늑막·견갑통 등	심포의 기능 조절혈
CI13-1	CB13 측방 제8~9흉추 사이 옆 1촌 5푼		I13-1	B13의 옆 1푼	B14와 같음	
CI14	CB12 측방 제9~10흉추 사이 옆 1촌 5푼	간수 (肝輸)	I14 간울 (肝鬱)	B12 옆 2푼 B12는 B7과 B14의 5/7지점	모든 간장병·늑간·눈병·근육통·호흡·소화기병·신경성 불면·중풍·신경과민 등	간의 기유혈
CI15	CB11 측방 제10~11흉추 사이 옆 1촌 5푼	담수 (膽輸)	I15 담청 (膽淸)	B11 옆 2푼 B11은 B7에서 B14까지의 4/7지점	관절통·신경통·두통·배통(背痛)·소화불량·복통 등, 모든 쓸개 질환에 이용	담의 기유혈
CI16	CB10 측방 제11~12흉추 사이 옆 1촌 5푼	비수 (脾輸)	I16 비영 (脾營)	B10 옆 2푼 B10은 B7에서 B14까지의 3/7지점	소화기 계통의 질병과 그로 인한 배척통(背脊痛) 등, 비장(췌장) 질환의 요혈	비의 기유혈
CI17	CB9 측방 제12흉추~제1요추 사이 옆 1촌 5푼	위수 (胃輸)	I17 위해 (胃海)	B9에서 옆 2푼 B9는 B7에서 B14까지 2/7지점	위장과 모든 소화기 계통의 질·신경성 병·요통·배통·사지 권태·빈혈 등	위의 기유혈
CI18	CB8 측방 제1~2요추 사이 옆 1촌 5푼	삼초수 (三焦輸)	I18 초기 (焦氣)	B8 옆 2푼 B8은 B7에서 B14까지 1/7지점	위장과 모든 소화기계통의 질병 특히 신진대사, 호흡, 소화, 대·소변 장애, 신실 요통 등	삼초의 기유혈
CI19	CB7 측방 제2~3요추 사이 옆 1촌 5푼	신수 (腎輸)	I19 수원 (水元)	B7 옆 2푼 B7은 B1과 B14의 중간 지점	모든 신장병·자궁병·생식기병·요통·신경통·디스크·부인병·허약체질, 배·요(背·腰)의 요혈 등	신의 기유혈 취혈의 기준점
CI19-1	CB6-1 측방 제3~4요추 사이 옆 1촌 5푼	기해수 (氣海輸)	I19-1 위관 (胃關)	B6-1 옆 2푼 지점 B6-1은 B1과 B7과의 7/8지점	위와 같음	신혈 추가

CI 방광금경			I 방광기맥			
방광금경	위 치	고대의 혈	방광기맥	취혈 부위	적응증	비 고
CI20	CB6 측방 제4~5요추 사이 옆 1촌 5푼	대장수 (大腸輸)	I20 장도 (腸道)	B6 옆 2푼 지점 B6은 B1과 B7과의 6/8 지점	대장 질환·골반 질환·요통·디스크 등	대장의 기 유혈
CI21	CB5-1 측방 제5요추와 제1천골 사이 옆 1촌 5푼	방광수 (膀胱輸)	I21 추간 (椎間)	B5-1 옆 2푼 지점 B5-1은 B1~B7과의 5/8 지점	대장·방광 질환과 요추 디스크·골반 질환 등	방광의 기 유혈
CI22	CB5 측방 제1~2천골 사이 옆 1촌 5푼	소장수 (小腸輸)	I22 흡곡 (吸穀)	B5 옆 2푼 지점 B5는 B1에서 B7과의 4/8지점	신기능 항진증과 류머티즘, 허리·척추·엉덩이·하복통·변비·설사, 심장 허약, 부인병 등	소장의 기 유혈
CI22-1	CB4 측방 제2~3천골 사이 옆 1촌 5푼		I22-1 수통 (水通)	B4 옆 2푼 지점 B4는 B1과 B7과의 3/8 지점	모든 방광의 병과 허리, 척추·부인병, 류머티즘·두통·소변 이상·신경통·후두통 등	
CI23	CB3 측방 제3~4천골 사이 옆 1촌 5푼	중려수 (中膂輸)	I23 선명 (仙命)	B3 옆 2푼 지점 B3은 B1에서 B7까지의 2/8지점	후두통·요통·방광 질환·골반병·신경통·요척통·월경불순 등	
CI23-1	CB2 측방 제4~5천골 사이 옆 1촌 5푼		I23-1	B2 옆 2푼 지점 B2는 B1에서 B7까지의 1/8지점	위와 비슷함	
CI24	CB1 측방 미골 끝에서 옆 1촌 5푼	백환수 (白環輸)	I24 퇴고 (腿股)	B1 옆 2푼 지점	항문병, 허리·골반·엉덩이·하복·생식기병 등	
CI25	CI24에서 CI29까지 1/5지점	회양 (會陽)	I25 상퇴 (上腿)	B1 옆 4푼 지점	허리·다리·요도·방광병 등	
CI26	CI24에서 CI29까지 2/5지점		I26 퇴문 (腿門)	B2 옆 직선과 5지 중수골 배면 중앙선의 교차점	위와 같은 고관절·엉덩이가 아플 때	
CI27	CI24에서 CI29까지 3/5지점		I27 평회 (平會)	I26에서 I29까지의 1/3 지점(중수골상)	위와 같음	
CI28	CI24에서 CI29까지 4/5지점		I28 한혈 (閑穴)	I26에서 I29까지의 2/3 지점	위와 같음	
CI29	눕거나 섰을 때 둔부 횡문의 중앙		I29 외은 (外殷)	5지의 첫째 마디 한가운데, 1지의 첫째 마디 한가운데에서 1촌 밑	고관절통·신경통·후두통·요통 등	
CI30	CI29에서 CI33까지의 일직선 1/4지점	승부 (承扶)	I30 외풍시 (外風市)	I29와 I31과의 중간 지점	위와 같으며, 특히 반신불수·중풍·각기병·좌골신경통 등	

CI 방광금경			I 방광기맥			
방광금경	위 치	고대의 혈	방광기맥	취혈 부위	적응증	비 고
CI31	CI29와 CI33의 중간 지점	은문(殷門) 부근	I31 각쾌 (脚快)	I29와 I33과의 중간 지점	위와 같음	방광통의 요혈
CI32	CI31과 CI33과의 중간 지점		I32 각희 (脚喜)	I31과 I33과의 중간 지점	위와 같음	
CI33	발오금 중앙부위	위중(委中) 부근	I33 괵배 (月國背)	5지는 둘째 마디의 중앙이고, 1지는 첫째 마디 한가운데	요통·척추 통증·후두통·신경통·정신병·반신불수·중풍·무릎 관절통·하지마비 등	合·土穴
CI34	CI33과 CI35의 중간 지점. 장딴지 근육 가운데	승근(承筋) 부근	I34 괵하 (月國下)	I33과 I35의 중간 지점	안질·두통·뒷머리가 아프고 뻣뻣할 때, 방광염·중풍·한열 조절·장딴지 통증 등	經·火穴
CI35	CI33과 CI37의 중간 지점	승산(承山) 부근	I35 비산 (腓山)	I33과 I37과의 중간 지점	수족경련·방광의 기능항진증성 질환·신경통·요통·방광염·장딴지 통증 등	兪·木穴
CI35-1	CI35에서 외측으로 1촌 지점		I35-1		위와 비슷함	
CI36	CI35-1에서 CI37까지의 중간 아킬레스건 외측	부양(跗陽) 부근	I36 곤백 (崑白)	I35와 I37과의 중간 지점	요통·소변 이상·설사·방광병·심통·후두통·신경통·발목 통증·아킬레스건 통증 등	
CI37	족외과와 아킬레스건 사이의 함몰부 중앙(외과 중심 측방)	곤륜(崑崙) 부근	I37 양경 (陽京)	5지는 셋째 마디, 1지는 둘째 마디 가로무늬 중간 지점	모든 방광 질환, 특히 신경통, 발이 저리고, 발목이 아플 때, 아킬레스건 통증, 방광의 원기를 다스리는 명혈 등	命穴, 金原穴
CI37-1	외과 중심 직하 함몰부	신맥(申脈)			발목 통증·하지 질환에 응용	
CI38	제5중족골 후면 융기 뒤쪽 적백제	경골(京骨)	I38 통경 (通京)	I37과 I39와의 중간 지점	방광염·정신병·생식기병·부인병·장통(腸痛), 특히 양실증의 모든 병에 강자극의 요혈	氣穴, 長·水穴 서금8혈 사의혈 중 하나 방광의 대표혈
CI38-1	제5중족골 후방 적백유제	속골(束骨)	CI38-1	I38과 I39의 중간 지점	위와 같음	
CI39	제5지 발톱 모서리 외측 1푼 지점	지음(至陰)	I39 지경 (至京)	1지·5지의 손톱 밑 1푼 가운데 지점	오줌이 자주 나오거나 안 나올 때, 특히 야뇨증·유뇨증 등 방광허증에 유효	根穴, 生·金穴 방광의 맥기가 일어나는 곳

175

◎ 방광기맥의 기능항진과 기능부족 증상

① 방광의 기능항진 증상 — 방광승(膀胱勝)

허리가 아프면 뒤로도 앞으로도 굽히기 힘들다. 피로하고 소변이 잘 안 나오며, 어지럽고, 머리가 아프며, 가슴이 답답하고 그득하며, 머리와 목이 아프고, 척추가 아프며, 허리가 부러지는 것 같고, 엉덩이를 굽힐 수가 없고, 오금이 결리며, 장딴지가 갈라지는 것 같다. 치질(痔疾)과 학질(瘧疾), 미치는 병, 간질(癇疾) 등이 일어나고, 머리 꼭대기가 아프고, 눈이 노랗고 눈물이 나오며, 코피가 나오고, 새끼발가락을 쓰지 못하는 증상이 일어나기도 한다. 방광염·요도염, 눈의 통증, 두통·후두통·견비통(肩臂痛)·요통·좌골신경통(坐骨神經痛)·무릎관절통·족관절통(足關節痛)·소변불리(小便不利)·임질(淋疾)·심통(心痛) 등도 일어난다.

② 방광의 기능부족 증상 — 방광허(膀胱虛)

다리 근육이 땅기며, 복중(腹中)이 아프고, 허리와 등이 땅기며, 굽히고 펼 수 없으며, 근육이 뒤틀린다. 바람을 싫어하고, 발 한쪽이 마르고, 요통이 있으며, 소변을 자주 보며, 오줌이 계속해서 저절로 나오거나 통하지 않으며, 자면서도 오줌이 나온다. 뒷머리가 무겁고, 허리와 척추가 아프며, 고환염(睾丸炎)·치질, 목이 뻣뻣하고, 자궁과 생식기의 염증 등이 일어난다.

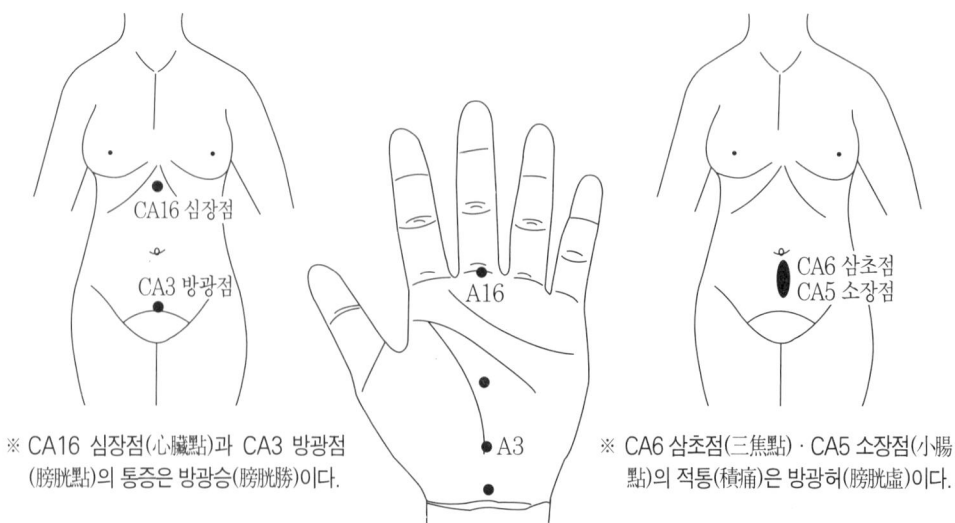

※ CA16 심장점(心臟點)과 CA3 방광점(膀胱點)의 통증은 방광승(膀胱勝)이다.

※ CA6 삼초점(三焦點)·CA5 소장점(小腸點)의 적통(積痛)은 방광허(膀胱虛)이다.

※ A3에서 과민반응이 나타나면 방광승(膀胱勝)이다.

(8) J 신기맥(腎氣脈)

신기맥은 신장과 방광의 기능을 다스리고, 신금경과 신장 계통의 기능을 조절한다.

방광기맥에서 분지(分枝)를 이어받아 첫째 손가락의 외측 조갑근부(爪甲根部: 폐금경 부위), 다섯째 손가락의 외측 조갑근부(소장금경 부근)에서 발생하여 J1 신천(腎泉)에서 일어나 첫째·다섯째 손가락의 배면(背面) 바깥쪽 능선으로 유주한다.

J1에서 J11까지는 외측 능선으로 유주하고, J15까지 흐르다가 A1 옆 1푼 지점인 J16까지 간다. J16에서 J38-1까지는 A기맥 옆 1푼으로, 곧바로 올라가 J38-1(A24 옆 1푼)에서 끝난다.

*腎氣脈(原著 柳泰佑)

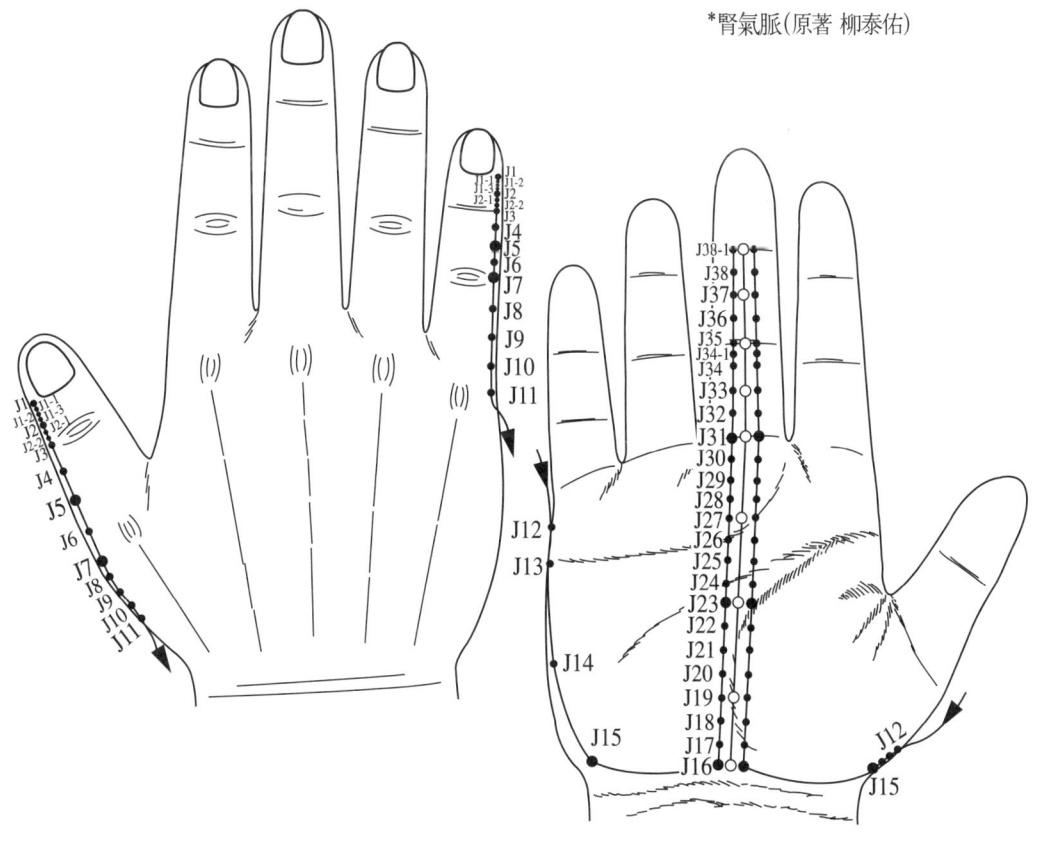

〈신기맥(腎氣脈)〉

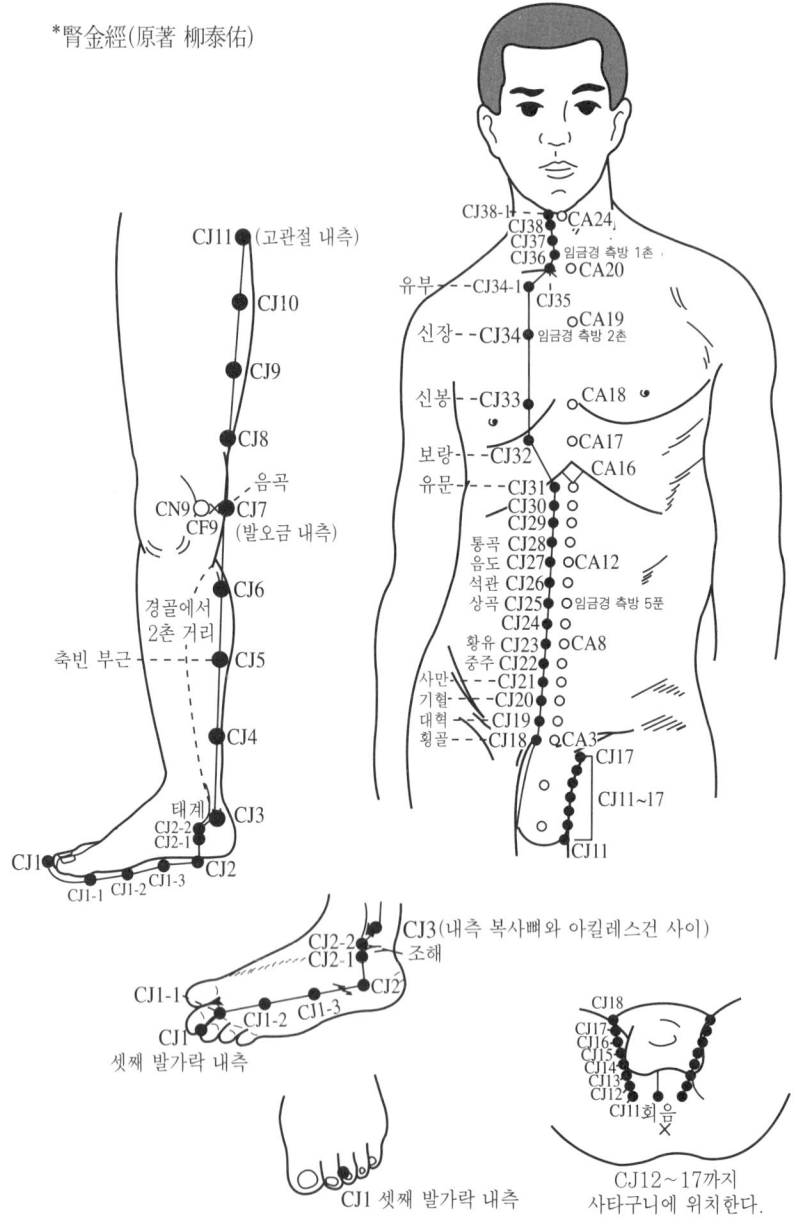

〈신금경(腎金經)〉

CJ 신금경			J 신기맥			
신금경	위 치	고대의 혈	신기맥	취혈 부위	적응증	비 고
CJ1	셋째 발가락 발톱 뿌리 끝 내측의 조갑각 직하 1푼 지점		J1 신천 (腎泉)	제1·5지 손톱 뿌리 횡직선과 손톱끝 외측 부분을 지나는 수직선과의 교차 지점	구급 질환(인사불성 등), 인후염·편도선염에 강자극, 소변불리·신염·진정혈·곽란·복통·신실증 등	根穴 生·木穴
CJ1-1	발바닥 제2·3지간 접합부		J1-1	J1과 J2와의 1/4지점	신장의 준급성 질환, J1과 같음	
CJ1-2	CJ1-1과 CJ2와의 1/3지점(발바닥의 정중선상)	용천(湧泉) 부근	J1-2	J1과 J2와의 2/4지점	위와 비슷하며, 신장 질환을 다스림	
CJ1-3	CJ1-1과 CJ2의 2/3지점	발바닥의 중앙 지점 부근	J1-3	J1과 J2와의 3/4지점	위와 같음	
CJ2	발뒤꿈치 중앙점		J2 신형 (腎滎)		신의 한열, 손바닥·발가락의 한열, 인후염·설염·편도선염·소변이상·식욕부진, 음실증의 신경통·풍증·불면 등	氣穴, 長·火穴 서금8혈, 사의혈 중 하나
CJ2-1	족내과 직하 2촌 골단 아래 함몰 지점	연곡(然谷) 부근	J2-1		위와 같음	
CJ2-2	족내과 직하 1촌 함몰 지점	조해(照海) 부근	J2-2		위와 같음	
CJ3	족내과 중앙에서 아킬레스건쪽 함몰 지점, 산·비·신금경의 교차점	태계 (太谿)	J3 신주 (腎注)	제1지는 둘째, 5지는 셋째 마디 외측 능선 가로무늬	신기 부족, 요통, 정력 감퇴, 신염, 발목 아플 때, 소변 이상, 자궁 생식기병 등, 신(腎)의 원기 조절, 신장을 다스리는 필수혈	兪·土穴 命穴 金原穴
CJ4	CJ3과 CJ5와의 중간 지점		J4 신기 (腎氣)	J3과 J5의 중간 지점	J3의 보조혈. 요통, 신경통, 발목 아플 때, 난청, 귀머거리, 정력 감퇴, 이질 등	
CJ5	CJ3에서 CJ7과의 중간으로 경골연에서 후방 2촌 지점	축빈(築賓) 부근	J5 신수 (腎水)	J3과 J7의 중간 지점	모든 신기능부족증, 신의 기능을 보하여 주는 혈	經·金穴
CJ6	CJ7과 CJ5의 중간 지점	음곡(陰谷) 부근	J6 음합 (陰合)	J5와 J7의 중간 지점	무릎관절통·신경통 등	J7의 보조혈
CJ7	족관절 내측 무릎을 굽혔을 때 CI33과 수평 양측건 사이		J7 음수 (陰水)	1지 첫째, 5지 둘째 마디 가로무늬 외측 능선	신의 한(寒)을 다스리며, 전신의 한열, 상충·상기, 빈혈, 신기능부족, 시력장애, 신열, 고혈압, 소변 이상, 신염 등	合·水穴 신장의 대표혈
CJ8	CJ7과 CJ11과의 1/4지점. CJ7과 CJ9와의 중간 지점		J8 자궁 (子宮)	J7과 J9의 중간 지점	생식기병·자궁 질환·요통·하복통·무릎 관절통·심열 등	
CJ9	CJ7과 CJ11과의 중간 내측 대퇴부 중간		J9 옥문 (玉門)	J7과 J11의 중간 지점	생식기 질환·하복부 질환·자궁병·각기병·대퇴골이 아플 때 등	

CJ 신금경			J 신기맥			
신금경	위 치	고대의 혈	신기맥	취혈 부위	적응증	비 고
CJ10	CJ9와 CJ11의 중간 지점		J10 하옥순 (下玉脣)	J9와 J11의 중간 지점	위와 같음	
CJ11	고관절 사타구니, 회음부 옆(고관절을 반쯤 굽히고 섰을 때 두 개의 큰 건 사이)		J11 하순 (下脣)	5지 첫째 가로무늬의 외측 능선, 1지 제1중수골 관절 외측 능선	부인병·심장병·요통·감기·대퇴골통, 사타구니 아플 때, 생식기 질환, 모든 한열·소화불량 등	
CJ12	CJ11과 CJ16까지의 1/5지점		J12 수기 (水氣)	J11과 J13의 중간 지점	위와 같음	
CJ13	CJ11과 CJ16까지의 2/5지점		J13 음문 (陰門)	5지측 감정선 횡문 끝부분, 1지측에서는 제1중수골(완관절쪽) 끝부분	위와 같으며, 모든 복부 질환에 많이 쓰임	
CJ14	CJ11과 CJ16까지의 3/5지점		J14 포문 (胞門)	J13과 J15의 중간 지점	생식기·자궁·하복부 질환, 정신병·심장병, 기혈 부족, 복랭, 두통, 무기력 등	
CJ15	CJ11과 CJ16까지의 4/5지점		J15 음측 (陰側)	A1 옆으로 1촌 5푼 지점	위와 같음	
CJ16	CA1의 5푼 옆 생식기 중앙에서 측방		J16 생문 (生門)	A1의 옆 1푼 지점	부인병·생식기병, 요도·전립선염, 요선통 등	A1의 보조혈
CJ17	CA2의 측방 5푼 지점	횡골 (橫骨)	J17 도극 (道極)	A2의 옆 1푼 지점	요도와 방광염·자궁병·신장병 등	A2의 보조혈
CJ18	CA3의 측방 5푼 지점	대혁 (大赫)	J18 곡도 (谷道)	A3의 옆 1푼 지점	위와 같으며, 심통·두통·요선통·요통·고혈압 등	A3의 보조혈
CJ19	CA4의 측방 5푼 지점	기혈 (氣穴)	J19 자포 (子胞)	A4의 옆 1푼 지점	류머티즘·위랭, 심기능부족, 소장·신장·위·자궁·하복병 등	A4의 보조혈
CJ20	CA5의 측방 5푼 지점	사만 (四滿)	J20 자원 (子元)	A5의 옆 1푼 지점	부인병·생식기병, 원기 허약, 복통·소변불리 등	A5의 보조혈
CJ21	CA6의 측방 5푼 지점	중주 (中注)	J21 원음 (元陰)	A6의 옆 1푼 지점	신진대사가 안될 때, 원기 허약, 하복통·요통, 신기능부족, 냉통·부인병·심열 등	A6의 보조혈
CJ22	CA7의 측방 5푼 지점	황유 (肓兪)	J22 황기 (肓氣)	A7의 옆 1푼 지점	배꼽 아플 경우, 신열, 원기 부족, 신의 적·하복통·신열·자궁 냉통 등	A7의 보조혈
CJ23	CA8의 측방 5푼 지점		J23 수문 (水門)	A8의 옆 1푼 지점	배꼽 주위에 적이 딱딱하게 뭉쳤을 때	腎의 기모혈 A8의 보조혈, 신실증의 요혈
CJ24	CA9의 측방 5푼 지점		J24 비기 (脾氣)	A9의 옆 1푼 지점	부종·설사·소변불리·장 질환 등	A9의 보조혈

CJ 신금경			J 신기맥			
신금경	위 치	고대의 혈	신기맥	취혈 부위	적응증	비 고
CJ25	CA10 측방 5푼 지점	상곡 (商曲)	J25 하위 (下胃)	A10의 옆 1푼 지점	십이지장병의 특효혈, 비·췌장병, 복통, 소화불량 등	A10의 보조혈
CJ26	CA11 측방 5푼 지점	석관 (石關)	J26 위기 (胃氣)	A11의 옆 1푼 지점	위장병·십이지장병·소화기병·복통, 원기 부족·심계항진 등	A11의 보조혈
CJ27	CA12 측방 5푼 지점	음도 (陰都)	J27 상곡 (上穀)	A12의 옆 1푼 지점	모든 소화기병	A12의 보조혈
CJ28	CA13의 측방 5푼 지점	통곡 (通谷)	J28 중심 (中心)	A13의 옆 1푼 지점	모든 소화기병, 위장의 상부병 등	A13의 보조혈
CJ29	CA14의 측방 5푼 지점		J29 중문 (中門)	A14의 옆 1푼 지점	심장·위장의 상부, 횡격막 질병·소화기병·식도병 등	A14의 보조혈
CJ30	CA15의 측방 5푼 지점		J30 격입 (膈入)	A15의 옆 1푼 지점	위와 같으며, 중풍·고혈압 등	A15의 보조혈
CJ31	CA16의 측방 5푼 지점	유문 (幽門)	J31 흉속 (胸屬)	A16의 옆 1푼 지점	심장·가슴·횡격막·소화기 계통, 식도·혈액순환장애, 신경계 질환 등	A16의 보조혈
CJ32	CA17의 측방 2촌 지점	보랑 (步廊)	J32 흉문 (胸門)	A17의 옆 1푼 지점	가슴·심통·심계항진·심열·유방 질환 등	A17의 보조혈
CJ33	CA18의 측방 2촌 지점	신봉 (神封)	J33 흉기 (胸氣)	A18의 옆 1푼 지점	유방·심포·심협과·혈압·중풍·정신병·위장병 등	A18의 보조혈
CJ34	CA19의 측방 2촌 지점	신장 (神藏)	J34 상흉 (上胸)	A19의 옆 1푼 지점	위와 같음	A19의 보조혈
CJ34-1	CJ34와 CJ35의 중간	유부 (俞府)	J34-1		쇄골·흉통·늑간통 등에 응용	
CJ35	CA20의 측방 2촌 지점		J35 경동 (頸動)	A20의 옆 1푼 지점	가슴·폐·기관지·식도·천식·해수·견갑통·두통·인후·호흡기 등	A20의 보조혈
CJ36	CA21의 측방 1촌 지점 흉쇄유돌근 부착부위		J36 편중 (片中)	A21의 옆 1푼 지점	위와 같으며, 특히 목병에 좋다. 갑상선·인후·편도·연주창 등	A21의 보조혈
CJ37	CA22의 측방 1촌 지점		J37 인중 (咽中)	A22의 옆 1푼 지점	호흡기·식도·목병·갑상선종대·인후·편도·연주창·해수·천식 등	A22의 보조혈
CJ38	CA23의 외측 1촌 지점		J38 도인 (挑咽)	A23의 옆 1푼 지점	위와 같음	A23의 보조혈
CJ38-1	CA24의 측방 1촌 지점		J38-1	A24의 옆 1푼 지점	경부·턱 아래의 림프선 질환 등	A24의 보조혈

◎ 신기맥의 기능항진과 기능부족 증상

신(腎)과 방광(膀胱)은 수(水)에 해당된다. 신승(腎勝)이면 방광허(膀胱虛), 방광승(膀胱勝)이면 신허(腎虛)로 나타난다.

① 신장의 기능항진 증상 ― 신승(腎勝)

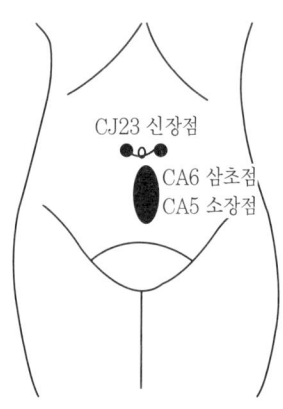

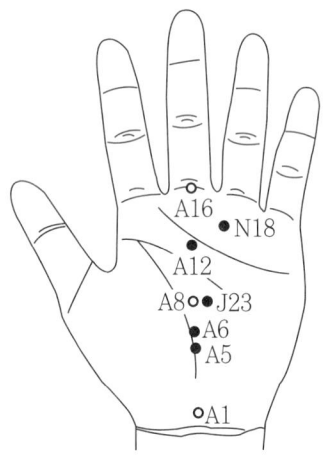

※ 하복부에 적(積)이 있으면 신승(腎勝)이다.

※ A5·6, J23, A12, N18의 과민반응은 신승(腎勝)이다.

신(腎)의 승증(勝症)은 주로 여자에게 많으며 우측에 많다. 배가 고프면서도 먹고 싶지 않고, 얼굴빛이 검으며, 기침하면 침에 피가 섞여 나온다. 숨이 가쁘며, 앉으면 곧 일어나며, 눈이 어지럽고 아무것도 보이지 않는 것 같으며, 항상 배고픈 사람 같다. 방광이 붓고 오줌이 안 나오며, 아랫배와 허리와 척추가 서로 땅기고 아프다. 혀가 자꾸 건조해지고 가슴이 답답하며 목구멍이 붓고 마르며, 때때로 가슴과 옆구리가 아프고 숨이 차다. 기침이 나오고 땀이 많이 나며, 아랫배가 붓고 그득하여 허리와 등줄기가 땅기고, 소변이 적황색(赤黃色)이며, 화를 잘 내고, 두려워하기를 잘 하며, 발가락에 열이 나고 아프며 답답하다. 사지(四肢)가 흑색으로 변하고, 귀가 들리지 않으며, 몸에 열이 생긴다.

신장염(腎臟炎)·부종(浮腫)·소화불량·저혈압·신성 중풍(腎性中風), 자궁의 모든 염증·냉대하·불임증(不妊症)·하복통(下腹痛)·고환염(睾丸炎)·신장결석증(腎臟結石症)·신장결핵(腎臟結核)·인후염(咽喉炎)·류머티즘·이질(痢疾), 오줌에 피가 섞여 나오는 증상, 귀가 울리는 증상, 언어장애 등이 나타난다.

② 신장의 기능부족 증상 — 신허(腎虛)

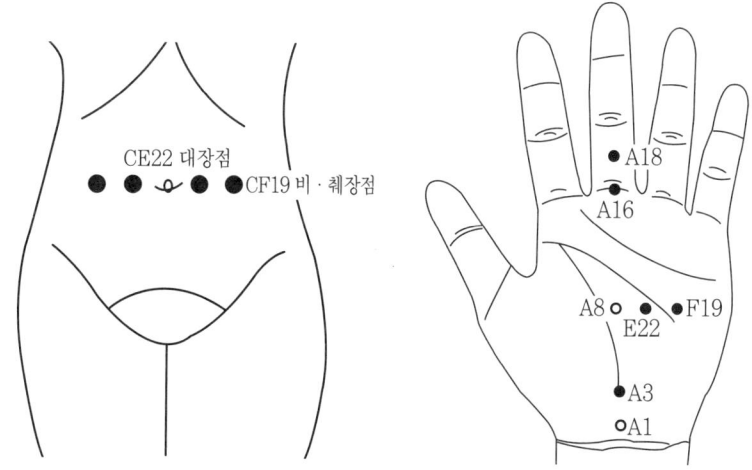

※ CE22 대장점(大腸點)과 CF19 비·췌장점(脾·膵臟點)의 압통은 신허(腎虛)의 반응이다.

※ A3, E22, F19, A16의 과민반응은 신허(腎虛)의 반응이다.

　가슴이 답답하고, 다리가 무거우며, 발이 붓고 차가우며, 발을 땅에 안전하게 딛지 못하며, 정강이가 가늘고 약해지며, 찬 바람을 싫어하고, 맥(脈)이 불규칙하며, 아랫배가 그득하게 붓는다. 두통·치통·신경통·고혈압·반신불수(半身不隨) 또는 전신불수(全身不隨)·관절염, 귀·눈·콧병, 견갑통(肩胛痛), 오장(五臟)의 모든 허약증(虛弱症)·정력 감퇴·정액(精液)이 적거나 찬 증상 등이 나타난다.

(9) K 심포기맥(心包氣脈)

심포기맥은 심장 질환과 심장의 기능을 조절하는 기맥이며, 심포금경 계통의 기능을 조절한다.

심포기맥은 신기맥의 가지를 이어받아 임기맥 A18에서 발생한다. A16을 지나 둘째·넷째 손가락 첫째 마디 가로무늬 가운데에서 밑으로 1촌 지점의 관절 중앙 K1에서 일어난다. 다시 손 전면 둘째·넷째 손가락 중앙으로 곧바로 올라가 손톱 밑 1푼 지점에서 그친다. 여기서 다시 삼초기맥으로 연결된다. 심포기맥의 혈은 모두 15혈이며 K1, K2, K3, …등으로 표기한다.

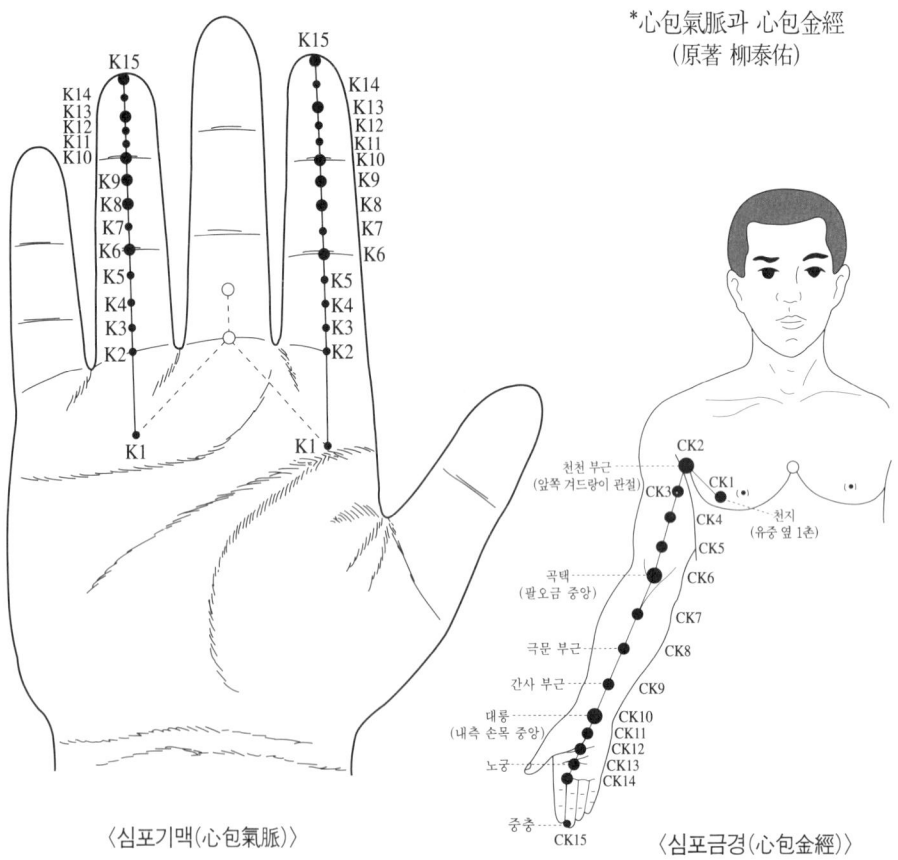

＊心包氣脈과 心包金經
(原著 柳泰佑)

〈심포기맥(心包氣脈)〉 〈심포금경(心包金經)〉

CK 심포금경			K 심포기맥			
심포금경	위 치	고대의 혈	심포기맥	취혈 부위	적응증	비 고
CK1	제4~5늑골간으로 CE12 측방 1촌	천지(天池)	K1 경육(驚肉)	K2 밑으로 1촌 지점	소아경기·만성 소화불량·설사·유방 질환·심장 질환 등	
CK2	견관절 내측 중앙	천천(天泉) 부근	K2 인지(仁池)	제2·4지 내측 첫째 마디 가로무늬 중간 지점	한열 왕래, 기혈 불순, 수족마비·경련, 심통·두통·중풍·해수·견갑통·류머티즘·견관절 근육통·호흡곤란 등	
CK3	CK2와 CK6과의 1/4 지점(이두박근건 상부)		K3 희중(喜中)	K2와 K4의 중간 지점	팔이 아플 때	
CK4	CK2와 CK6과의 정중앙(이두박근건 힘주면 움직이는 중앙)		K4 희출(喜出)	K2와 K6의 중간 지점	팔이 아플 때, 특히 이두박근(알통이라고 하는 부분) 통증에 좋음	
CK5	CK4와 CK6와의 중간 지점		K5 혈인(血引)	K4와 K6의 중간 지점	중풍, 가슴이 아플 때, 견비통, 호흡곤란, 팔꿈치나 팔이 아플 때 등	
CK6	주관절 중앙 대근건 내측 함몰점(소해측 함몰 지점)		K6 극중(隙中)	제2·4지 내측 둘째 마디 가로무늬 중간 지점	고혈압·중풍·심장병·두통·흉통, 팔꿈치 아플 때, 상충·한열 등	合·水穴
CK7	CK6과 CK8과의 중간 지점	곡택(曲澤) 부근	K7 간심(間心)	K6과 K8의 중간 지점	위와 같음	K6의 보조혈
CK8	CK6과 CK10과의 중간 지점(근건에서 요측)		K8 간격(間膈)	K7과 K9의 중간 지점	심장통, 가슴 아플 때, 정신병·구토·두통·눈병 등	經·金穴
CK9	CK8과 CK10과의 중간 지점(양근건 사이)	극문(隙門) 부근	K9 내간(內間)	K8과 K10의 중간 지점	모든 가슴병·심장병·호흡기병·소화기병·복통·치통·두통·구역질 등	瑞金八穴
CK10	완관절 전면 횡문 중앙 함몰부	간사(間使) 부근	K10 태지(太池)	제2·4지 내측 셋째 마디 가로무늬 중간 지점	심포기능항진을 다스림. 심통·흉통·중풍·고혈압·호흡곤란·경기·심열·두통 등	兪·土穴 金原穴 命穴
CK11	CK10에서 CK13까지 3등분하여 1/3지점	대릉(大陵)	K11 완심(腕心)	K10과 K13의 1/3 지점	팔과 팔목이 아플 때, 수족마비, 저린 것, 심열·심통·중풍 등에 응용	
CK12	CK10에서 CK13까지의 2/3지점		K12 수심(手心)	K10과 K13의 2/3 지점	K11과 같음	
CK13	CK10과 CK15와의 중간 지점(제2~3중수골 중앙)	노궁(勞宮)	K13 수핵(手核)	K10과 K15의 1/2 지점	모든 심장병·소화불량·피로·폐병·심계항진·혈액순환 장애·해수 등	氣穴 長·火穴 심포의 대표혈
CK14	제2~3지간 끝부분		K14 지통(指統)	K13과 K15의 중간 지점	손가락이 아플 때	사의혈 중 하나 위(胃)의 보조혈
CK15	제3지 끝 손톱 모서리(요측)에서 밑으로 1푼	중충(中衝)	K15 혈천(血泉)	제2·4지 내측 손톱 밑 중앙에서 1푼 아래 지점	구급혈로 인사불성, 기절하였을 때, 강자극 줄 때, 모든 심기능부족증·불안·초조·흉통·꿈이 많을 때 등	根穴 生·木穴

◎ 심포기맥의 기능항진과 기능부족 증상

① 심포의 기능항진 증상 — 심포승(心包勝)

심포(心包)의 승증(勝症)에서 웬만한 증상은 심승증(心勝症)과 거의 비슷하다. 손바닥에 열이 많고 팔꿈치와 팔뚝에 경련이 일어나며 아프다. 겨드랑이 밑이 부으며, 심하면 가슴이 아프고 답답하며, 옆구리가 그득하고 결린다. 얼굴이 붉어지고 눈이 노랗게 되며 미소가 그치지 않는다.

② 심포의 기능부족 증상 — 심포허(心包虛)

심포(心包)의 허증(虛症)은 삼초승(三焦勝)·심허증(心虛症)과 대동소이하다.

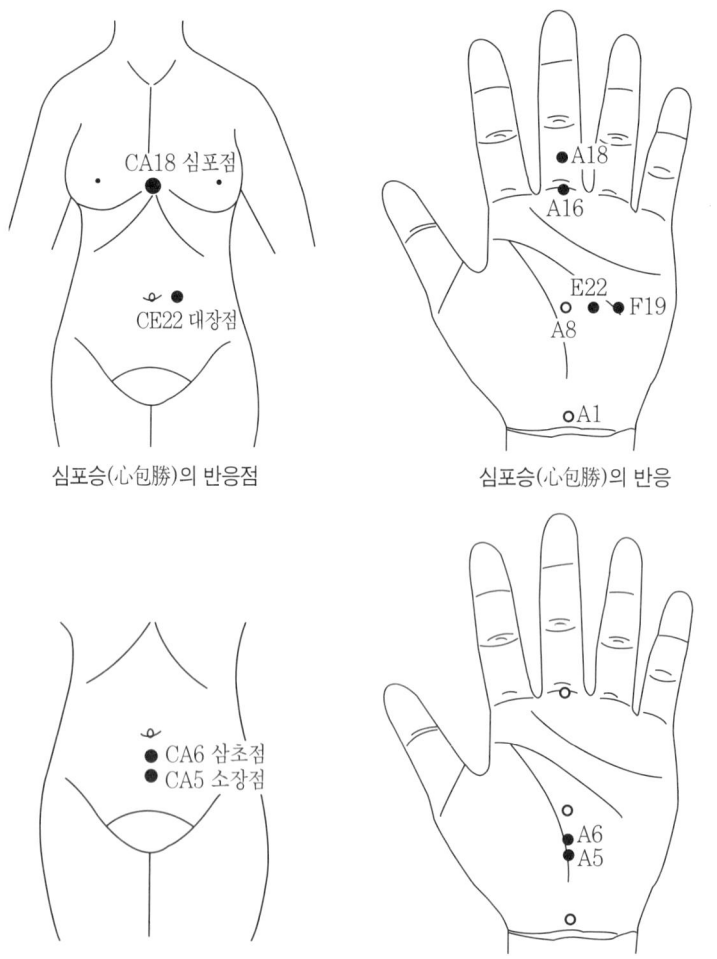

심포승(心包勝)의 반응점

심포승(心包勝)의 반응

※ CA6 삼초점(三焦點)·CA5 소장점(小腸點)의 압통은 심포허(心包虛)·삼초승(三焦勝)이다.

※ A5·6의 반응은 심포허(心包虛)·삼초승(三焦勝)이다.

(10) L 삼초기맥(三焦氣脈)

삼초기맥은 삼초와 삼초금경의 기능, 소장의 기능, 여성의 자궁·난소의 기능을 조절하는 기맥이다.

삼초기맥은 심포기맥에서 가지를 이어받아, 둘째·넷째 손가락의 배면(背面), 손톱 내측 능선의 L1에서 일어난다. 중지측(中指側) 능선으로 내려가 L7, L11을 지나 독기맥의 B7에서 교차하여, 다시 대장기맥과 소장기맥의 사이를 지나, 중지두(中指頭)에 있는 양측 L12-2에서 그친다.

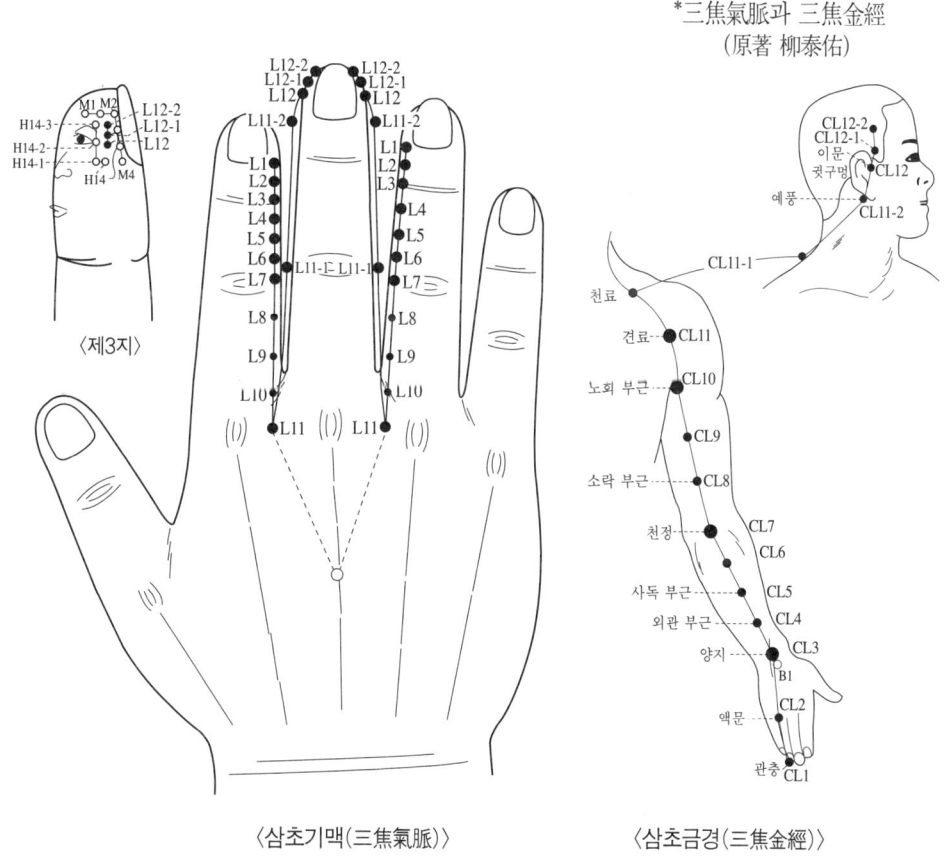

〈삼초기맥(三焦氣脈)〉　〈삼초금경(三焦金經)〉

CL 삼초금경			L 삼초기맥			
삼초금경	위 치	고대의 혈	삼초기맥	취혈 부위	적응증	비 고
CL1	제4지 손톱 모서리(척측) 1푼 아래 지점	관충 (關衝)	L1 관규 (關竅)	제2·4지 배면에서 손톱 뿌리와 손톱끝 모서리와의 직선 연결 내측 교차 지점	인사불성·두통·천식·수족 마비·경련 등 구급 시에 강자극	根穴 生·金穴
CL2	주먹을 쥐고 제4·5지 접합부(관절 횡문단)	액문 (液門)	L2 기문 (氣門)	L1과 L3의 중간 지점	수(水)의 성질을 갖고 수극화(水剋火)하는 혈, 상화(相火)의 열 상승, 인사불성·천식·소화불량·소변 이상·수족 마비·경련·견갑통 등	氣穴 長·水穴 사의혈 중의 하나
CL3	완관절 배면 횡문에서 총지신근건 척추의 함요부	양지 (陽池) 부근	L3 중통 (中通)	제2·4지 배면 셋째 마디 가로무늬 중지쪽 능선	호흡곤란·천식·귀머거리·두통·견갑통·이질·원기 부족	命穴·金原穴 삼초의 원기 조절
CL4	CL3과 CL7과의 1/4 지점	외관(外關) 부근	L4 기지 (氣池)	L3과 L5의 중간 지점	감기·견갑통·수족 마비·반신불수·마비·천식·두통·견비통 등	瑞金八穴
CL5	CL3과 CL7과의 1/2 점(요골과 척골 사이)	사독(四瀆) 부근	L5 외통 (外通)	L3과 L7의 중간 지점	삼초의 기능을 보하는 혈로서 원기 부족·피로·두통·신진대사·허약증 등	兪·木穴
CL6	CL5와 CL7과의 중간 지점		L6 지기 (支氣)	L5와 L7의 중간 지점	팔꿈치 아플 때에 많이 쓰임	經·火穴 대장을 억제, 위를 보하는 혈 삼초의 대표혈
CL7	주관절 배면 중앙부 척골두에서 요측 부위의 함요부	천정 (天井)	L7 천기 (天氣)	제2·4지 배면 둘째 마디 가로무늬 중지측 능선	연주창·견갑통·목병·요통·두통·하지 무력, 팔꿈치 아픈 증상 등	合·土穴 삼초의 기능을 억제·진정시키는 혈
CL8	CL7과 CL11과의 1/4 지점	소락(消濼) 부근	L8 상비 (上臂)	L7과 L9의 중간 지점	연주창	L7의 보조혈
CL9	CL7과 CL11과의 중간 지점		L9 비비 (臂肥)	L7과 L11의 중간 지점	연주창, 팔뚝 아픈 증상, 견갑통 등	
CL10	CL9와 CL11의 중간 지점	노회(臑會) 부근	L10 견비 (肩臂)	L9와 L11의 중간 지점	견갑통·견비통·후두통·목병·편두통 등	
CL11	견봉돌기와 배면 관절 횡문단의 일직선상 관절부	견료 (肩髎)	L11 견액 (肩腋)	제2·4지 배면 첫째 마디 관절 중지측 능선	견갑통·견비통·목병·후두통·편두통·반신불수 등	
CL11-1	어깨·견갑골 중앙 상단의 CH11의 상방	천료 (天髎)	L11-1		위와 비슷함	
CL11-2	이수(耳垂) 뒤 함요부	예풍 (翳風)	L11-2		귀와 귀 뒤쪽의 질병을 다스림	
CL12	귓바퀴 상단 부착부 전하방 함요부 박동 지점	이문 (耳門)	L12 이종 (耳宗)	A29 옆 귀 상응부위	두통, 귀 아픈 증상, 귀에서 소리 나는 병, 얼굴 아픈 증상, 눈병 등	
CL12-1	귀 위의 끝 중앙과 발제와의 중앙 편두 부위		L12-1		편두통·정신 이상·귀의 질환 등	
CL12-2	CM3과 발제와의 중간 지점		L12-2		편두통·정신 질환 등	

◎ 삼초기맥의 기능항진 증상 — 삼초승(三焦勝)

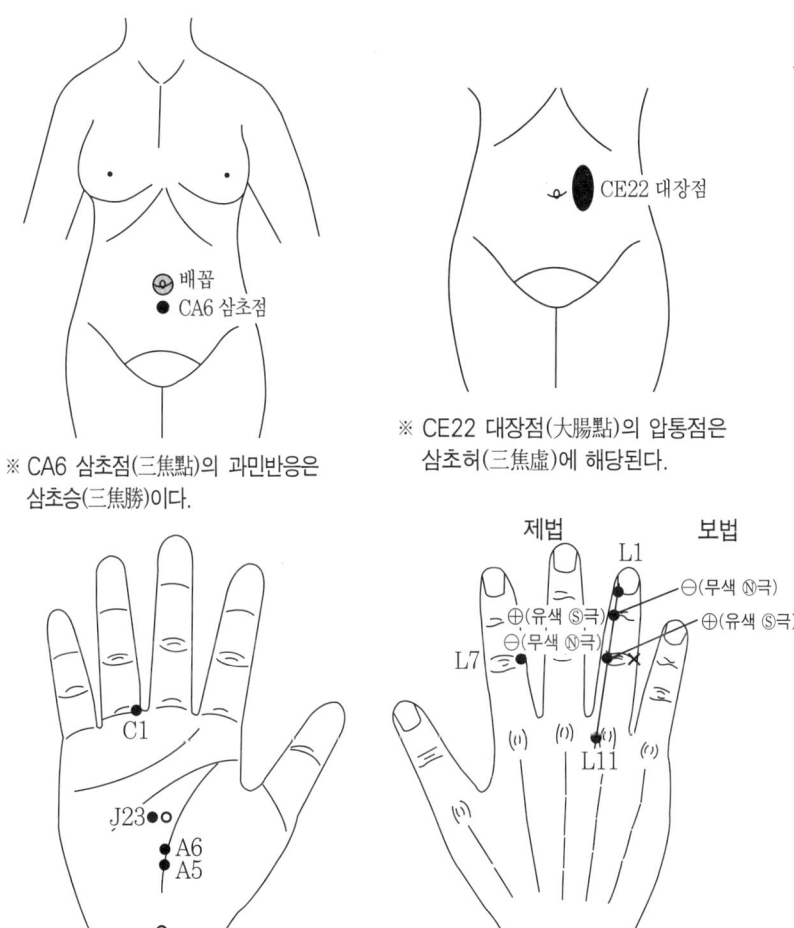

※ CA6 삼초점(三焦點)의 과민반응은 삼초승(三焦勝)이다.

※ CE22 대장점(大腸點)의 압통점은 삼초허(三焦虛)에 해당된다.

※ C1, A5·6, J23의 과민반응은 삼초승이다.

    상기(上氣)·상충(上沖), 기관지염·천식(喘息)·식도의 협착, 위궤양·인후염(咽喉炎)·간염 등이 일어난다. 말초의 혈행(血行)이 잘 안되고, 소변이 자주 나오고, 뒷목이 뻣뻣하다. 불임증·나팔관염·자궁염증·근육 류머티즘·척추과민증, 하지마비·무력, 관절 류머티즘, 월경통·월경불순·심적(心積)·악성 변비·식욕 감퇴, 광대뼈가 빨갛게 되고, 이질(痢疾) 등이 일어난다. 특히 주의할 것은 난치(難治)가 많다는 것이다.

    삼초허(三焦虛)의 증상은 생략한다.

189

(11) M 담기맥(膽氣脈)

담기맥은 담낭과 간장의 기능을 다스리고, 담 계통과 담금경상의 기능을 조절한다.

삼초기맥의 L12에서 가지를 이어받아 A33을 지나, 눈 상응부 윗부분인 M1에서 일어난다. 여기에서 양쪽 이마에 해당되는 상응부 M2를 지나, 셋째 손가락 손톱 양쪽 옆 밑 1푼 지점 M3·4·5를 지나, 셋째 마디 배면(背面)의 중심에서 능선쪽에 있는 M6을 지난다.

M6에서 M13까지는 능선 위로 내려오다가, M14부터 M17까지는 제2·3중수골(中手骨) 사이와, 제3·4중수골 사이의 갈라지는 곳으로 위치하며, 제4·5중수골 사이의 M18로 와서 M22까지 곧바로 간다. 첫째 손가락과 다섯째 손가락의 배면 중지측 능선상으로 곧바로 지나고, M26~30을 지나 M32에서 그친다. 혈수(穴數)는 37혈이며, 부호는 M1, M2, M3, … 등으로 표기한다.

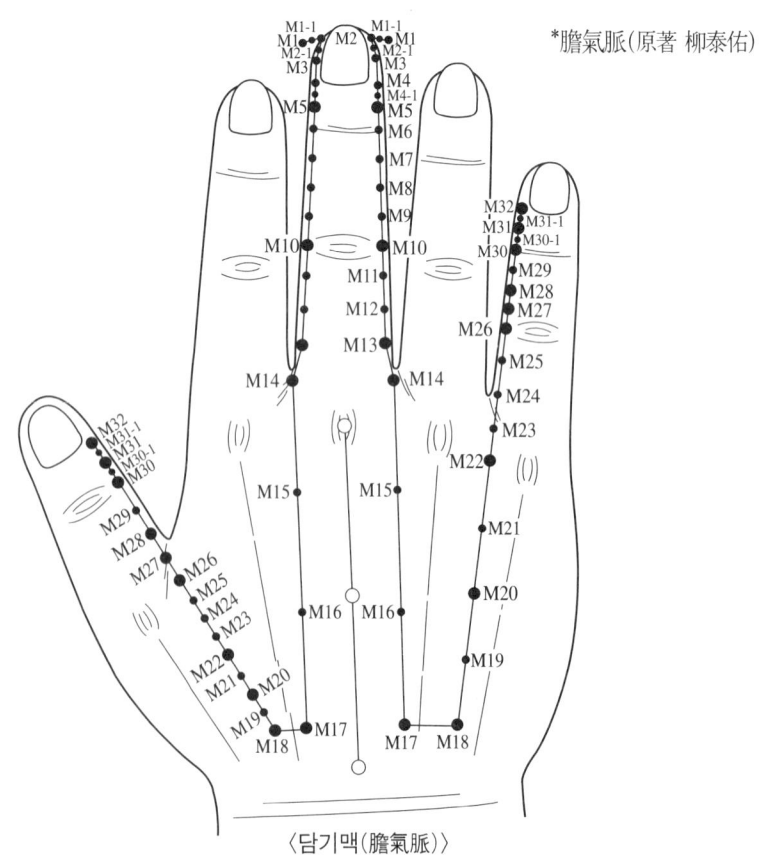

*膽氣脈(原著 柳泰佑)

〈담기맥(膽氣脈)〉

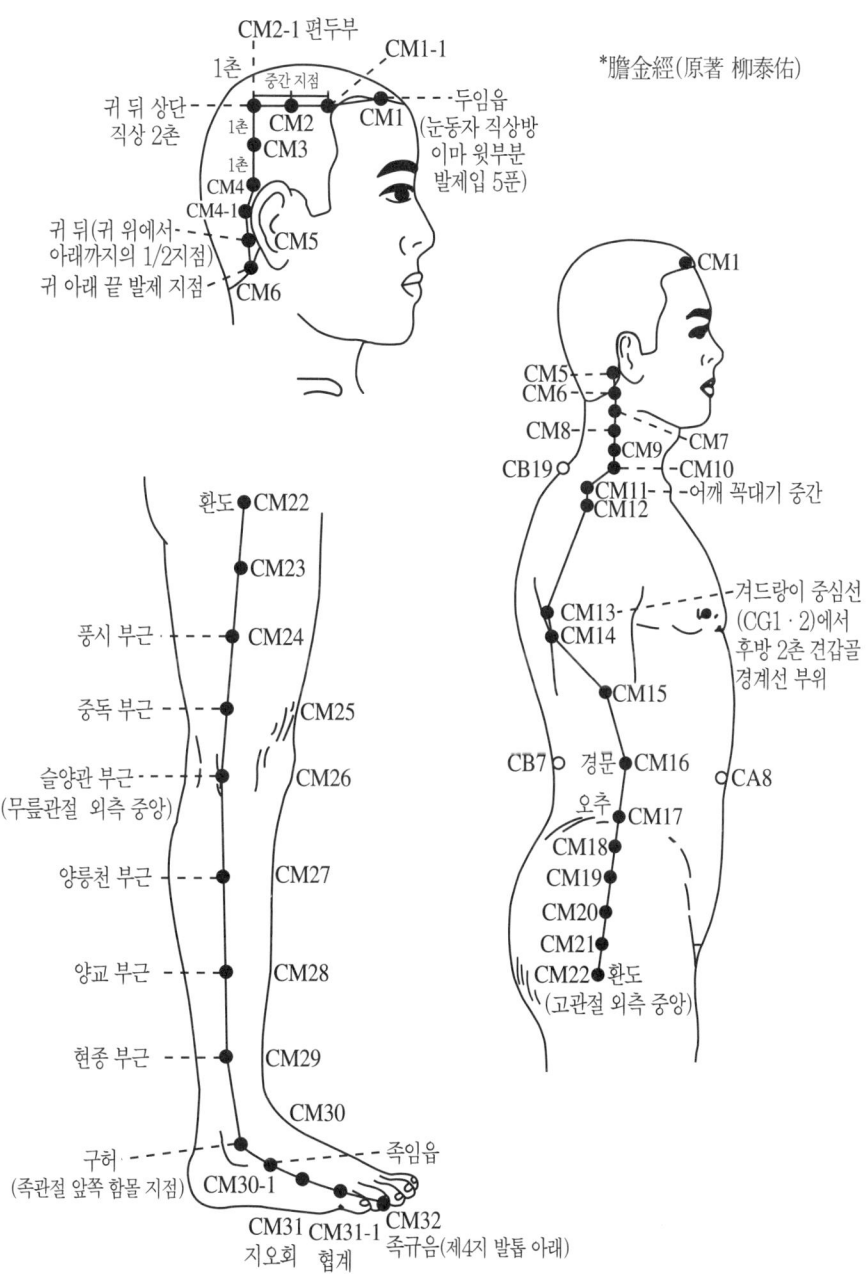

〈담금경(膽金經)〉

CM 담금경			M 담기맥			
담금경	위 치	고대의 혈	담기맥	취혈 부위	적응증	비 고
CM1	눈동자 직상방으로 이마 위에서 발제입 5푼 지점		M1 임광 (臨光)	E2 바로 위 1푼 지점	눈·앞머리 아픈 것, 불면증·인사불성·정신병 등	앞머리털이 부분 명시, 눈썹 직상 3촌 지점
CM1-1	액각입 5푼 지점		M1-1	M1과 M2의 중간 지점	위와 같음	
CM2	귀 상단 외측각 직상 2촌 앞쪽 1촌 부위		M2 선명 (善明)	제3지 손톱 양측 끝 직하 1푼 지점	편두통·삼차신경통·후두통·정신 질환 등	
CM2-1	귀 외상각 직상 2촌 지점과 액각과의 교차점		M2-1	M2와 M3의 중간 지점	위와 같음	
CM3	귀 상단과 귓바퀴 외측선과의 교차점에서 직상 1촌 지점		M3 명이 (明耳)	M2와 M4의 중간 지점	귓병·삼차신경통·편두통·후두통·치통·정신병 등	
CM4	귀의 외상각 지점과 귓바퀴 외측선과의 교차점		M4 측산 (側散)	제3지 손톱 뿌리 양쪽 1푼 지점	편두통·귓병·후두통·담석통·신경통·인사불성·수족경련·정신 질환 등	
CM4-1	CM4와 CM5와의 중간 지점		M4-1	M4와 M5의 중간 지점	위와 같음	
CM5	CM4 하방으로귀 뒤 유양돌기 중간에서 1.5촌 되는 함중부		M5 풍산 (風散)	M4와 M6의 중간 지점	편두통·귓병·후두통·담석통·신경통·인사불성·수족경련·중풍·치통·구안와사 등	저자가 맨 처음 발견한 혈로서, 풍(風)을 제거하는 요혈
CM6	귀 아래 끝 뒤 유양돌기 하단(CM5 하단) 발제 부분		M6 풍소 (風消)	제3지 배면 셋째 마디 가로무늬 B24 옆 2푼 지점(A기맥과 B기맥을 8등분한 2푼)	중풍·치통·구안와사·귓병·편두통·후두통·담석증·신경통·인사불성·수족경련·신경성 질환 등	
CM7	CM6의 직하와 CM10과의 1/4지점		M7 항유 (項揉)	M6과 M8의 중간 지점	신경성·중풍·경추 이상으로 목이 뻣뻣한 증상·류머티즘 등	
CM8	CM5와 CM10과의 2/4지점 측경부		M8 항통 (項通)	M6과 M10의 중간 지점	위와 같음	
CM9	CM5와 CM10과의 3/4지점		M9 항경 (項頸)	M8과 M10의 중간 지점	목이 뻣뻣한 것, 견갑통·견비통·류머티즘 등	
CM10	측경부 어깨와의 경계선 주벽 부위(목을 움직일 때 관절이 생기는 곳. 어깨의 가장 상부 지점)		M10 항배 (項背)	제3지 배면 둘째 마디 가로무늬 B19 옆 2푼 지점(늦선, A기맥과 B기맥의 8등분한 2푼)	목이 뻣뻣한 것, 견갑·류머티즘·소화기 질환, 신경성과 풍으로 인한 견갑 질환·수족 굴신불능·오십견통의 요혈 등	B19의 보조혈
CM11	어깨 승모근 꼭대기 중앙 지점 견봉돌기와 추벽과의 중간 지점	견정 (肩井)	M11 견상 (肩上)	M10과 M12의 중간 지점	견갑·견비통, 류머티즘·반신불수·유방 질환·수족 굴신불능·오십견 통증 등	
CM12	CM11에서 견봉돌기쪽으로 1촌 지점		M12 견골 (肩骨)	M10과 M14의 중간 지점	위와 비슷하며, 흉통 등	
CM13	CM14 상방 1촌, 유중선과 액중선에서 후방 3촌 지점		M13 견통 (肩通)	M12와 M14의 중간 지점	위와 비슷하며, 옆구리 통증·흉통 등	
CM14	유중선과 액중선과의 교차점 후방 3촌 지점		M14 견주 (肩柱)	제2·3외간 적백제	목으로 치받는 상충증·두통·인후염·편도선염·견갑통·흉통 등	
CM15	겨드랑이 중앙과 제11늑골단 옆구리 갈비뼈 끝과의 중간 지점 (CM14와는 약간 사선)		M15 협교 (脇矯)	M14와 M17의 1/3 지점(독기맥 옆 7푼 지점)	가슴과 옆구리 아픈 병, 유방병·견갑통·척추과민증 등	

CM 담금경			M 담기맥			
담금경	위 치	고대의 혈	담기맥	취혈 부위	적응증	비 고
CM16	제11늑골단 옆구리 하단 갈비뼈 아래 측면 중앙	경문 (京門)	M16 늑교 (肋橋)	M14와 M17의 2/3 지점 (독기맥 옆 7푼 지점)	가슴과 옆구리 아픈 병, 간담병, 소화불량, 척추 아픈 것, 허리 아픈 증상 등	좌골신경통의 요혈
CM17	측면으로 장골 상단 중앙점(제11늑골 끝 하방 장골 상단 중앙점)	대맥 (帶脈)	M17 후퇴 (後腿)	제2·3중수골 사이 제3·4중수골 사이	허리와 다리 아픈 병, 방광·후두 질환, 대장염, 생식기 질환 등	
CM18	CM17과 CM22의 1/5 지점 옆구리 측면 중앙부		M18 환곡 (還谷)	제1·2중수골 사이 제4·5중수골 사이 (합곡·중저)	고관절·무릎관절통, 허리와 척추 아픈 병, 두통·눈병·견갑통·장 질환 등	
CM19	CM17과 CM22의 2/5 지점 옆구리 골반 상단 부분		M19 풍정 (風井)	M18과 M20의 중간 지점	원기 부족, 과로, 두통, 옆구리 아픈 병, 요통, 어지러운 병, 담석통, 명치·대퇴골 아픈 증상 등	
CM20	CM17과 CM22의 3/5 지점 측면 골반 상방부		M20 생기 (生氣)	M18과 M22의 중간 지점	M19와 같음	기를 소생시키고 소통시키는 혈
CM21	CM17과 CM22의 4/5 지점 골반 측면부		M21 생정 (生精)	M20과 M22의 중간 지점	M20과 같으며, 하복부 옆이 아픈 것	
CM22	옆으로 누워서 하지를 움직일 때 생기는 골반 끝부분 대퇴골두 앞쪽 움직이는 곳	환도 (環跳)	M22 하액 (下液)	제5지 첫째 마디 가로무늬 내측 능선, 제1지 제1중수골관절 중지쪽 능선	열이 상충되는 것, 해수천식, 호흡곤란, 하복부가 아픈 것, 고관절·림프선염·굴신불능 등	
CM23	CM22와 CM26과의 중간 대퇴부 측면 중앙 1/4지점		M23 풍치 (風治)	M22와 M24의 중간 지점	대퇴신경통·마비·두통·수족경련·중풍·고관절통 등	
CM24	CM22와 CM26까지의 중간(대퇴부 측면 중간 지점)	풍시(風市) 부근	M24 양통 (陽通)	M22과 M26의 중간 지점	M23과 같으며, 신경통·중풍 등	
CM25	CM24와 CM26과의 중간(대퇴부 측면 중간 지점)	중독(中瀆) 부근	M25 중퇴 (中腿)	M24와 M26의 중간 지점	요퇴통, 모든 신경통·반신불수·근육병·담석통·눈병·귓병에 특히 좋음. 편두통·견갑통	
CM26	슬관절 측면 중앙 무릎을 서서 쭉 폈을 때 함요부	슬양관 (膝陽關) 부근	M26 천관 (泉關)	제5지 둘째 마디 가로무늬 내측 능선, 제1지 첫째 마디 가로무늬 내측 능선	요퇴통·무릎관절통·반신불수·근육병·담석통·눈병·귓병·편두통·견갑통 등	合·土穴
CM27	CM26과 족외과 중심까지의 1/4지점	양릉천(陽陵泉) 부근	M27 외영 (外營)	M26과 M28의 중간 지점	M26과 같으며, 담의 기능항진을 억제하는 요혈	經·火穴
CM28	CM26과 족외과 중심점까지의 1/2지점(경골연에서 3촌)	양교(陽交) 부근	M28 골주 (骨柱)	M26과 M30의 중간 지점	목(木)의 성질을 갖고 있으며, 모든 신경통·요통·반신불수·중풍·무릎관절통·발목 통증 등에 쓰는 요혈	兪·木穴 담의 대표혈
CM29	CM28과 족외과 중심점까지의 중간 지점(경골연에서 3촌)	현종(懸鍾) 부근	M29 양골 (陽骨)	M28과 M30의 중간 지점	M28과 같으며, 특히 발목 아픈 증상, 발저린 데에 좋음	
CM30	족외과 중심에서 앞쪽의 관절 함요부	구허 (丘墟)	M30 구릉 (丘陵)	제1·5지 배면 끝마디 가로무늬 내측능선	담낭·담기맥의 병과 발목 아픈 것, 모든 관절통·중풍 등의 요혈	命穴 金原穴
CM30-1	발등 제4·5중족골 접합부	임읍 (臨泣)	M30-1	M30과 M31의 중간 지점	발등 제4·5지간 질환	
CM31	CM30-1과 CM31-1과의 중간 지점	지오회 (地五會)	M31 임협 (臨俠)		요통, 발목 아픈 것, 관절통·견갑통 등, 담(膽)을 보하는 혈	氣穴, 長·水穴 서금8혈, 사의 혈 중의 하나
CM31-1	제4·5지간 적백제	협계 (俠谿)	M31-1	M31과 M32의 중간 지점	제4·5지간 질환에 응용	
CM32	넷째 발톱 모서리 소지측 직하 1푼	규음 (竅陰)	M32 지금 (至金)	제1·5지 배면에서 손톱 뿌리와 손톱끝 내측 모서리와의 직선 연결 교차 지점	인사불성·맥박 이상·심장병·담낭병·황달 등	根穴, 生·金穴

◎ 담기맥의 기능항진과 기능부족 증상

① 담의 기능항진 증상 — 담승(膽勝)

담승(膽勝)이면 간허(肝虛)가 된다. 담승의 증상은 뱃속이 그득하고, 음식이 내리지 않으며, 목구멍이 건조하고, 머리가 무겁고 아프며, 찬 것을 싫어하고, 심장과 옆구리에 통증을 호소한다. 입이 쓰고 한숨을 잘 쉬며, 옆으로 옮겨 눕기 힘들고, 심하면 얼굴에 때가 끼며, 피부가 윤택하지 않고, 발등이 뜨겁다. 양쪽 이마 옆에 통증이 있고, 눈초리가 모두 아프며, 젖가슴 위의 쇄골(鎖骨)이 붓고 아프며, 겨드랑이 밑이 붓고 땀이 나며, 추워서 떨리고, 학질(瘧疾), 엉덩이 고관절(股關節)·무릎과 정강이뼈·발목 외측 복사뼈 등 모든 관절이 잘 삐고 아프다.

또한 뒷머리가 아프고, 빈혈·견갑통(肩胛痛)·늑간신경통·삼차신경통(三叉神經痛)·척골신경통·담석통증(膽石痛症)·담낭염(膽囊炎)이 생긴다.

② 담의 기능부족 증상 — 담허(膽虛)

현기증이 일어나고, 발이 오므라들고, 발가락을 움직이기 곤란하여 절름거리며, 앉았다가 일어서질 못하며, 엎드려 누우며, 눈이 노랗고, 정액(精液)이 저절로 나오니 간승(肝勝) 증상과 같다.

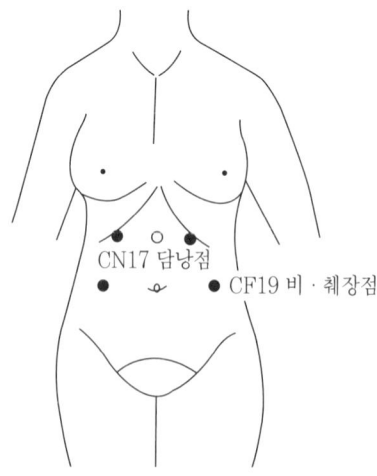

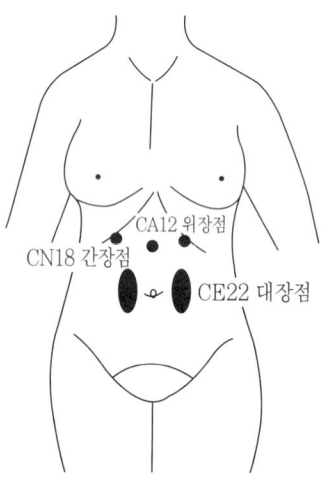

※ CN17 담낭점(膽囊點)에 과민압통점이 있으면 담승(膽勝)이다. CF19 비·췌장의 압통일 때도 담승이다.

※ CE22 대장점(大腸點)·CA12 위장점(胃腸點)·CN18 간장점(肝臟點)에 압통이 있을 때는 간승(肝勝)·담허(膽虛)의 반응이 나타난다.

(12) N 간기맥(肝氣脈)

간기맥은 간장과 간금경 계통의 기능과 담낭 계통의 기능을 조절하고 다스린다.

담기맥에서 분지(分枝)를 이어받아 첫째 손가락의 안쪽 손톱 밑과, 다섯째 손가락의 안쪽 손톱 밑에서 발생한다. N1에서 시작하여 백제입(白際入) 능선으로 직하(直下), N13에서 수장부(手掌部)로 나와(새끼손가락의 경우), N14~16을 지나 N17에서 간(肝)에 들어간 다음 N18에서 끝난다. 간기맥은 N18에서 A12 위중(胃中)에 들어가 폐기맥을 다시 발생시킨다.

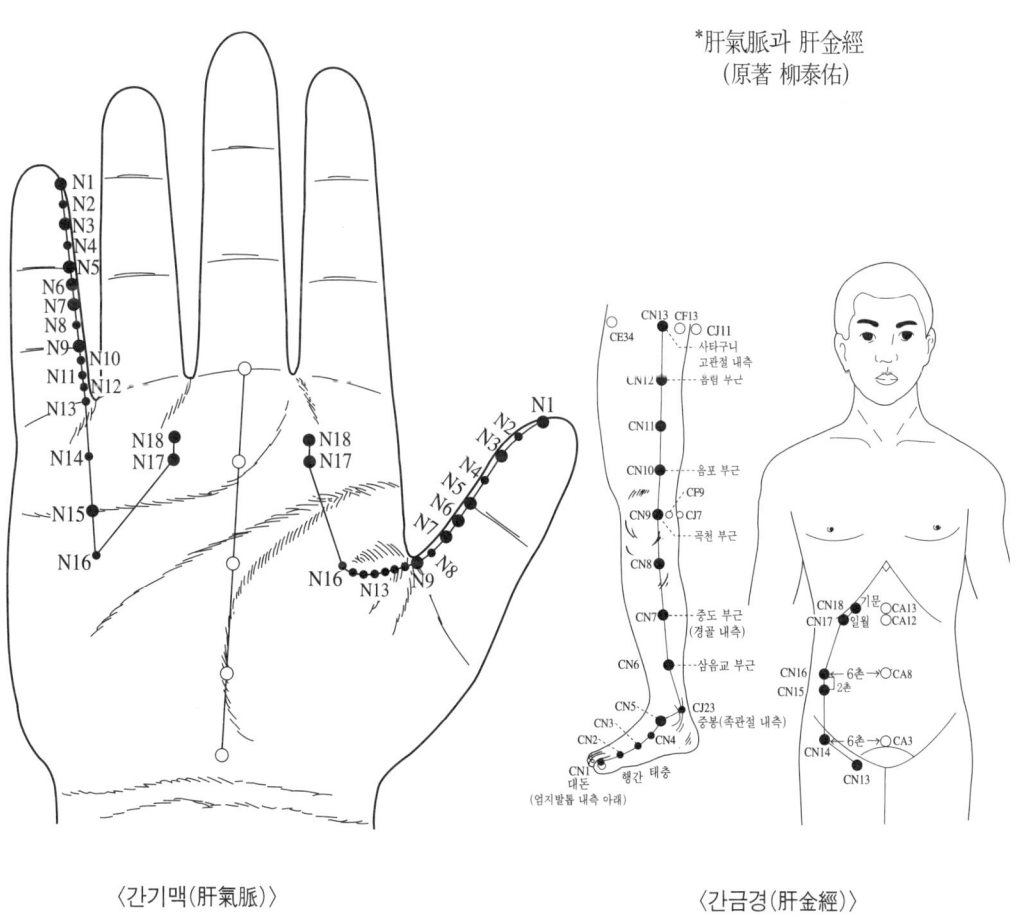

〈간기맥(肝氣脈)〉   〈간금경(肝金經)〉

CN 간금경			N 담기맥			
간금경	위 치	고대의 혈	간기맥	취혈 부위	적응증	비 고
CN1	엄지발톱 뿌리 모서리 외측(소지측) 아래 1푼	대돈 (大敦)	N1 청음 (靑陰)	제1·5지의 내측 손톱 끝부분의 모서리에서 사선 직하 1푼 지점	복통·소화불량·생식기 질환·시력장애·간염·인사불성·심계항진·설사·변비 등	根穴 生·木穴 간의 대표혈
CN2	엄지발가락 끝마디 엄지와 제2지의 접합부	행간 (行間)	N2 청화 (靑火)	N1에서 N3까지의 중간 지점	신경성 통증과 시력 부족, 간열 등	사의혈 중의 하나
CN3	발등 제1·2중족골 접합부	태충 (太衝)	N3 돈황 (敦黃)	N1과 N5의 중간 지점	간염·간열·간경화·소화불량·안충혈·두통 등	氣穴 長·火穴 간의 기능 억제혈
CN4	CN3과 CN5와의 중간 지점		N4 억청 (抑靑)	N3과 N5의 중간 지점		N3, N5의 보조혈
CN5	발내과의 전방 1촌으로 함요부(CF5, CE42의 중간 지점)	중봉 (中封)	N5 청곡 (靑谷)	제5지는 셋째, 제1지는 둘째 마디 내면 가로무늬 내측 능선상에서 취혈	간기맥의 명혈(命穴)로서 모든 간장병·눈병·발목 아픈 증상, 신경과민·불면증 등	兪·土穴 命穴, 金原穴 D3서 서금 사관혈(瑞金 四關穴)
CN6	CJ3과 CN9의 중간으로 경골연을 따라 1/4지점 경골 내측	삼음교(三陰交) 부근	N6 대산 (大酸)	N5와 N7과의 중간 지점	눈병·간장병·발목 아픈 증상, 신경과민·불면증·수족마비·생식기 질환 등	經·金穴 간기능을 다스리는 요혈
CN7	CJ3과 CN9와의 중간 경골연	중도(中都) 부근	N7 대인 (大仁)	N5와 N9 중간 지점	눈병·간장병·신경성 질환, 생식기 질환·풍증 등	N7과 N9의 보조혈
CN8	CN7과 CN9와의 중간 지점으로 경골연		N8 육청 (肉靑)	N7과 N9 중간 지점	무릎 아플 때	合·水穴 간기능 보호 필수 요혈
CN9	슬관절 내측 중앙 관절부 종주뼈 내측 끝과 경골두 사이의 함중부	곡천(曲泉) 부근	N9 음기 (陰基)	제5지 둘째 마디, 제1지 첫째 마디 가로무늬 내면 중지쪽 능선에서 취혈	빈혈증에 제일 좋음. 부인병·생식기병·눈병·근무력·정신 질환과 무릎 아픈 데도 좋은 혈	
CN10	CN9와 CN13과의 1/4 지점 대퇴부 내측	음포(陰包) 부근	N10 기내 (期內)	N9와 N11 중간 지점	위와 같으며, 무릎관절통에 특효혈	
CN11	CN9와 CN13과의 중간 지점		N11 음주 (陰主)	N9와 N13 중간 지점	다리 아픈병·생식기병·부인병·음실증 통증 등	
CN12	CN11과 CN13과의 중간 지점	음렴(陰廉) 부근	N12 음조 (陰助)	N11과 N13 중간 지점	위와 같음	
CN13	CE34와 CJ11과의 고관절 연결선상에서 3등분 했을 때 외측(CE34측)		N13 음치 (陰治)	제5지 첫째 마디 가로무늬 중지쪽 능선이며, 제1지는 첫째 마디 가로무늬 밑 1촌	생식기병·부인병·하복통·고관절 질환 등	
CN14	CA3의 측방 6촌		N14 내복 (內腹)	N13과 N15 중간 지점	하복통·생식기병·부인병·간장병 등	
CN15	CA6의 측방 6촌		N15 중복 (中腹)	감정선과 심경과 교차점 제5지쪽 적백제 1촌 들어간 곳	위와 같음	
CN16	CA8의 측방 6촌		N16 청소 (靑消)	제5지는 4·5중수골 사이, 소부혈(少府穴)이 N16이고, 제1지는A8 옆 1촌에서 취혈	간·담에 좋으며, 간기능 항진증·심기능항진증·피로·기부족, 담기능부족증에도 좋음	
CN17	CA12의 측방 늑골 아래	일월 (日月)	N17 청중 (靑中)	A12 옆 7푼 지점	위와 같으며, 담의 병을 다스리는 필수혈	膽 氣募穴
CN18	CA13의 측방 늑골 아래	기문 (期門)	N18 동청 (東靑)	A13 측방 7푼 지점 N17과 C1과의 1/4 지점	빈혈·간염·시력 이상·영양 불량·소화불량·기관지염·폐렴·해수·신경성 두통·황달 등, 간의 병을 다스리는 필수혈	肝 氣募穴

◎ **간기맥의 기능항진과 기능부족 증상**

간(肝)과 담(膽)은 목(木)에 속하며 간은 음(陰), 담은 양(陽)으로 배속(配屬)되어 있다. 간승(肝勝)이면 담허(膽虛)이고, 담승(膽勝)이면 간허(肝虛)로 나뉜다.

① 간장의 기능항진 증상 — 간승(肝勝)

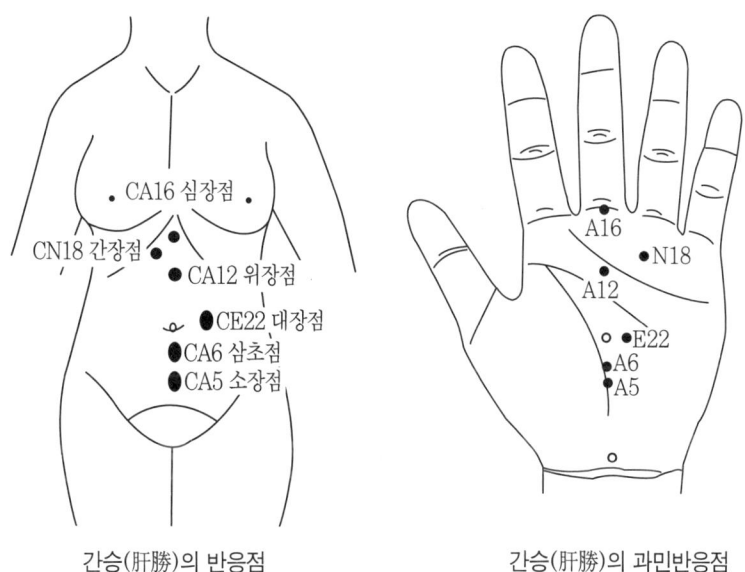

간승(肝勝)의 반응점　　　　간승(肝勝)의 과민반응점

심장 밑이 단단하고 그득하며, 항상 양 옆구리가 아프며, 노하기를 잘한다. 허리가 아파서 앞뒤로 굽힐 수가 없으며, 부인들의 아랫배가 붓고, 목구멍이 마르며, 얼굴에 때가 끼고 색이 변한다. 구역질·설사를 많이 하고, 오줌을 가리지 못하며, 눈이 충혈되고, 항상 두통이 있으며, 알코올 중독·위산과다로 인한 속쓰림·소화불량·고환염(睾丸炎)·간염(肝炎)·간경화(肝硬化)·근육통·응결통(凝結痛)·동맥경화(動脈硬化)·반신불수(半身不隨)·경기(驚氣)·생식기 이상·만성 감기·장열(腸熱)·신경과민 등이 나타난다.

② 간장의 기능부족 증상 — 간허(肝虛)

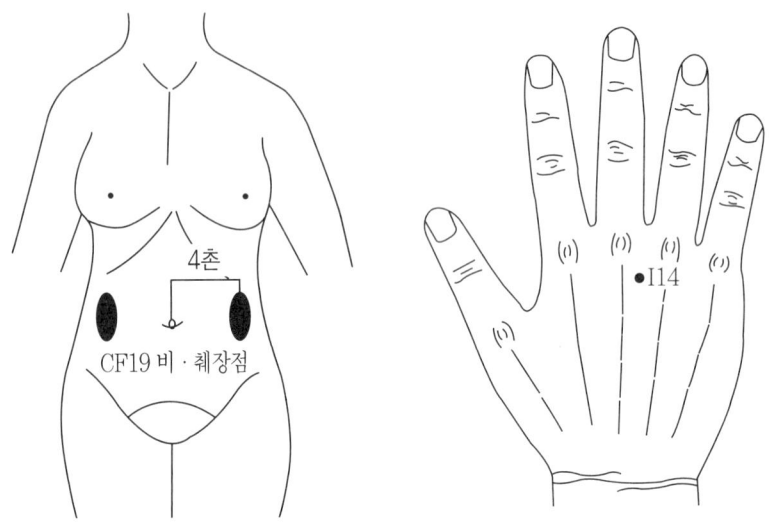

※ CF19 비·췌장점(脾·膵臟點)의 압통은
  간허(肝虛)·비승(脾勝)이다.

　옆구리가 단단하고 한열(寒熱)이 왕래하고, 음식 생각이 없으며, 배가 불러도 즐겁지가 않다. 부인의 월경불순, 허리와 배의 통증·빈혈(貧血)·시력 감퇴·색맹〔赤綠〕·야맹증(夜盲症)·백내장(白內障)·근무력(筋無力)·위산과소(胃酸過少)·근육경련·간질(癎疾)·정신 질환·뇌혈전(腦血栓)·전신불수(全身不隨) 등을 일으킨다.

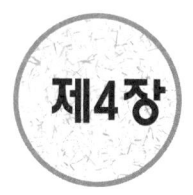 제4장 기감요법의 장부 허승 구별법

기감요법으로 질병을 낫게 하는 데는 다음과 같은 기본 원리와 방법이 있다.
첫째, 상응요법이 있다.

상응요법은 제3장에서 설명한 대로 손에 있는 교감신경 과민 반응처를 찾아 자극을 주어 교감신경을 저하시키는 방법이다. 인체의 질병 부위를 찾아 손에서 상응부위를 정히고 상응점을 찾아서 기감봉을 섭자하는 방법이다. 상응점은 교감신경 긴장과민 반사처이다.

상응요법에서는 반사점을 찾아 정확한 위치에 기감봉을 자극해야 좋은 효과반응을 볼 수가 있다.

둘째는, 대뇌 혈류 조절 방법이다.

대뇌 혈류 조절이란 대뇌로 상행하는 총경동맥의 부돌맥 지점의 혈관 굵기와 추골동맥이 경추에서 나와 후두로 들어가는 부위인 CI2 지점의 혈관 굵기(실제는 촌구맥의 굵기)를 비교하여 좌우 혈관의 굵기에 편차가 있으면 모두가 질병 상태에 속한다. 대뇌 혈류 분류법을 음양맥진법이라고 하며 이들 혈관 조절이 질병을 낫게 한다.

간단한 경우는 상응요법만으로도 대뇌 혈류량이 조절된다(질병이 나아지기 때문이다). 그러나 조금 심한 경우는 상응요법만으로는 부족하므로 E8, I2, M3·4를 자극한다.

대뇌 혈류를 조절하려면 대뇌 혈류 상태를 파악하는 분류법이 필요하다(이 점은 『수지침요가』나 『한방약 부작용의 실상』에서 소개했다).

셋째는, 장부 기능을 조절하는 방법이다.

인체는 6장 6부를 매개체로 하여 모든 조직과 기관의 기능을 조절하고 있다. 자율신경을 조절한다고 하나 장부의 기능을 축으로 하여 각 기관의 기능을 조절하고 있다.

동양의학에서 장부 기능을 중요시하고는 있으나 증상에 대해서만 중요하게 파악하고 장부의 기능 허실(허승)을 구별하는 방법에 대해서는 자세한 언급이 없다.

최근에는 12경락의 원혈(原穴) 중심으로 전자 기기로 전자반응점을 측정하여 판단하고 있으나, 경혈 자체의 효과성과 위치에서도 문제가 있어 정확성을 판단하기가 곤란하다.

경락의 진단에서 전자반응에 의해 어느 정도 증상은 알아맞출 수는 있어도 장부 기능의 허실 판단은 크게 문제가 있다(장부 허실을 구별해도 장부 기능을 조절하는 방법이나 확인 방법이 크게 부족하다).

장부의 기능 이상은 크게 나누어 부족(저하)과 긴장·항진으로 분류한다. 이것은 지금까지는 허실(虛實)이라고 표현했으나, 서금요법·기감요법에서는 허승(虛勝)이라고 표현한다.

허(虛)란 기능 저하로서 주로 부교감신경의 저하를 의미한다. 허는 부족한 것, 기능 부족·감퇴·분비 부족, 허한증·극통 등의 허약한 상태를 말한다.

승(勝)이란 이긴다는 의미로 과민·긴장·흥분·항진을 말하며, 염증·발열·통증이 있는 상태를 말한다. 승은 주로 교감신경의 긴장·항진 상태를 말한다.

12장부는 이러한 허와 승의 불균형 관계에서 질병이 나타나고 있다.

간 기능이 허약하면 허약한 상태에서 관련 계통을 따라서 허의 증상이나 질환이 나타난다. 간 기능이 승하면 과민·긴장·항진이 관련 계통을 따라서 증상이나 질환이 나타난다(각 장부의 허승 증상을 참조한다).

장부의 허승이 중심이 되어 각 부위에서 질환이 발생하고 있는 만큼 장부의 허승 구별이 가장 중요하다.

서금요법에서 이용하는 아큐빔 Ⅲ로 기전혈을 측정하면 장부 허승을 음양맥진법과 거의 비슷하게(80% 이상) 구별이 가능하다.

서금요법에서의 장부 허승 구별은 음양맥진법과 운기체형과 전자측정법이 있는데, 이들 3가지의 장부 허승 구별이 거의 비슷하게 나온다.

일반적인 장부 허승 구별법들은 증상, 촌관척맥법, 사진법, 사상체질법, 경락측정법 등이 있을 때 각각의 진단 결과가 거의 모두 다르게 나타나 일맥상통성이 거의 없을 정도이다.

촌관척맥법의 결과와 사진법·사상체질·전자 경락 측정의 결과가 모두 틀리다는 것은 객관성이 없다고 판단한다.

넷째로, 장부 허승 구별과 증상에 따라서 효과적인 요혈들을 선택하는 대증치 방법이 있다.

대증 치방도 나름대로 효과성이 우수하나, 보다 정확성을 기하기 위해서는 장부 허승을 구별해서 기감봉으로 접자해야 반응이 우수하다.

기감봉을 사용하여 좋은 효과를 얻기 위해서는 정확한 장부 허승을 구별해야한다. 음양맥진법은 고급 단계에서 연구하도록 하고 운기체형도『운기체형조견집』을 이용하여 연구하고, 아큐빔의 장부 허승 구별은 아큐빔 Ⅲ의 사용법에서 연구한다.

본편에서는 삼일체형론(三一體型論)에 대한 요점만을 언급하고자 한다.

1. 삼일체형(三一體型)이란?

중국의학에서 역사상 수많은 학자들이 장부의 중요성과 장부 허승 구별에 대한 원론(原論)을 많이 제시하고 있으나 구체성이 부족했다. 원론이나 개론 정도의 주장을 필자가 구체화시켜서 발표한 것이 삼일체형(三一體型) 이론이다(처음에는 삼일체질이란 이름을 사용했다).

삼일체형은 6장 6부를 모두 포함시키고 있으며, 좌우를 완전 독립 체계로 판단한다. 사람은 좌우가 100% 동일한 것은 거의 없다. 이목구비에서부터 6장 6부도 좌우가 완전히 별개이다.

삼일체형은 환자의 생활 환경에 따라서 정반대로 바뀔 수가 있으며, 항상 변형적인 형태를 취하고 있다.

질병이 심할수록 반응이 과민하고 질병이 없어질수록 반응이 없어지므로 여러 가지 질병의 회복·진행·악화 상태를 파악할 수가 없다.

삼일체형의 이론을 연구하게 된 그 이론적 동기를 간단히 검토해 보자.

(1) 수승화강설(水昇火降說)

중국 명나라 때 이정(李梴)이 쓴 「의학입문(醫學入門)」은 한방의학의 입문서로서 매우 유명한 책자이다. 우리나라에서도 조선 시대에 금속활자로 출판까지 했을 정도이다(「동의보감」은 목판본은 있으나 금속활자는 없다).

첫머리에 수승화강설을 소개하면서 수승화강만 이해하면 의학을 공부할 수 있고, 이용할 수 있다고 하였다.

수(水)는 신장, 음(陰)을 말하고, 화(火)는 심장, 양(陽)을 의미한다.

오장 중에서 신장은 음(陰)이고, 심장은 화(火)의 성질로서 양(陽)이라고 했다. 신수음(腎水陰)의 기운이 심장으로 상승하여 심장의 화열(火熱)을 식혀야 건강해진다는 의미이다. 또한 심장의 화양(火陽)은 위로 상승하지 말고 아래로 내려와 신수의 찬 기운을 덥혀 주어야 건강하다는 의미이다.

수승화강이 안 되는 때를 음허화동(陰虛火動)으로서 신수(腎水)는 허약하고 심화(心火)가 성(盛)하고 동(動)하면 만병이 일어난다는 이론이다. 이것은 오늘날로 말하면 자율신경을 말한 것으로서 심화동(心火動)은 교감신경을 말하고, 신수음허(腎水陰虛)는 부교감신경이 저하된 상태를 정확히 표현한 것이다.

수승화강은 자율신경이 조절된 상태로서 건강한 상태를 의미한다. 여기에서 신장[水]의 기능이 허약하면 심화가 상승, 동하여 모든 질병을 일으킨다는 천하의 대원칙을 삼았다(즉 교감신경의 항진반응을 표현한 것이다).

한방에서의 질병 판단은 신수 부족에서 많은 질병이 발생된다고 판단하고, 매사에 신수를 보하는 약, 심화를 억제하는 약제를 사용하고 있다. 신자는 유보무사(有補無瀉)라는 유명한 말을 남겼다.

(2) 간(肝)·심(心) 2장은 실하고(승하고) 비(脾)·폐(肺)·신(腎) 3장은 허(虛)하다

명대(明代)의 유명한 한방 학자인 이동원(李東垣)은 『동원십서(東垣十書)』라는 거대한 한방 의서를 남겼다. 그는 질병을 볼 때 간장과 심장의 기운은 항상 실(승)하고, 비·폐·신장은 허약하다고 하여 간·심장에 들어가는 약재는 항상 억제하는 약을 쓰고, 비·폐·신장에는 항상 보하는 약재를 사용하였다.

(3) 신실증(腎實證)의 이론을 주장

필자는 1975년경 음양맥진법을 통해서 질병을 판단하고 많은 환자들을 보면 남성들은 대부분 신허로 인해서 질병이 발생하고 있으며, 여성들은 오히려 자궁질병과 부종·신부전증 등이 많은 것을 발견하였다.

신장은 무조건 허(虛)만 발생되는 것이 아니라, 신실에서도 발생된다는 사실을 알게 된 것이다. 전통 동양의학에서 신장은 100% 신허로 보고 있다〈근자에 와서 (1980년경 이후) 신음허·신양실 등으로 구분을 하고 있었다. 신음허·신양실허를 구분하는 근거는 증상만으로 구분할 뿐, 구체적인 진단 근거는 부족했다〉.

필자는 신실증(신승증)도 분명히 있다는 것을 확신하였다. 실제로 신부전증·신염(급성·만성)·신출혈·신결핵·부종·단백뇨 등의 질병은 신실증성 질환이지, 신허의 질병은 분명히 아니다. 서금의학에서 신실증설(腎實證說)을 주장하는 것이다.

(4) 종합적인 판단

위의 3가지 이론을 볼 때 전통 동양의학에서는 신허·심승설, 간·심은 항상 승하다는 설과 필자가 주장한 신승(신실)의 이론이 있게 된 것이다.

이들 이론을 6장(六臟)만 가지고 판단한 것이나, 여기에 6부(六腑)를 결부시킨 것이다. 필자의 오활(五活) 이론에 따라서 6부를 결부시키면 다음과 같은 장부와의 관계가 나오는 것이다.

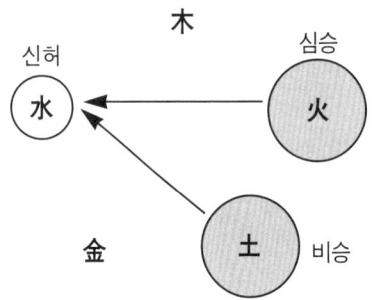

※ 신허는 심승과 비승이 함께 나타날 수 있다.

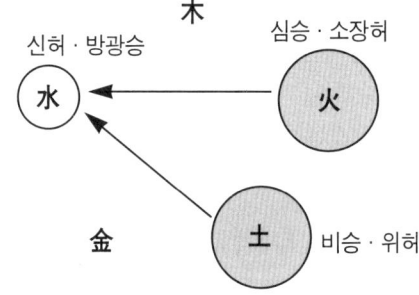

※ 신허는 방광승도 함께 나타났다.

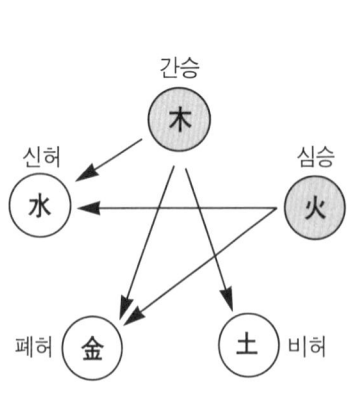

※ 간·심이 승하면 비·폐·신이 허하다.

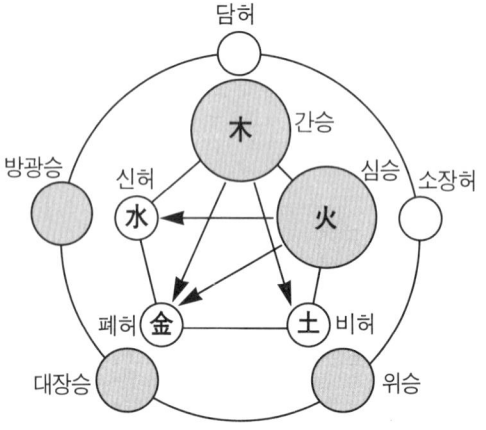

※ 비허·폐허·신허는 위·대장·방광승이다.
이 중에서 중심에 있는 것이 대장승이다.

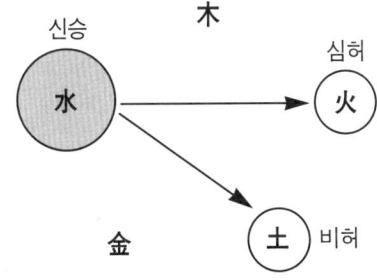
※ 필자의 신실증도 심·비가 허약하다.

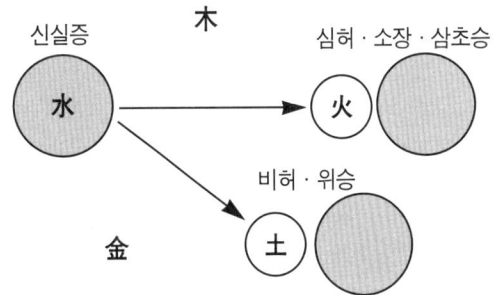
※ 신실증은 심허·비허 즉, 소장승·위승이다.

이와 같이 장부를 결부시킬 때 다음과 같이 정리할 수가 있다.
① 신허(腎虛)는 심승(心勝)이다.
② 신허(腎虛)는 비승(脾勝)이다.
③ 신허(비·폐)는 심승(心勝)으로 대장승(大腸勝)이 중심이다.
④ 신승(腎勝)은 위승(胃勝)·삼초승(三焦勝)·소장승(小腸勝)이 된다.

이 중에서 ①과 ③은 동일한 것으로서 신허는 간·심승, 위·대장·방광승이다. ②는 신허·비승이고, ④는 신실증이다.

여기에서 3가지의 기본 체형이 나오는 것이다. 즉, 신허·심승을 양실증(심화는 陽이므로), 신허·비승을 음실증(脾는 음증의 陰으로 판단), 신실증으로 분류한 것이다. 이들 3체형을 좀 더 구체적으로 분류하면 다음과 같다.

• 양실증 : 간·심·위·대장·방광이 승하고, 신·비·폐·소장·삼초는 허하다.
• 음실증 : 비(심·폐)·담·방광은 승하고, 간·심·신·위·소장·삼초는 허하다.
• 신실증 : 신(간·폐)·소장·삼초·위장은 승하고, 비·심·방광·담·대장은 허하다.

이와 같은 3체형을 구분하여 음양맥진과 복진을 결부시켜 체형의 근거를 세웠다. 모든 질병은 양(陽) 6부(六腑)에서 음(陰) 5장(五臟)으로 전이된다. 양실증에서 대장승이 가장 핵심 구별 주체이고, 음실증에서는 방광승(양실증과 중복)보다는 비승을 주체로 한다. 신실증은 소장·삼초가 가장 실(승)하므로 구별의 주체로 한다.

삼일체형(三一體型)의 핵심 구별 주체에서 양실증은 대장승, 음실증은 비승, 신실증은 소장·삼초승이라는 질병의 근본체가 결정된다. 이때 대장·소장·비장의 주요 요혈은 다음과 같다.

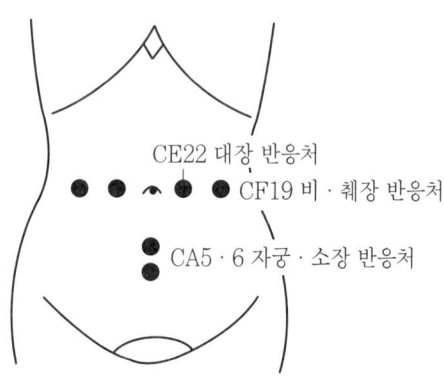

이와 같은 현상은 음양맥진법에서도 구별이 된다. 삼일체형을 연구한 음양맥진법과 결부시킴으로써 좌우로 나누어 판단하게 되는 것이다.

좌측에서 3체형, 우측에서만 3체형을 구별하고, 좌우 합하여 구별하므로 3체형 + 1이 되어 삼일체형(三一體型)이라고 이름한 것이다.

이러한 삼일체형에서도 음양맥진법의 음증·양증을 결부시키는 장과 부가 결정되고 좀 더 구체적인 장부 허승은 구별할 수가 있었다.

- 양실증(대장승, CE22 과민) : 음증 - 간·심승, 비·폐·신허,
  양증 - 위·대장·방광승, 담·소장·삼초허
- 음실증(비승, CF19 과민) : 음증 - 비(폐·심)승,
  양증 - 방광·담(대장)승
- 신실증(삼초·소장승, CA5·6 과민) : 음증 - 신(간·폐)승,
  양증 - 삼초·소장·위승, 방광·담·대장허

음증과 양증의 구분은 음양맥진법으로 구분된다. 이와 같은 장부 허승 구별이 곧 삼일체형으로 다음과 같이 복부 분별법과 방법론이 있다.

(5) 삼일체형의 복진법

① 양실증(陽實證) - 대장승방

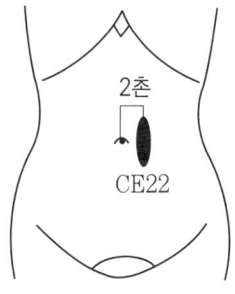
좌 양실증 체형
좌수만 기감봉으로 접자한다.

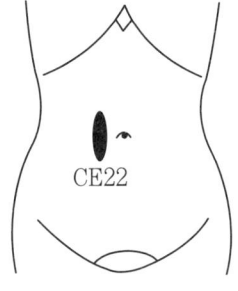
우 양실증 체형
우수만 기감봉으로 접자한다.

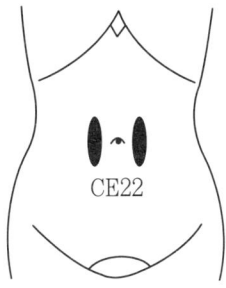
좌우 양실증 체형
좌우수 모두 자극한다.

② 신실증(腎實證) - 심정방

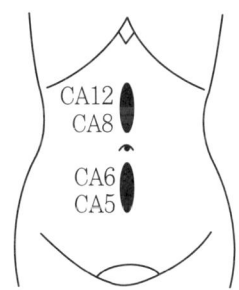
좌우 신실증 체형
좌우수 신실증 치방으로 모두 자극한다.

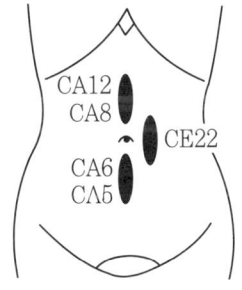
좌 양 · 우 신실증 체형
제일 많은 체형이다. 좌 양 · 우 신실증 치방으로 자극한다.

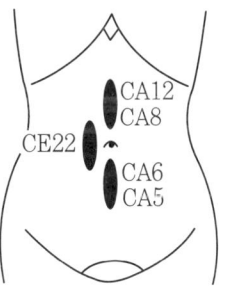
우 양 · 좌 신실증 체형
두 번째로 많은 체형이다.

③ 음실증(陰實證) - 신정방

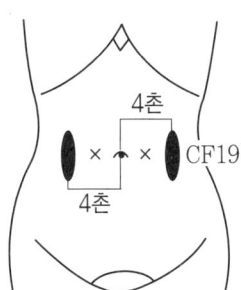
좌우 음실증 체형
좌우측을 자극한다.

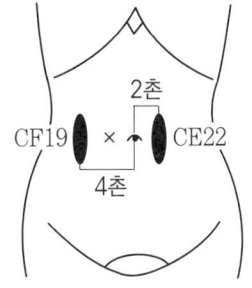
좌 양 · 우 음실증 체형
비만자 남자에게 많은 체형이다.

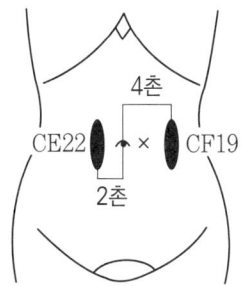
좌 음 · 우 양실증 체형

④ 복합체형(複合體型)

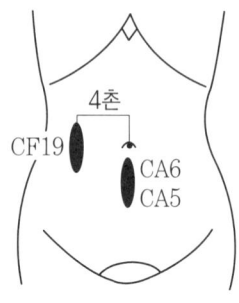
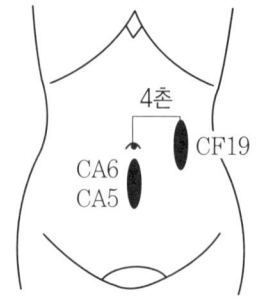
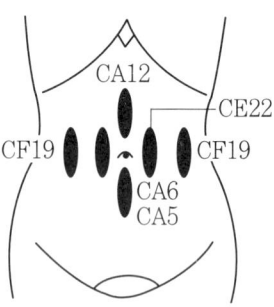

좌 신실·우 음실증 체형
좌 심정방·우 신정방

좌 음실·우 신실증 체형
좌 음·우 신실증 치방으로 자극한
다. 좌 비승방(신정방)·우 심정방

복부 전체의 반응점
심정방

2. 삼일체형의 통치방

(1) 양실증의 통치방

양실증에서 양증이면 대장승방이 통치방이고, 음증이면 폐정방이 통치방이다. 그리고 상응점과 기본방을 추가한다.

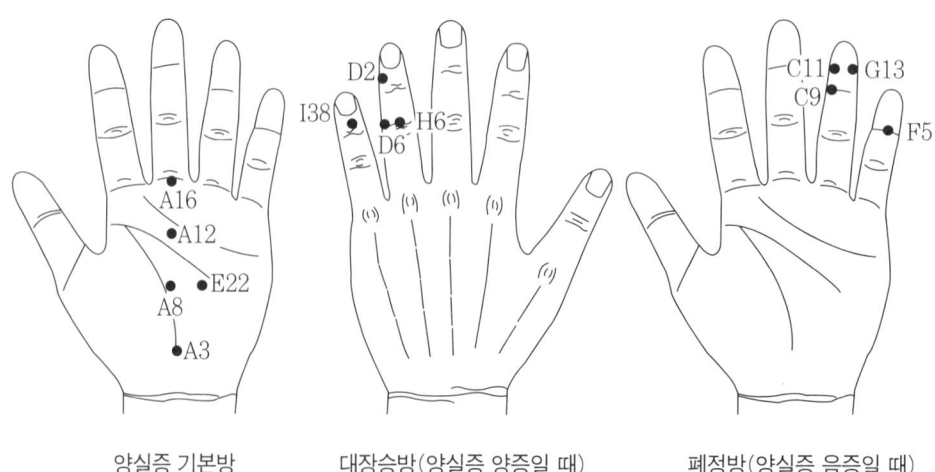

양실증 기본방   대장승방(양실증 양증일 때)   폐정방(양실증 음증일 때)

(2) 음실증의 통치방

음실증에서 양증이면 방광승방이 통치방이고, 음증이면 신정방이 통치방이다. 그 외에 상응점과 기본방을 추가한다.

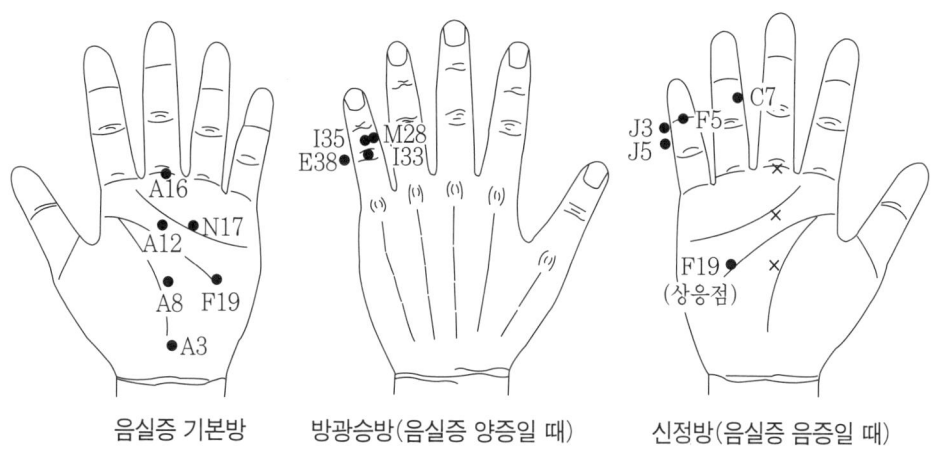

음실증 기본방   방광승방(음실증 양증일 때)   신정방(음실증 음증일 때)

(3) 신실증의 통치방

신실증에서 양증이면 소장승방(또는 삼초승방)이 통치방이고, 음증이면 심정방이 통치방이다. 그리고 상응점이나 기본방을 추가한다.

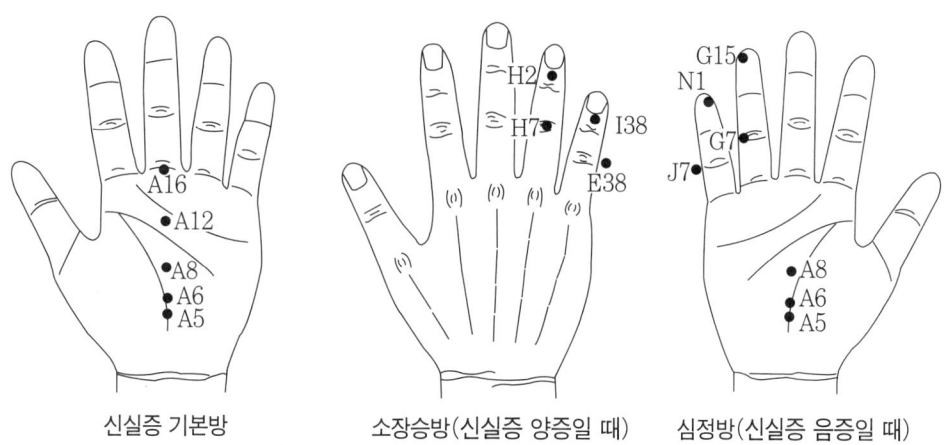

신실증 기본방   소장승방(신실증 양증일 때)   심정방(신실증 음증일 때)

통치방이란 삼일체형을 구체적으로 총괄적으로 조절하는 치방이다.
위의 치방에 기본방과 요혈, 상응점을 추가한다.

3. 삼일체형의 반응 변화

질병이 극심할수록 과민반응·긴장대가 민감하며, 질병이 나아질수록 가벼울수록 과민반응이 소실된다.

과민하고 긴장대가 클수록 질병은 고질·만성병이며 과민반응들이 해소되어야 질병도 없어지고 장부 기능도 조절된다. 삼일체형의 과민대는 질병의 뿌리이다.

4. 삼일체형의 과민 검사법

환자를 편하게 눕힌다. 양방에서는 내장의 종양·염증 유무를 확인하기 위해 무릎을 굽히게 하여 복부 근육을 이완시켜서 진단한다.

삼일체형은 내장의 종양·염증보다는 복부 근육의 긴장도를 판단하기 때문에 발을 쭉 뻗어야 한다(발을 굽혀도 무방하다. 일정하게 자세를 취해서 판단한다). 그리고 복부의 근육에 긴장을 풀어야 한다(복부에 힘을 주어서는 안 된다).

배꼽을 확인한 다음에는 맨살 위에서 구별하지 말고 얇은 타월을 덮거나 속내의 위에서 구별한다.

삼일체형의 구별법은 3단계로 판단한다(한꺼번에 3단계를 모두 판단할 수가 없다). 다음의 순서에 따라서 복진한다.

(1) 제1단계 삼일체형 구별법

구별자의 오른손(왼손잡이는 왼손)의 제2·3·4지를 나란히 모으고, 손가락은 약간 굽힌다. 이 상태에서 CE22 좌우, CF19 좌우, CA5·6부위를 가볍게 접촉, 살짝 올려놓는 정도로 눌러 본다. 누르는 시간은 1~2초 정도이다.

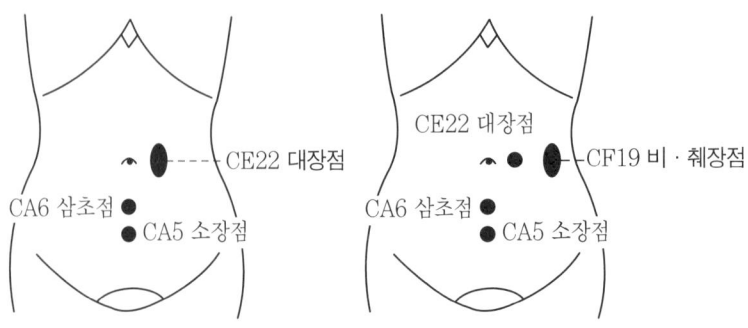

질병이 심한 사람은 손을 접촉하는 것만으로도 깜짝 놀라고 손을 대지 못하게 한다. 이때 CE22에서 민감하면 양실증으로 판단한다. 다른 곳은 덜 민감하거나 반응이 없는 경우이다. 양실증이 판단되었으면 더 이상 복부 구별을 해서는 안되고, 양실증을 따라서 기감봉을 자극한다. 그런 다음 CE22의 과민반응의 변화 정도를 파악한다. 반응이 가볍거나 없어졌으면 그 상태의 질병은 나아지는 단계이다.

제1단계 자극 후 다음날 자극할 때까지 복부 구별을 하지 않는다. 다음번에 삼일체형 구별점을 가볍게 압진해서(CE22, CF19, CA5·6)에 아무런 반응이 없으면 제2단계 구별을 실시한다.

제1단계에서 과민반응이 있으면 다시 양실증 자극을 준다.

(2) 제2단계 삼일체형 구별법

제1단계에서 아무런 과민반응이 없을 때에 제2단계 구별을 실시한다.

제1단계에서 과민반응이 있어서 기감봉을 접자하고 다음날 복부를 구별할 때에도 먼저 제1단계의 과민반응을 구별해야 한다. 제1단계의 과민반응이 없어질 때 제2단계 구별법을 실시한다. 제1단계 과민반응 후 기감봉을 자극하였다고 다음날 복부 구별할 때 처음부터 제2·3단계 복부 과민 구별을 한꺼번에 해서는 안 된다.

제2단계 구별법은 복부의 3지점(CE22, CF19, CA6)을 가볍게 접촉해서 과민반응이 없을 때에 한한다.

자극자·구별자의 오른손 제2·3·4지를 모아서 3지점을 표시하고 약간 힘주어 누르기를 역시 1~2초 정도 실시한다. 과민반응을 확인하며 일부러 과민반응처를 찾으려고 해서는 안 된다.

그간에 연구한 회원들을 보면 과민압통처를 찾으려고 애를 쓰고 있으나 이것은 잘못된 것이다. 과민반응처를 확인만 하는 것이지, 과민반응이 어디에 있는가 찾는 것이 아니다. 3곳을 1~2초간 가볍게 눌러서 가장 민감하게 나타나는 반응처가 삼일체형에 속한다.

예를 들어 좌 CE22 과민반응(긴장대·통증), 우 CA6 과민반응(긴장대·통증)이 나타나면 그 반응을 읽고 판단한다. 즉, 좌 양실증·우 신실증이다.

이렇게 확인하면 이 상태에서 복부 과민 구별을 그치고 더 이상 과민통증 부위를 찾으려고 여기저기 누르면 절대 안 된다.

좌 양실증·우 신실증에 따른 기감요법을 접자하고 다시 그 과민 상태를 확인한다. 과민 상태가 덜하여지거나 과민반응이 소실되었으면 질병이 나아지는 반응이다(그래도 통증부위를 찾아서는 안 된다). 과민반응에 변화가 없으면 다른 치방을 찾아 기감요법을 실시한다. 통증과민반응이 가벼워지거나 없어져야 질병이 나아지며 통증과민반응이 그대로 있거나 더욱 과민하면 질병은 악화되거나 나아지지 않는다.

위와 같이 좌 양실증·우 신실증에 따라서 기감요법을 실시해서 과민반응이 없어졌다고 다시 복부를 심하게 눌러서 구별하는 것은 안 된다.

(3) 제3단계 삼일체형 구별법

삼일체형을 구별할 때는 처음부터 제3단계 구별법을 이용해서는 안 된다. 질병이 심한 경우 극심한 고통이 나타나고 때로는 통증이 극심하여 쇼크로 졸도하는 경우도 있다.

제2단계 구별에서 아무런 과민반응이 없을 때에 한해서 제3단계 구별을 하는 것이다. 제2단계 구별에서 기감요법을 자극하고 다음번에 기감요법을 실시할 때도 반드시 제1·2단계에서 과민반응이 없을 때에 한하여 제3단계에서 과민반응을 구별한다.

제3단계에서 과민 구별 방법은 구별자의 제2·3·4지를 모아서 힘 있게 꾹 눌러 보되 1~2초만 누른다. 역시 과민반응만 확인하는 것이지 과민반응처를 이리저리 찾는 것이 아니다. 제3단계 구별법으로 삼일체형 대표점 3곳(CE22, CF19, CA6)을 좌우로 차례로 힘 있게 눌러 본다. 누르고서 5~10초 이상 있으면 절대 안 된다. 어떤 사람들은 복진할 때 꼭 누르고 아프냐 안 아프냐고 물어보는데 이것은 잘못이다(환자의 얼굴 표정, 신음 소리, 긴장과민도, 응결점으로 판단한다).

누르고 있으면 시술자의 유전인자 단백질이나 타인의 환경호르몬 등이 환자에게 전달되어 과민반응이 악화되기 때문이다(얇은 타월, 내의 위라도 악화반응이 나온다). 제3단계에서 반응이 있는 경우는 경미한 질환이며 속히 나을 수가 있다.

삼일체형 복진은 위와 같은 순서와 방법으로 실시해야 하는데 삼일체형 실기에서 대부분이 잘못하고 있다.

그리고 신실증 반응은 배꼽 아래 지점으로 계란이나 참외만한 긴장대, 팔뚝같은 긴장대가 나타나기 쉽다. 모두가 난치성이며 서금요법, 기감요법이 아니면 다스리기 어렵다. 가장 좋은 신실증의 제거 방법은 발지압판 운동, 군왕 I이나 군왕 S, 그리고 서암뜸과 기감요법이다.

삼일체형 구별법을 숙달하기 위해서는 여러 번의 실기가 필요하다.

장부 기능의 허승을 구별하기 위해 삼일체형의 복진법은 장부 허승 구별이 명확하고 근거가 있기 때문에 중요하다.

삼일체형의 모든 내용을 숙지한 다음에 수지력 테스트로서 판단해도 좋다. 수지력 테스트도 숙달되면 그 정확성이 대단히 높다. 수지력 테스트에 대한 내용은 『한방약 부작용의 실상』 등의 책자를 참고하기 바란다.

평소에 운기체형을 아는 것도 중요하지만 반드시 삼일체형을 알고 있는 것이 좋다. 삼일체형만 알아도 수시로 악화되는 건강 상태를 체크해서 곧바로 기감요법으로 다스릴 수가 있기 때문이다. 삼일체형을 알고 있으면 수시로 아플 때 기감요법을 이용하기에 편리하다.

삼일체형은 환경과 질병의 상태에 따라서 변동될 수 있으나 심한 반응일 때는 쉽게 변동되지 않는다.

삼일체형은 장부 기능의 허승 구별에서 현실적이고 실제적인 질병의 근원을 파악하는 방법이므로 중요하다.

모든 음식, 건강식품, 영양제, 비티민, 약제, 음료수 등도 삼일체형의 과민반응을 선택할 수 있다.

예를 들어 양실증일 때 홍삼을 만지거나 먹으면 양실증 반응이 거의 대부분 악화되거나 변하지 않는다. 그러나 검은콩이나 완두콩을 만지거나 먹는 즉시 양실증 반응이 가벼워지거나 과민반응이 없어진다. 미국산 산삼은 과민반응 해소에 매우 탁월하다. 양실증자에게 검은콩·완두콩은 대단히 좋은 건강 회복 식품이나 홍삼·한약 종류는 악화반응을 일으키는 물질들이다.

홍삼과 한약, 화학 첨가물, 인스턴트 식품, 모든 인공감미료가 들어간 음료수, 특히 유아들의 가공 음식·식품·음료수는 삼일체형을 더욱 악화시키고 있음을 명심한다.

그러나 검은콩·완두콩·마늘·무말랭이·견과류·레몬 등은 삼일체형의 과민반응을 해소·완화시키는 식품으로 대단히 유명한 식품들이다.

이처럼 삼일체형은 모든 음료수·음식·약제·영양제까지도 판단할 수가 있다.

5. 장부의 기능을 조절하는 치방들

대뇌의 기능상에 이상이 발생하면 반드시 해당 장부에도 질병을 일으킨다. 만성 질환이나 건강이 허약한 사람은 반드시 1~3개 장부에서 이상이 나타난다.

신체 각 부위에서 질병이 있어도 관련된 장부에서 기능 이상을 초래하고 있으므로 장부 기능에 이상이 나타난다.

대뇌 기능 이상이나 신체 각 부위나 기관·조직에 이상이 있어도 중간 매개체인 장부 기능상에 이상을 초래한다. 이때 장부 기능을 조절하면 대뇌 기능과 신체 각 부위의 기능 이상까지 조절이 가능하다.

장부의 기능 이상을 분별하는 방법은 증상으로 판단하거나, 병원의 검사 또는 스스로 복진을 실시해서 판단한다. 구체적인 장부 허승은 서금요법의 음양맥진법, 운기체형, 아큐빔 Ⅲ의 분별이나 삼일체형 등으로 판단한다.

여러 가지 방법 중에서 삼일체형이 기본이 된다. 삼일체형을 구분한 다음에 더욱 구체적으로 어느 장부의 질병인가를 확인하기 위해서 12금모혈을 직접 구별한다.

12금모혈의 복부 구별법을 알아보자.

장부 이상의 판단 방법은 증상과 함께 복부를 압박하여 판단한다. 편안히 드러누운 다음에 양 무릎을 반 정도 세우고 복부의 긴장을 이완시킨 상태에서 다음 위치를 눌러 본다(양발은 쭉 펼쳐야 된다. 또는 일정하게 발을 굽혀도 된다).

복부를 눌러서 판단할 때는 3단계로 압진을 한다. 제1단계는 손을 대는 정도로 눌러 보아 민감한 통증이 있으면 해당 장부가 과민하다는 표시이다. 과민통증이 나타나면 해당 장부 이상을 판단하고 더 이상 제2단계 복진은 하지 않는다. 제1단계에서 압통점이 나타나면 그 압통점을 근거로 하여 기감봉을 접자한다. 한두 번 접자하면 과민통증이 해소된다. 제1단계에서 과민통증이 완전히 없어지면 제2단계 압진을 실시한다.

제2단계 압진은 약간 힘을 주어서 압진하여 압진과민통증이 나타날 때가 있고 과민반응이 없을 때가 있다. 과민반응이 없으면 그만큼 건강하다는 의미이며, 이때는 제3단계 압진을 실시한다.

압진과민점이 나타났으면 그 부위를 중심으로 장부의 이상을 파악하고 기감봉으로 접자한다. 과민반응점이 완전히 없어지면 제3단계 압진을 실시한다.

대개의 경우 제1단계에서 과민통증이 나타나는 경우는 급성이나 아급성 이거나 만성 고질적으로 증상이 심한 경우이다.

제2단계에서 과민통증이 나타나면 아급성이나 활동성 질환이며 서서히 악화되어가는 상태이다. 제3단계에서 과민통증이 나타나면 만성으로 가벼운 질환을 말하고, 제3단계에서 꼭 힘주어 눌러도 반응이 없으면 건강하고 특별한 질환이 없다고 판단한다(단, 고도 비만증은 예외이다).

예를 들어서 위장 질환이 있으면 제1단계로 CA12를 가볍게 대는 정도로 눌렀을 때 과민한 통증이 나타나거나 놀라는 정도의 통증이면 급성이나 아급성의 위장 질환이다. 민감한 반응일수록 질환이 심하고 위중하며, 민감한 반응이 없으면 질환은 심하지 않다.

기감봉으로 접자하여 제1·2단계의 과민압통점이 없어지면 증상이 가벼워지거나 정상으로 회복되어 가는 과정이며 낫는다는 의미이다.

제3단계로 강하게 압박하여도 과민통증이 없으면 건강함을 의미하고, 제3단계에서의 과민압통점이 경증이나 현재 발생되는 과정에 있으면 질병으로 판단한다.

1~3곳이 중복되는 경우는 복합적으로 판단하고 접자도 2~3곳에 대해 자극한다. 좌측 압통반응이 심하면 좌수 제3·4·5지만 이용하고, 우측 압통반응이 심하면 우수 제3·4·5지만 이용한다.

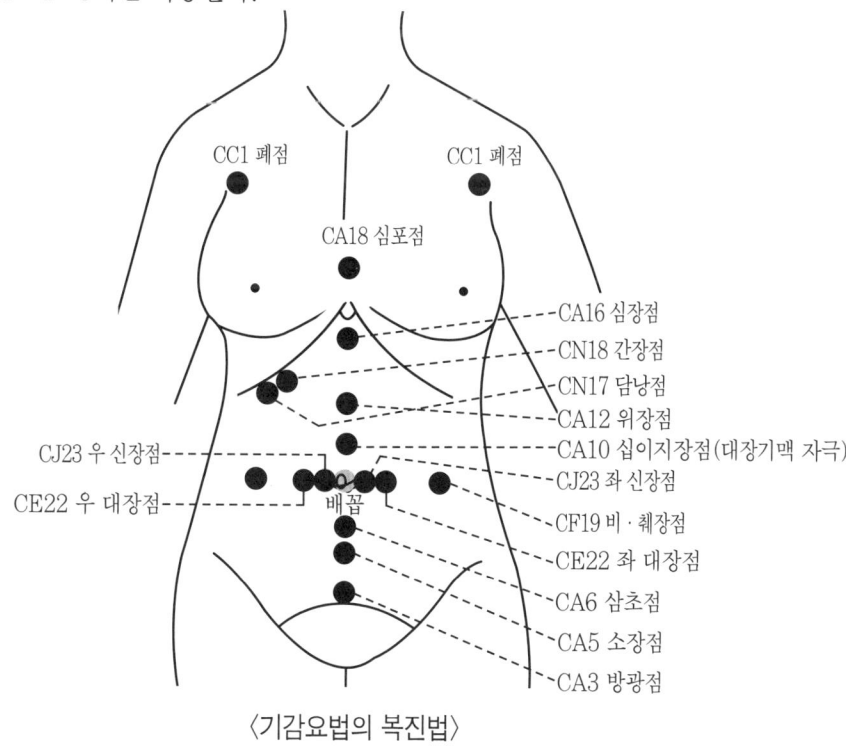

〈기감요법의 복진법〉

(1) 폐의 과민통증과 치방

폐 질환이 심하면 CC1에서 과민통증이 나타난다. 좌측 CC1에서 과민통증이 있으면 좌수 제3·4·5지를 이용하고, 우측 CC1에서 과민통증이 나타나면 우수 제3·4·5지를 이용한다. 모든 호흡기 질환에 이용해도 좋다.

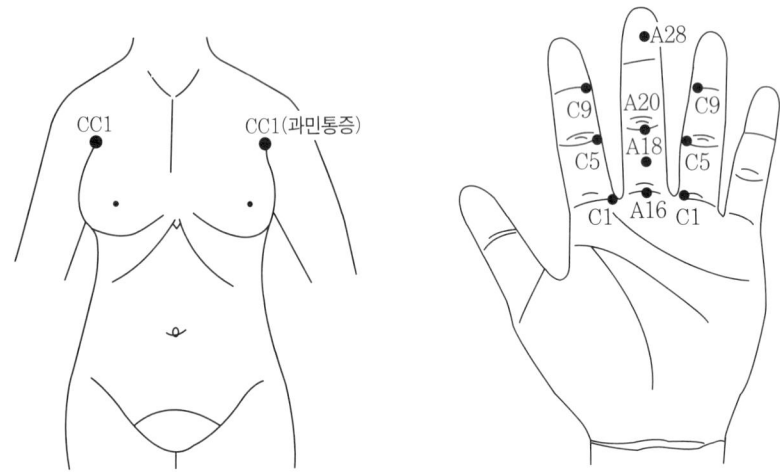

(2) 심장의 과민반응과 치방

심장 질환일 때 CA16에서 과민통증이 나타난다. CA16의 과민통증만 해소되어도 심장을 편안하게 할 수 있다.

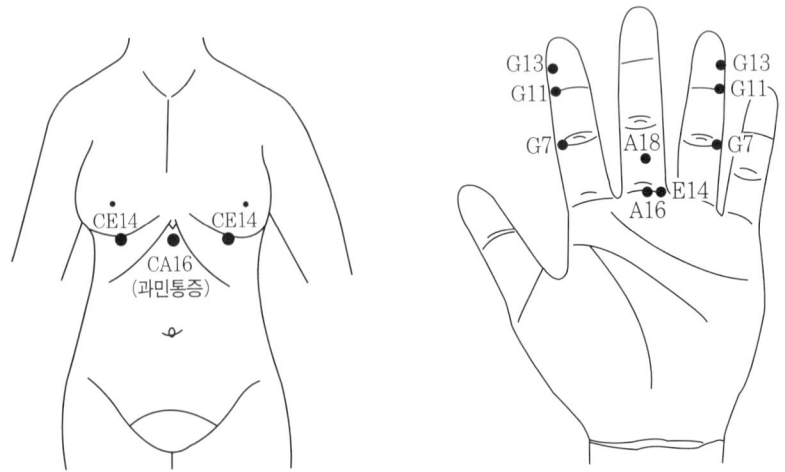

(3) 위장 질환의 과민반응과 치방

위장 질환이 있으면 반드시 CA12에서 과민점이 나타난다. CA10·12·14·16부위를 모두 압진해서 과민반응점이 심하게 나타나면 기감봉으로 A10~16까지 접자한다.

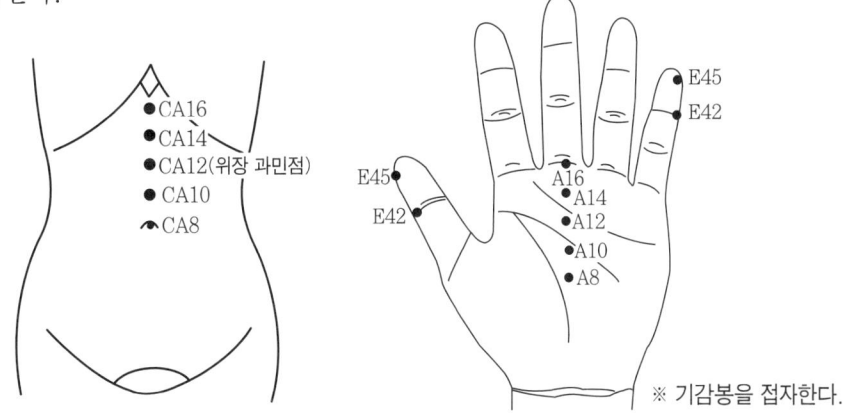

※ 기감봉을 접자한다.

(4) 간장 질환의 과민반응과 치방

간염·간경변·독성 간염 등일 때 CN18에서 과민통증이 나타난다. 간 질환이 있을 때 장기간 접자하면 CN18에서 과민반응 통증이 없어지면서 개선된다. 양약이나 한약을 장기간 먹거나 과음이 지나치면 간장이 위험할 수 있다. 모든 음식 중에서 한약재가 들어간 음식은 신장과 간장에 위험이 있을 수 있으므로 주의한다.

오른쪽 옆구리 아래 CN18을 눌러서 과민반응은 초기·경증이고, 넓은 부위의 과민반응은 중증이다.

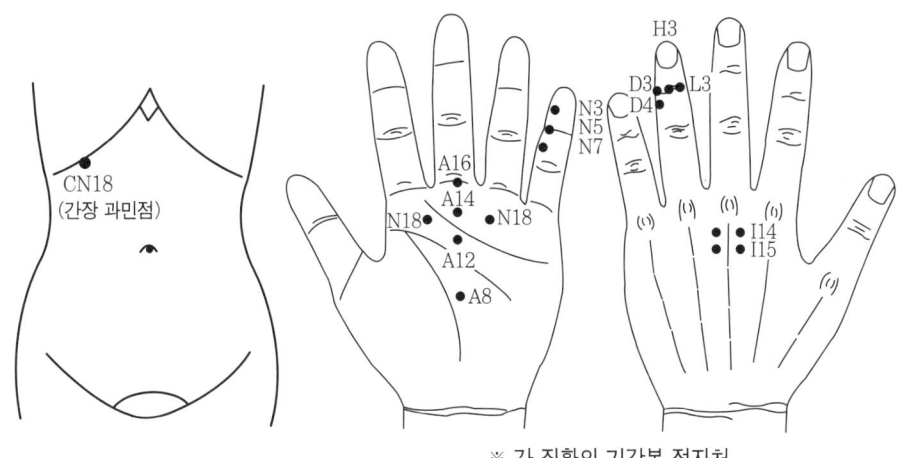

※ 간 질환의 기감봉 접자처

217

간경변은 현대 의학으로도 간이식 수술밖에는 방법이 없으나, 서금요법의 서 암뜸으로 간경변이 나아진 사례가 여러 건 있다.

(5) 쓸개 질환의 과민반응과 치방

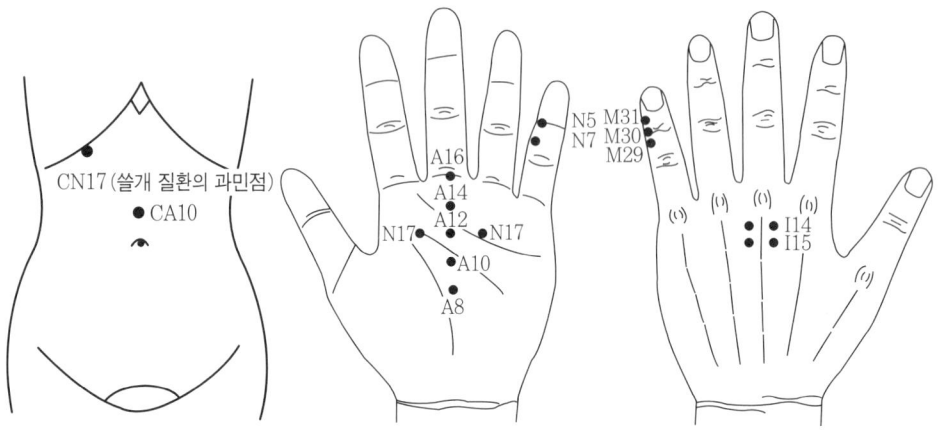

쓸개 질환일 때 CN17에서 과민반응이 나타나며, 기감봉으로 계속 접자하면 담낭 기능 회복에 큰 도움을 준다. 담석증의 경우도 담관을 확장시켜서 담석 통증을 해소한 사례도 있다.

(6) 비장 질환의 과민반응과 치방

적혈구·백혈구 조절과 간 기능 이상이 있을 때의 CF19에서 과민반응이 나타난다.

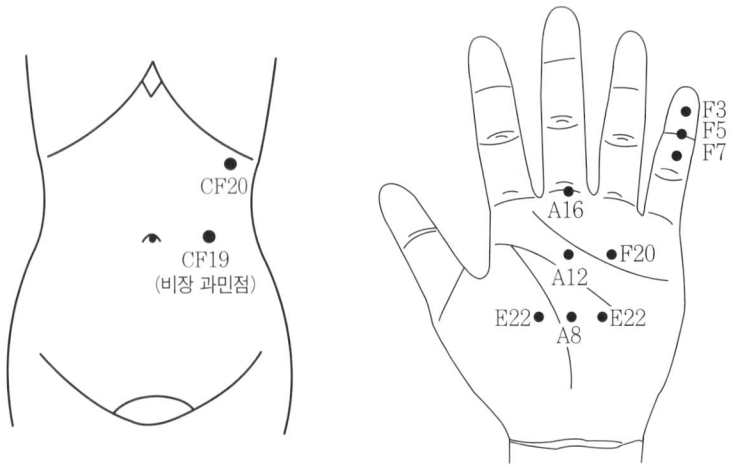

(7) 췌장 질환의 과민반응과 치방

당뇨 환자나 췌장염일 때, 고도비만, 심장 질환일 때 CF19, CA10에서 과민반응이 나타난다.

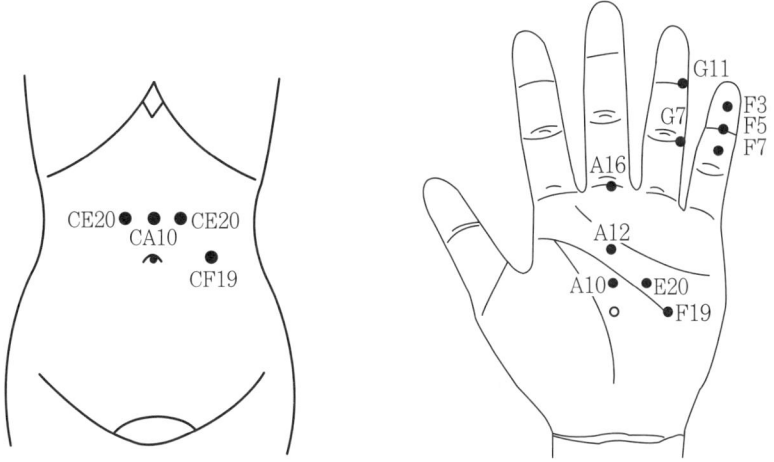

(8) 신장 질환의 과민반응과 치방

신부전증·신결석·신결핵 등의 질환이 있으면 CJ23에서 과민반응이 나타날 수 있다. 증상이 있으면 다음 치방에 기감봉을 접자하면 도움이 된다.

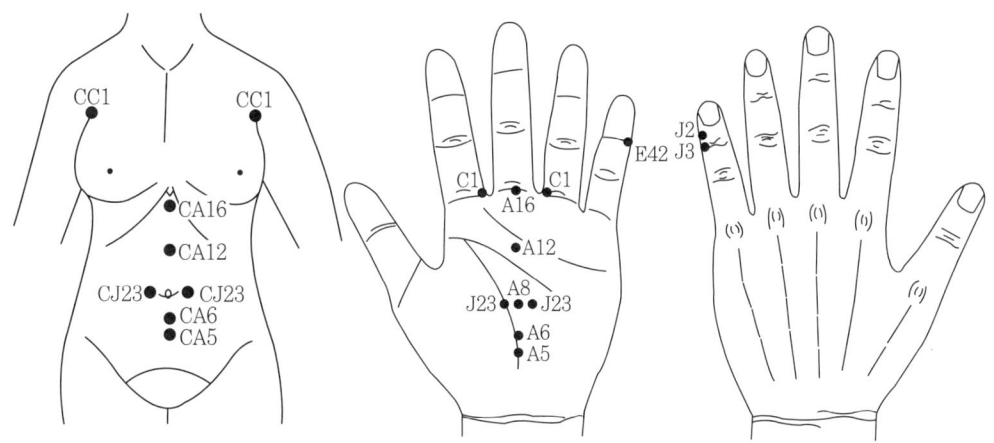

※ 주 반사점은 CJ23이나 신부전이 있는 경우는 위장·소장·심장·폐의 증상도 함께 나타나므로 치방한다.

(9) 방광 질환의 과민반응과 치방

방광염·요도염·전립선·생식기 질환이 있을 때, CA3에서 과민반사점과 증상이 있을 때 다음 치방을 기감봉으로 접자하면 도움이 된다.

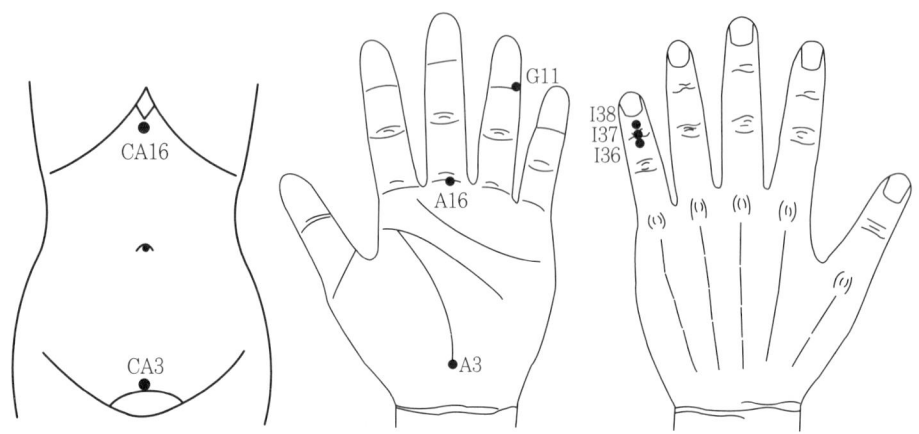

(10) 대장 질환의 과민반응과 치방

과민성 대장 질환·숙변·변비 등 대장 증상이 있을 때 CE22에서 반사점과 증상이 있으면 다음 치방을 접자하면 큰 도움이 된다.

대장 질환의 주 반사점은 CE22이나 CA16, CA3에서 반응한다. 대장 질환자가 대단히 많다. 특히 남성들의 대부분이 대장 질환을 가지고 있다.

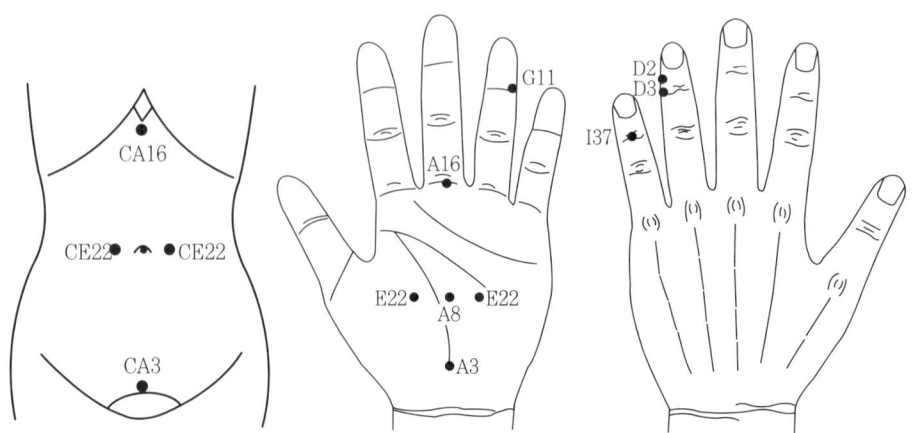

※ 대장 질환이 심하면 E22를 중심으로 그 주위에 다자극한다.

(11) 소장 질환의 과민반응과 치방

소장 질환에 대한 증상은 많지 않으나 CA5에서 과민반응에서 오는 질환으로는 여성의 생리 계통, 자궁 질환과 류머티즘, 알레르기 반응과 심장 쇠약 반응이 많다. 주 반사점은 CA5 · 6에 과민반응이 나타난다.

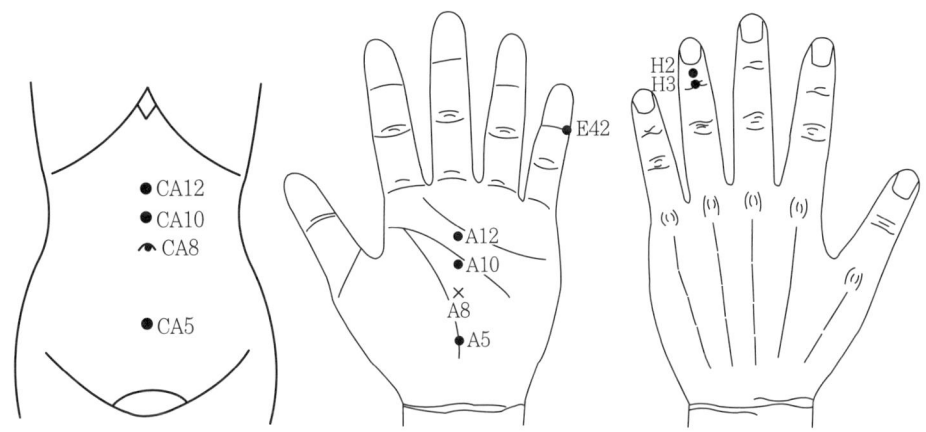

(12) 삼초 질환의 과민반응과 치방

삼초는 구체적으로 지적된 것은 없으나 음양맥진상에서 삼초승이 나타날 때의 질환을 보면 여성은 모두 자궁 질환으로 나타나고, 남성은 전립선 염증 질환으로 나타난다.

그 외에 류머티즘이나 위장 질환, 심장 질환 등으로 나타난다. 주 반사점은 CA6이나, 주로 소화기 질환으로 악화된다.

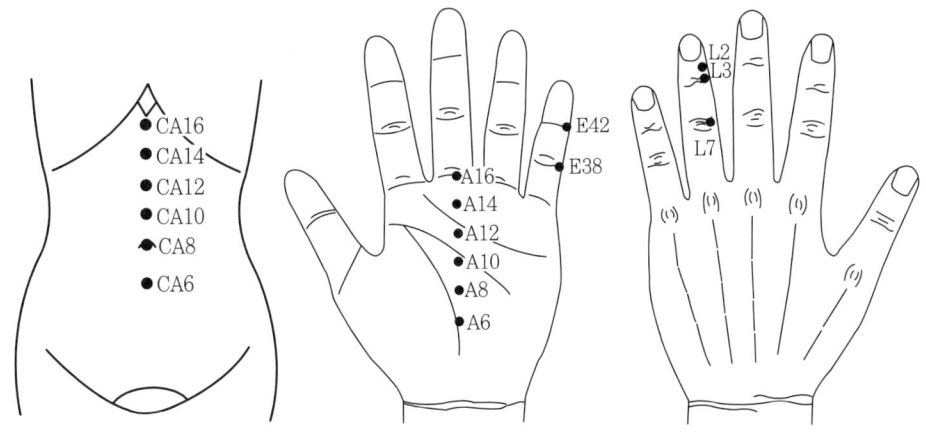

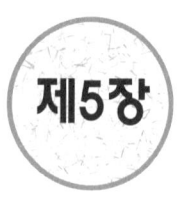 # 제5장 서금기감요법의 치방편

1. 응급 처치 방법

서금기감요법도 응급 처치에 이용할 수가 있다. 단, 응급 질환 시의 경련·중증의 경우는 기감봉을 접촉하기 어려우므로 이때는 금봉 금색 소형을 이용한다. 급성의 경우도 경련 증상만 없으면 기감봉을 접촉 자극하여도 반응이 우수하다.

금봉 금색(또는 은색도 좋다)을 테이프에 붙여서 요혈처에 붙이고 있으면 차츰 정신을 차리고 속히 회복하는데 도움이 된다.

대부분의 응급 환자는 손발이 차다(교감신경이 극도로 긴장되었기 때문). 속히 신체를 따뜻하게 보온시키고 안정을 취하고, 공기 소통이 잘 되게 하며, 이름을 부르면서 정신을 차리게 하고, 심호흡을 하도록 하고, 타인이 환자의 손발을 함부로 만지지 말고 타월을 덮고 손발이나 요혈을 만져 준다. 누구든지 타인이 만지면 교감신경 긴장반응이 더욱 악화되어 속히 깨어나는데 방해가 된다.

응급 처치의 경우는 기정혈이나 사의혈(四醫穴)을 이용한다.

지금까지의 응급 처치는 민간요법에서는 엄지손톱 위(I38)를 충혈시켜서 피를 뺐고, 근자에는 열 손가락 끝을 찔러서 피를 빼고 있으나, 일반적인 인사불성일 때 열 손가락 끝에서 피를 빼면 오히려 더욱 악화될 염려가 있으므로 다음과 같이 처치한다.

(1) 맥박(70박 이하)이 느리고 손발이 따뜻할 때의 인사불성

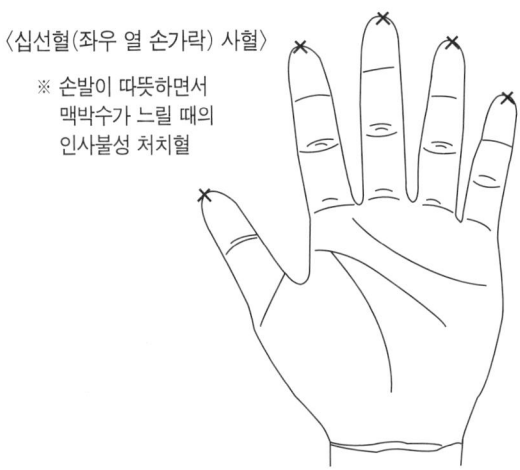

〈십선혈(좌우 열 손가락) 사혈〉

※ 손발이 따뜻하면서 맥박수가 느릴 때의 인사불성 처치혈

 인사불성에도 크게 2가지가 있다. 하나는 맥박수가 느리고 손발이 따뜻하면서 인사불성된 경우는 부교감신경 우위증 환자이다. 이때는 십선혈을 꼭꼭 눌러 주고 소독(알코올 탈지면) 후에 압진봉으로 꼭꼭 눌러 주는 자극 방법을 이용한다. 십선혈의 자극은 교감신경을 긴장시키는 위치이다.

(2) 맥박이 빠르고 손발이 차면서 인사불성

 자극 방법은 순금침봉이나 압진봉으로 약간 강하게 압박자극을 주되 간헐적으로 5~10분 이상 자극한다. 또는 금색 금봉 소형을 모두 붙여 준다. 그리고 숨 잘 쉬는 치방에 기감봉을 자극한다. 십왕혈은 교감신경을 저하시키는 작용이 우수하다.

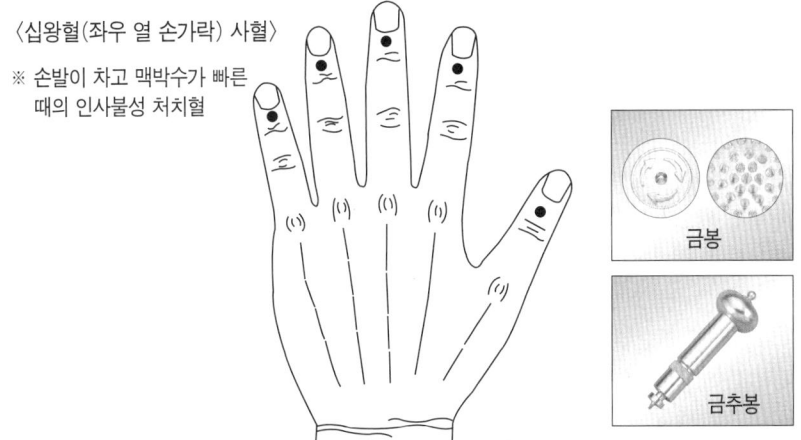

〈십왕혈(좌우 열 손가락) 사혈〉

※ 손발이 차고 맥박수가 빠른 때의 인사불성 처치혈

금봉

금추봉

또 하나는 맥박이 빠르고 손발이 차면서 오는 인사불성으로서 교감신경의 긴장 상태에서 나타난다. 이 경우는 십선혈에서 사혈하면 효과는 있어도 속히 회복되지 못한다. 사혈하면 교감신경을 억제하여 모세혈관을 확장시키기는 하나, 곧 교감신경이 긴장 상태가 되기 때문이다.

손발이 찬 경우에는 손톱 위의 십왕혈(B27, H1, I39)을 압진봉이나 금추봉으로 압박자극을 한다. 또는 제3·4·5지의 C13, G15, N1, E45, M2, J1, D1을 자극한다. 이 위치는 응급 처치점으로 교감신경을 속히 진정시키는 요혈이다.

인사불성 환자는 반드시 안정을 취하고 따뜻한 곳에 있게 한다. 인사불성 등의 응급 환자가 발생하면 환자는 따뜻한 곳에 눕히고 덮어 주고 창문을 열어 놓은 다음에 속히 병원 응급실에 연락을 취하고 응급요원이 올 때까지 처치하면 좋다. 응급 의사가 없는 경우는 각자가 배워서 기존의 응급 처치를 도와준다.

※**참고** ① 사혈침의 응급 처치

인사불성, 졸도, 뇌출혈, 쇼크, 가스 중독 등이 있을 때 응급 처치는 사혈을 하는 방법이다. 사혈이란 적당량(몇 방울 정도)의 피를 빼서 처치한다. 피를 뺄 때 사용하는 기구는 사혈침과 사혈침관이 있다.

시중에서 사용하는 사혈침은 침바늘이 가늘고 끝이 2면으로서 날카롭고 찌를 때 아프고 피가 잘 나오지 않는다. 원암출혈침은 침선이 굵은 편이고 끝은 정삼각형

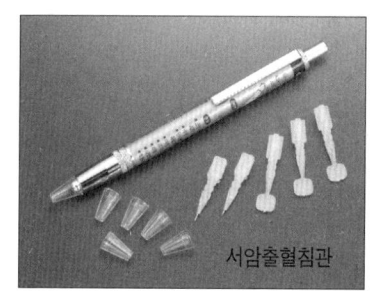
서암출혈침관

이므로 찌를 때 덜 아프고 피도 잘 나온다(기감봉을 피 빼는 기구로 사용해서는 안 된다).

손으로 사혈침을 찔러도 되나 편리한 서암출혈침관이 있다. 서암출혈침관에 넣고 윗부분을 누르면 "탁"하고 속히 들어갔다가 나온다(사용법은 충분히 익혀 두고 사혈침 도구는 각 가정마다 응급 처치용으로 비치하여 둘 만하다. 사혈침은 1mm 정도만 자입한다.

② 사혈침이 없을 때의 응급 처치 ― 금봉 소형으로 자극 - 효과 탁월

인사불성이 발생했을 때 반드시 사혈을 해야만 정신을 차리는 것은 아니다. 인사불성 시의 사혈요법은 국민들 사이에 대단히 많이 알려져 있기 때문에 올바로 이용하기 위해 언급한 것이다.

경련이 심하여 기감봉을 접자할 수 없을 때는 금봉 금색 소형을 붙여 주어도 된다. 금봉을 여러 개 붙이고 얼마 동안 있으면 정신을 차린다. 이때는 숨 잘 쉬는 치방과 대뇌 혈류 치방을 함께 사용한다. 정신을 완전히 차릴 때까지 붙여 주면 효과반응이 탁월하다(위의 응급 처치혈에 이용한다).

응급 시는 위와 같이 순금침봉, 압진봉, 금추봉 등으로 간헐적인 압박 접촉 자극을 주어도 좋은 반응이 있으나, 전래적으로 사혈침을 이용하여 피를 빼 왔다. 사혈요법을 실시해도 좋으나 피를 빼는 것보다는 압박요법이 더욱 효과적이다. 그래도 사혈침을 이용한다면 다음을 참고한다.

2. 응급 처치 후의 치방

각종 응급 처치 후에는 환자를 가만히 눕혀 놓는 것보다는 기감봉을 접자(接刺)를 한다. 응급 처치 후에는 정신을 차려도 무기력한 상태이다. 응급 처치 후에는 반드시 숨 잘 쉬게 하는 치방을 따라서 기감봉을 접자한다. 숨 잘 쉬게 하는 치방은 A6·8·12·16·18·20·22·28과 C1·9이다. 그리고 대뇌의 혈액 순환을 도와주기 위해서 E8, I2, M3·4, A30을 접자한다. 양손 모두 접자하되 제3·4·5지만 접자한다.

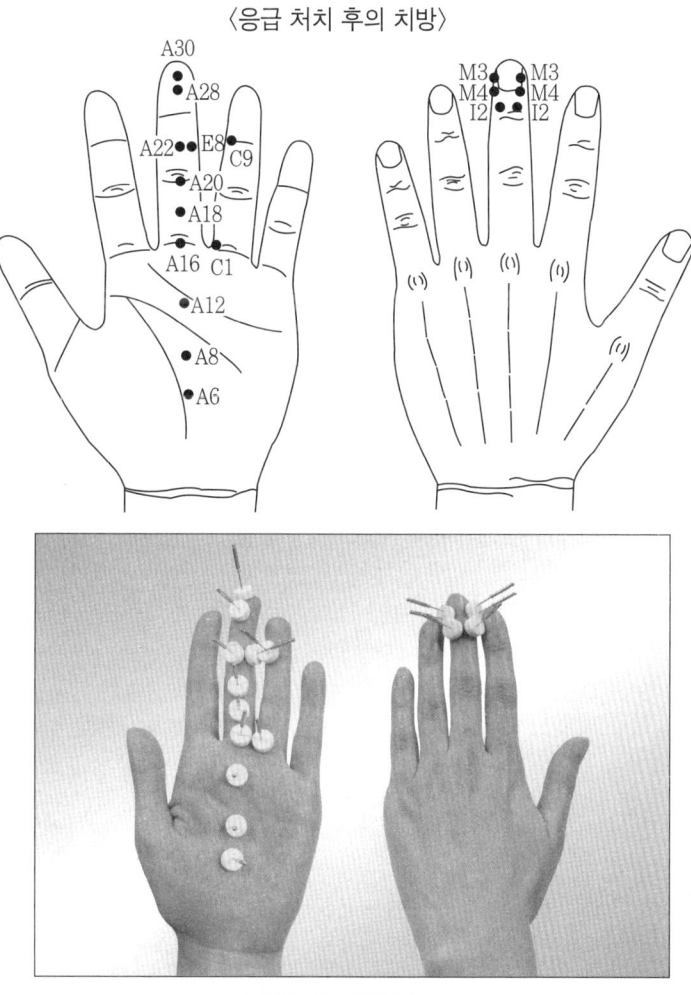

〈응급 처치 후의 치방〉

기감봉을 접자한 모습
※ 금봉도 응급 처치에 좋다.

3. 구급 증상에 따른 응급 처치

(1) 경기(驚氣)

경기는 소아들에게 많이 나타나는 증상으로서 급성 경기와 만성 경기가 있다.

만성 경기는 잠자다가 깜짝 놀라거나, 놀다가도 큰소리나 낯선 사람을 보아도 놀라고, 구토·설사·소화불량 등이 나타나고 손발이 차진다.

급성 경기는 잠자다가 손발이 비틀어지면서 눈을 치뜨고 입을 악물고 경련을 일으키는 증상들로 손발이 차거나 고열이 있을 때도 일으킨다. 급성 경기에서 만성으로 이행되기도 하며 만성 경기가 간혹 급성 경기를 일으킬 수도 있다.

① 만성 경기

아기를 편안하게 해 주고 부드럽게 대하면서 금추봉 1호로 가볍게 접촉하고 눌러 준다. 아이들은 가만히 있지 못하고 피하고 만지려고 할 땐 장난감을 주면서 가볍게 자극해야 하고 잠잘 때 기마크봉을 붙여 준다(양손 모두 자극).

만성 경기는 매일 5분 이상씩 자극을 주면 놀라는 증상이 없어진다. 위장의 교감신경을 진정시키고 심장의 긴장을 진정시키는 처방이다.

금추봉으로 자극 준 다음에 기마크봉으로 G11에만 붙여 주어도 진정이 잘된다.

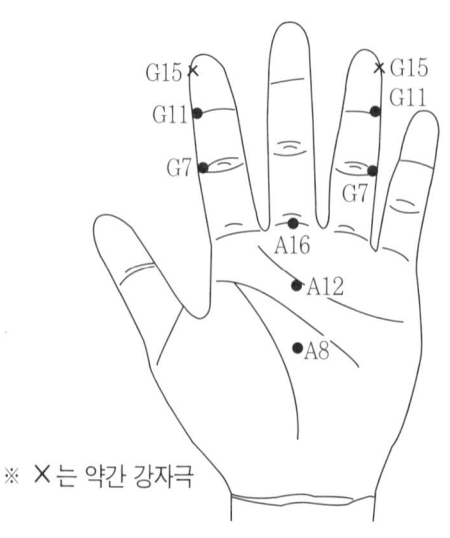

※ ✕는 약간 강자극

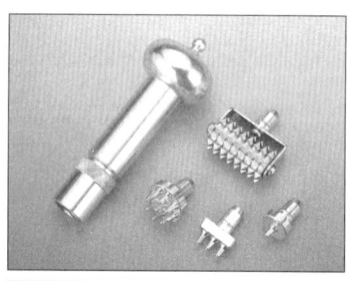

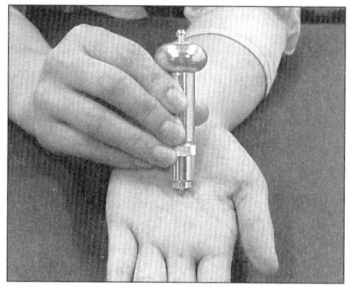

〈금추봉 1호로 자극하는 모습〉

② 급성 경기

교감신경이 크게 긴장되면 갑자기 경련을 일으킨다. 원기가 허약할 때나 과민할 때, 잠자다가 많이 발생하며, 대부분 손발이 지나치게 차서 나타나지만 때로는 열이 지나쳐서 나타나기도 한다. 이때는 침봉이나 금추봉·압진봉 등으로 약간 아프게 직접 자극한다. 10~30회씩 5~30분 정도 자극한다.

모세혈관이 수축되면 대뇌에서도 혈류가 좋지 않아 뇌신경을 자극하여 경련이 일어나므로 교감신경 긴장을 억제하고 대뇌의 혈류를 개선해야 진정이 된다.

급성 경기는 먼저 병원의 진료를 받도록 하고 병원에 가기 전 위와 같이 처치한다(곧 진정이 되는 경우도 있다).

금추봉으로 꼭꼭 눌러 주기를 반복하고 진정이 되면 가볍게 자극하며, 진정이 되어 잠을 자면 A8·12·16, G7·11에 기마크봉을 붙여 준다. 만약 금추봉으로 자극을 줄 수 없는 경우에는 기마크봉으로 G7·11에만 붙여 주어도 진정이 된다. 먼저 이 처방을 따라서 10~20번씩 5~10분 이상 자극하고 상응점을 따라서 함께 자극한다.

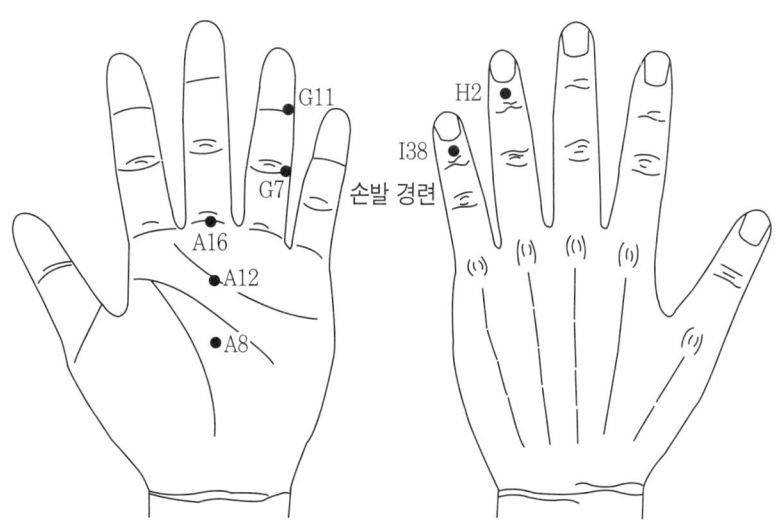

※ A8·12·16, G7·11 : 교감신경 진정혈
경련이 자주 심하게 일어날 때의 처방

⟨급성 경련과 놀라기를 잘할 때⟩

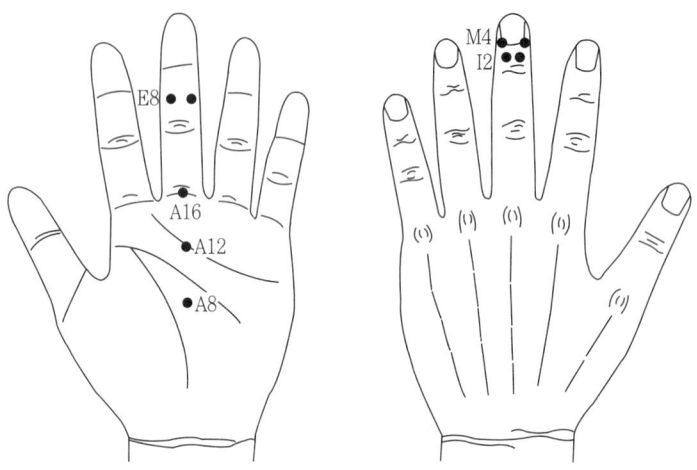

※ E8, I2, M4 : 대뇌 혈류 조절혈로서 대뇌 기능을 진정·안정시킨다. 대뇌 혈류 조절혈에는 기마크봉을 붙인다.

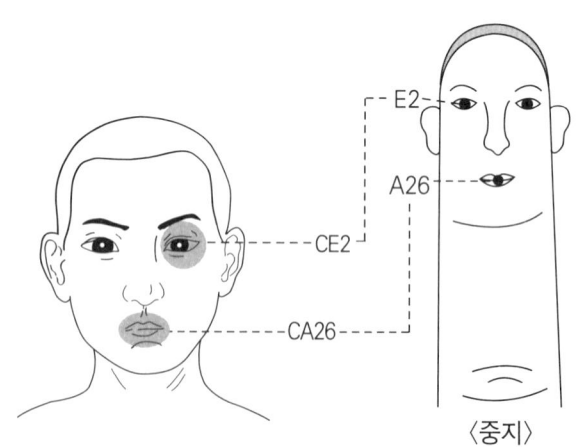

⟨중지⟩

※ E2 : 눈을 치뜰 때 자극, A26 : 입을 악물었을 때 자극

(2) 급체

교감신경이 극히 예민할 때 과로하거나 스트레스를 받고 찬 곳에서 찬 음식을 먹으면 위장의 교감신경이 긴장되어 위장의 근육운동이 감퇴되고 소화효소가 분비되지 않고 위산이나 위액만 분비되면서 갑자기 급체현상이 일어난다.

상복부가 갑자기 답답하고, 미식거리고, 뻐근하고 아프며, 답답하면서 어지럽고, 식은땀이 나고, 눈물도 나고, 입에선 침이 흐르며, 손발이 차지면서 어지럽고, 심하면 호흡곤란이 나타나면서 대단히 괴롭다.

속히 따뜻한 곳으로 옮겨서 신체를 따뜻하게 하고 따뜻한 물을 조금씩 마시게 하여 내장을 덥혀 준다. 그리고 나서 서금요법을 이용하면 인체가 알아서 음식물을 처리한다. 토할 상황이면 음식물을 토하도록 하고, 소화시킬 상태이면 소화시키고, 배설할 상태이면 설사를 일으켜 불순물을 배설시킨다.

음식은 항상 따뜻한 곳에서 따뜻한 음식을 먹되 편안한 상태에서 음식을 먹도록 한다.

A8~16과 E42는 위장의 긴장 완화 치방이고, E45, H1, D1은 위·소장·대장을 소통시키는 치방이고, F1·3은 소화효소 촉진 치방이다(양손 모두 자극).

금추봉이나 침봉으로 10~20분간 자극하면 곧 회복된다. 효과반응을 오래 유지시키기 위해서 기마크봉을 붙여 준다(수로 금색이 좋다).

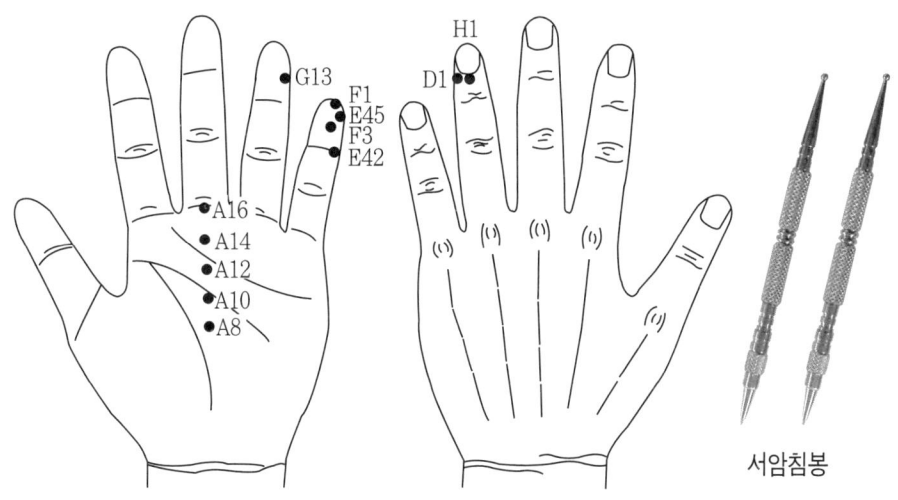

서암침봉

(3) 소화불량

식욕 감퇴, 입안의 침 부족, 소화불량, 헛배 부름, 위장 답답함·통증이 나타날 때는 다음의 처방으로 자극한다.

위장 질환은 대체로 교감신경 긴장으로 위장의 근육운동이 떨어지고 소화효소가 잘 분비되지 않기 때문이다.

① 가벼운 위장 장애

기감봉으로 접자하면 반응이 우수하다. 기감봉으로 자극 후에 기마크봉을 붙여 주면 더욱 좋다. 또는 금추봉이나 압진봉으로 10~30초씩 반복하여 5~10분 이상 자극하고 기마크봉을 붙여 준다(양손 모두 자극).

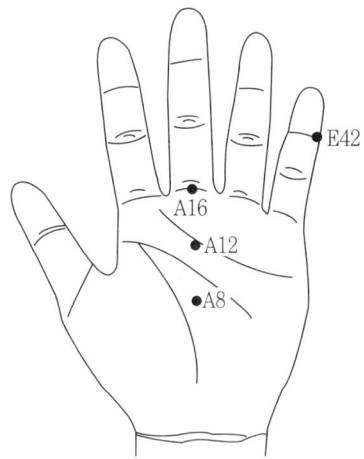

② 위장 장애가 심할 때(매일 기감봉으로 접자하고 기마크봉 부착)

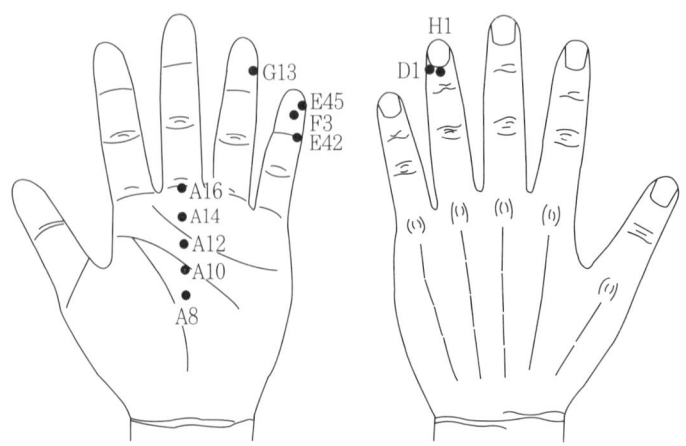

기감봉으로 계속 자극한다. 그런 다음에 기마크봉을 붙여 준다. 또는 금추봉이나 압진봉으로 10~30초씩 반복 자극하되 5~10분 이상 자극하고 기마크봉 중형을 A8·10·12·14·16, E42에 붙여 준다(양손 모두 자극).

③ 오심·구토·차멀미가 심할 때

만성 신경성 환자, 비·위장이 약하거나 자율신경이 예민할 때(주로 교감신경 긴장)·위장병 환자·임신 초기·항암 치료 후의 부작용·각종 건강식품 등이 맞지 않을 때에 오심·구토가 심하며, 오심이란 구역질 증상을 말한다.

기감봉으로 접자한 후 기마크봉을 붙여 주면 더욱 좋다.

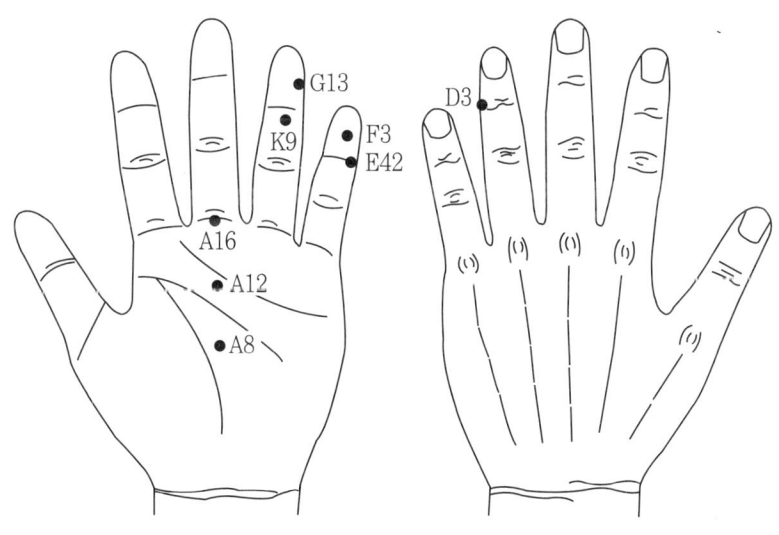

(4) 발열

사람의 정상 체온이 36.5~37.3℃일 때가 최고로 건강하다. 이때 혈액순환이 잘되고 백혈구 속의 림프구도 적정 수준으로 활성화되어 신체에 침입한 모든 세균과 바이러스가 암세포를 제거할 수가 있다. 정상 체온에서는 손발이 항상 따뜻하다.

평상시에 신체를 너무 차게 하거나 찬 곳에서의 생활, 찬 음식, 지나친 운동을 하면 정상 체온이 떨어지게 된다.

평상시의 체온을 알아두는 것도 좋다. 35.5℃의 사람이 갑자기 37℃가 되면 발열로 보아야 하나, 평상시 37℃의 건강한 사람은 정상 체온이다.

갑자기 열이 나는 원인은 다양하며, 인체의 어느 곳엔가 염증이나 이상현상이 나타나고 있다는 증거이다.

신체에서 질병이 발생하는 초기에는 대부분 발열현상이 나타나고 중증일수록 발열도 심하다. 서금요법의 해열 치방들은 각종 고열 질환을 해열시키는 반응이 매우 우수하다.

우선 가장 간단한 발열 증상·심한 발열·염증 열로 나누어서 치방을 소개한다.

① 가벼운 발열(감기·몸살 시초, 가벼운 피곤한 열 증상) - 양손 모두 이용

F-1 치방(I38 유색, H6 무색 - 항염·해열·진통과 혈액순환 조절반응)에는 기마크봉이나 압진봉 자극이 우수하다. 기감봉을 양손에 자극하고 있어도 효과반

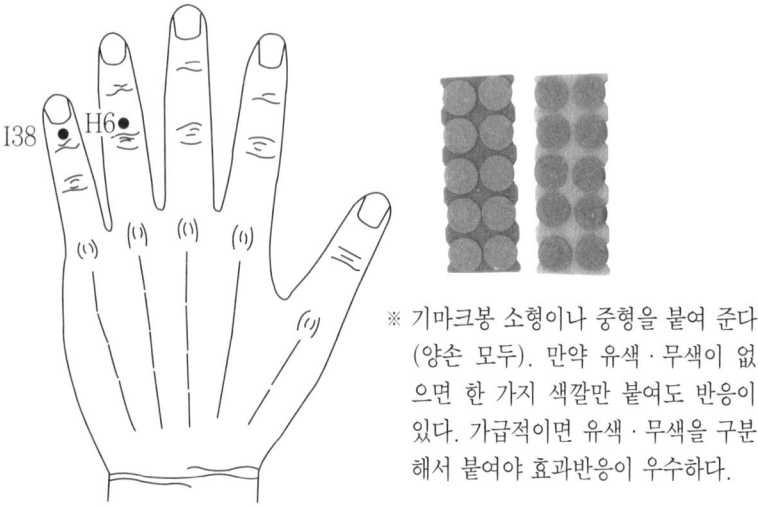

※ 기마크봉 소형이나 중형을 붙여 준다 (양손 모두). 만약 유색·무색이 없으면 한 가지 색깔만 붙여도 반응이 있다. 가급적이면 유색·무색을 구분해서 붙여야 효과반응이 우수하다.

응이 우수하다.

이곳에 압진봉이나 금추봉으로 자극을 준 후 기마크봉을 붙인 다음 휴식을 취하면서 영양을 충분히 섭취하고 스트레스를 피한다.

몸살이 가벼울 때나 감기 예방법으로는 기마크봉 유색·무색 구별 없이 붙여 주면 잠시 후에 해열이 된다.

더 좋은 방법으로는 I38에 기마크봉 유색을, H6에는 무색을 붙여 준다. 소형 기마크봉보다는 중형 기마크봉을 붙이면 더욱 좋다. 2~3시간 이상 붙이거나 붙이고 자면 숙면도 되고 신체가 상쾌해진다.

② 약간 심한 발열(F-3 치방: I38·J7 유색, H6·G13 무색)

기감봉이나 침봉으로 자극을 준 다음에 기마크봉을 붙여 준다. 또는 기마크봉 유색이나 무색을 구별하여 붙여야 반응이 좋다. I38·J7 유색 기마크봉, H6·G13 무색 기마크봉을 붙인다. 3~4시간 붙이고 있거나 매일 붙이고 잠자면 더욱 좋다. 기마크봉 소형보다 중형이 좋고, A8·12·16을 자극하면 효과가 더욱 증진된다.

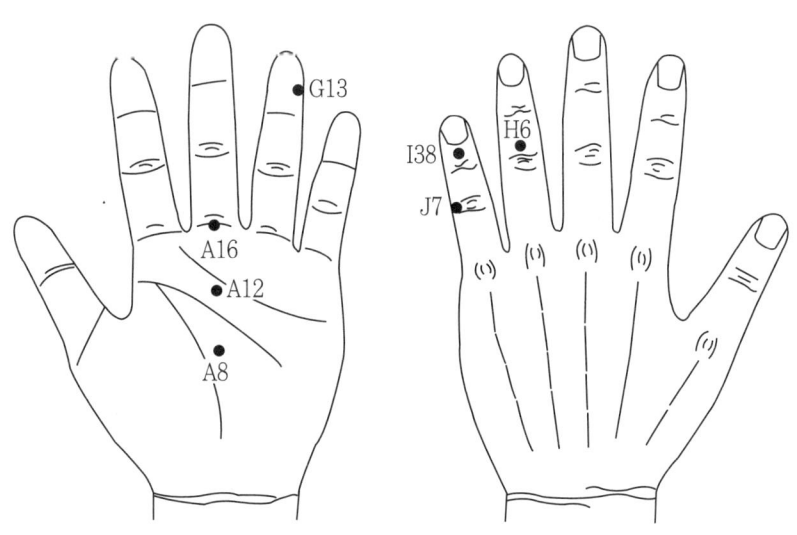

※ 기감봉을 양손에 접자한다.

혈액순환을 조절시켜서 림프구를 활성화시키면 림프구의 면역세포들이 항체를 대량생산하여 바이러스를 제거한다. 이 과정에서 평소 원기가 왕성한 사람은 효과가 속히 나타나고, 원기가 허약한 사람은 효과반응이 약하게 나타난다. 안정과 휴식, 체온 보호와 영양 보충이 필요하다.

위의 치방은 평상시에도 기마크봉을 붙여 주면 항염·해열·진통 효과가 우수하고, 혈액순환 조절반응에 있어서 심장병·중풍 예방에도 도움이 된다(아스피린과 같은 효과가 나타나면서 위장 장애 등 부작용이 없다). 그리고 평소에 피로 예방과 회복에도 큰 도움이 된다.

기타 극심한 고열인 경우는 학술위원이나 지회장과 상의한다. 극심한 고열을 해열하는 치방도 있다.

위의 치방은 남녀노소 모두에게 이용할 수 있고 부작용이 일체 없으며, 면역력을 증진시켜서(혈액순환 조절과 왕성하게 하기 때문) 항염·해열·진통시키는 치방이다.

(5) 감기

영양 부족·냉증·과로가 심하면 저항력·면역력이 떨어질 때 감기 바이러스가 침입한다. 이 감기 바이러스를 제거하려면 림프구의 활성화가 필요하며, 림프구를 활성화시키려면 반드시 열이 있어야 혈액순환을 왕성하게 할 수가 있다.

이때 인체는 피부가 약한 코의 점막이나 인후 등의 림프절에서 충혈을 일으켜 발열을 발생시킨다(이 열로 혈액순환을 왕성하게 하여 백혈구를 증가시키고, 림프구를 늘려서 림프구에 있는 B세포가 항체를 만들어 바이러스를 제거한다).

발열은 감기 바이러스를 제거하기 위한 반응이다. 감기 바이러스를 모두 제거하면 발열 증상은 없어진다.

코의 점막에서 염증이 생기면 코감기, 편도선·인후가 부으면 목감기라고 한다. 가벼운 바이러스는 코감기로 나타나고, 심한 바이러스는 목감기로 나타나면서 고열이 심하다.

감기는 면역력 저하 때문에 나타난 것이므로 면역력을 증가시키는 생활이 필요하다. 과로를 피하고 심한 스트레스, 영양 부족, 신체를 차게 하지 않아야 한다. 즉 신체를 항상 따뜻하게 하고 영양을 충분히 공급하고, 과로·스트레스를 피하고 안정을 취해야 한다. 만약 감기에 걸렸으면 위와 같이 주의하고 다음 치방을 이용한다.

이 치방을 이용하면 혈액순환을 강력하게 조절시켜서 면역세포들이 항체를 대량생산하여 감기 바이러스를 제거하므로 열이 해열된다.

① 코감기

코에 염증이 생겨서 콧물·재채기·코막힘과 발열·오한·두통 증상이 나타나며, 또는 신체에 몸살 통증도 나타날 수 있다.

코감기의 경우 기감봉으로 A28, C9, D3과 F-3 해열치방을 함께 접자한다. 그런 다음에 기마크봉을 붙여 준다.

기마크봉을 붙이고 따뜻한 곳에서 안정을 취한다. 매일 붙이되 원기가 왕성한 사람은 1~2일에 없어지고 원기가 허약한 사람은 며칠 갈 수도 있다.

〈코감기의 기감봉 치방〉

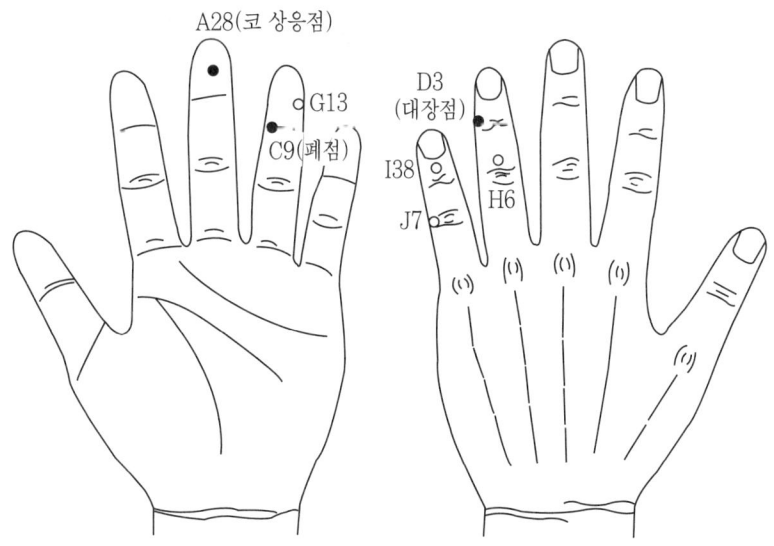

※ F-3 치방 추가

② 코 알레르기

최근에는 남녀노소를 불문하고 코 알레르기가 대단히 많다. 코 알레르기를 일으키는 원인으로는 먼지·진드기·음식물 등이 있으나, 가장 큰 원인은 코부위가 차기 때문에 발생한다.

코의 표면이 차가우면 코 표면의 모세혈관이 수축하는 대신 비강 점막이 충혈되면서 콧물·재채기·코막힘 등이 나타난다. 이때는 I38, H6과 A28을 자극하고 A30, B24, C1을 추가하여 자극한다. 자극을 많이 줄수록 코 알레르기의 제거반응에 좋다.

기감봉을 접자하는 즉시 콧물이 가벼워지므로 계속 자극하거나 기마크봉 유색을 붙여 준다. 코 알레르기는 서금요법으로 매우 잘 없어진다.

또는 양손 중지에 골무지압구를 끼고 있어도 증상이 없어진다.

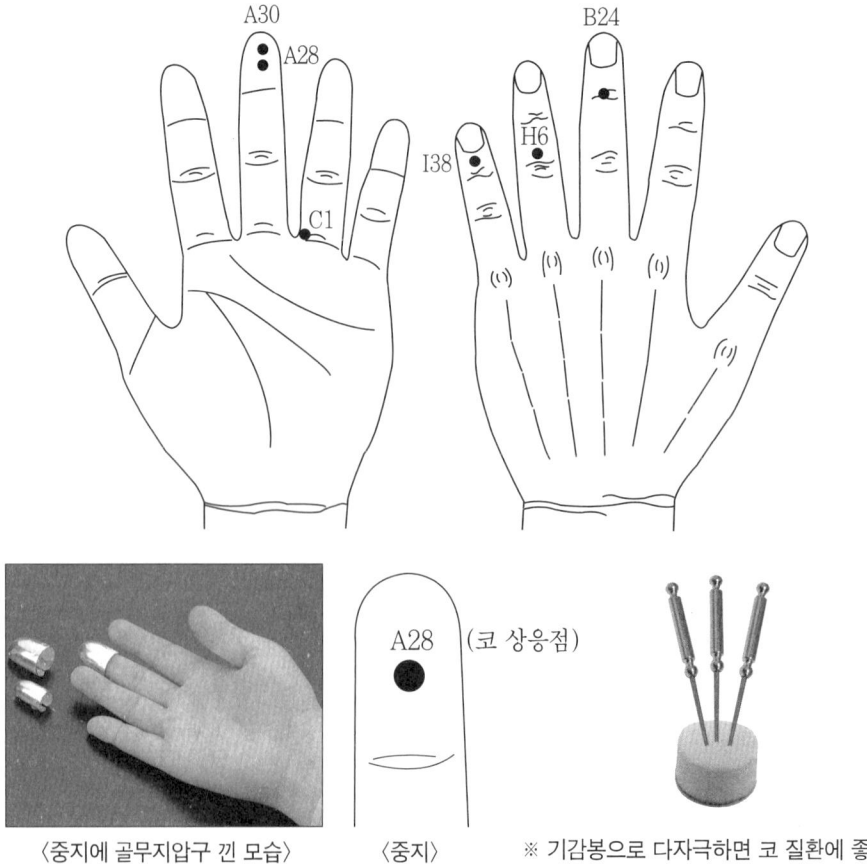

〈중지에 골무지압구 낀 모습〉   〈중지〉   ※ 기감봉으로 다자극하면 코 질환에 좋다.

A28 (코 상응점)

③ 목감기(F-3 치방에 목 상응점과 J1, D1)

날씨가 몹시 차거나 피로·과로가 심하여 감기에 걸렸을 때는 목감기와 아울러 몸살(근육·관절통)·발열·오한도 심해진다.

이때도 F-3 치방에 기감봉으로 접자한 후에 기마크봉을 붙이고 따뜻하게 보온하면서 안정과 휴식을 취한다.

목감기의 요혈은 J1, D1과 A23이며, A23은 목 상응점이다. 기감봉으로 자극한 후에 기마크봉 중형을 모두 붙여 준다. 그러면 편도선 염증도 잘 없어진다.

원기가 왕성하면 1~2일에 없어지나 허약한 때는 3~4일도 갈 수 있다. 체온을 보호하고 과로·찬 것을 주의하고 영양을 보충해야 속히 낫는다. F-3 치방으로 계속 붙여 주면 여간해서 재발도 안 된다.

해열 치방은 혈액순환을 왕성하게 하여 림프구를 크게 늘리고 활성화시켜서 항체를 만들게 하고 대량생산하여 감기 바이러스를 제거시키는 치방이다.

독감·신종플루에 걸렸을 때도 위와 같이 자극하면 도움이 되며, 그 외 독감의 경우는 본 학회 학술위원이나 지회장과 상의한다(독감 예방주사를 맞고 부작용이 나올 때도 다음 치방을 이용하면 잘 없어진다).

〈목감기 치방〉

※ F-3 치방은 I38, H6, J7, G13이다.
　기감봉을 양손에 접자한다.

(6) 생리통

생리통이 심하면 하복부가 아프고, 허리 통증과 편두통이 심하며, 신경이 예민해지면 E8, I2, A30, G11, F6을 자극하여 대뇌 혈류를 개선시켜야 한다.

허리가 몹시 아프면 B3·4·5, I22·22-1·23 부위에서 압통점을 찾아 자극한다. 기감봉을 양손에 접자한 후에 기마크봉을 붙이면 더욱 좋다.

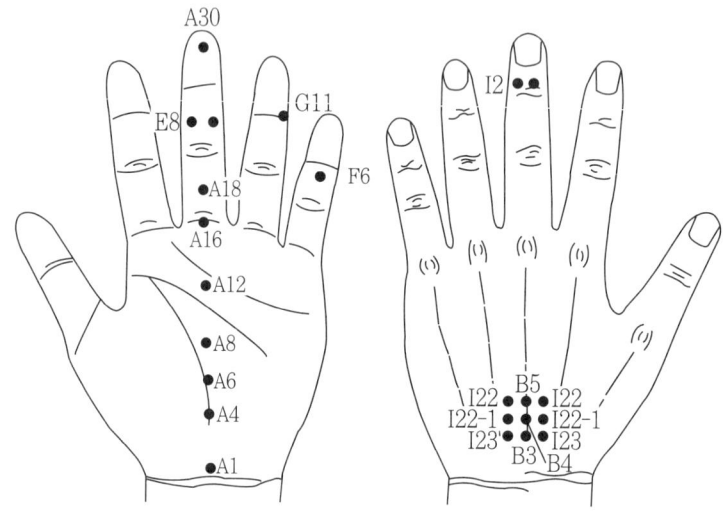

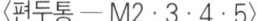
※ 생리통에는 서암뜸이 우수하다

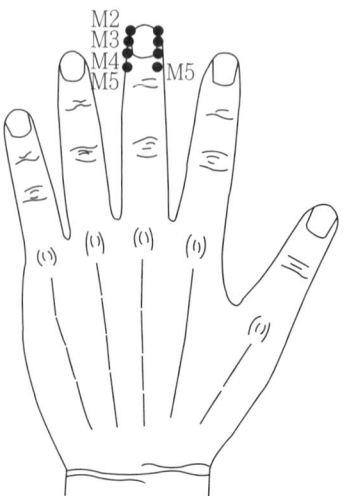
〈편두통 — M2·3·4·5〉

〈하복통 — A5·6·7·8, H3·7, L3·7〉

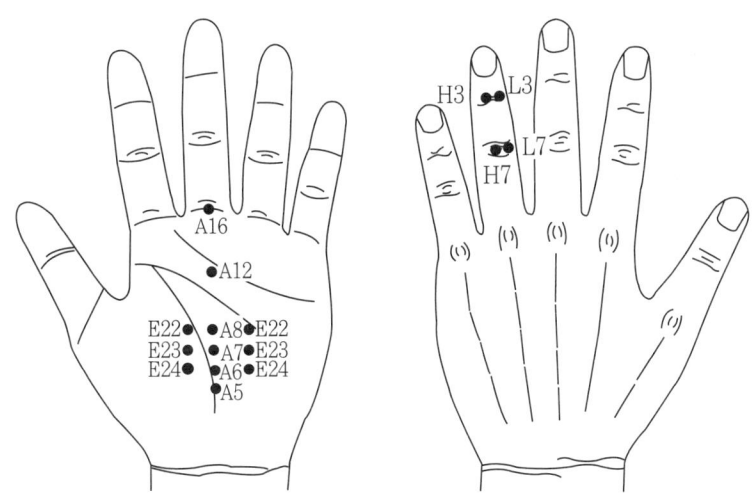

 편두통이 심하면 M2·3·4·5에서 상응점을 찾아 자극하고, 하복통이 심하면 A5·6·7·8, H3·7, L3·7을 자극한다. 기감봉으로 자극한 후에 기마크봉을 붙이면 진정된다.
 위 치방을 평소에도 1주일에 2~3번씩 계속 자극하면 생리통은 나타나지 않으며, 서금건강법을 매일 실시하면 생리통은 없어진다.

4. 일상생활에 흔히 있는 사고와 상처

(1) 베이거나 쓰린 상처

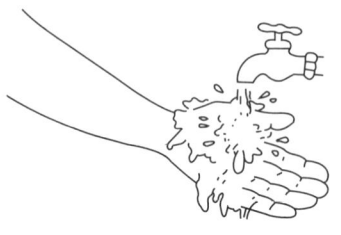
※ 흐르는 물에 잘 씻는다.

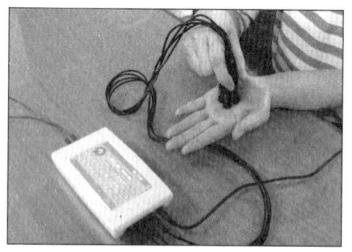
아큐빔으로 자극하는 모습

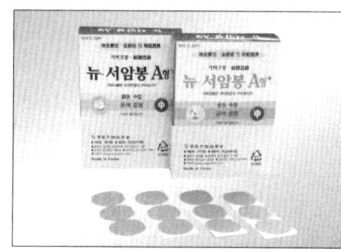
기마크봉 중형

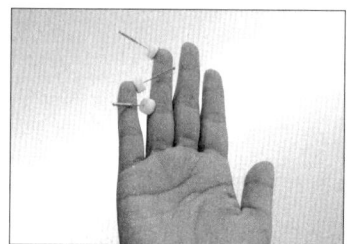
기감봉으로 심정방 접자

　작은 상처나 출혈이 적은 상처는 깨끗한 물이나 비눗물로 잘 씻고, 면봉으로 이물질을 제거하고 깨끗한 가제로 수분을 제거한 후 소독약을 바른다. 이때 상처가 몹시 아프고 오래도록 불편할 때가 있는데. 이 고통을 제거하려면 기감요법도 좋다.
　상처의 고통을 제거하는 방법에는 3가지가 있다.
　첫째로 환부에 아큐빔 (-)도자로 10분 정도 조사한다. 조사 후에 기마크봉 중형 무색을 붙인다(환부에 아큐빔을 피부에 닿지 않게 해야 한다).
　둘째는 고려수지침의 상응부에 기감봉을 자극한다.
　셋째는 심정방에 기감봉을 접자하면 상처 회복이 빠르다.
　작은 상처, 베인 것은 무색 기마크봉을 붙여 주면 수분 내에 통증이 없어지고 속히 아문다.

(2) 고산병(高山病)

저기압(低氣壓), 저산소(低酸素)의 환경에 적응하지 못하여 걸리는 질환이다. 처음에는 두통·근육통·구토·호흡곤란 등이 발생한다. 이때는 A33에서 사혈하고, 숨을 잘 쉬게 하는 치방에 기감봉을 자극한다. 또는 골무지압구를 양손 중지에 끼운다.

몸을 움직이지 말고 보온을 하여 조속히 하산한다. 또한 심호흡과 인공호흡을 실시한다. 이때는 기도(氣道)의 확보와 폐활량을 높이기 위하여 A8·12·16·20, C8에 기감봉을 자극한다. 또는 우측에는 심정방(心正方), 좌측에는 폐정방(肺正方)을 놓는다(주로 좌 폐정방, 우 심정방을 자입한다). 심할 때는 A33에서 사혈한다.

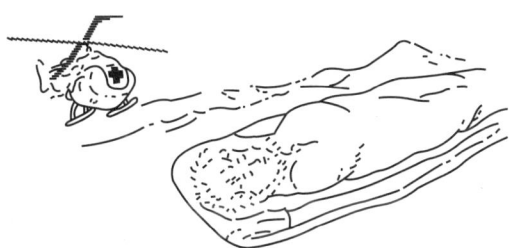

※ 몸을 움직이지 말고 보온한다.

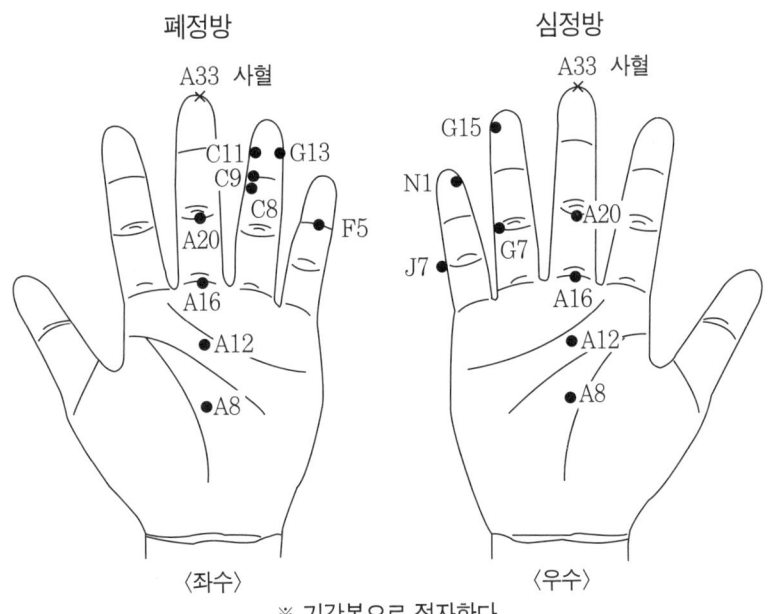

※ 기감봉으로 접자한다.

(3) 차멀미 · 배멀미 · 비행기멀미

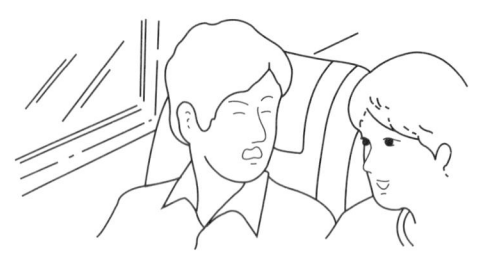

※ 심리 효과를 이용한 자기 암시와
신선한 공기를 들이마신다.

　차멀미는 뇌신경(腦神經)이 약하거나 평상시에 비·위 기능(脾·胃機能)이 허약한 사람에게서 발생된다. 멀미를 막기 위해서는 다음과 같은 처치가 필요하다.
　① 평상시에 소화 기능을 촉진시키고, 뇌신경의 강화를 위해서 A8·12·16을 기감봉으로 자극한다. 이것을 약 4~5일간 1회 20~30분씩 기감봉으로 접자하거나 기마크봉을 붙여 주면 차멀미를 하지 않거나 가벼워진다.

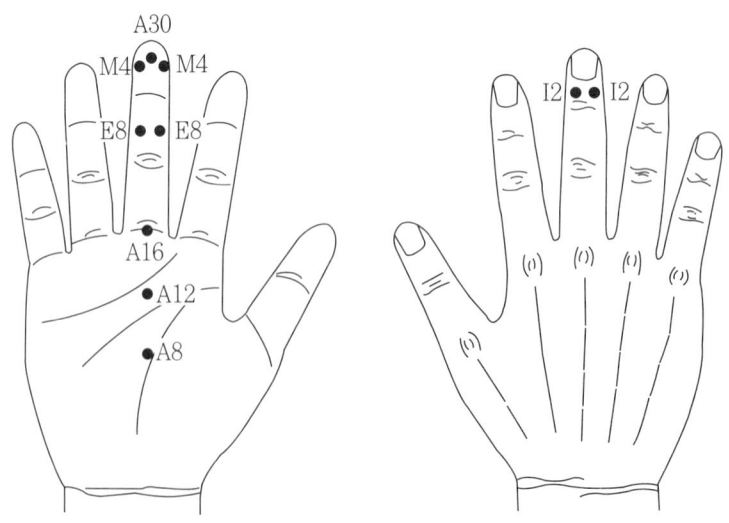

※ 기감봉을 접자한다(양손 동일).

② 차·배멀미는 위 기능이 허약해서 많이 발생하므로 비·위 기능을 촉진시켜 주기 위하여 A8·12·16, K9, F4나 위승방(胃勝方) 또는 비정방(脾正方)을 이용한다. 약 1~4일간 자극하고 차·배를 타면 멀미가 없어지거나 가벼워진다.

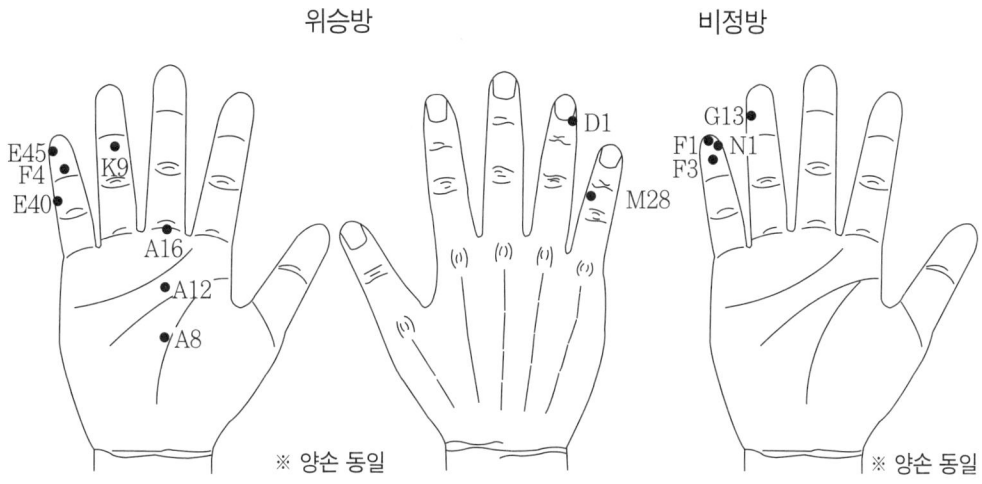

③ 차멀미기 니려고 할 때는 A12, E8, I2, M4를 압박하여 수는 것도 효과반응이 바로 나타난다. 또는 기감봉을 접자하고 있거나 기마크봉 중형을 붙인다.

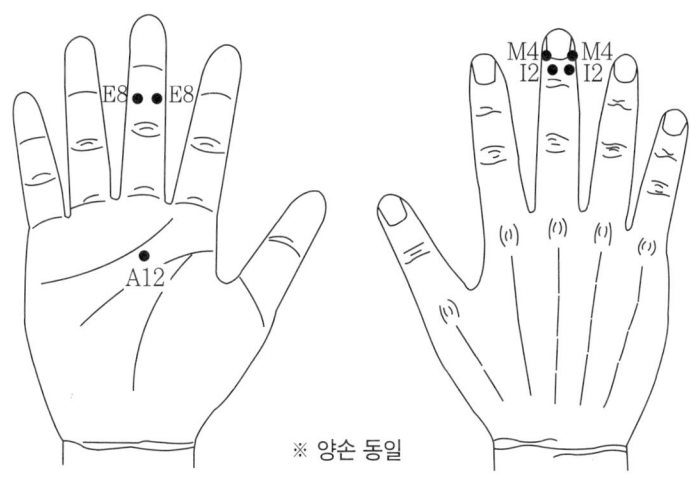

④ 차를 타기 전에 A8·12·16, K9, E42에 기마크봉을 붙여 주면 진정이 된다.

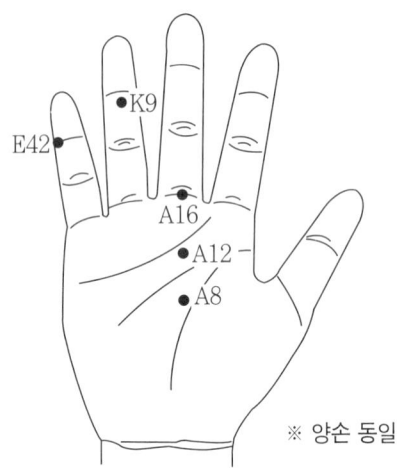

※ 양손 동일

⑤ 멀미약을 붙인 후에 부작용이 일어날 때에도 위의 ②번이나 ④번 치방을 자극하면 부작용이 해소된다.

모든 멀미 증상에는 골무지압구를 제3지(양손)에 끼우면 예방과 회복효과가 빠르다. 멀미하는 모든 사람들은 골무지압구를 비상 기구로 휴대하는 것이 좋다.

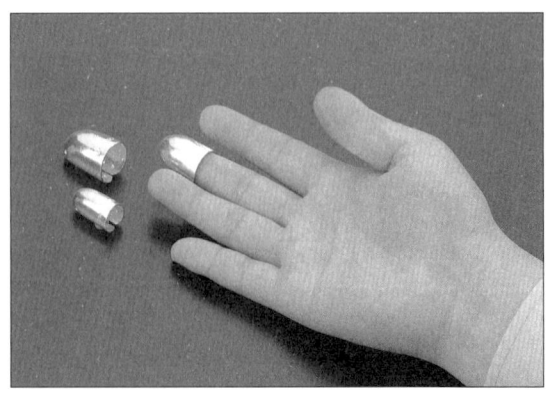

〈골무지압구를 중지에 끼운 모습〉

(4) 인사불성 · 의식불명 · 쇼크를 받았을 때 (의식이 있을 때의 처치)

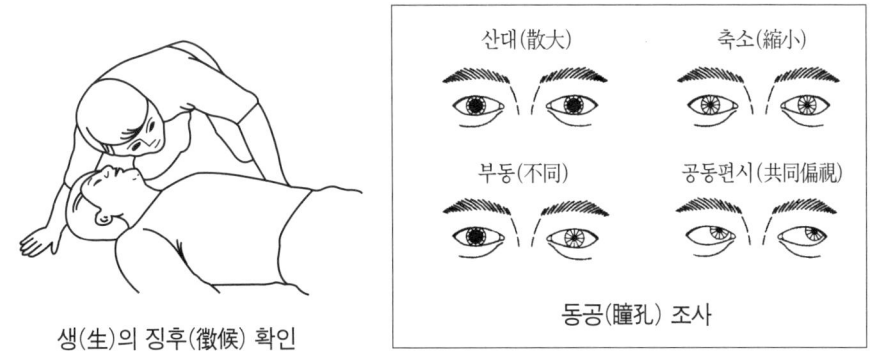

생(生)의 징후(徵候) 확인

동공(瞳孔) 조사

사람이 쇼크를 받거나 혈압에 이상이 있거나, 가스 중독 상태이거나 원기가 극도로 쇠약할 경우에는 거의가 쓰러지게 마련이다.

의식에 가벼운 이상이 있을 때는 다음과 같은 방법이 좋다.

① 먼저 편안히 눕히고, ② 의식 여부를 관찰하고, ③ 벨트 · 옷을 풀어 주고, ④ 따뜻하게 보온시키고, ⑤ 응급실에 연락을 한다. ⑥ 그런 다음 기감봉 처치를 한다. ⑦ 항상 의사의 협조하에 추가로 시술한다.

㉠ A33에서 사혈을 한 후에 A4 · 6 · 8 · 12 · 16 · 18 · 20 · 22 · 24 · 28 · 33에 기감봉을 접자한 후 기마크봉을 붙인다. 숨 잘 쉬게 하는 치방이다.

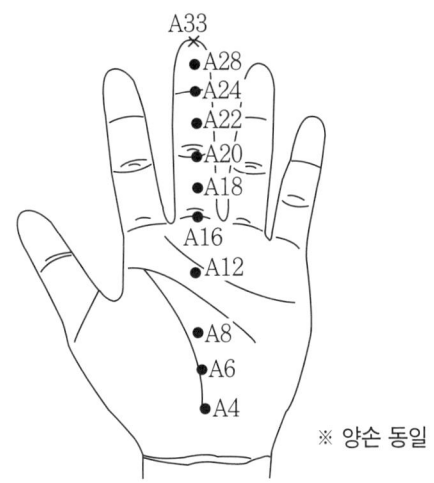

※ 양손 동일

ⓒ 극심한 경우에 맥박수가 느릴 때는 십선혈인 열 손가락 끝(손톱 아래 2~3㎜ 지점)에서 사혈한 후, 기마크봉을 붙인다(본 장의 2페이지 (1)번 참조).

ⓒ 인사불성으로 맥박수가 빠르면 십왕혈에 접자(接刺)한다(본 장의 3페이지 (2)번 참조).

ⓒ 또는 B19·24·25와 H3, I37에 모두 기마크봉을 붙인다.

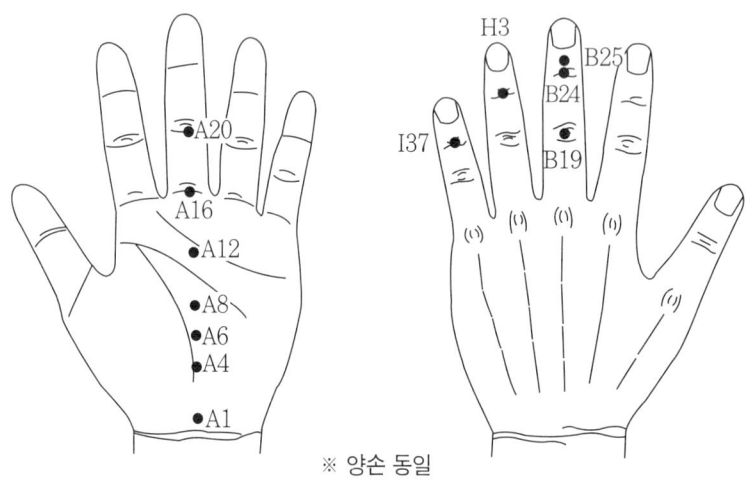

※ 양손 동일

ⓒ 또는 E8, I2, 서금8혈(瑞金八穴)에 기감봉이나 기마크봉으로 자극한다.

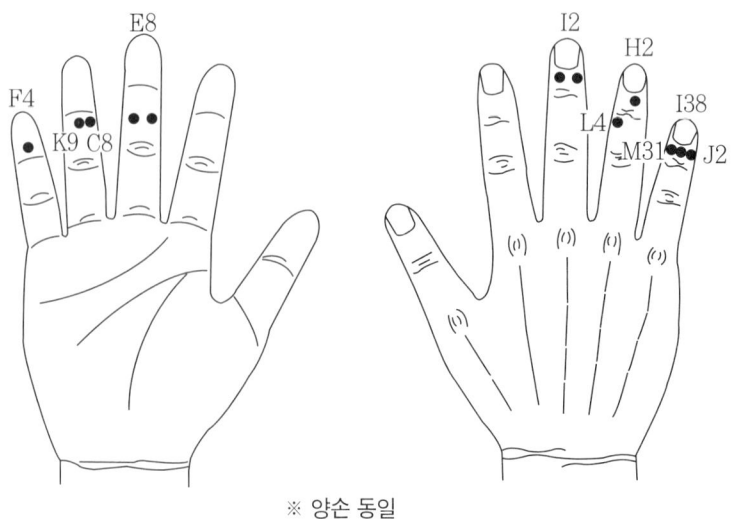

※ 양손 동일

246 제5장 서금기감요법의 치방편

ⓑ A33, D3, N5, E8, I2에 기감봉으로 접자한다.

자입(刺入)하고 잠시 지나면 의식이 회복되고 정신이 든다. 잠시 후에 기감봉을 뺀다(약 20분간 접자한다).

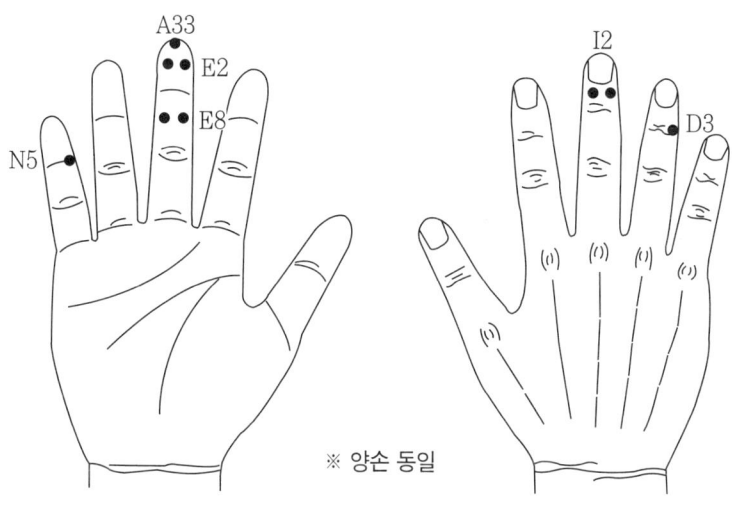

※ 양손 동일

5. 출혈시 처치법

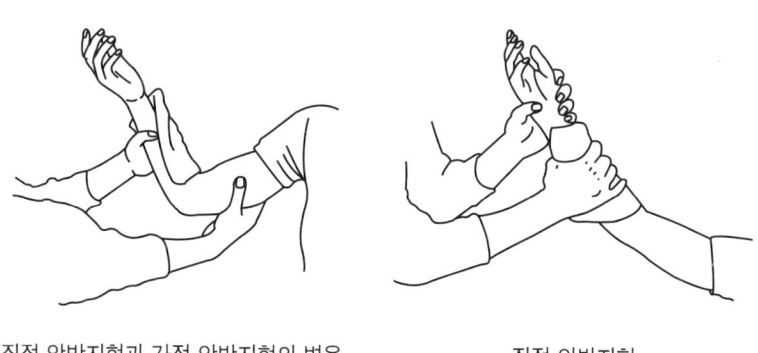

직접 압박지혈과 간접 압박지혈의 병용   직접 압박지혈

출혈(出血)은 여러 가지의 사고로 말미암아 발생되는데, 외과적(外科的)인 대출혈(大出血)은 기감요법의 처치 대상이 아니다.

일단 부상에 의해서 출혈이 되었다 하면 지혈을 시켜야 하겠고, 동맥(動脈)이나 굵은 정맥(靜脈)의 출혈일 때는 처치하면서 빨리 외과로 간다.

동맥에서의 출혈은 붉은 혈액이 맥박치듯 솟아오르거나 분수처럼 솟는다. 정맥에서의 출혈은 약간 검은 혈액으로 천천히 일정한 속도로 흐른다. 모세혈관에서의 출혈은 혈액이 번지며 스며나온다.

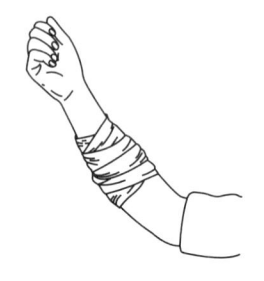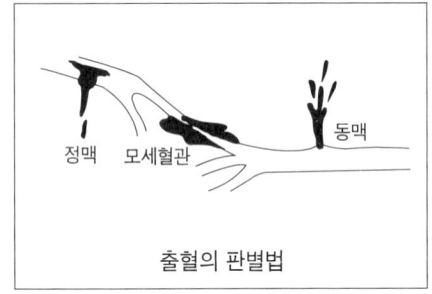

붕대를 사용하는 직접 압박지혈

출혈의 판별법

정맥의 출혈은 압박지혈로 출혈이 그쳐진다. 그러므로 지혈대(止血帶)를 사용하지 않는다. 모세혈관에서의 출혈은 강하게 압박을 하면 멈추어진다.

동맥출혈은 그 정도에 따라서 여러 가지 지혈법이 있으나, 우선 혈관을 꼭 압박시켜야 한다.

기감요법의 심정방(心正方)에 자극하면 혈액응고 작용을 촉진시켜 주고, 손상된 부위의 회복을 촉진시켜 주어, 2배 이상의 빠른 회복을 볼 수 있다. 기타 자연적인 질환에 있어서의 출혈에는 심정방의 효과반응이 매우 우수하다. 양손 모두 이용한다.

심정방

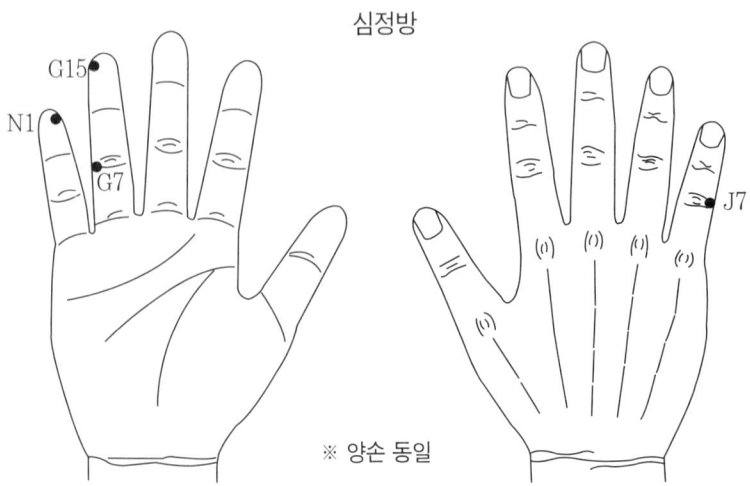

※ 양손 동일

(1) 코피가 나올 때

피가 열을 받으면 망행(妄行)되고, 혈관은 이완(弛緩)되어서 힘이 없어지게 된다. 때문에 모세혈관이 터져 출혈이 된다.

코피에는 두 가지가 있다. 하나는 코감기에 걸렸을 때 콧물과 섞여 코피가 나오는 경우, 또 하나는 어린아이나 고혈압 환자에게서 나오는 코피로 나눌 수

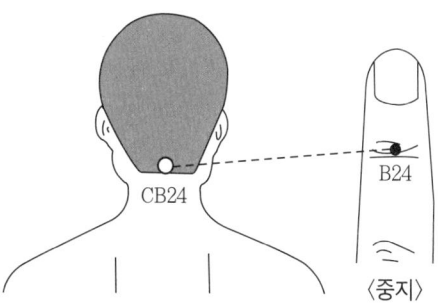

※ CB24나 B24를 압박하면 지혈하는 데 도움이 된다. 또는 기감봉을 접자한다.

가 있다. 코감기에 의한 코피는 감기의 열이 없어지면 나오지 않는다. 이것은 크게 염려할 필요가 없다. 또 콧속을 후비거나 세게 풀지 않으면 된다.

그러나 소아들이나 어른들의 혈압성(血壓性) 코피는 지혈이 잘 안된다. 왜냐하면 혈압이 높고 혈열이 있기 때문이다.

인체의 열을 관장하는 중추는 시상하부(視床下部)에 있으므로 B24를 기감봉으로 접자한다. CB24와 B24를 압박하면 지혈하는 데 도움을 주지만, 금침구혈(禁鍼灸穴)이므로 침의 자입은 매우 위험하다. 이럴 때는 기감요법을 이용한다.

어린아이들은 성장 과정에서 혈액순환 장애가 일어나 작은 충격에도 코피가 자주 난다. 코부위에 열이 높아서 코의 점막에서 출혈이 되는 것이며 지혈이 잘 안된다. 이때는 I38, H6과 A28·30, B24, G7·11, A16에 기감봉을 접자한다.

습관성인 경우는 매일 1~2번씩 며칠 기감봉으로 접자하고 기마크봉을 붙여주면 코피는 완전히 멈추게 된다.

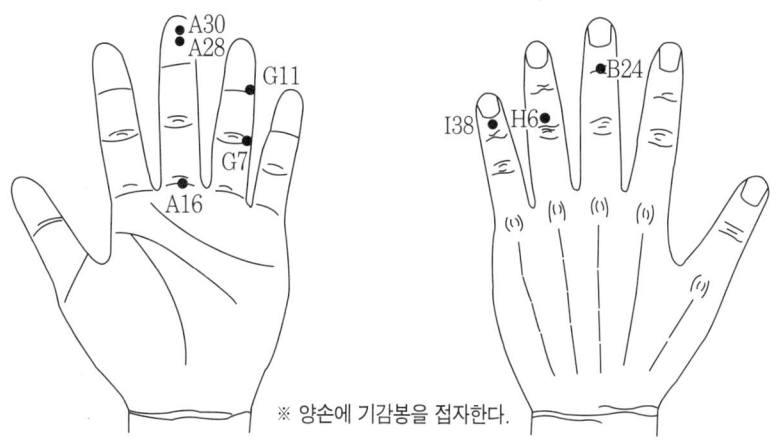

※ 양손에 기감봉을 접자한다.

① 양손 중지 셋째 마디를 고무줄로 살짝 묶어 준다. 파랗게 되면 풀었다 묶었다 하는데, 잠시 후에는 지혈이 된다(『동의보감』).

소아의 경우, 습관성으로 자주 코피가 나는 아이는 하루에 한 번씩 5일 정도 해 주면 완전히 그치게 된다. 즉, 습관성이 없어진다. 이때도 심정방에 기감봉으로 접자하면 좋다.

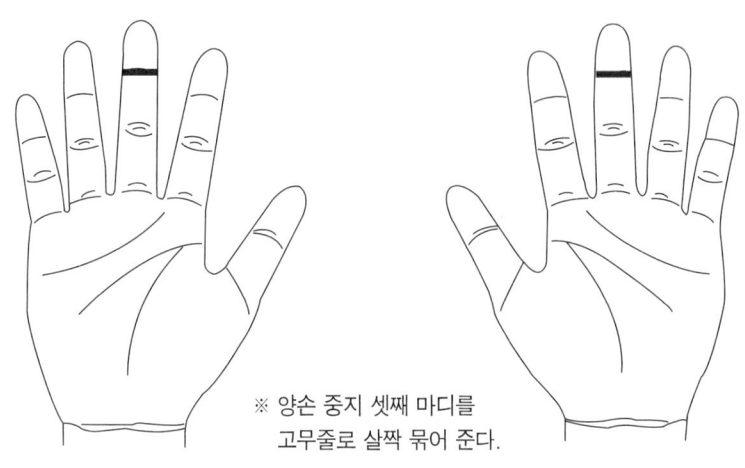

※ 양손 중지 셋째 마디를 고무줄로 살짝 묶어 준다.

② 간단한 코피일 때는 A28, B24~25에 기감봉을 접자하면 지혈이 된다.

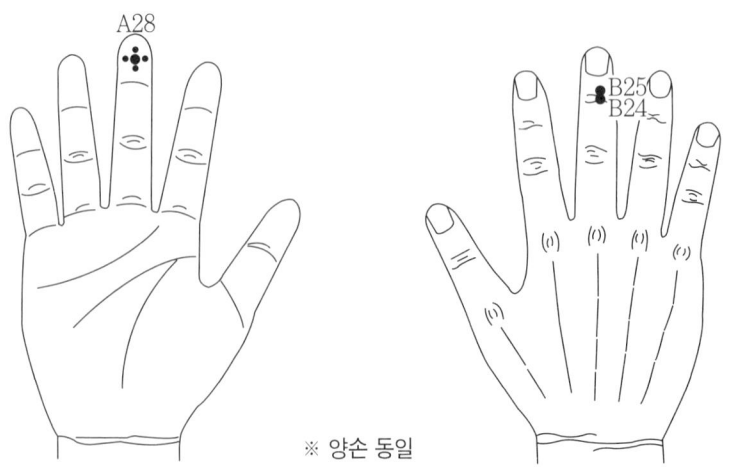

※ 양손 동일

③ 또는 좌우 심정방(心正方)을 자극하고, B24~25, A28에 기감봉을 자극하면 없어진다.

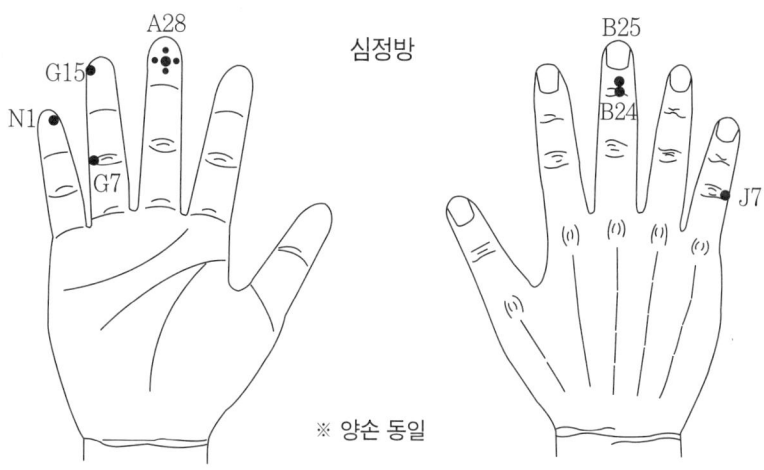

④ 대체로 소장승열(小腸勝熱)에서 코피가 많이 나온다. 그러므로 소장승방(小腸勝方)의 치방이 좋다.

고혈압 환자의 코피는 나쁠 것은 없으나, 너무 자주 코피가 나오는 것은 심정방과 소장승방을 자극하면 좋다. 그리고 A28, B24를 추가한다.

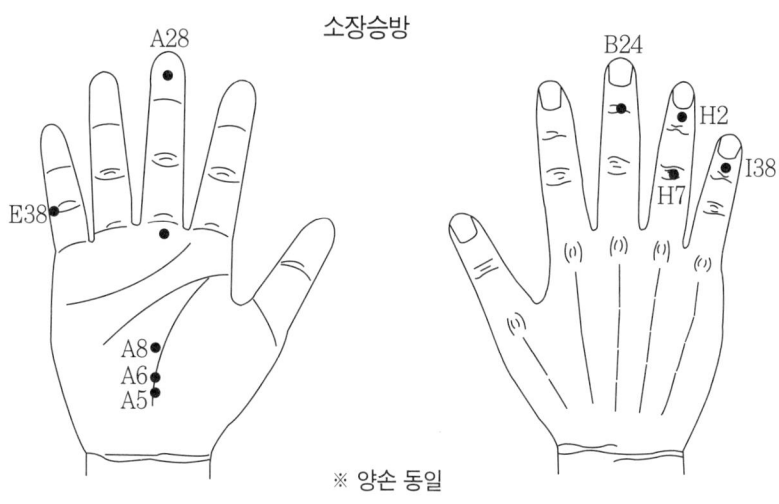

(2) 각혈(咯血)이 나올 때

폐결핵으로 제1기를 지나 제2기가 되면 각혈이 나오기 시작한다. 폐결핵의 초기에도 폐정방이나 간승방, 또는 위승방이나 대장승방을 합방하면 매우 좋다.

각혈이 있게 되면 간승방+폐정방을 합방하고, A8·12·16·18·20, C1에 자입하여 약 15일 정도 자극하면 좋은 효과반응이 나타난다. 매일 기감봉을 접자한 후에 기마크봉을 양손에 붙여 준다.

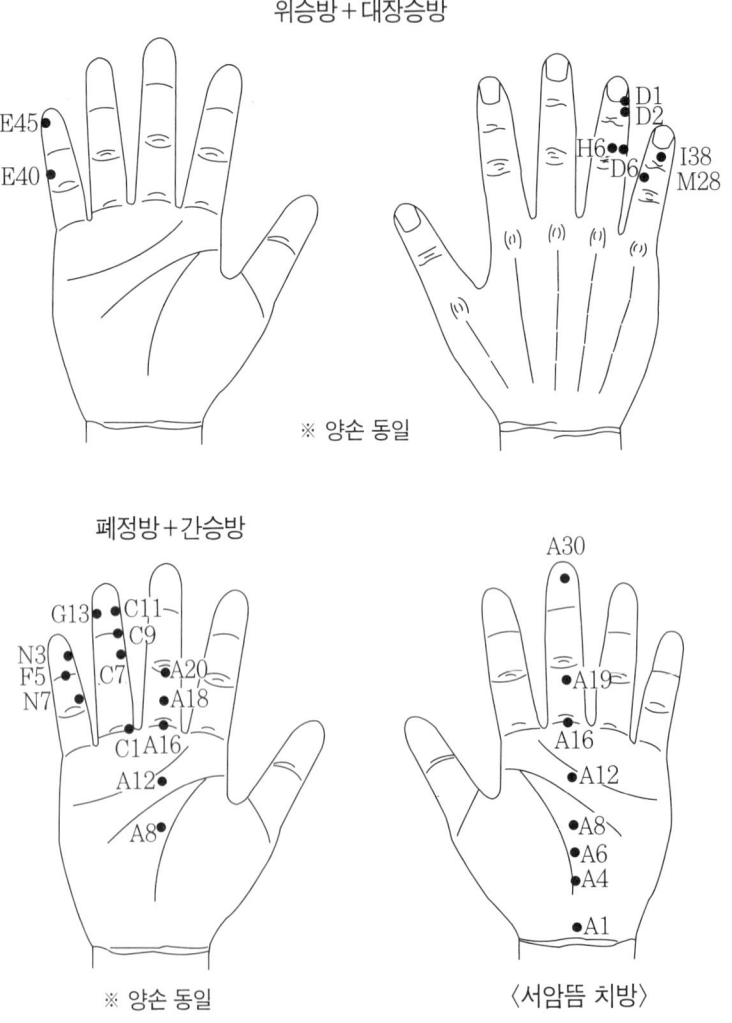

※ 폐결핵은 저항력이 허약해서 오므로 기본치방에 서암뜸을 뜨면 더욱더 큰 도움이 된다.

(3) 자궁출혈인 경우

여성 질환이 악화되면 자궁출혈(子宮出血)을 일으키는 경우가 있다. 자궁출혈은 여러 가지 원인에서 일어나지만, 우선적으로 출혈을 빨리 그치게 해야 한다.

이때는 심정방과 A5, B3에 기감봉을 접자하면 지혈작용이 우수하다. 심한 경우는 며칠간 계속 기감봉을 자극하여 준다. 그리고 냄새가 심할 때도 효과반응이 좋다. A1 · 3(5) · 6 · 8 · 12 · 16, F6에 서암뜸을 5장 정도씩 떠도 반응이 좋다.

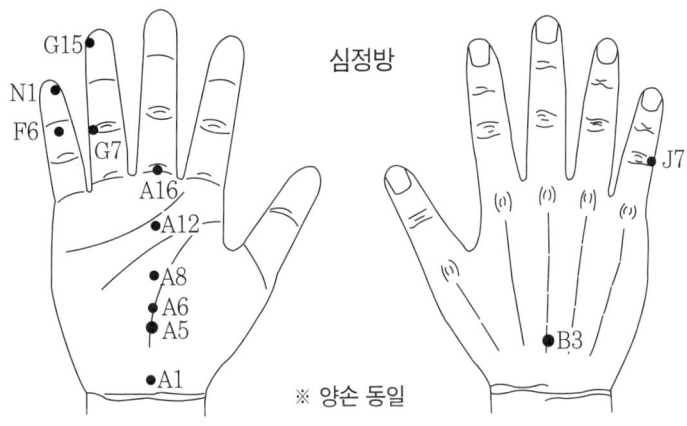

(4) 대장출혈(大腸出血)인 경우

대장염(大腸炎)이나 암 · 치질 등으로 인해 출혈이 되어 지혈이 안 되는 경우가 있다. 이때는 대장정방(大腸正方)이나 심정방(心正方)을 좌우수(左右手)에 동일하게 자극하여 주면 좋은 효과반응을 볼 수 있다. 그리고 B1과 A5 · 6 · 8, E22도 함께 자극한다. 심하면 아큐빔으로 매일 5~10분씩 자극하며, 반드시 병원의 검사를 받도록 한다.

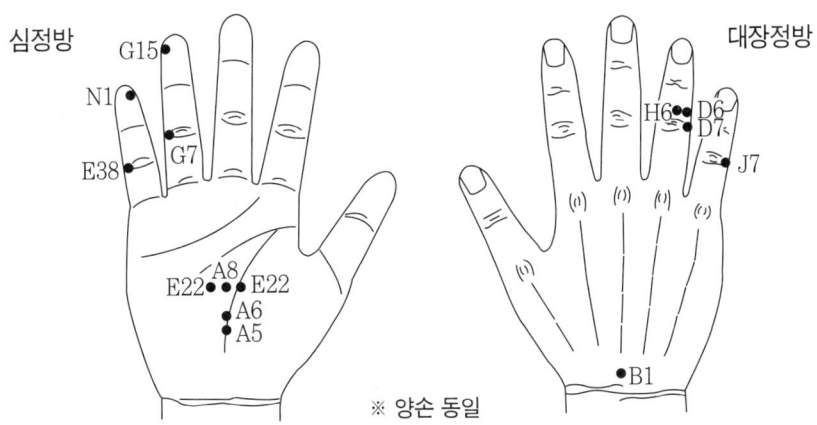

심한 경우는 며칠을 계속 자극한다. 그리고 B1과 A1에 기감봉 접자 후 기마크봉을 붙이고, B24, E8, I2를 추가하면 더욱 좋다. 또는 아큐빔의 (-)자극을 5~10분 이상 자극을 주는 것도 매우 효과적이다.

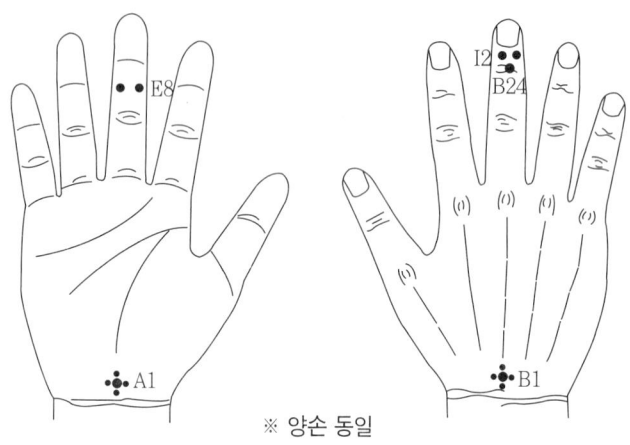

(5) 혈뇨(血尿)인 경우

소변을 볼 때 출혈이 되는 경우가 있다. 요도(尿道)·방광(膀胱)·수뇨관(輸尿管)이나 신장(腎臟)의 출혈이다.

이 출혈들은 잘 낫지 않는 질환들이기 때문에 그 원인을 찾아 자극해야 하나, 우선 지혈을 시키기 위해서 다음 치방을 이용하면 좋다. 심정방(心正方)과 방광정방(膀胱正方)에 상응점을 기감봉으로 접자하면 효과반응이 좋다. 계속 매일 1회씩 좌우수 모두 자극한다.

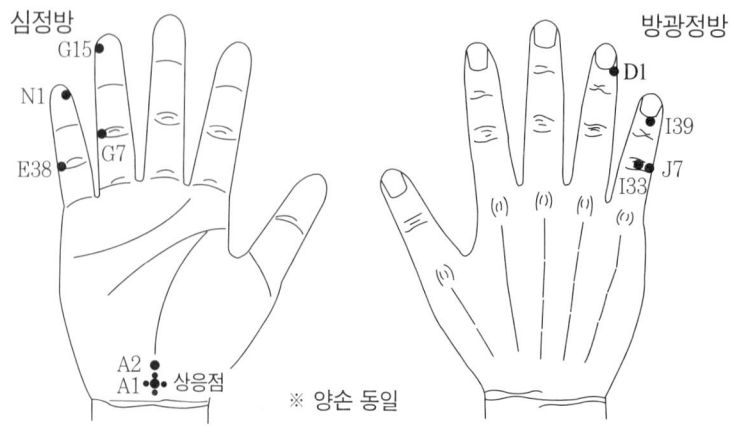

(6) 피부에서의 잦은 출혈

피부가 약하거나 모세혈관이 허약한 사람은 조금만 다쳐도 피가 잘 나고, 또 지혈이 잘 안되는 경우가 있다. 이런 때는 A8·12·16과 심정방에 기감봉으로 접자하면 지혈도 잘 되고 피부의 혈관이 튼튼해진다. 그리고 출혈되는 지점에 기마크봉을 붙여 주면 효과반응이 우수하다.

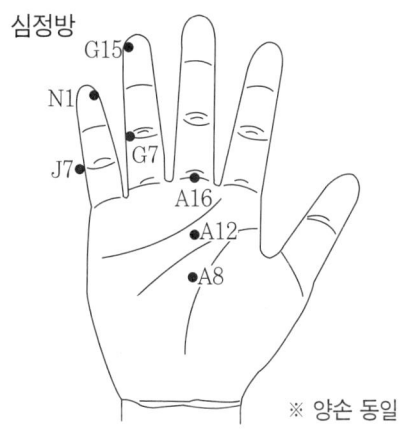

(7) 안저출혈

동맥경화나 고혈압인 경우 안저출혈(眼底出血)이 되는 경우가 있다. 폐정방(肺正方)이나 간승방(肝勝方)에 기감봉으로 접자하면 빨리 제거되나, 심한 경우는 며칠간 계속 접자를 해야 한다. 그리고 상응점에 2~3개의 기감봉을 접자하고 E8, I2도 함께 접자한다.

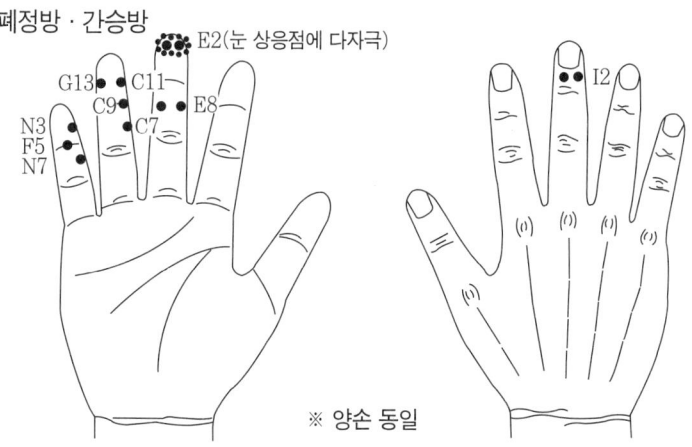

6. 화상을 입었을 때

화상(火傷)을 입으면 먼저 찬물로 식혀야 한다. 매일 냉수나 얼음찜질을 계속한다. 그러면서 심승방에 기감봉을 접자하고 상응점에 자극을 주면 화상 통증이 없어진다. 매일 자극하면 화상 회복이 매우 빠르다.

화상을 입으면 화상 부위는 소독이나 약을 바르는 것 외에 침은 주의한다. 화상 자리에 침을 찌르면 반흔이 남기 때문

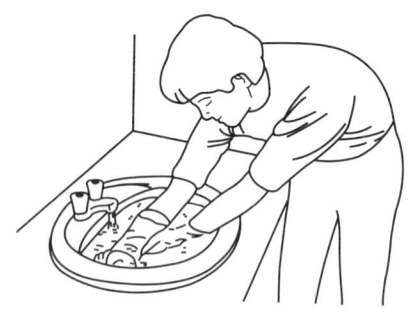

※ 1도의 열상은 찬물이나 수돗물로 통증이 없어질 때까지 차게 한다.

이다. 화상 부위에 침을 찌르지 말고 아큐빔을 상처에 닿지 않게 하여 (-)자극을 하고 기감봉으로 상응점을 접자하면 흉터 없이 낫는 사례가 많았다.

화상에 수지침 자극으로 나은 사례가 많으며, 환처는 소독이나 이물질 등은 제거하고 화상 부위에 직접 자극은 피한다. 서암크림을 발라 주면 화상 통증과 상처 회복이 빠르며, 가벼운 1도 화상은 서암크림만 발라도 잘 낫는다.

체침의 화상 침법은 화상 부위에 침 자극도 효과는 있으나(교감신경 긴장반응을 일으켜 과립구 분비를 증가시킨다) 상처 흔적, 침 자국이 생기므로 주의한다.

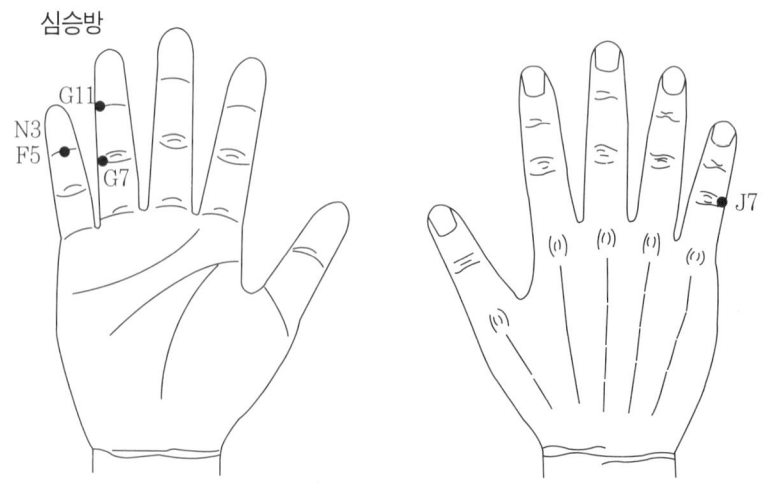

※ 아큐빔 (-)도자로 상응점 자극을 5~10분 이상 실시한 후에 기마크봉 중형이나 대형 무색을 붙여 준다(양손 모두).

7. 가스에 중독됐을 때

가스에 중독되면 무조건 병·의원으로 옮기는 것이 상책이나, 우선 기감요법으로 자극하면 정신 회복도 빠를 뿐더러 후유증이 거의 없다.

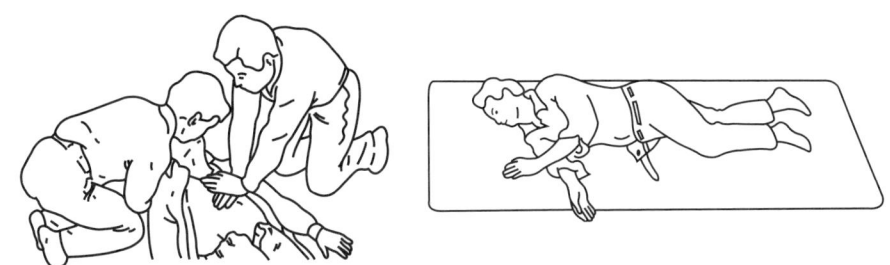

인공호흡과 심장 마사지를 병용한 심폐 소생법   호흡이나 맥박이 정상일 때의 체위

(1) 가벼운 경우

A8 · 12 · 16, E8, I2, A33, E2와 심(心)·비정방(脾正方)에 자극한다.

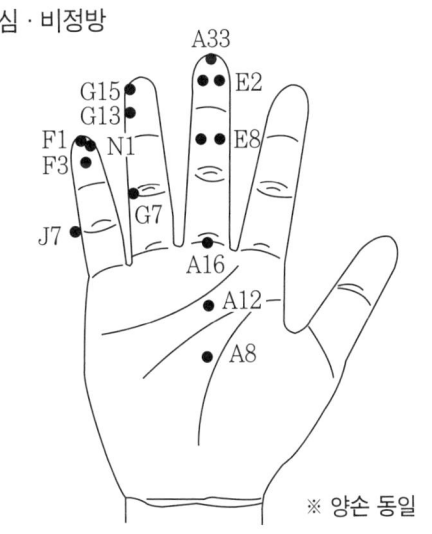

※ 양손 동일

(2) 약간 중증인 경우

A8·12·16, E8, I2, A33, E2과 서금8혈(瑞金八穴)에 모두 자극한다.

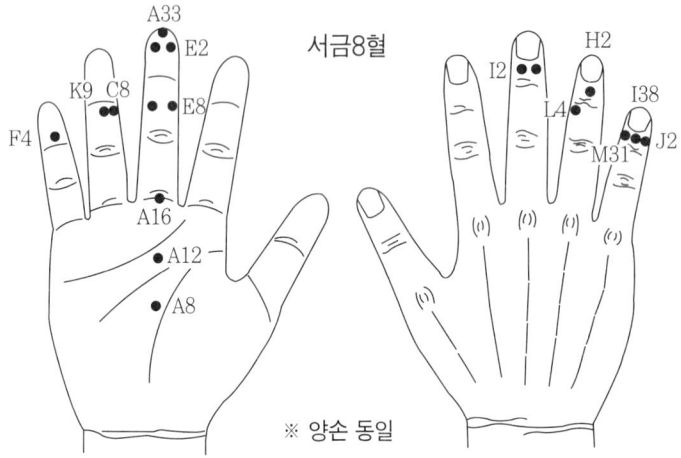

(3) 아주 중증인 경우

① 맥박이 느린 경우는 십선혈(十宣穴)에서 사혈을 하고, A8·12·16, E8, I2에 자입한다. 맥박이 빠르면 십왕혈에서 사혈한다.

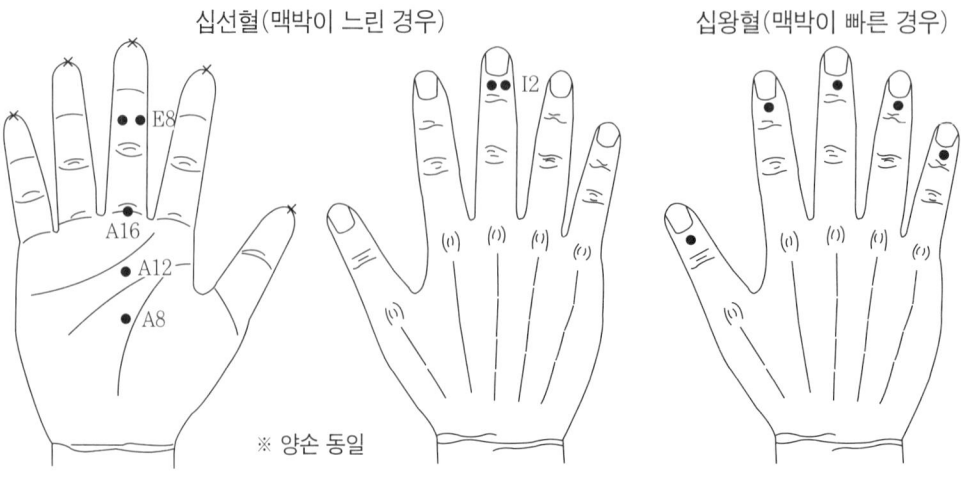

② 기정혈을 기감봉으로 접자해도 도움된다.
③ 호흡장애는 A10 · 12 · 14 · 16 · 18 · 20 · 22에 기마크봉을 붙인다.

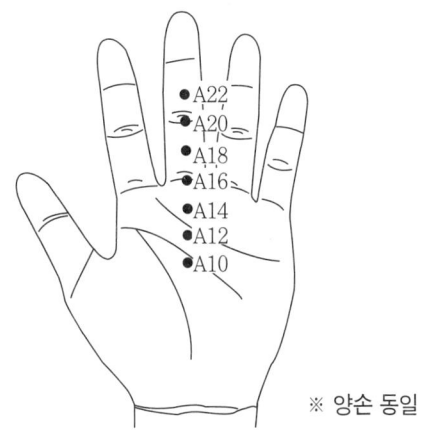

※ 양손 동일

8. 타박상을 입었을 경우

(1) 심정방과 상응점에 기감봉 자극

모든 타박상(打撲傷)에 심정방과 상응요법을 이용하면 잘 낫는다. 일반적으로 타박상을 입은 부위에서 피를 빼지만 타박상 부위의 사혈은 좋지 않다.

사혈침(瀉血針)으로 찌르면 타박상 부위에 제2차적인 멍이 들어 오히려 더 오래가는 경우가 있으나, 기감봉으로 접자할 경우는 그런 증상이 전혀 없다.

모든 타박상에는 심정방+상응요법을 하면 해소가 잘 된다. 심한 경우는 몇 회 반복한다.

심정방과 상응점에 다자극

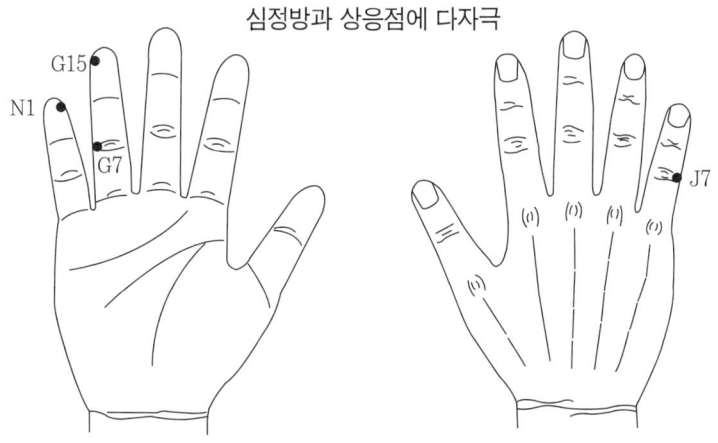

※ 이 치방에 타박상 상응요법을 추가한다(양손 동일).

(2) 타박상으로 멍이 든 곳

타박상에는 심정방과 상응점을 자극한다. 이때 상응점은 자극을 넓게 많이 준다. 또는 아큐빔을 환부에 자극하면 신기한 효과반응이 나타난다. 타박상이 심한 곳은 1일에 아큐빔으로 몇 시간 자극주어도 좋고 회복이 상상할 수 없는 정도로 빠르다. 기마크봉을 환부에 붙여 주어도 좋다.

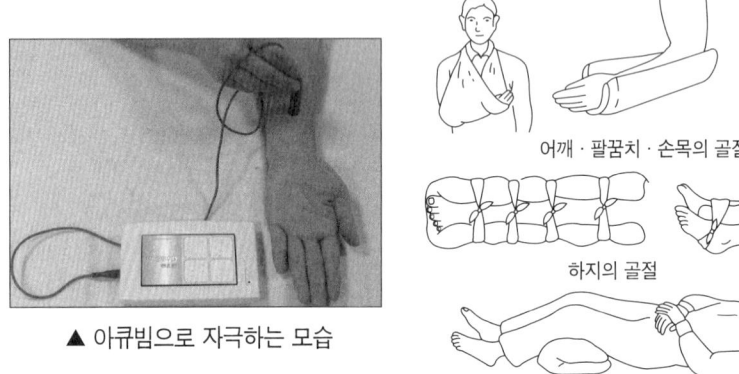

▲ 아큐빔으로 자극하는 모습

어깨·팔꿈치·손목의 골절

하지의 골절

고관절이나 슬관절을 굽힌 자세

9. 머리를 다쳤을 때

머리를 다쳤을 때는 우선 의식 상태를 살피고 필요한 처치를 하는데, 외과적인 상처가 심할 때는 압박 붕대 등으로 감아 지혈을 시켜 주고, 더 큰 상처일 경우는 빨리 병원으로 옮겨야 한다. 이런 경우는 기감요법의 적응증이 아니다.

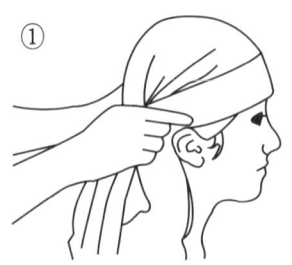

① ※ 환부에 보호 가제를 댄다.
삼각건의 저변을 3㎝ 정도 접고, 접은 쪽을 바깥쪽으로 하여 이마에 대고, 귀 뒤로 가져간다.

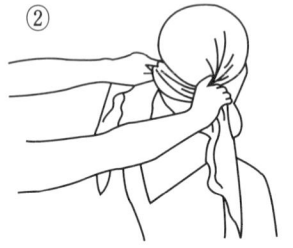

② ※ 양쪽 끝을 후두부에서 교차시켜 앞으로 돌리고, 이마의 중앙에서 맨다.

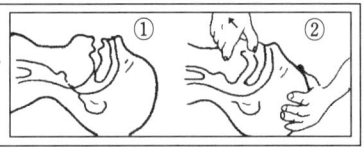

기도 확보법 : 이마에 손바닥을 대고, 다른 손으로 턱을 앞으로 끌어낸다.

기감요법의 적응증은 심하게 타박상을 받지 않으면서 졸도하거나 의식이 없을 경우에 한한다. 충격이 너무 커서 대뇌에 손상을 받아 심할 경우는 빨리 병·의원으로 옮긴다.

① 의식이 없고 축 늘어져 있으면 맥박수가 느리고 큰 소리로 불러도 의식이 없을 땐 서금8혈(瑞金八穴)이나 십선혈(十宣穴)을 금추봉이나 압진봉으로 자극하고(5~10분 이상 압박 자극), A8·12·16을 자입하면 웬만한 것은 정신을 차린다. 그러나 출혈량이 많고 뼈가 보이면 병원으로 보낸다.

〈가벼운 경우〉　　　　　　　　〈중증인 경우(맥박이 느릴 때)〉

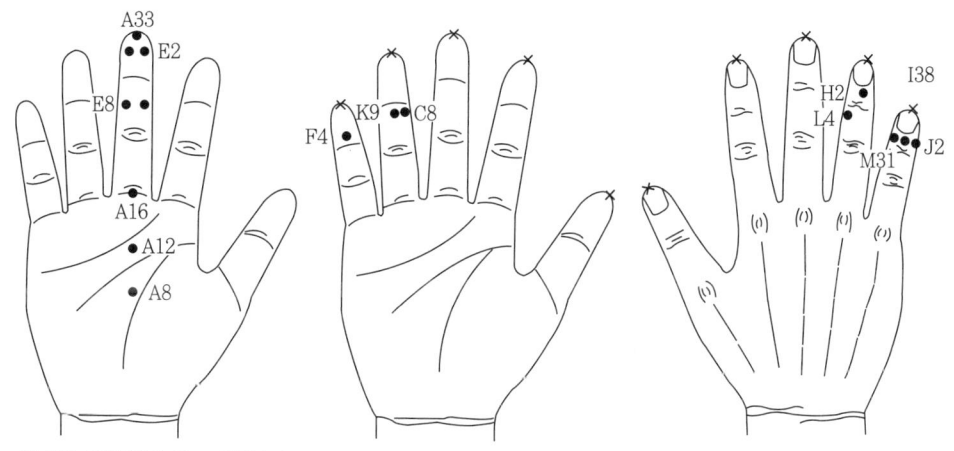

※ 간단한 의식불명에는 기감봉과
　기마크봉만으로도 회복된다(양손 동일).

※ 서금8혈과 십선혈, 위 ①번의 치방 합방(양손 동일)

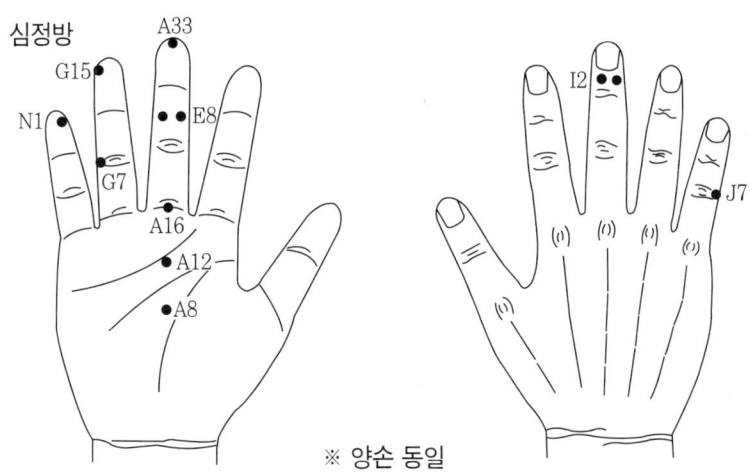

※ 양손 동일

② 머리가 어지럽고 정신을 못 차릴 때는 E8, I2, A8·12·16·33과 심정방을 자극하면 진정·안정된다.

③ 의식이 분명치 않을 때도 위와 같은 구급처치를 하면 의식을 차리게 된다.

④ 나중에 두통·구토가 나타날 때는 비정방(脾正方)＋A8·12·16과 E8, I2, A33에 자입하여 준다. 또는 위승방(胃勝方)도 대단히 효과반응이 좋다.

⑤ 의식이 없을 때도 일단 구급처치법의 기감봉을 접자한 다음 병원으로 보낸다.

⑥ 타박상이 심하여 병원 치료를 받을 때도 기감요법을 자극하면 타박상 회복에 큰 도움이 된다.

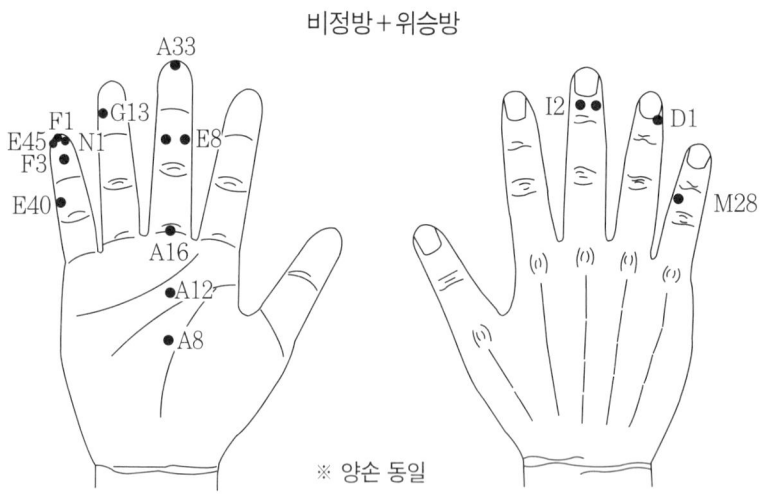

10. 얼굴에 상처를 입었을 때

　얼굴을 다치거나 상처를 입었을 때 오염된 물이 들어가면 흉터가 남는 경우가 있다. 그럴 경우는 전문의를 찾아서 흉터에 대한 치료를 받는다. 얼굴에 상처가 심할 때는 깨끗한 가제나 천을 겹쳐 단단히 압박하여 지혈시킨다.

　만약에 내출혈이 되어 멍이 있으면 이것은 기감요법의 적응증에 속한다.

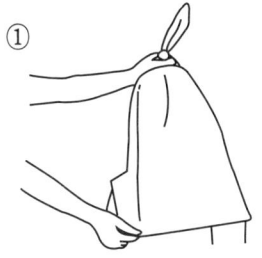 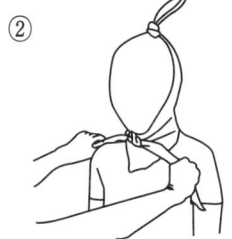 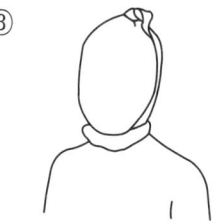

※ 환부에 보호 가제를 댄다. 삼각건의 정점에서 약 15~17cm를 남겨 놓고 맨 다음, 머리 꼭대기에 매듭을 매고 안면을 덮는다.

※ 양쪽 끝을 후두부에서 교차시키고, 앞으로 돌려 턱 아래에서 맨다.

※ 머리 꼭대기의 매듭은 교차 부분에 넣는다.

　우선 수지(手指)의 상응부(相應部)에서 사혈을 한 다음에 심정방을 기감봉으로 접자하면 멍든 것, 내출혈(內出血)이 빨리 없어신다. 2회 정도로도 효과반응이 뚜렷하다. 그래도 낫지 않으면 직접 얼굴의 상처 부위에 아큐빔의 (-)도자를 조사하여 주면 대단히 회복이 빠르다. 그리고 기마크봉을 붙여 주면 상처가 잘 아문다(또는 골무지압구를 끼운다).

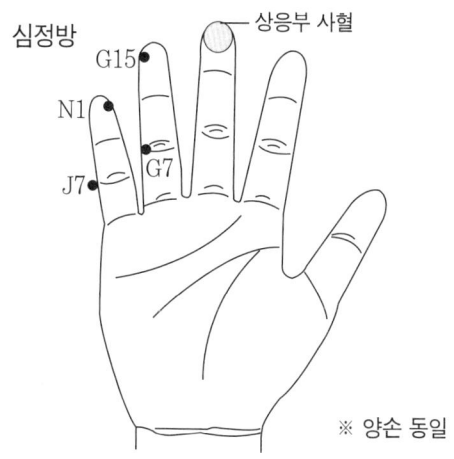

263

11. 눈을 다쳤을 때

눈을 다쳤을 때 상처가 심하고 시력을 완전히 잃었을 경우는 안과 치료를 빨리 받는 것이 좋다.

그래도 심정방과 상응점에 기감봉으로 다자극하여 주면 효과반응이 매우 빠르다. 눈을 다쳐 이물(異物)이 많을 때는 차가운 물로 씻어 내고, 찬물에 적신 타월로 눈을 덮어 주어 통증이나 부기를 없애야 한다.

눈을 찔렸을 경우도 안과 치료를 받으면서 기감봉을 자극하면 회복에 도움을 준다. 기마크봉을 붙여도 효과반응이 있다.

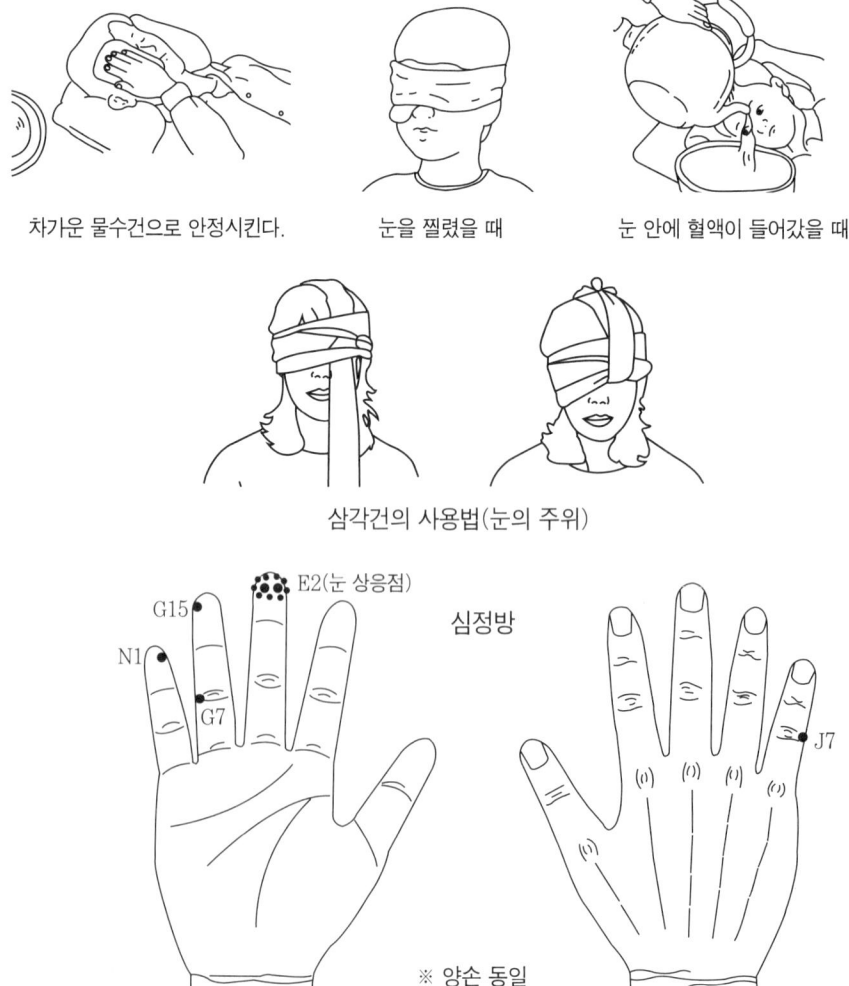

(1) 눈에 이물(異物)이 들어갔을 때

눈에 먼지나 모래 등 여러 가지 잡물이 들어가고 화학물질들이 들어가는 경우가 있다. 이럴 때는 찬물로 눈을 자주 씻어 내되, 화학물질이 들어갔으면 비눗물로 깨끗이 씻어 낸다.

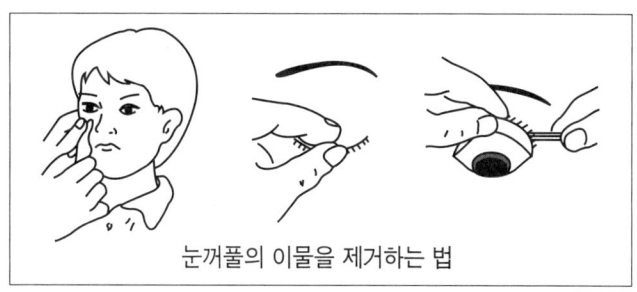

눈꺼풀의 이물을 제거하는 법

그리고 비스듬히 앉아 있게 한 다음, 간승방과 상응점에 기감봉으로 접자하면 눈에서 눈물이 막 쏟아지는 경우가 있다. 이때 E8, I2를 추가하면 더욱 좋고, 기마크봉을 붙여도 된다.

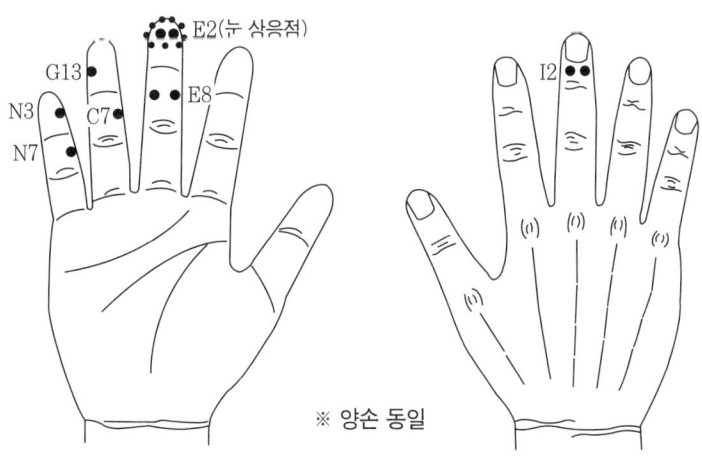

※ 양손 동일

(2) 눈의 충혈과 피로

해마다 안경을 쓰는 사람들이 많아지고 있다. 어린아이들도 마찬가지이다. 비록 시력이 좋은 사람들도 눈병이 일어나는 경우가 많다. 신경을 많이 쓰거나 어두운 곳에서 시력을 많이 쓰고, 너무 불빛이 밝거나 번쩍이는 섬광 불빛, 야간 운전, 피로, 내장의 기능이상 등이 눈의 시력에 영향을 주는 경우가 많다.

눈이 갑자기 침침해지고 충혈되며, 눈물이 나와서 시력에 이상을 느끼고, 눈의 건조증이 있는 경우도 있다. 이런 때는 눈을 감거나 잠시 휴식을 취하면 곧 회복되나 휴식을 취해도 회복되지 않는 경우도 있다.

눈이 피로하면서 시력이 불분명하고 충혈되며, 눈물에 이상이 있을 때 기감요법을 사용하면 매우 신기한 반응이 나타난다. 눈의 모든 피로나 충혈은 심장의 기운이 상충하기 때문에 나타난 현상이다.

우선 A16·18에 기감봉으로 접자하여 심장의 피로를 없애주는 것이 좋다. 눈의 질환은 80~90%가 교감신경 과민에서 일어난다. 눈이 자주 충혈되고 피로한 사람은 시간이 있을 때마다 계속적인 자극을 준다.

간단한 시력 이상과 피로·충혈·눈물 이상일 때는 중지두에서 눈의 상응점인 E2에 계속적인 기감봉으로 접자한다. 정확한 눈의 위치는 눈 질환이 있을 때 눈 상응부위를 압진 기구로 꼭꼭 눌렀을 때 제일 아픈 지점이다. 양손 모두 눌러서 제일 아픈 지점에만 기감봉으로 접자하면 눈의 피로가 회복된다. 만성피로 환자는 매일 반복해서 접자하도록 한다.

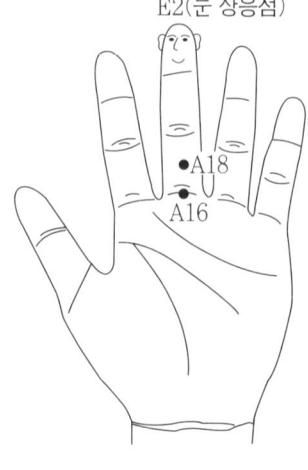

※ 눈의 피로에는 E2를 눌러서 가장 아픈 지점을 계속 압박자극한다. A16·18을 함께 자극하면 더욱 좋다(양손 동일).

(3) 눈 다래끼

눈이 맑고 깨끗하면 마음도 맑고 부드럽다고 판단한다. 그러나 심성이 고약하고, 화난 사람의 눈은 매우 긴장되어 있고 충혈되어 있으며 맑지 못하다. 눈을 보고 그 사람의 마음을 읽는다고 한다.

눈은 뇌신경과 매우 밀접한 관련을 가지고 있으며, 오장육부와도 관련성을 가지고 있다. 모든 눈 질환은 내장의 기능이상에서 발생한다.

심장에 열이 있으면 눈이 충혈되고, 비장·췌장·위장에 이상이 있으면 눈꺼풀에 다래끼·경련이 일어난다. 폐의 기능에 이상이 생기면 원기 부족과 흰자위가 맑지 못하며, 신장 기능에 이상이 있으면 눈동자가 흐려진다.

눈의 모든 질환들은 내장을 함께 다스려야 한다. 눈에 가장 큰 영향을 미치는 장기는 위장과 간장이다.

간장과 위장에 이상이 생기면 눈의 충혈, 눈의 피로, 결막염·시력 감퇴·다래끼, 눈썹이 눈을 찌르는 경우 등이 발생한다. 이때는 눈을 잠시 감고 휴식을 취한다. 안약을 넣어도 좋으나, 결막염·다래끼 같은 것은 쉽게 해소되지 않는다.

이때는 E2(눈의 상응부)에서 반응점을 찾아서 자극을 주고, 위장 기능을 조절하기 위해서는 A12, 간 기능을 조절하기 위해서 N3·18, G13에 자극을 함께 주면 다래끼나 눈의 결막염·충혈, 눈물이 고이는 것은 해소가 매우 잘 된다. 어느 경우는 약물요법보다 더욱 좋은 효과반응이 있다.

이곳에 기감봉의 접자가 좋으나 기마크봉도 반응이 우수하다. 다래끼는 2~3일 자극하면 낫고, 결막염도 2~3일 자극하면 잘 낫는다. 악성인 경우에는 3~5일 정도 자극한다.

모든 눈의 충혈도 며칠 자극하면 재발 없이 낫는다. 장년이 되어서 시력 감퇴가 많이 일어나는데 이러한 치방에 따라 자주 자극을 주면 눈의 시력을 크게 보호할 수가 있다.

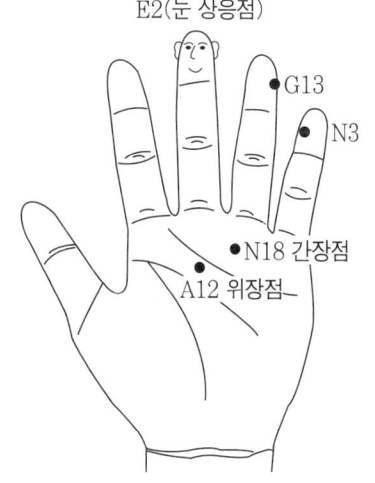

〈간단한 눈 질환의 자극점(양손 모두 자극)〉

(4) 눈 질환(결막염 · 아폴로눈병)

여름철 대표적인 질환 중의 하나가 눈 질환이다. 날씨가 더워 피로하고 몸의 청결을 유지하기가 어려워 세균이나 바이러스에 감염되기 쉬운 탓이다.

가장 많은 것이 아폴로눈병, 피로에서 오는 눈의 충혈, 눈물이 안 나오는 안구건조증, 그 밖에 눈물 구멍에 이상이 생겨서 눈물을 흘리는 증상들이 자주 나타난다.

눈 질환 중에서도 난시 · 근시 · 백내장 · 원시 등의 기질적 질환은 기감요법으로 잘 조절되지 않지만, 위와 같은 간단한 질환들은 쉽게 없어진다.

여행을 많이 하다 보면 눈이 피로하고 충혈된다. 이때 E2(눈 상응점)에 기감봉으로 접자하면 해소된다. 기감봉으로 접자 후에 기마크봉을 붙여 주면 더욱 좋다.

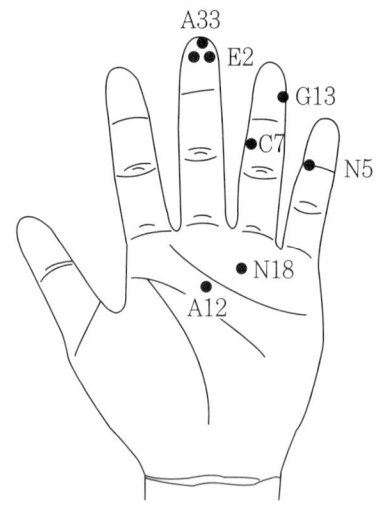

※ E2에서 상응압통점과 A12 · 33, N5 · 18, G13, C7에 기감봉으로 20~30분 접자한다. 그리고 기마크봉을 붙여 준다(양손 동일).

눈 질환이 발생하면 속히 E2에서 상응압통점을 찾아 자극을 주고 A12 · 33, N5 · 18, G13, C7에 기감봉으로 20~30분간 접자한다.

수지침을 자극하거나 사혈침으로 피를 뺄 때는 침과 피부를 철저히 소독해야 한다. 시술자 역시 손을 잘 소독해야 전염되지 않는다. 눈 질환 자극 시 양쪽 눈에 모두 질환이 있으면 양손을 자극하고, 왼쪽 눈만 아프면 왼손만, 오른쪽 눈이 아프면 오른손만 자극한다.

12. 귀를 다쳤을 때

귀에 충격을 받았거나 베었을 경우가 있다. 이때에 출혈이 있을 때는 수건이나 가제 탈지면 등으로 압박하여 지혈시키는 것이 원칙이다.

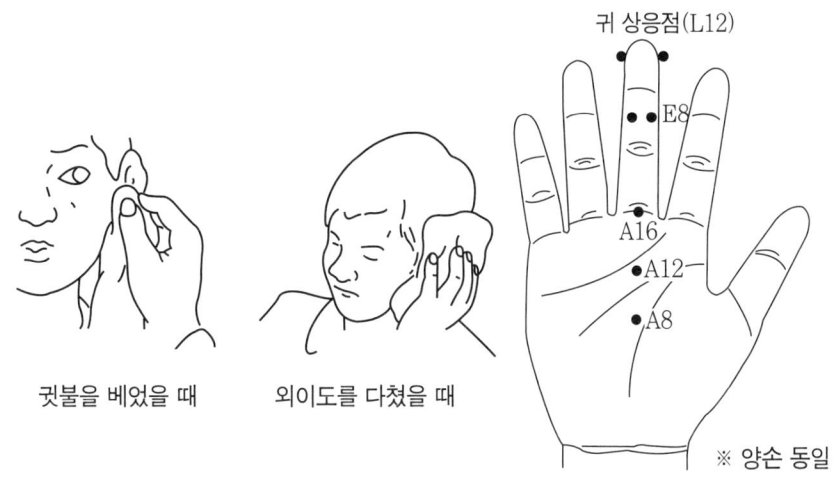

귓불을 베었을 때   외이도를 다쳤을 때

※ 양손 동일

그러나 귀에 충격·타박을 받아 몹시 아플 때에는 가만히 안정을 취한 다음에 귀 상응점을 찾아 기감봉으로 접자하고, 좌측 귀 질환은 담정방(膽正方), 우측 귀 질환은 담승방(膽勝方)으로 자극하고, A8·12·16, E8, I2에도 자극하면 잠시 후에 진통·진정이 된다.

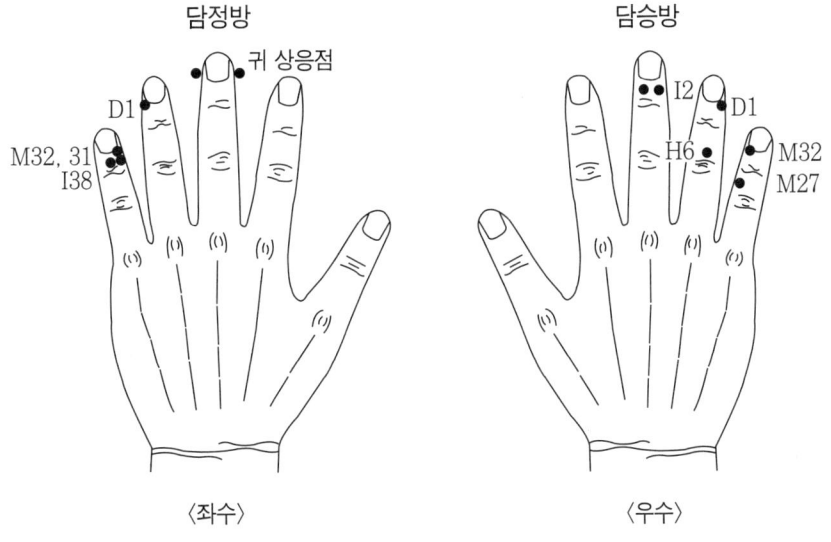

〈좌수〉   〈우수〉

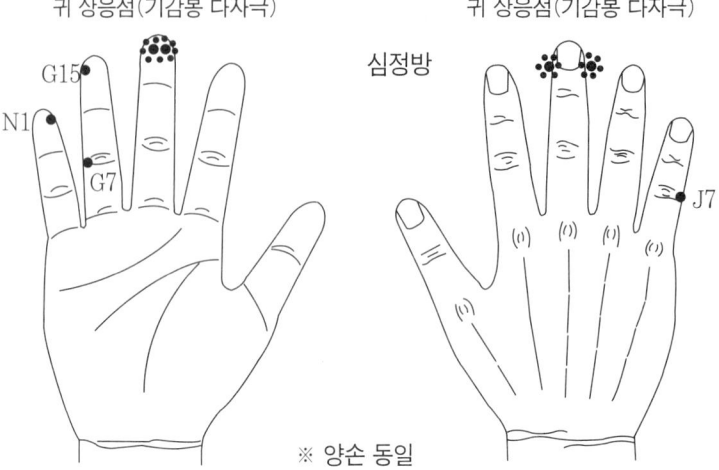

만약에 고막까지 충격을 받으면 귀가 멍하고 들리지 않을 때가 있다. 이때는 심정방과 상응점에 자극한다.

귀에 이물이 들어갈 때도 있다. 물이 귀에 들어갔을 때는 귀를 아래로 하고 손가락으로 귀를 막고는 압력을 주어 갑자기 손가락을 뺀다. 햇볕에 뜨거워진 돌 등을 귀에 대고 말려도 좋다. 또는 면봉 등으로 닦아내도 된다. 벌레가 들어갔을 때에는 회중전등을 귀에 대면 나오는 경우가 있다. 또 벌레가 움직여서 기분이 나쁘면 귓속에 올리브기름이나 샐러드기름을 한두 방울 떨어뜨려 벌레를 죽이고 귀이개 등으로 집어 내되, 너무 무리하면 안 된다. 그리고 귓속은 대단히 민감하므로 귀이개나 핀셋 등 딱딱한 물질을 잘못 사용하면 귓속을 상하게 할 염려가 있으므로 조심해야 한다.

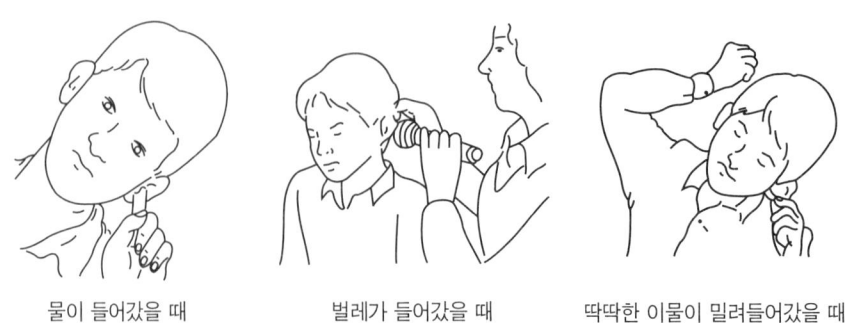

물이 들어갔을 때   벌레가 들어갔을 때   딱딱한 이물이 밀려들어갔을 때

13. 코 질환이 있을 때

(1) 콧물 흐를 때

코는 폐의 소속이므로 폐의 기능이 정상이면 숨을 잘 쉬지만, 폐의 기능에 이상이 생기면 코가 막혀 불편하고 콧물이 나오며, 냄새를 맡을 수 없다. 코가 폐와 밀접한 관계가 있는 것은 사실이나, 코에는 모세혈관이 매우 풍부하게 분포되어 있어서 혈액순환에 조금만 이상이 생겨도 코 질환이 발생한다.

① 코 알레르기가 심하면 골무지압구를 양손에 끼운다.
② 코 알레르기는 저녁마다 금봉으로 A28(코 상응점), M4를 함께 자극하면 반응이 매우 좋다.

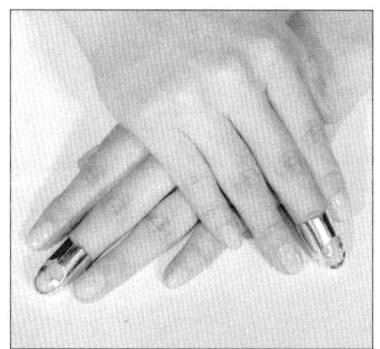
골무지압구를 끼운 모습(양손 동일)

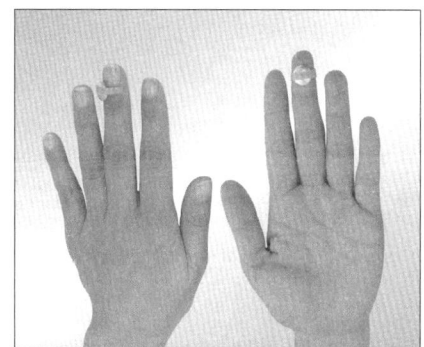
금봉을 붙인 모습

여러 가지 코 질환 중에서도 평상시에 제일 나쁜 증상이 콧물을 흘리는 것이다. 감기에 걸려도 콧물이 흐르지만 알레르기성 비염에 걸려도 콧물이 많이 흐르는데 거의 난치성 질환에 속한다. 특히 알레르기성 비염은 여러 가지 먼지·꽃가루·가는 털·연기 등의 자극물질 때문에 걸린다고 보고 있다.

이러한 콧물이 흐르는 원인을 먼저 파악할 필요가 있다. 콧물이 흐르는 것은 코의 점막이 차가우면 일어난다. 따뜻한 곳에 있다가 갑자기 찬 곳에 가면 코가 차가워지면서 콧물이 흐르고, 재채기를 하며 코가 막히게 된다. 이때 따뜻한 곳에 있으면 콧물·재채기·호흡곤란 등은 잘 낫는다. 감기에 걸렸을 때의 콧물도 코가 차갑기 때문이고, 알레르기성 비염의 콧물도 여러 가지 자극물질이 코의 점

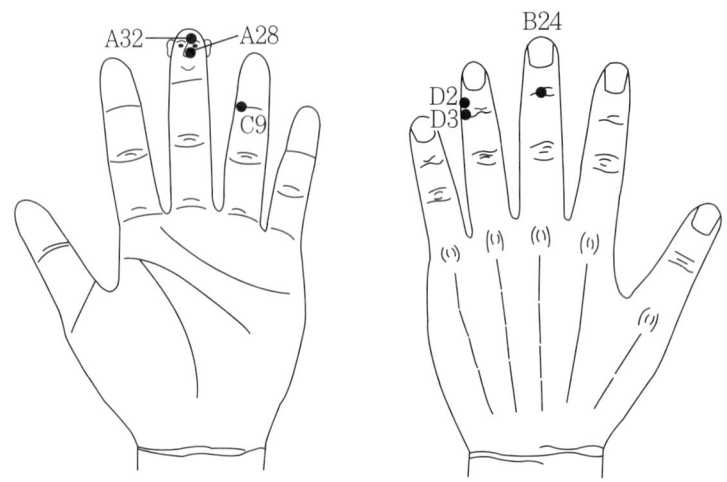

※ 양손의 A28·32에 기감봉을 접자하면 콧물이 그친다.

막에 닿아서 체온을 빼앗기 때문에 일어난다. 그 외에 신경과민성으로 조금만 차면 콧물이 흐른다. 즉 콧물이 흐르는 사람들의 코를 만져 보면 모두 코끝이 차갑다. 이때 기감요법으로 코끝의 체온을 높여 주면 간단한 감기로 인한 콧물이나 신경성 코 질환은 1~3회에 효과반응을 볼 수 있고, 알레르기성 콧물도 계속 자극하면 매우 좋은 효과반응이 나타난다.

중지의 A28·32, B24, D2·3, C9에 기감봉을 접자하면 효과반응이 빠르고, 기마크봉을 붙여도 좋으며, 코부위가 따뜻해지면서 콧물이 그친다.

(2) 코 막혔을 때

고려수지침의 코 상응부위에 자극을 주면 코의 온도를 가장 많이 높여 준다는 사실은 일본대학 마쓰도 치학부(日本大學 松戶齒學部)의 야쓰 미쓰오 교수의 많은 실험에서 입증되고 있다. 서모그래피(thermography)로 얼굴을 촬영하면 코의 온도가 현저하게 떨어질 때가 있다. 이때 코 상응부위인 A28에 기마크로 자극하거나, 서암뜸을 떠 주면 20~30분 후에 코의 온도가 현저하게 상승된다는 것이다.

이 실험에서 나타나듯이 고려수지침은 "코의 온도를 상승시킨다"는 것이 입증된다. 콧물은 코의 점막이 차서 분비물이 나오는 현상인데, A28을 자극하면 코의 온도가 상승되면서 콧물이 나오지 않는다. 콧물이 흐르는 경우도 많이 있으나 코가 막히는 경우는 더욱 많다. 코가 막히는 것은 코의 점막이 차서 긴장되기 때문에 나타나기도 하나, 신경과민이나 화를 내고, 혈압이 높거나 열이 많으면 코의 점막에서 출혈 상태가 되어 코가 막히는 경우가 있다.

누구든지 화를 지나치게 내면 숨이 가빠져서 씩씩거리는 것이 바로 이 때문이다. 그 외에 콧속의 중격이 비뚤어져서 일어나기도 한다. 중지에 골무지압구를 끼우면 좋다. 이때 간단한 한열(寒熱) 질환이나 신경성 때문에 나타나는 코막힘은 곧 해소될 수 있다.

시금기감요법에서 중지(가운뎃손가락) 끝은 사람의 머리에 해당되는데, A28이 코에 해당되고, A32는 머리 끝에 해당된다. 그리고 B24는 후두에 해당되며 C1·9, D3을 함께 기감봉으로 접자한다. 또는 기마크봉을 붙여 주어도 도움된다.

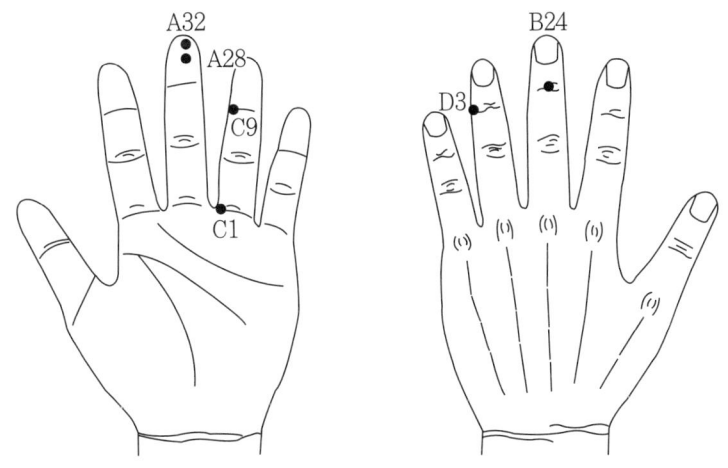

※ 코 막혔을 때의 자극점, 양손 모두 자극한다.

14. 목이 막히고 아플 때

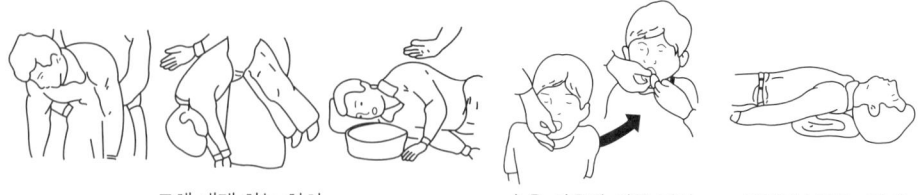

토해 내게 하는 처치   손을 이용한 이물 제거   기도를 넓히는 자세

　기침을 하거나 목에서 칼칼거리는 소리가 날 때에는 작은 이물(異物)이 목에 걸린 상태이므로 고통스럽지만 호흡은 할 수가 있다. 이 경우는 생명에 지장 없기 때문에 서두르지 않아도 된다.

　이물이 목구멍을 막아 호흡하기 어려운 때가 있다. 이때는 파이버스코프(fiberscope: 유리섬유의 내시경)가 있는 병원을 이용하여도 좋다. 기감봉으로 자극을 주게 되면 의외로 이물이 나오는 경우가 대단히 많다.

　예를 들면 생선을 먹다가 가시가 목구멍에 걸렸을 경우, 잘 내려가지 않을 때 기감봉 자극을 하면 아픈 증상도 소실되면서 가시가 내려가거나 토하게 되는 예가 있으므로 기감봉 자극을 해 볼 필요가 있다. 그리고 목과 식도에 이물이 걸려 몹시 아픈 경우도 있다. 이때는 다음의 처방이 매우 우수하다.

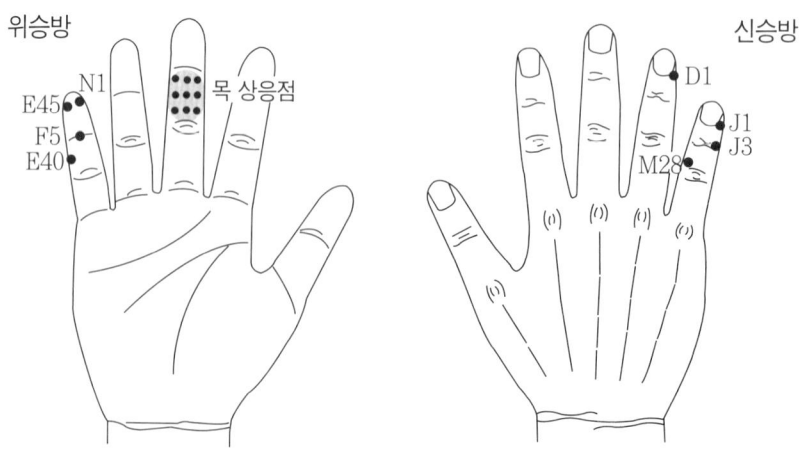

※ 기감봉으로 접자한다(양손 동일).

특히 목구멍이 아파서 음식물을 넘기지 못하고 약을 먹지도 못할 경우에도 기감봉의 효과반응은 매우 우수하다. 위승방(胃勝方)이나 신승방(腎勝方)이 좋고, 상응요법을 추가하면 더욱 좋다. 급성의 경우 J1과 상응점의 자극은 더욱 효과반응이 좋다.

그리고 목구멍이 항상 답답하고 가래가 생기고 잔기침이 있는 경우는 상응점을 찾아서 기감봉으로 접자한 다음에 계속 서암뜸을 뜬다. 특히 1일 1회씩 서암뜸을 뜨면 더욱 효과반응이 좋다.

15. 가슴과 복부를 다쳤을 때(타박상) - 아큐빔 자극이 특효

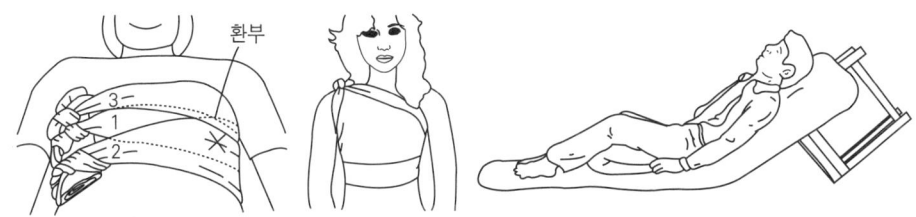

가슴을 다쳤을 때의 판단과 처치

모든 타박상에는 심정방과 상응점에 자극하면 어혈과 통증해소에 탁월하다. 그리고 타박상이 심할 때는 직접 아픈 부위에 아큐빔의 (-)자극을 30분 이상 조사(照射)하면 속히 낫는다(타박상이나 염증이 아닌 경우는 25초씩만 조사한다).

가슴을 다쳐서 호흡곤란이나 기침을 할 경우, 가슴이 몹시 아픈 것은 늑골(肋骨)의 골절(骨折) 가능성이 크다.

또한 호흡에 따라 가슴이 몹시 아프고 혈담(血痰)이 나오거나 호흡곤란이 있는 경우는 폐(肺) 등이 상한 경우를 생각할 수도 있다.

복부를 다쳤을 때, 얼굴이 창백하고 식은땀·복통·구토가 있을 경우는 중증(重症)이라고 보아야 한다.

간(肝)·비장(脾臟) 등의 손상은 대출혈(大出血)로 인하여 쇼크 상태에 빠지고, 위(胃)나 장(腸)의 손상은 내용물이 복강(腹腔) 안으로 새어 복막염(腹膜炎)이 병발(併發)되는 경우도 있다.

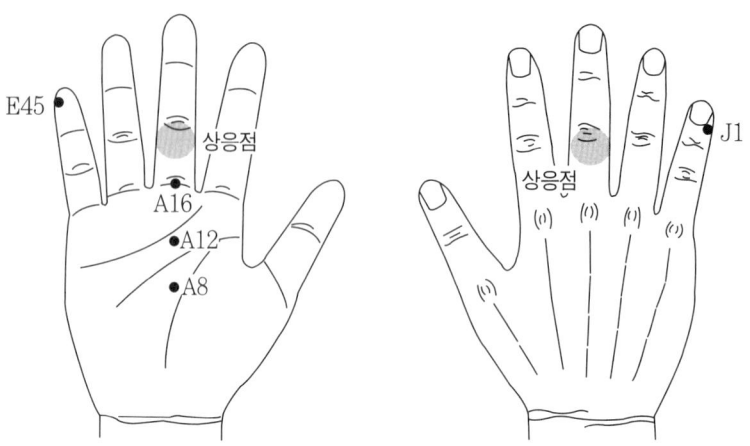

※ 금추봉으로 강자극하고 기감봉으로 접자한다(양손 동일).

위의 타박상(打撲傷)에서 중증의 경우는 속히 병·의원의 치료를 받으면서 기감요법을 이용한다. 타박 상태가 극심하지 않은 것은 기감요법의 적응증에 속한다. 중증의 경우 쇼크를 받았을 때 앞의 쇼크나 기절의 응급 처치를 이용하면 된다.

위와 같이 타박상을 받아 충격이 심하여 잔뜩 긴장되고 고통스러울 때는 일단 J1, E45에 금추봉 1호로 강자극한 다음에 기감봉으로 접자하고 A8·12·16에도 기감봉으로 접자한다.

그리고 K9, F4와 위승방(胃勝方)으로 자극하여 주면 효과반응이 매우 좋다.

위승방

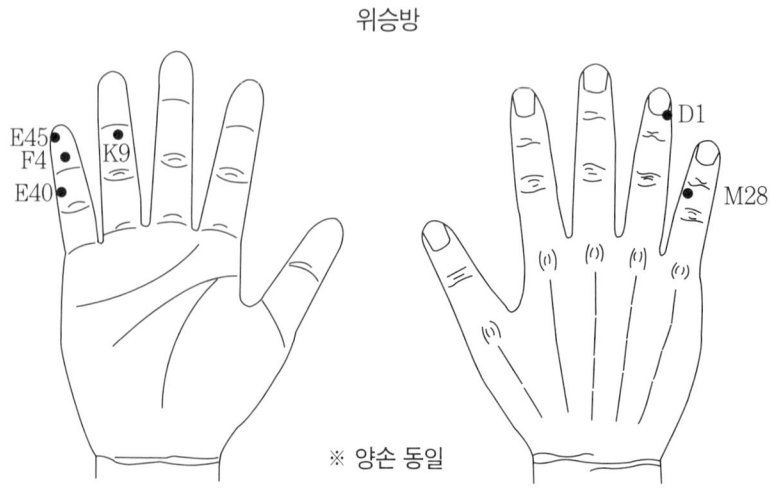

※ 양손 동일

276 제5장 서금기감요법의 치방편

〈어혈을 없애는 치방〉

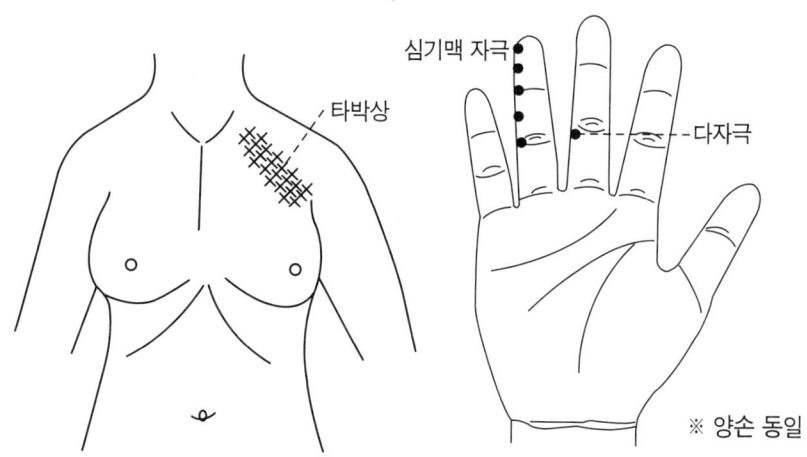

또 타박상 부위를 보면 어혈(瘀血) 상태가 심한 경우가 있다. 이때는 어혈처(瘀血處)를 자극하지 말고 일단 상응점과 심정방을 기감봉으로 접자한다. 그리고 어혈을 속히 다스리기 위해서는 심기맥(心氣脈)을 자극하면 더욱 좋다.

※ 흉부·늑골 부위의 타박상이나 통증이 있는 경우는 지압·직접 침·뜸은 절대 주의한다. 오히려 더욱 악화될 수가 있고, 기흉이 생길 수 있다.

타박상 부위에는 아큐빔의 (-)자극이 매우 좋다.

16. 등을 다쳤을 때

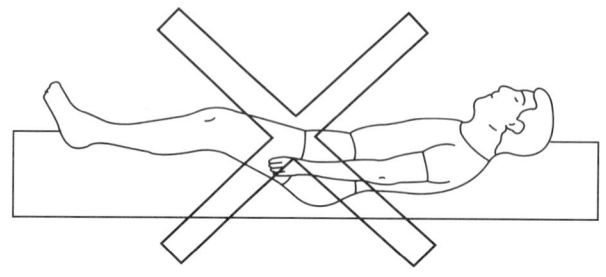

※ 등이 구부러지는 것은 절대 금물

등을 강타당하여 등줄기나 늑골을 다치면 척수(脊髓)에까지 손상을 입는 경우가 있다. 척추를 다쳐서 움직일 수 없는 경우는 척수가 손상되었을 가능성이 크기 때문에 간단한 들것에 환자를 눕혀 잠시 안정을 취한다.

이때 충격을 받아 꼼짝을 못하게 되는데 안정을 취하면서 몸을 움직일 수 있으면 기감요법 적응증이 되지만, 점점 더 몹시 아파 꼼짝을 못할 경우는 속히 병원으로 옮겨서 병원검사를 받으면서 기감요법을 자극한다. 척추골절도 수지침 자극으로 나은 사례가 있으므로 수지침보다 더욱 효과가 우수한 기감봉이나 금추봉, 금봉요법으로 척추 타박·골절도 나을 수 있다.

등에 간단한 타박상을 입어서 멍들었을 경우는 그곳을 따뜻하게 하고 마사지는 특히 주의한다. 만약 통증이 심할 경우는 냉찜질을 하는 것도 좋다.

타박상을 입은 상처에 사혈침을 찌르고 부항을 붙여서 피를 빼면 효과반응이 있기는 하나, 멍든 것이 오래도록 잘 없어지지 않는다. 심기맥(心氣脈)과 상응점(相應點)에 기감봉을 접자한 후에 기마크봉을 붙여 주면 속히 없어진다.

모든 타박상은 혈액순환의 촉진을 돕기 위하여 항상 A1·3(5)·6·8·12에 서암뜸을 떠 준다. 매일 4~5회 자극하면 더욱 효과반응이 좋다.

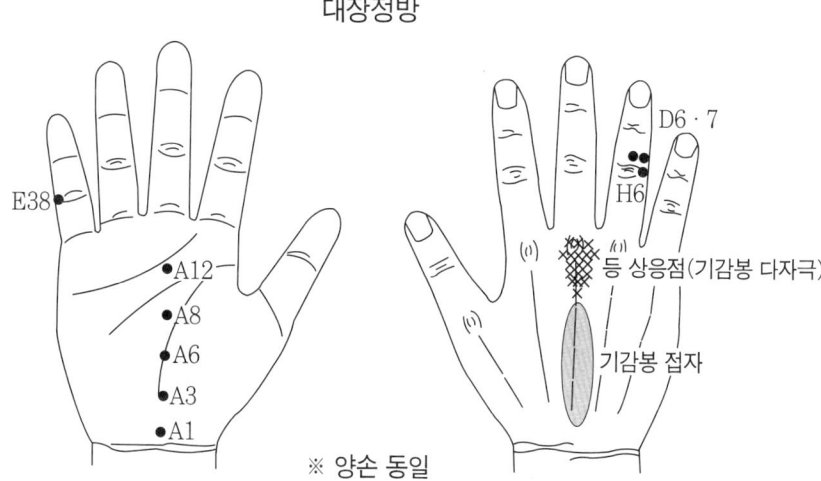

대장정방

※ 양손 동일

손등을 눌러서 가장 아픈 곳에도 기감봉을 접자한다. 그리고 타박상이 심한 곳에는 절대로 사혈, 부항을 하지 않는다. 더욱 오래가고 어혈 해소가 잘 안된다.

또한 타박상이 극심하면 결리는 경우가 있다. 이때는 안정을 취하면서 환부를 따뜻하게 하고 타박상 치방에 기감봉을 접자한다. 아울러 대장정방(大腸正方)은 매우 효과반응이 좋으나 상응점을 함께 자극하도록 한다(장부 허승을 구별해서 정확한 기맥과 요혈을 선택한다).

17. 손발을 다쳤을 때

손발을 다쳐서 출혈이 심하거나 골절(骨折)이 된 경우는 외과적 처치를 받아야 하나, 심한 출혈이 없고 멍들거나 통증이 있는 경우는 기감요법의 자극대상이 된다. 타박상이 심할 때는 직접 부위에 아큐빔 (-)도자를 오래 대 줄수록 좋고, 멍들었을 때는 심정방과 상응점에 기감봉 접자가 좋고, 통증이 심하면 금봉 자극이 좋다.

(1) 손가락이나 발가락을 다쳐서 아프거나 붓고 멍든 경우

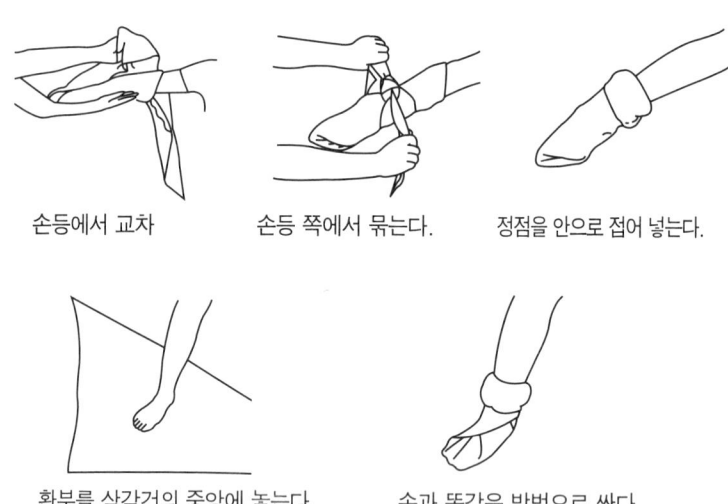

손등에서 교차   손등 쪽에서 묶는다.   정점을 안으로 접어 넣는다.

환부를 삼각건의 중앙에 놓는다.   손과 똑같은 방법으로 싼다.

다친 부분의 손끝에서 출혈시키거나 아픈 지점에는 기마크봉을 붙인다. 심하게 멍들지 않은 경우는 직접 병처(病處)에 아큐빔 자극을 주면 탁월하다.

손가락이면 손가락에서 직접 자극을 하거나 상응반응점을 찾아서 기감봉으로 자극한다. 혈액순환의 촉진을 위하여 심정방(心正方)을 기감봉으로 자극하고 A1·3·6·8·12에도 서암뜸을 뜨면 효과반응이 더욱 좋다. 이때는 B14·19·25와 H3, I37에 서암뜸을 떠도 좋다.

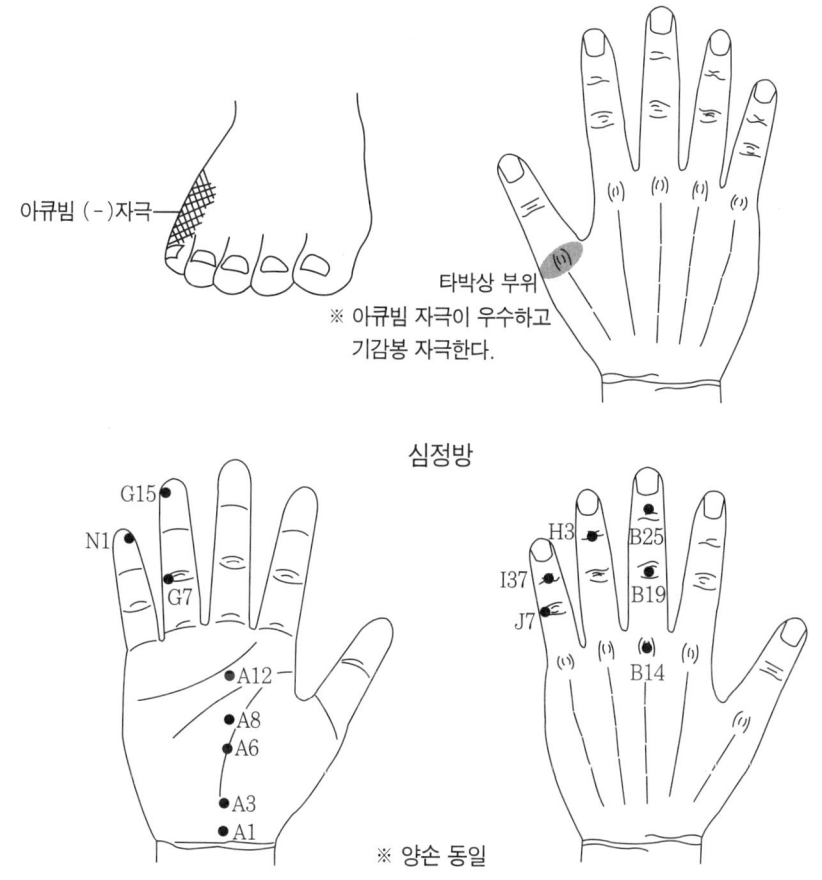

(2) 손발에 타박상을 입었을 경우

손발에 타박을 입었을 경우에도 출혈이 심하거나 골절일 경우 외과적인 치료를 필요로 한다. 멍들거나 통증이 있는 경우 기감요법의 적응증이다. 상응점에 기감봉으로 접자한 다음 기마크봉을 붙여 준다.

타박 부위나 상응점에 아큐빔 Ⅲ로 (－)자극한 후에 기감봉으로 자극하고 심기맥을 자극한다. 다른 부위도 이와 같이 처치한다.

환부의 어혈(瘀血)이 속히 없어지지 않으면 A1·3(5)·6·8·12에 서암뜸을 뜨는 것이 좋다. 서암뜸은 혈액순환 촉진에 큰 효과반응이 있다.

제10회 한일고려수지침요법학술대회에서 발표된 일본대학의 야쓰 미쓰오 교수의 「서모그래피 연구」 결과를 소개하면 다음과 같다.

〈안면부〉

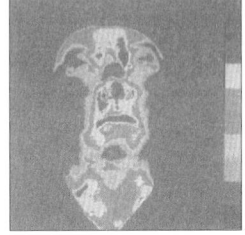

① 서암뜸을 뜨기 전의 얼굴 열화상   ② 서암뜸을 뜨고 30분 후의 얼굴 열화상

〈복부〉

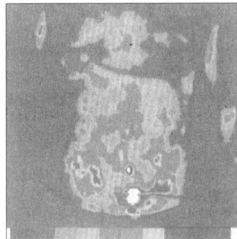 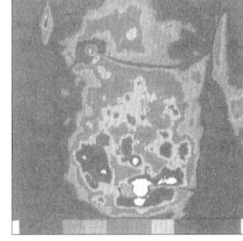

① 서암뜸을 뜨기 전의 복부 열화상   ② 서암뜸을 뜨고 30분 후의 복부 열화상

※ 체온이 높다는 것은 혈액순환이 잘 된다는 것이다.

※ 심기맥에 단순자극을 준다. 서암뜸을 뜨면 혈액순환에 큰 도움이 된다(양손 동일).

① 서모그래피의 효과 측정

이것을 보면 서암뜸의 자극으로 심장과 혈액순환에 미치는 작용이 얼마나 큰가를 알 수 있을 것이다. 따라서 어혈이 있을 경우는 언제든지 서암뜸을 뜨는 것이 좋다.

일본대학의 실험 결과에 의하면 너무 뜨겁게 하지 말고, 따뜻한 감각을 느끼는 정도로만 하는 것이 가장 효과적이라고 한다. 뜨거울 때는 오히려 효과가 떨어지는 경우도 있다고 하니 참고하기 바란다.

18. 골절상을 입었을 때

골절상(骨折傷)을 입었을 경우에 기감요법은 적응증이 아니나, 보조요법으로 활용할 경우에는 큰 효과반응을 볼 수가 있다.

타박상을 입었을 경우 통증이 극심하거나 부자연스럽게 뒤틀린 경우는 골절이 확실하다. 골절이 아닌지 확인하기 위해서 너무 마구 만지지 않도록 하고, 병원의 검사를 받도록 한다.

부위를 관찰했을 때 상처가 벌어져 있거나 뼈가 나와 있는 것은 분명한 골절상이다. 각 골절상일 때는 '일반 구급법'을 참조하기 바란다.

골절이 되어 깁스를 하거나 움직임을 고정시켰을 때에 회복을 돕기 위하여 골절상 부위에 아큐빔의 (-)자극을 계속 주면서 심정방과 상응점에 기감봉으로 다자극을 계속한다. 그리고 매일 서암뜸 기본방에 서암뜸을 뜨는 것이 좋다.

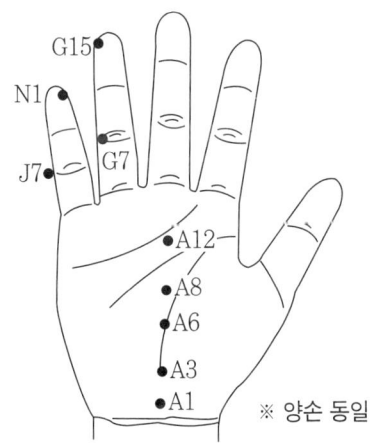

심정방과 상응점에 다자극

G15
N1
J7 G7
A12
A8
A6
A3
A1
※ 양손 동일

약 4~5일이 지난 다음에는 그 환자의 허승(虛勝)을 따라서 보제법(補制法)이나 오치방(五治方)으로 자극한다.

그러면 회복이 매우 빠르다. 깁스를 떼었을 때 그 부위가 가렵고 뻐근한 경우에도 아큐빔으로 자극한 후에 심정방과 상응점에 기감봉으로 접자하면 더욱 우수하다〈골절상 부위에 아큐빔 (-)를 조사하는 것이 가장 빠르다〉.

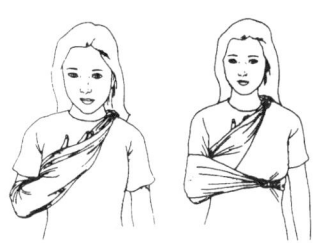

쇄골의 골절 · 삼각건의 이용

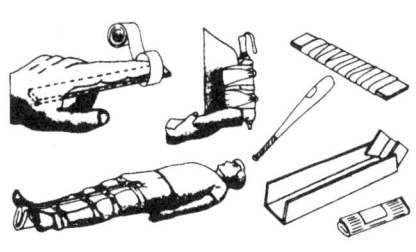

부목(副木)

19. 관절이 삐거나 빠졌을 때

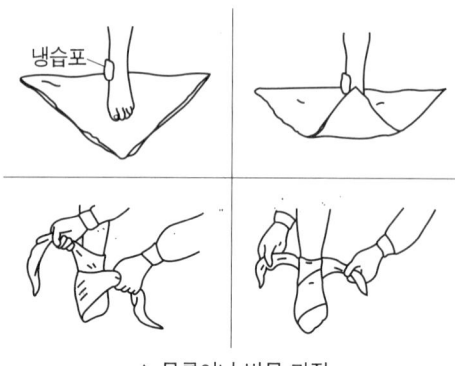
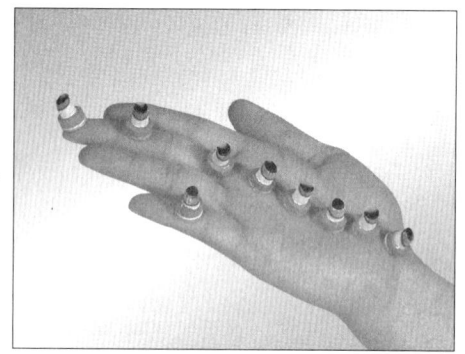

▲ 무릎이나 발목 관절
▲ 서암뜸을 뜨는 모습

관절이 삔 것을 일명 염좌(捻挫)라 하고, 관절이 빠진 것을 탈구(脫臼)라고 한다. 염좌는 관절을 구성하고 있는 인대(靭帶 : 흔히 말하는 힘줄)나 관절포(關節包 : 관절을 싸고 있는 조직) 등에 손상이 생긴 것을 말한다.

관절에 무리한 힘이 가해져서 인대나 관절포가 늘어나거나 찢어진 상태 등 다양하다. 간단히 삔 것에서부터 입원 치료해야 하는 중증의 정도까지 있다.

탈구는 관절이 어긋나거나 빠진 것을 말한다. 떨어지거나 타박상을 입어 관절에 외부의 힘이 가해져서 일어나는 것으로, 견관절(肩關節)에서 일어나는 경우가 많고, 고관절(股關節: 엉덩이 관절)과 팔꿈치 관절에도 많다.

관절이 어긋나 흔들흔들하면 탈구임을 알 수 있으며, 염좌나 탈구일 때는 아픈 관절을 안정시키고 관절에 부담이 가지 않게 한다.

양방(洋方)의 구급법인 냉습포(冷濕布)로 식히고, 그 위에 붕대 등 삼각건·탄성(彈性)붕대 등으로 묶은 다음에 병·의원에 가서 치료를 받고, 염좌일 때는 단연 아큐빔 자극이나 기감요법의 효과반응이 좋다.

관절을 삔 것은 원기 허약(元氣虛弱)과 장부 허승(臟腑虛勝)이 악화되므로 아큐빔 자극이나 기감봉으로 접자한 후에는 반드시 A1·3(5)·6·8·12·16·18·30, G11과 상응점에 서암뜸을 떠 준다. 각각의 삔 곳에는 자극 후에 수지크림을 바르면 회복이 빠르다.

각 부위마다 삐었을 경우의 처치법을 알아보고자 한다.

(1) 손가락 염좌(捻挫)인 경우

운동을 하거나 잔일을 하다가 갑자기 손가락을 삐는 경우가 많다. 관절이 붓고 통증이 극심하여 매우 고통스럽다. 특히 손가락은 많이 움직이므로 잘 낫지 않는다. 다음의 방법에 따라서 처치하면 잘 해소된다.

삔 손가락 끝에서 금추봉 1호로 5~10초~5분 정도 약간 강자극을 준다.

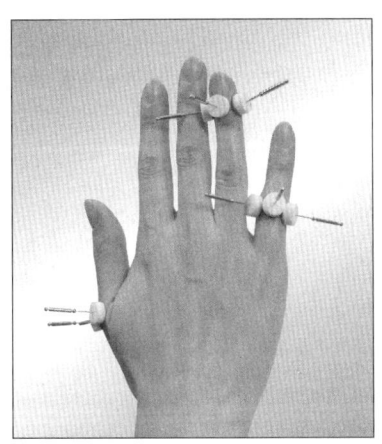

▲ 기감봉으로 접자한 모습

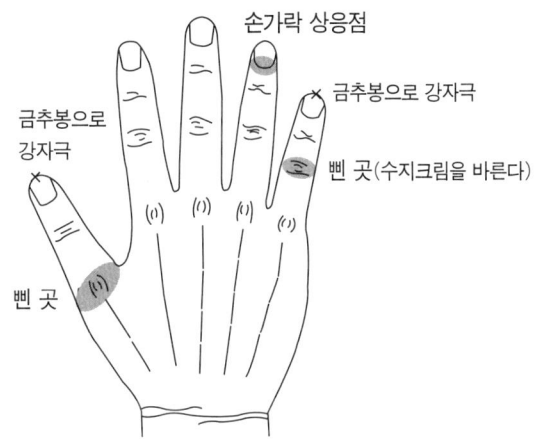

※ 제일 아픈 부위에서 금추봉으로 강자극한다. 그리고 기김봉을 접자한다.

금추봉 자극 후 기감봉으로 접자하고 20~30분 후에 손가락을 움직여 보면 매우 가벼운 것을 느낀다. 또는 실제 삔 곳에서 제일 아픈 지점을 찾아서 아큐빔 Ⅲ를 오래 자극하면 효과반응이 좋다. 1회에 조절이 안 되므로 2~3회 자극하고, 그리고 완전히 나을 때까지 움직이거나 운동을 해서는 안 된다. 또는 기감봉 접자도 매우 좋다.

더욱 좋은 방법은 기감봉으로 접자 후에 기마크봉을 압통점에 계속 붙여 주거나, 수지크림을 바르면 좋다.

(2) 발가락 염좌인 경우

역시 발가락을 삐었을 때도 같은 방법으로 처치한다.

그리고 수지(手指) 제5지 끝에서 상응점을 찾아 자극한다. 또는 기마크봉을 붙여 준다. 삔 곳에 수지크림을 바르면 더욱 속히 낫는다.

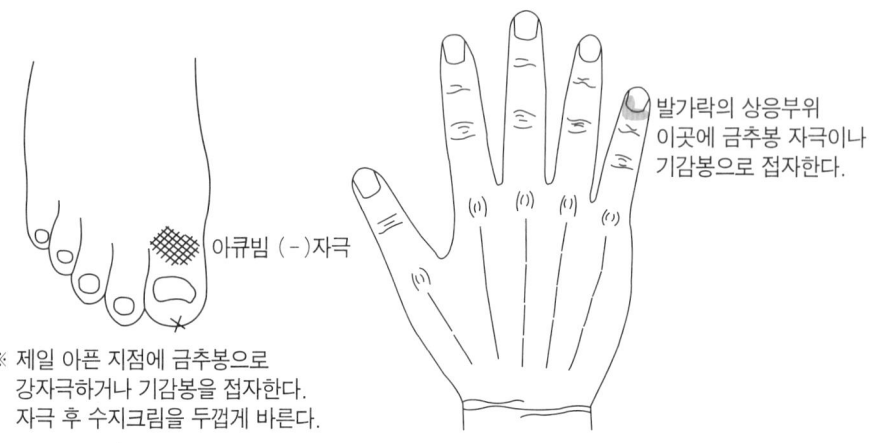

아큐빔 (-)자극

※ 제일 아픈 지점에 금추봉으로
강자극하거나 기감봉을 접자한다.
자극 후 수지크림을 두껍게 바른다.

발가락의 상응부위
이곳에 금추봉 자극이나
기감봉으로 접자한다.

(3) 손목 염좌인 경우 - 수지크림을 직접 삔 부위에 자주 바른다

손목을 삐면 잘 안 낫고 매우 오래간다. 왜냐하면 운동량이 많기 때문이다. 아큐빔 Ⅲ로 자극한 다음에 기감봉을 접자한다.

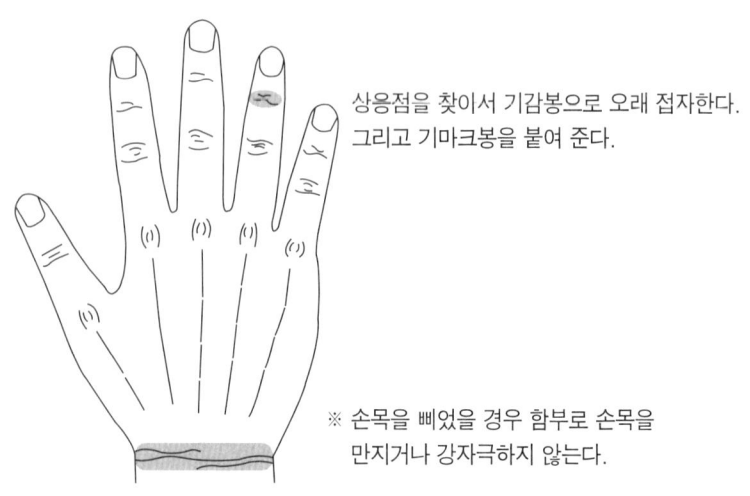

상응점을 찾아서 기감봉으로 오래 접자한다.
그리고 기마크봉을 붙여 준다.

※ 손목을 삐었을 경우 함부로 손목을
만지거나 강자극하지 않는다.

① 대장금경상(大腸金經上) 통증은 기감봉으로 ①'의 상응점에 접자

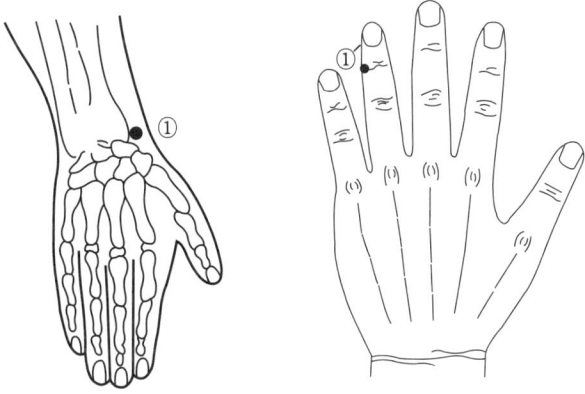

② 삼초금경상(三焦金經上) 통증은 기감봉으로 ②'의 상응점에 접자

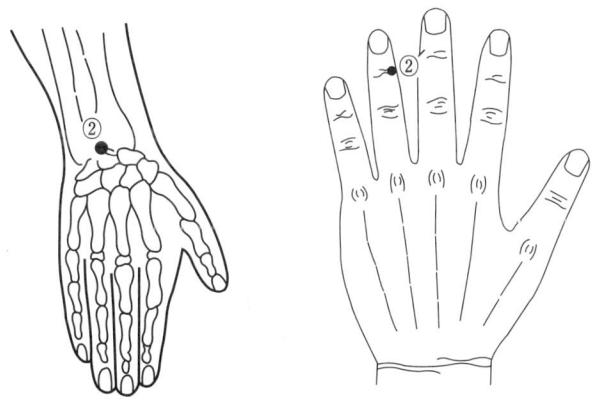

③ 소장금경상(小腸金經上) 통증은 기감봉으로 ③'의 상응점에 접자

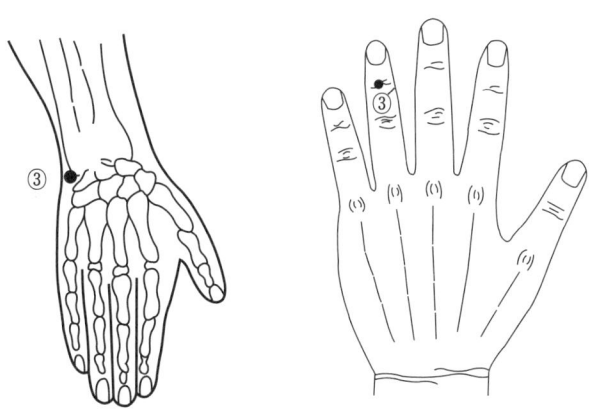

④ 폐금경상(肺金經上) 통증은 기감봉으로 ④'의 상응점에 접자

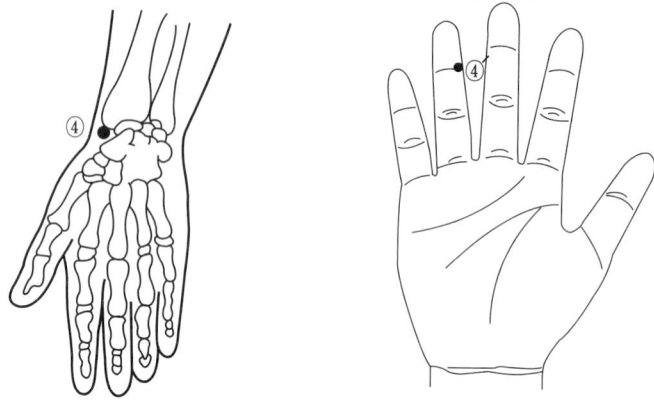

⑤ 심포금경상(心包金經上) 통증은 기감봉으로 ⑤'의 상응점에 접자

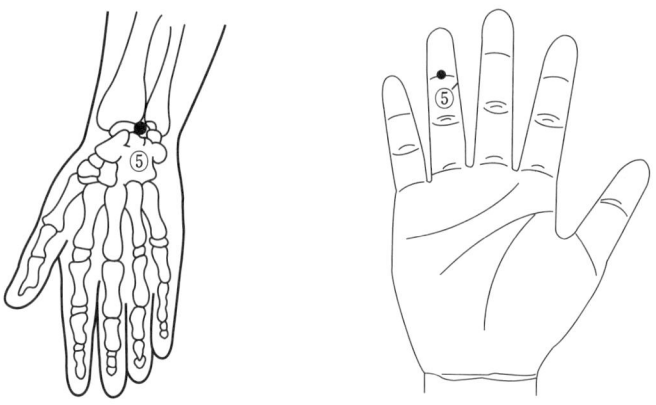

⑥ 심금경상(心金經上) 통증은 기감봉으로 ⑥'의 상응점에 접자

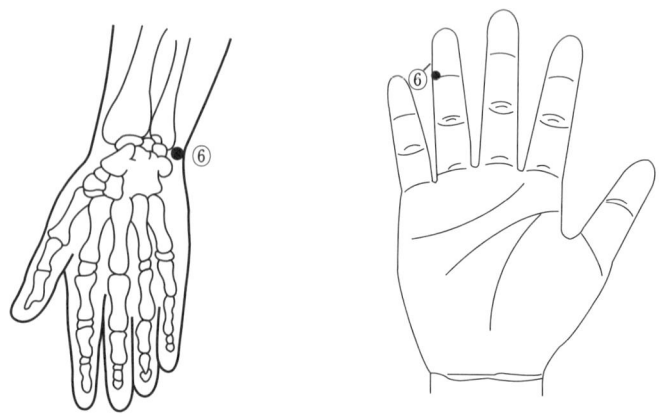

이때는 기감봉으로 직접 접자하는 것이 가장 효과적이다. 만성적인 경우에는 기마크봉을 붙여 주는 것이 좋다.

(4) 발목 염좌인 경우

발목을 삐는 경우가 많다. 지금까지의 일반적인 방법으로는 발목의 타박상 부위에서 사혈을 하거나, 삔 부위에서 긴 침을 깊이 자극해서 치료해 왔다. 사혈은 오히려 어혈·타박상을 오래가게 할 수 있다. 삔 곳에 사혈이나 긴 침을 찔러 진통은 되지만 그 후유증은 평생 간다. 자주 삐고 발목에 힘이 없다. 당처는 아큐빔 Ⅲ로 20~30분 정도 자극을 준 다음에 수지크림을 발라 주면 거의 완전하게 나아지고 재발도 잘 안된다.

발목을 삐면 가능한 움직이지 말아야 잘 낫는다. 지금까지는 아픈 실제 부위에 침을 많이 찔러 왔으나 더욱 악화되기가 쉽다. 실제 삔 곳, 멍이 들었을 때 삼릉침이나 사혈침을 찌르면 제2차적인 멍이 든다. 이 멍든 것이 오히려 오래가므로 주의한다.

삔 곳의 상응부위에 기감봉으로 접자하되 금경과 기맥을 비교하여 기맥요혈에 기감봉을 접자한다.

그리고 I38, H2, B14·17·19·25와 상응점에 기감봉을 접자한다. 특히 삐었을 경우에는 아큐빔 (-)자극하면 대단히 우수하다.

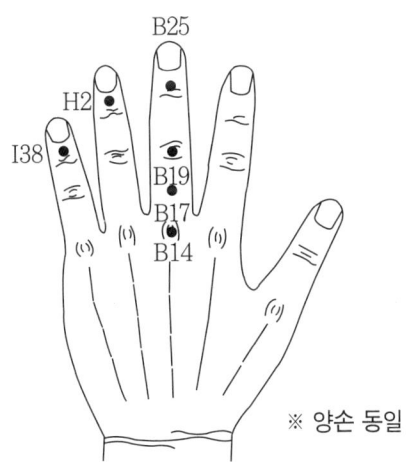

※ 양손 동일

아큐빔의 자극은 매우 특이할 정도로 효과반응이 크며, 환부에 수지크림을 바르는 것도 효과반응이 크다.

예를 들면 제일 아픈 실제 삔 곳에 아큐빔 (-)도자, 그 주위에 (+)도자를 접촉하여 20초간 자극을 주거나, 상응점에 (-)도자, 그 반대측에 (+)도자를 자극해도 좋다.

① 위금경상(胃金經上)의 통증　　② 담금경상(膽金經上)의 통증

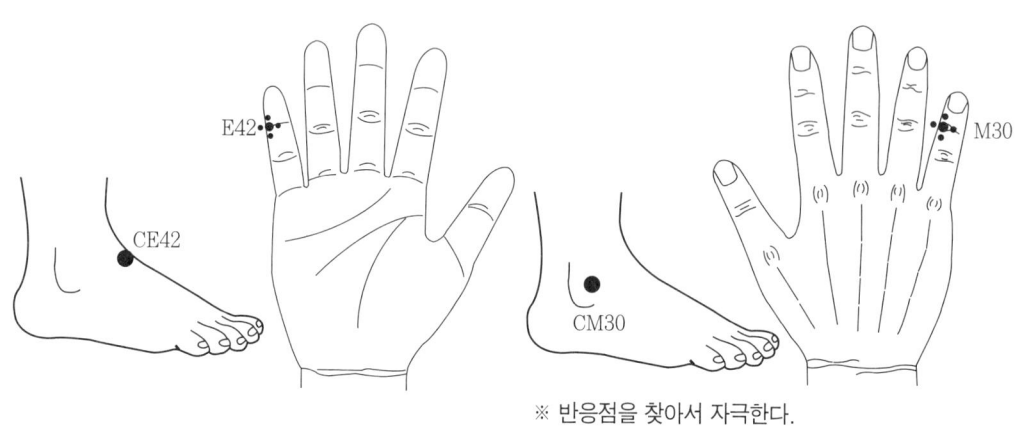

※ 반응점을 찾아서 자극한다.

③ 비금경상(脾金經上)의 통증　　④ 신금경상(腎金經上)의 통증

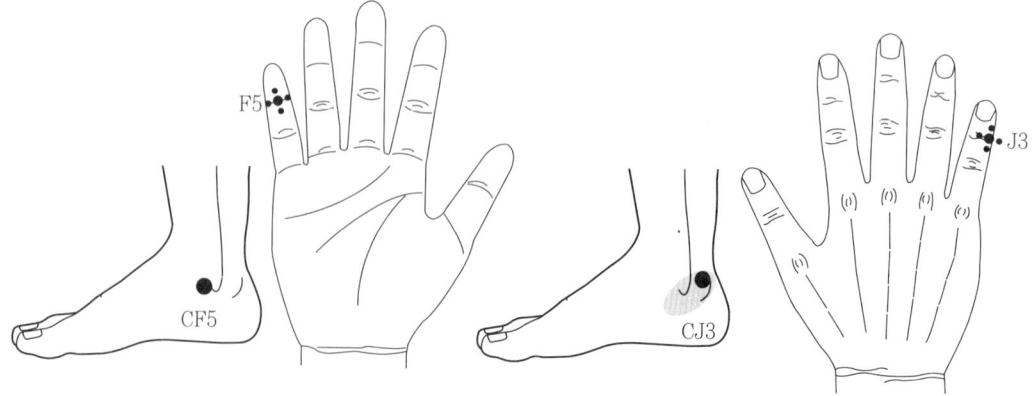

⑤ 방광금경상(膀胱金經上)의 통증   ⑥ 간금경상(肝金經上)의 통증

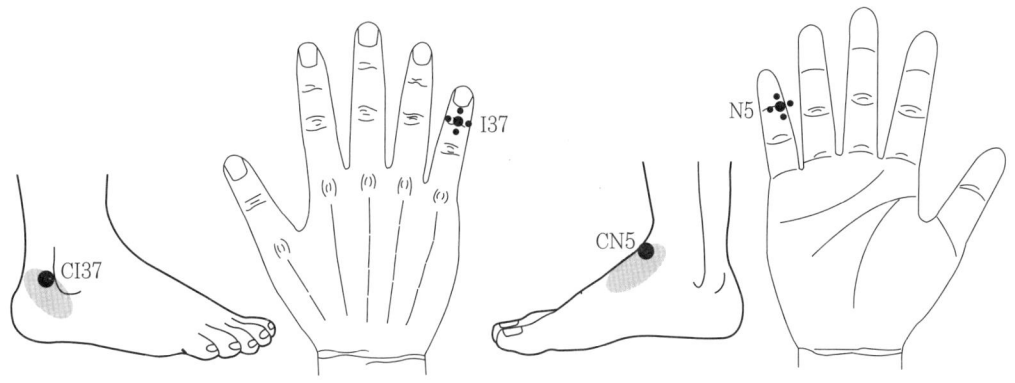

※ 반응점을 찾아 자극한다.

아큐빔 (-)도자로 자극할 때는 고통이 없고 간접 자극이며, 속효적(速效的)이고 간편하여 매우 우수한 자극방법이다.

기맥보제(氣脈補制)의 경우는 반드시 장부 허승(臟腑虛勝)에 따른 보제(補制)이어야 한다.

이와 같이 발목이나 팔목을 삐었을 경우, 경증(輕症)은 1회로 효과반응이 있어서 약 20~30분 후에 운동이 가능하다. 그래도 2~3회는 자극을 해야 한다. 중증의 경우는 여러 번 자극해야 효과반응을 볼 수가 있다.

기감봉은 효과반응이 매우 좋고 빠르므로 잘 해소가 된다. 그러나 2~3회를 자극해도 전혀 반응이 없는 경우는 골절이나 탈구를 의심하게 된다. 그때는 병·의원 치료를 받는 것이 좋다.

(5) 무릎 인대(靭帶) 손상인 경우 - 수지크림을 바른다

무릎은 발목이나 손목에 비하여 운동량이 많지 않으므로 삐는 경우는 적은 편이다. 그러나 육상 선수나 구기 선수(球技選手)들은 무릎을 자주 삐는 경향이 있다.

이때는 무릎 부위에 아큐빔 Ⅲ로 (-)자극을 주고 수지크림을 바른다. 그리고 I38, H6과 상응점에 기감봉으로 접자한다.

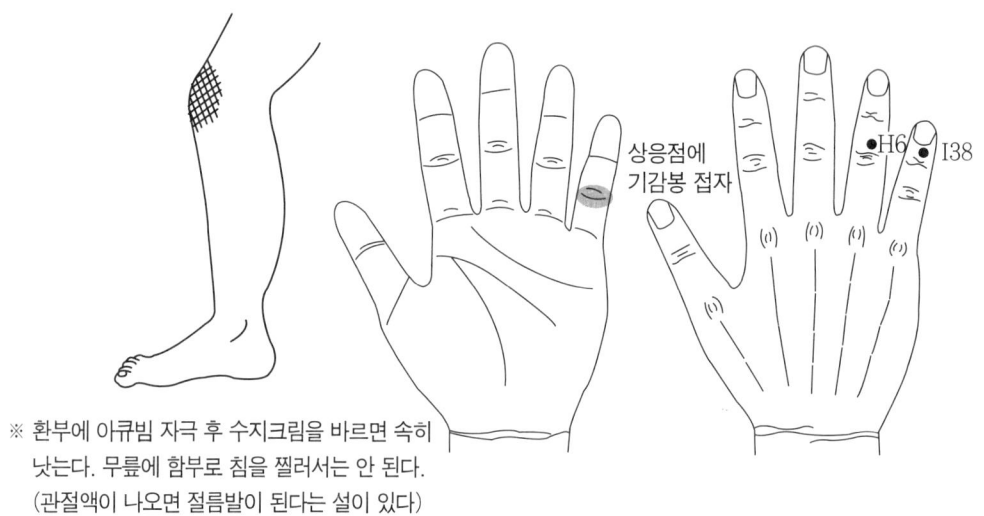

※ 환부에 아큐빔 자극 후 수지크림을 바르면 속히 낫는다. 무릎에 함부로 침을 찔러서는 안 된다.
(관절액이 나오면 절름발이 된다는 설이 있다)

(6) 팔꿈치의 통증(엘보 통증) - 당처에 금봉을 매일 붙여 준다

팔꿈치, 즉 주관절(肘關節)은 운동이 많기 때문에 삐는 경우가 많다. 특히 요즘은 테니스·구기 운동·골프 등으로 인하여 팔꿈치를 삐거나 관절통이 생기는 예가 많아지고 있다.

팔꿈치의 삔 통증은 난치(難治)에 속한다고 볼 수 있다. 또 조절되지 않는 원인의 하나는 팔꿈치의 운동이 많기 때문이다.

이때에도 환부는 금봉(통증 범위에 따라서 크기, 개수를 조절한다)을 붙여 주면 좋다. 며칠 밤낮으로 금봉을 자극하면 엘보 통증은 잘 낫는다.

그러나 운동을 과격하게 하면 다시 재발된다. 그러므로 운동은 다 해소될 때까지 중지해야 한다.

그리고 대장정방(大腸正方)과 상응점에 기감봉을 접자한다.

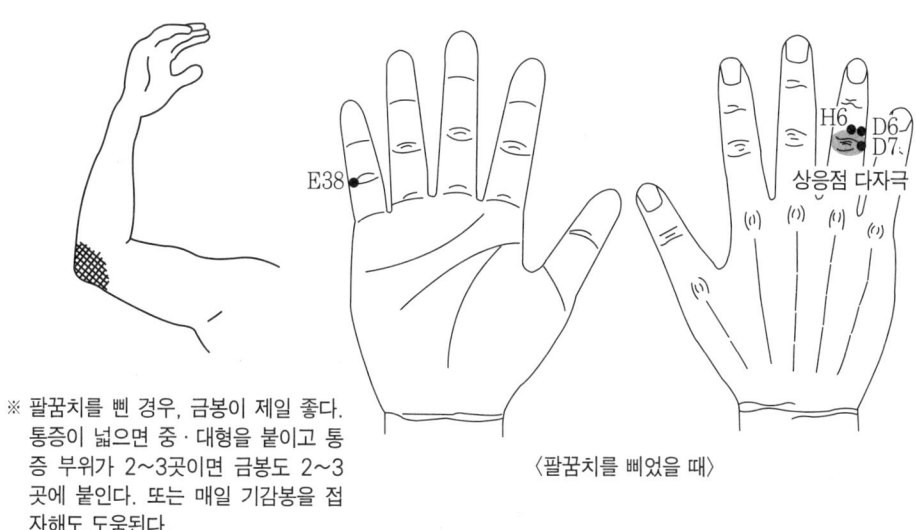

〈팔꿈치를 삐었을 때〉

※ 팔꿈치를 삔 경우, 금봉이 제일 좋다. 통증이 넓으면 중·대형을 붙이고 통증 부위가 2~3곳이면 금봉도 2~3곳에 붙인다. 또는 매일 기감봉을 접자해도 도움된다.

(7) 어깨 염좌인 경우

어깨는 갑작스런 움직임으로 삐는 경우가 많다. 특히 어깨는 내장체벽반사점(內臟體壁反射點)이 과민하게 나타나는 부위로 장부(臟腑)의 기능이 순조롭지 못하면 견배부(肩背部)의 혈액순환이 안 되어 통증이 발생된다. 이때에 갑작스런 운동이나, 과격한 운동을 하면 쉽게 어깨를 삔다. 청년기에는 원기가 왕성하여 쉽게 삐지는 않으나, 나이가 들어 노쇠현상이 일어나고, 원기가 쇠약해지면 반드시 견통(肩痛)이 오게 마련이다.

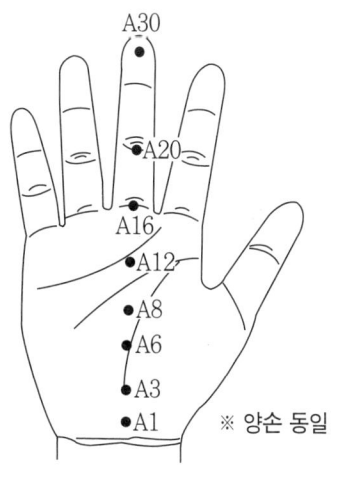

〈서암뜸 기본방〉
※ 양손 동일

그러므로 긴장을 풀고 A1·3(5)·6·8·12·16·20·30에 서암뜸을 뜨며, 운동시 항상 준비운동을 하고 나서 본 운동을 하는 것이 좋다.

준비운동 없이 운동을 할 경우는 삐기가 쉽다. 그리고 이 견통에 대해서는 뒤에서 자세히 설명하였으니 참고하기 바란다.

견관절을 삔 것은 장부의 질환과 밀접한 관계가 있으므로 반드시 내장 질환을 조절해야 한다. 서금8혈(瑞金八穴)과 상응점을 자극한다. 또한 어깨 부위의 삔 곳에 침 찌르는 것은 반드시 주의하고 금봉을 붙여 준다(제일 아픈 곳).

이때 수지의 견부에서 상응점을 찾아서 자극하되 D7, H7, L7, H6, I38을 함께 기감봉으로 접자하면 더욱 효과반응이 좋다. 기감봉 접자 후에는 기마크봉이나 금봉을 붙여 준다.

어깨는 과로와 내장 질환으로 이상증상이 잘 나타나는 곳으로 혈액순환과 밀접한 관계가 있다. 기본방에 서암뜸을 뜨면 빨리 회복된다. 그리고 상응점에 서암뜸을 떠도 좋다.

〈견관절을 삔 경우〉

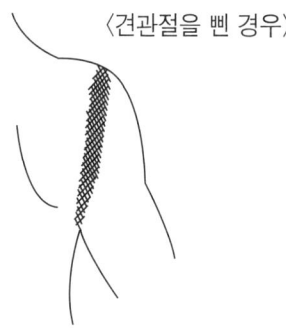

※ 제일 아픈 지점마다 금봉을 붙인다.
  금봉을 뗀 다음에는 수지크림을 바른다.

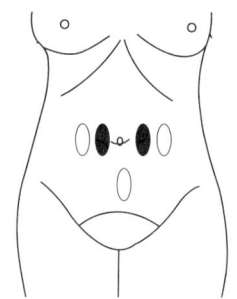

※ 삼일체형 복진에 따라 허승 구별하여 보제법을 쓰면 더욱 좋다.

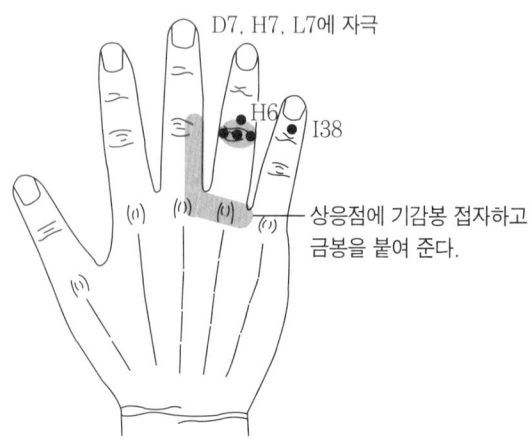

D7, H7, L7에 자극
H6
I38
상응점에 기감봉 접자하고 금봉을 붙여 준다.

20. 어깨 근육통 - 근육통 위치에 수지크림 자주 바르면 속히 회복

어깨 근육통은 어깨 꼭대기에서 견관절까지 펼쳐진 승모근육통을 말한다. 이곳의 통증은 잘 낫지 않는다. 류머티즘일 때는 지압이나 안마는 절대로 주의하고 침·뜸도 주의한다. 낫지 않고 악화되기가 쉽다. 이때는 어깨 근육통증 부위(제일 아픈 지점)에 금봉(중형이나 대형)을 붙여 주면 대단히 반응이 좋다. 운동 곤란과 통증이 있으면 상응부위(B19, M10·11 주위)에 기감봉 접자 후에 금봉 소형을 붙여 주면 좋다.

만약 견관절에 통증이 심하면 역시 금봉을 붙여 주고, 제4지 제1절에서 상응점을 찾아 금봉을 붙여 준다. 간단한 것은 기감봉 접자만으로도 잘 낫는다. 재발이 되고 잘 낫지 않으면 아픈 팔목에 금경팔찌를 착용하면 대단히 좋다. 그리고 어깨 통증 부위에는 자극 후 서암크림을 발라 준다.

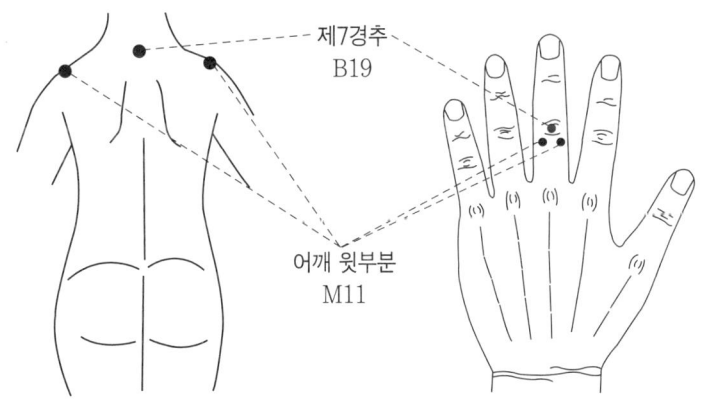

※ 실제 부위에는 금봉이 좋다. 또는 상응부위에 기감봉이나 기마크봉 자극도 좋다.
  손목에는 금경팔찌를 착용하면 대단히 좋다.

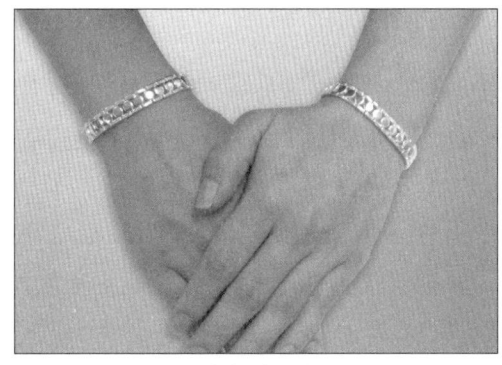

〈금경팔찌 착용한 모습〉

21. 허리를 삐거나 잠을 잘못 잤을 경우

허리는 신체의 양쪽 빈 곳, 즉 늑골(肋骨)과 장골(腸骨)과의 사이를 말한다. 굴신(屈伸)에 관계가 된다고 해서 허리〔腰〕라고 하는 것이다.

육기(六氣)의 외감(外感: 風·寒·暑·濕·燥·熱)으로 혹은 색욕(色慾)의 내상(內傷)에서 원인이 되는 것이 많다. 대체로 내상이 많고 외감이 적다고 하며, "신장의 진기(眞氣)가 제대로 펼쳐서 보호된다면 육음(六淫: 六氣의 風·寒·暑·濕·燥·熱)의 사기(邪氣)가 어찌 해(害)가 될 것인가"라고 고전(古典)에서는 말하고 있다.

요통의 경우는 대증요법으로 자극하여 좋은 효과반응을 보기도 하나, 중증은 난치이다. 어느 누구든지 요통은 앓지 않은 사람이 없을 정도로 대단히 많다. 이 요통은 기감요법이 매우 우수하다.

일반 체침(體針)에서는 요부(腰部)의 반응점 중 제일 아픈 지점에서 자극(刺戟: 침이나 뜸)하거나 경맥을 따라서 자극하는 것은 큰 도움이 되지 않는다. 일시적 효과이거나 재발이 잘된다.

예를 들어 CI19$^+$ 요통(대체로 대장점 반대측 배부)이 있을 경우, 그 압통점을 찾아서 침을 놓으면 매우 시원한 반응이 있으나(시원한 반응은 도파민 과잉 분비 반응이지 낫는 반응이 아니다) 곧 재발되거나 잘 낫지 않는다. 다리에 있는 곤륜(崑崙)이나 신맥(申脈)·위중(委中) 같은 곳에 자극을 해 보면 CI19$^+$ 요통의 통증에 큰 변화를 주지 못하고 있다.

허리를 삐어서 고통스러울 때는 서금의학의 상응점에 기감봉으로 접자한다. 그리고 금봉을 붙여 주면 가장 반응이 빠르다. 모든 요통은 내장 질환에서 발생하므로 내장 기능을 조절시키기 위해서는 서금기감요법의 방법들이 아니고는 거의 불가능하다.

사암선생(舍岩先生)도 말하기를 "요통을 다스린다는 자(者)가 위중(委中)·곤륜(崑崙)은 찌를 줄 알고, 허실(虛實)을 구별하여 보사(補瀉)할 줄 모르니 한탄한들 무엇할까 보냐"라고 하였고, "요통에 위중·곤륜을 찔러서 나으면 모든 공(功)은 침구사에게 돌리고, 낫지 않으면 집의 환자와 보호자가 간호를 잘못해서 그렇다 하여 허물은 가족과 환자에게 돌리는 실정이다"라고 하였다.

요통은 모두가 내장(內臟)에서 반사적으로 나타나고 있으므로, 이 점에 대해서는 『요통의 수지침연구』를 참조하기 바란다.

다만, 본 장(章)에서는 갑자기 허리를 삐었을 경우의 간단한 처치법을 알아보고자 한다.

과로·변비·자궁 질환·신장 질환으로 근육이 항상 긴장되면 교감신경이 긴장되어 추간판의 모세혈관이 수축되어 척추에서 통증이 나타난다. 이런 때에 과로하거나 오래 서 있거나 걷거나, 갑자기 움직이거나 심한 운동을 하거나, 무거운 물건을 들거나 하면 교감신경을 더욱 긴장시켜서 허리 통증이 심하게 나타난다. 허리를 삐게 되면 움직이지도 못하고 걷지도 못하고 굽히거나 펴지도 못한다.

이럴 때는 옆으로 등을 굽히고 누워 안정을 유지하거나, 갑자기 움직이지 말고 안정을 취해 가면서 이동을 해야 한다. 반듯이 누울 경우는 장딴지 밑에 방석을 2~3장 포개어 대는 것이 좋다.

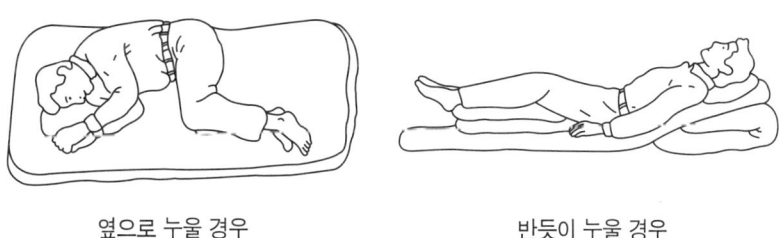

옆으로 누울 경우   반듯이 누울 경우

요통이 있으면 수지배부(手指背部)의 상응부(相應部)에서 반응점을 찾아 압진봉이나 금추봉으로 반복 자극을 계속한다. 그런 다음 기감봉으로 상응점에 접자한다. 잠시 후에는 허리가 편한 것을 느낄 수 있다.

또는 삼일체형(三一體型)을 구별하여 통치방(양실증에는 대장승방, 신실증에는 심정방, 음실증에는 신정방)과 I38, H6을 자극한다. 먼저 아큐빔 (-)도자로 20~30초간 자극하고 기감봉을 오래도록 접자한다. 이렇게 처치하면 웬만큼 허리 삔 것이나 급성 통증들도 잘 낫는다.

만약에 그래도 완전하지가 않으면 기본방에 서암뜸을 3~5장씩 뜬다. 화상을 입지 않도록 주의한다(혈점지 사용).

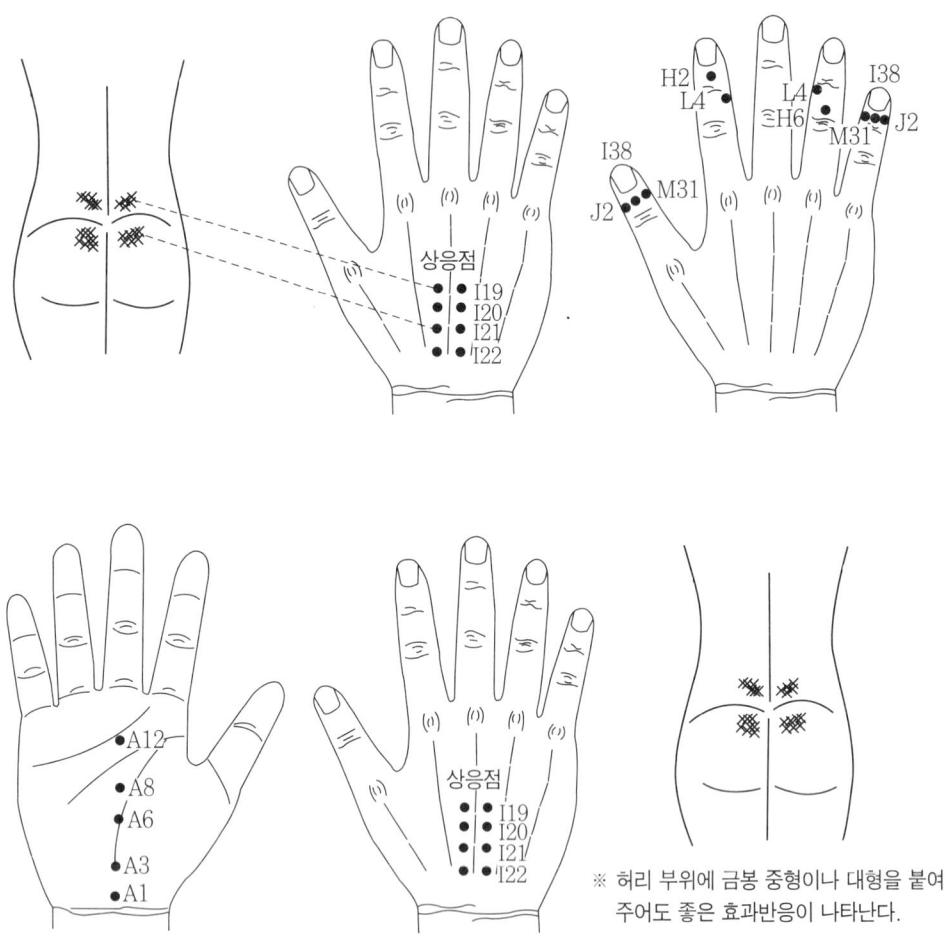

※ 허리 부위에 금봉 중형이나 대형을 붙여 주어도 좋은 효과반응이 나타난다.

(1) 경항통(頸項痛)의 처치법

저녁에 잠을 자고 아침에 일어나면 갑자기 목이 아파서 돌리지도 움직이지도 못하는 경우가 있다. 이것을 항강증(項强症), 또는 경근강직(頸筋强直), 낙침(落枕)이라고도 한다. 이것은 목의 근육이 긴장되고 경추(頸椎)가 왜곡(歪曲)되어서 일어나는 것으로 극심하지 않으면서도 매우 오래간다. 이것은 운동을 과격하게 하거나 갑자기 움직이는 탓으로 오는 것이다.

일견(一見)으로는 모두 경추(頸椎)나 근육(筋肉)의 긴장으로만 설명되고 있으나, 실제는 내장 질환이 있어서 반사적으로 나타나는 증상들이다. 이 항강증이 잘 조절되지 않을 때는 반드시 기감요법을 자극하면 매우 잘 해소가 된다.

그 방법은 다음과 같다.

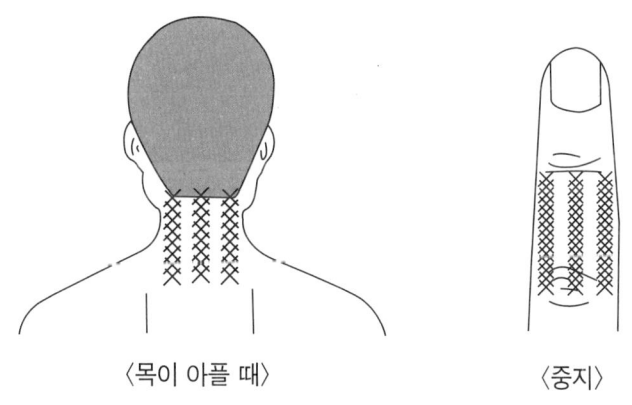

〈목이 아플 때〉 　　　　〈중지〉

※ 경항통은 교감신경의 긴장반응이다. 상응점에 기감봉으로 다자극한다.

우선 상응요법을 이용한다. 목이 아플 때는 환부 위에서만 반응이 나타나는 것이 아니다. 내장 질환의 종류와 증상에 따라서 신실증(腎實證: 하복부에 긴장증이 있을 때)의 경우 경추가 삐뚤어진 것, 양실증(陽實證: 배꼽 옆의 긴장증)의 경우 승모근(僧帽筋) 긴장압통점(緊張壓痛點), 음실증(陰實證: 측복부의 긴장증)의 경우 측경부 통증(側頸部 痛症) 등 다양하게 나타난다.

그러므로 후정중선(後正中線)과 그 측면(側面), 정측면(正側面)의 위치를 따라서 상응점을 찾아서 기감봉으로 접자한다. 이때는 상응반응점을 많이 자극하는 것이 가장 우수하다.

그리고 내장 질환에서 긴장되거나 정신적인 스트레스에 의하여 발생되고 있으므로 E8, I2, H6, I38을 함께 이용한다.

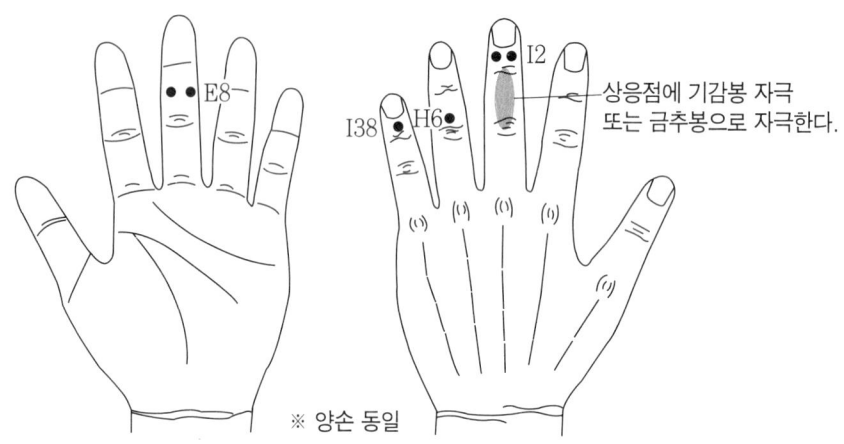

※ 양손 동일

이 항강증은 위와 같이 다스리면 효과반응이 좋다. 만약에 위와 같은 방법으로 부족하거나 재발이 되면 상응점에 금봉을 붙여 준다. 금경목걸이를 착용하여도 항강증이 잘 해소되고, 금경팔찌를 착용하여도 좋다. 난치성·만성은 금경팔찌·목걸이를 이용한다.

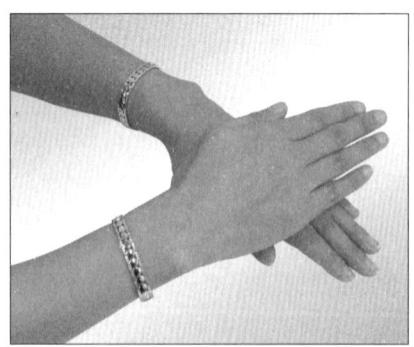
▲ 금경팔찌를 착용한 모습

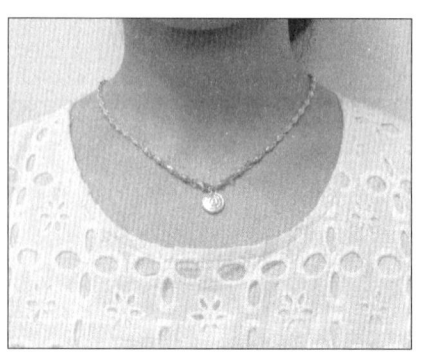
▲ 금경목걸이를 착용한 모습

22. 뇌빈혈일 때

대뇌로 상행하는 혈류(血流)가 일시적으로 감소하여 현기증을 일으켜 쓰러지는 것이 뇌빈혈(腦貧血)이다. 선하품·군침·식은땀이 나고, 구토증과 함께 갑자기 기분이 나빠지거나, 눈앞이 캄캄해지면서 쓰러진다.

안정을 취하면 수분 후에 의식을 되찾고, 기운을 차리면 아무 걱정이 없다. 뇌빈혈에서 무서운 것은 쓰러질 때 머리를 강타당하는 일이다.

코나 눈에서 출혈이 있거나 좀처럼 의식이 돌아오지 않으면 우선 응급 처치법을 한 다음 병원으로 옮긴다.

그리고 손발이 마비되거나 눈동자의 크기가 다른 것은 뇌빈혈 이외의 증세이다. 뇌빈혈일 때의 일반적인 처치는 다음과 같다

(1) 뇌빈혈일 때의 일반적인 처치

① 쓰러지면 옷이나 혁대를 느슨히 해 주고, 머리를 낮게 하여 편한 자세로 눕힌다. 추울 때는 담요를 한 장 덮어 주고, 더울 때는 창문을 열어 통풍이 잘 되게 해 주되, 환자가 의식이 있을 경우에는 심호흡을 계속하도록 한다.

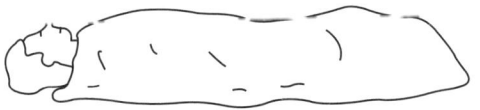

② 의식이 돌아왔어도 곧 일어나게 하지 말고 잠시 더 드러누웠다가 일어나야 한다. 또한 의식이 돌아오면 따뜻한 보리차를 먹게 하여 속을 덥혀야 한다.

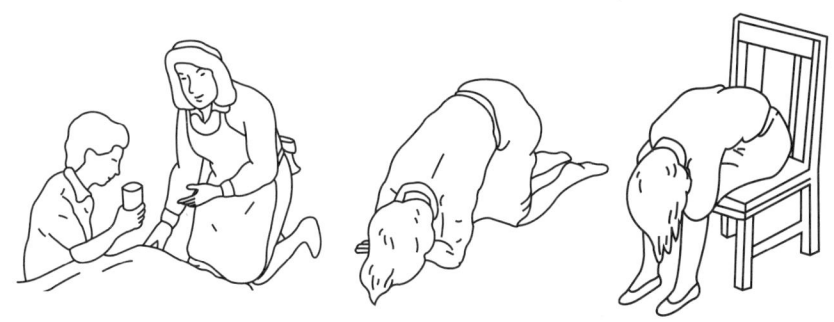

③ 뇌빈혈이 일어나려고 할 때는 머리를 낮게 하여 뇌로 향한 혈류를 증가시키는 것도 하나의 방법이다.

(2) 뇌빈혈 시의 맥상

뇌빈혈(腦貧血: 침이나 자석의 쇼크 현상과 동일하게 나타난다)의 맥상(脈狀)은 대부분 부돌맥(扶突脈)이 크게 뛰면서 맥박은 대단히 느리다. 이때 촌구(寸口)의 맥도 허맥(虛脈)이나 세지맥(細遲脈)으로 나타난다. 즉, 총경동맥은 굵으나 추골동맥(椎骨動脈)의 혈류가 극히 적어짐으로써 일어나는 증세이다.

이때는 가장 편한 자세로 합장(合掌)을 취하여야 효과반응이 좋다. 즉 머리가 어지러울 때는 합장의 방법이 가장 이상적인 자세이다(단, 고도비만자는 양손을 크게 벌리고 있는다).

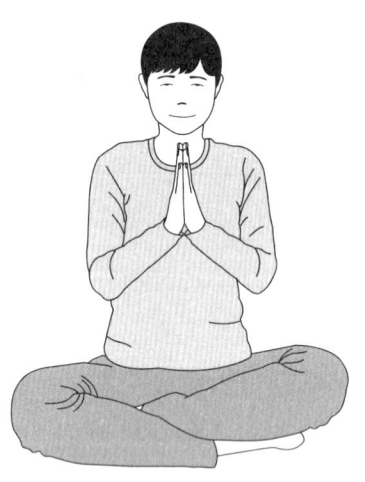

※ 가장 편한 자세로 합장을 취한다

뇌로 향한 혈류가 적어지면 산소결핍증(酸素缺乏症)의 증상과 비슷하다. 예를 들면 공기가 탁한 곳에 있으면 현기증을 일으키는 것과 마찬가지이다. 심하면 가스중독 시 머리가 어지럽고 구토증이 나는 경우와 같다. 모두가 뇌부(腦部)의 혈류 부족과 산소 부족인 것이다.

일본대학 마쓰도 치학부(松戶齒學部) 마취학 교실의 야쓰 미쓰오(谷津三雄) 박사의 수지침의 연구 실험인 '고려수지침이 뇌혈류에 미치는 영향'을 소개하면 다음과 같다.

〈고려수지침이 뇌혈류량에 미치는 영향〉

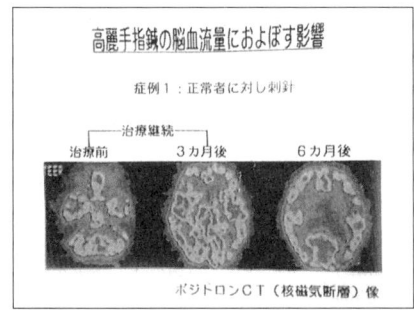

▲ 정상인 자극   ▲ 정상인 간접구

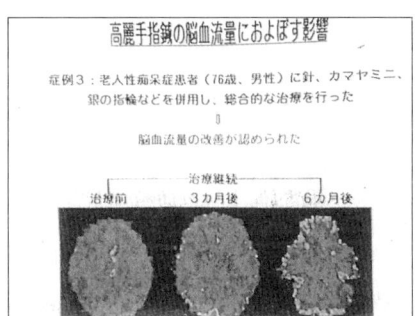

▲ 건망증 환자 자극

핵자기단층촬영기를 가지고 뇌를 촬영하여 보면 뇌의 산소가 매우 부족하나, 수지침을 계속 자극하면 사진에서 보는 것과 같이 뇌부의 산소가 많아지고 뇌가 커진다는 것이다. 보통 사람은 나이를 먹음에 따라서 뇌세포가 작아지나, 이 경우는 커지고 있고, 산소의 공급량이 많다는 것은 머리의 기능이 좋아진다는 뜻이다. 이 환자의 예는 중풍 환자가 건망증에 걸린 상태에서 아무 의식이 없을 때 3개월간 자극해서 의식이 돌아온 예인데, 이 환자와 만성 뇌빈혈 환자에게 약 3개월을 자극하여 얻은 실험 결과라고 한다.

이것은 만성적인 노인들을 상대로 한 것이지만, 보통의 뇌빈혈은 일반성이라도 단순성이고 즉석에서 갑자기 일어나는 것이므로 즉석에서 효과반응을 볼 수가 있으며, 만성 뇌빈혈 환자라고 하여도 서금기감요법으로 접자하면 완전히 회복할 수 있다는 증거가 된다.

이것을 일본에서 실험할 때는 수지침 치방을 다침(多鍼)한 것이 아니라, 단순하게 A8·12·16·30에만 자극했을 뿐이다.

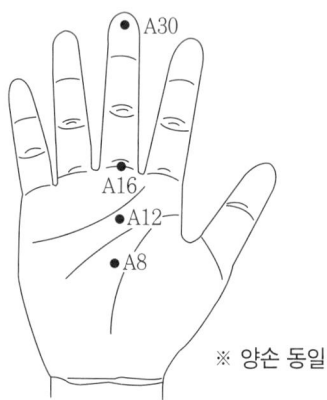

실제로 뇌부에서 빈혈을 일으켰을 때 수지침의 우수한 효과반응이 임상에서 증명되고 있으며 기감봉의 자극도 대단히 우수하다. 그 치방들을 소개하면 다음과 같다.

① 뇌빈혈증(제1 치방)

간단한 뇌빈혈은 A12와 중지두(中指頭)만 비벼 줘도 잘 낫는다. 또는 A8·12·16·30, E8, I2, M4에 기감봉으로 접자하고 잠시 편하게 누워 있으면 곧 소생이 된다. 만성 뇌빈혈 환자는 이 치방을 계속 자극하거나 서암뜸을 뜨면 좋다.

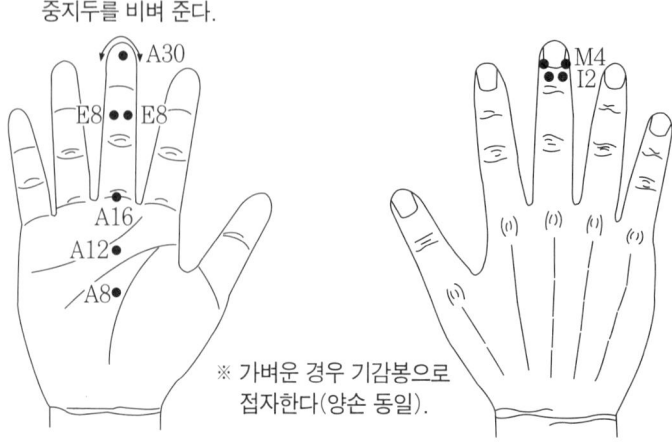

304 제5장 서금기감요법의 치방편

② 뇌빈혈증(제2 치방)

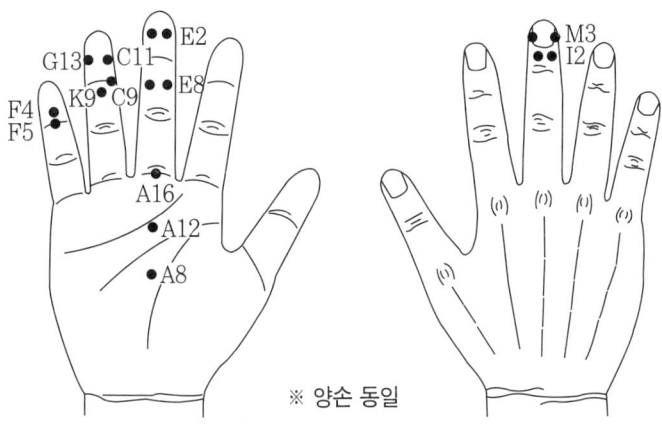

※ 양손 동일

뇌빈혈이 심하여 구토 기운이 있으면 A8·12·16, K9, F4를 추가한다. 이때 폐활량이나 호흡을 촉진시키기 위해 폐정방(肺正方)을 반드시 이용한다. 그리고 대뇌의 혈류를 좋게 하기 위하여 E2·8, M3, I2를 자극한다. 역시 만성 뇌빈혈·현기증·건망증 환자에게도 좋다.

③ 뇌빈혈(제3 치방)

뇌빈혈 증상이 극심하여 경련을 일으킬 때는 금추봉이나 압진봉으로 손톱 위의 십왕혈을 약간 강자극 주고, A6·12·16, E2·8, I2, M3, B24에 기감봉으로 접자한다. 그런 다음 역시 체온을 보온시키면서 안정을 취해야 속히 회복된다.

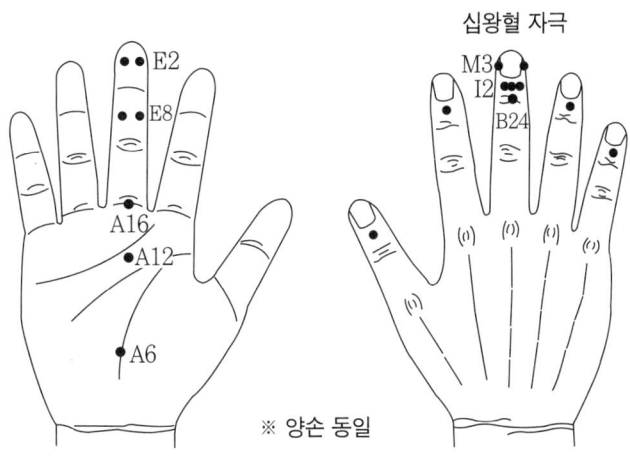

※ 양손 동일

23. 가슴이 괴로울 때

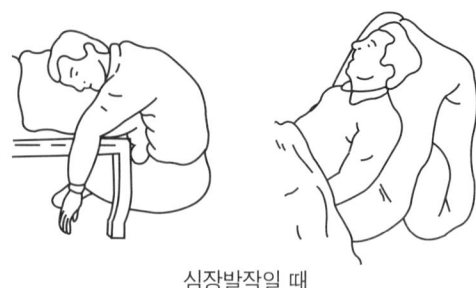

심장발작일 때

갑자기 가슴을 쥐어뜯으며 괴로워하는 것은 협심증이나 심근경색 등의 심장질환 발작일 가능성이 크다. 이때는 호흡하기 쉬운 자세로 절대 안정을 취해야 한다. 즉 벽에 기댄다든가 앞에 높은 물건을 올려놓고 숙이게 한다든가 편안하게 하고, 억지로 반듯이 눕히지 않는다. 이때 심호흡을 5~6회 시키고 다시 한 번 맥박을 잰다.

1분간의 맥박이 50박 이하나 120박 이상이 되면 심장병일 가능성이 매우 높다. 또한 부정맥의 경우는 협심증이나 심근경색인 경우가 많고, 정신적인 불안은 심장발작을 악화시키므로 말을 걸어 안심시켜야 한다. 약간 진정이 되면 가슴 언저리를 편하게 하고, 잠을 자면 그대로 두고, 깨어나면 맥박 상태와 체온을 잰 다음 전문의에게 알려줄 필요도 있다.

이와 같이 갑자기 심장 질환이 발생되면 우선 다음과 같이 처치한다.

① 맥박수가 빠르면 십왕혈을 금추봉이나 압진봉으로 약간 아프게 5~30초 이

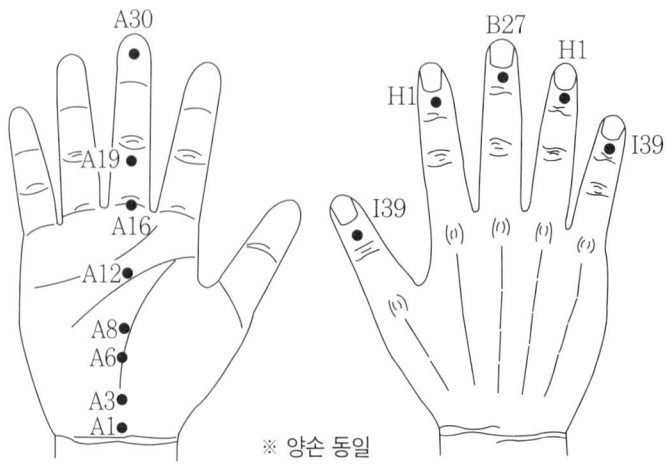

※ 양손 동일

상 자극한다. 그리고 기본방에 기감봉을 접자한다.

② 맥박수가 느리면 십선혈을 금추봉이나 압진봉으로 약간 아프게 자극한다. 그리고 기본방에 기감봉을 접자한다.

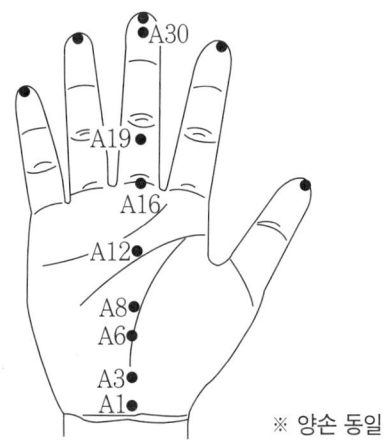

※ 양손 동일

③ 좌우의 제2지에 침봉반지나 골무반지를 낀다.

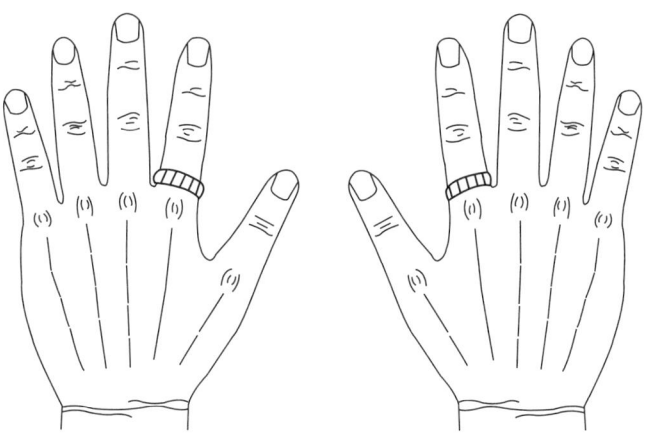

④ K9, F4를 시계 방향으로 회전시킨다.

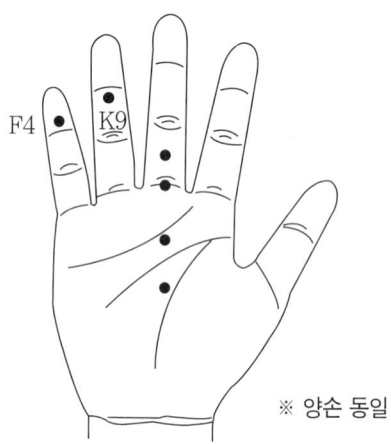

※ 양손 동일

⑤ 좌측에서는 심승방(心勝方)을, 우측에서는 심허(心虛)인 경우에는 심한방(心寒方)을 쓴다.

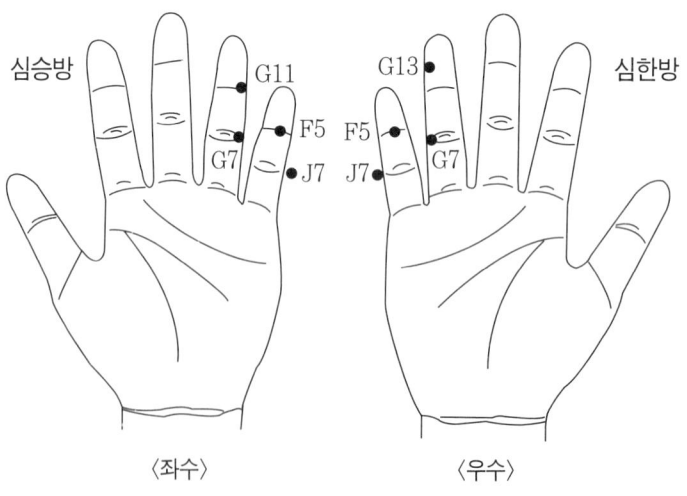

〈좌수〉　　　　　〈우수〉

그리고 평상시에는 오운육기체형(五運六氣體型)이나 삼일체형(三一體型)의 허승(虛勝)을 따라서 꾸준히 기감봉을 접자하면 효과반응이 매우 좋다.

가슴이 타박을 받은 후에 흉통이 있거나 답답해 하는 것은 늑골의 골절 위험성이 크다. 가슴 안에 상처를 입은 경우도 있을 것이다.

심정방과 상응점을 자극하면 더욱 효과반응이 좋다.

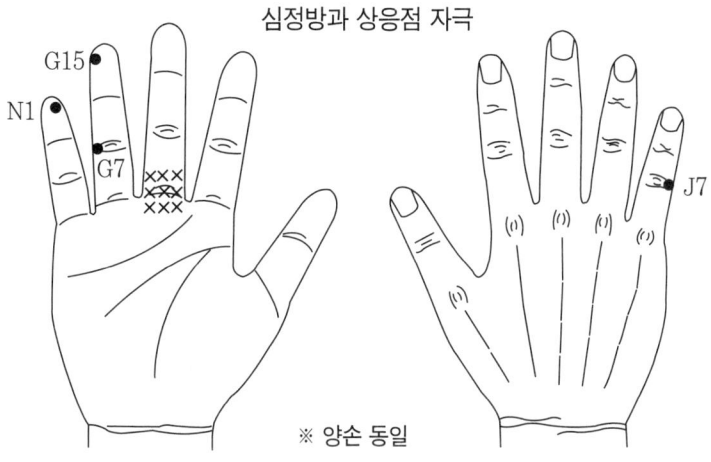

심정방과 상응점 자극

※ 양손 동일

만약 흉통이 오래도록 잘 해소되지 않으면 위승방이나 간승방이 주효한 경우도 많다.

약물중독으로 가슴이 괴롭거나 아프고 구역질이 빈번히 일어나는 경우는 위승방과 간승방, K9, F4, A8·12·16의 치방이 매우 우수한 반응이 나타난다. 그래도 진정이 안 되면 응급실이 있는 병원으로 속히 가는 것이 좋다.

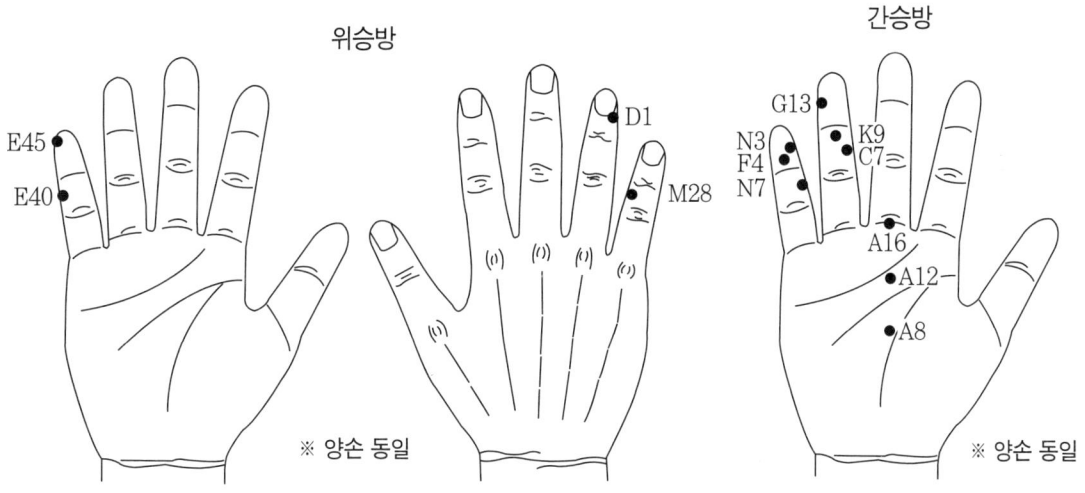

위승방　　　　　　　　　　　　간승방

※ 양손 동일　　　　　　　　　　※ 양손 동일

24. 호흡이 답답할 때

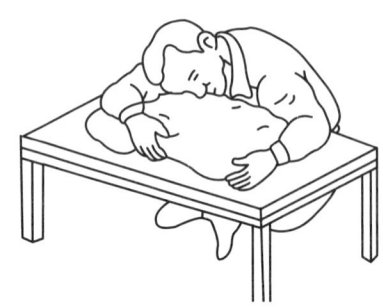

※ 본인이 취하고 있던 자세를 그대로 유지시켜 준다.

호흡이 답답할 경우는 본인이 원하는 자세로 안정시키고 증세에 따른 처치를 행한다. 우선 몸을 죄고 있는 옷을 느슨히 해 주고, 본인이 취하고 있는 자세를 그대로 유지하도록 놓아 둔다. 환자 스스로가 호흡하도록 하고, 그 상태에 따라서 처치한다.

(1) 호흡수가 많다

호흡은 1분간에 약 18~20회 정도이다. 호흡수가 너무 많고 가빠하면 몸에 열이 많다고 볼 수 있다. 방을 시원하게 하거나 젖은 수건으로 이마를 식히며 체온을 잰다(이때 손등의 십왕혈에 금추봉으로 자극한다).

(2) 호흡수가 아주 적다

호흡수가 적으면 생명이 위험한 경우가 많다. 꼬집거나 흔들어서 되도록 빨리 쇼크의 응급 처치를 하는데, 소생의 기미가 없으면 속히 병원으로 옮긴다. 만약 호흡이 멎으면 인공호흡이나 응급 처치를 행한다(십선혈을 금추봉으로 자극한다).

(3) 숨을 들이쉴 수가 없다

목에 뭔가 걸렸을 가능성이 크다. 등을 때리거나 해서 토하게 한다. C1·5·9·13, G11, D3을 기감봉으로 접자한다.

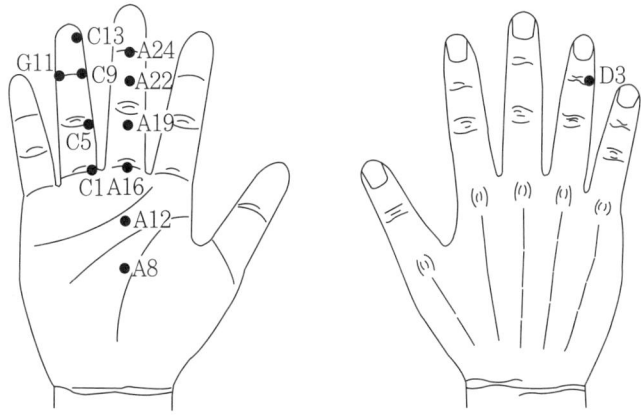

(4) 숨을 토해 낼 수가 없다

기관지 천식이나 심장 기능의 저하로 일어난다. 가장 편안한 자세를 취하고 응급 처치 치방을 이용한다. 위 (3)과 같이 자극한다.

(5) 가슴에 타박상을 입어 숨이 가쁘다

타박상의 경중(輕重)에 따라서 처치한다. 중증인 경우는 되도록 빨리 외과병원으로 간다. 호흡이 답답할 때는 상응요법에 기감봉으로 접자할 때 효과반응이 우수하다. 즉 A8·12·16·18·20·22·24·28, 그리고 C8, K9, F4에 기감봉 접자 후 기마크봉을 붙인다. 더 추가시키려면 B14~19까지의 상응점을 자극한다. 이 때는 절대로 숨을 억지로 크게 쉬지 말고 서서히 천천히 쉬고, 또 음료수를 마시지 않게 한다.

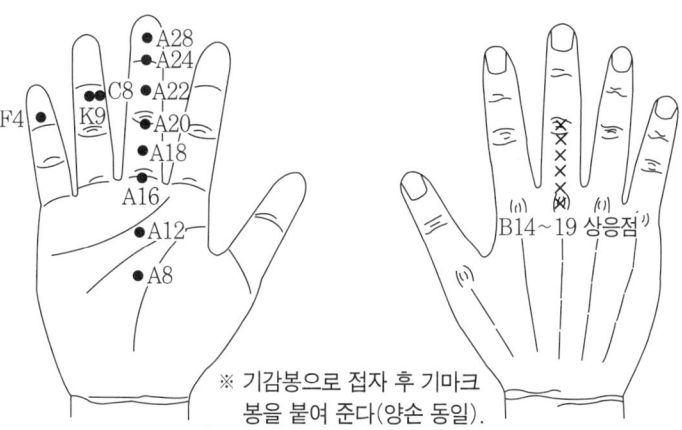

※ 기감봉으로 접자 후 기마크봉을 붙여 준다(양손 동일).

25. 복통을 일으킬 때

'복무온통(腹無溫痛)'이라는 말이 있듯이 복부가 따뜻하면 아픈 곳이 없다는 뜻으로, 복통은 모두 복부가 차가워서 아픈 것이라고 한다.

복부가 냉한 것은 크게 외인(外因)과 내인(內因)으로 나눌 수 있다. 외인은 감기로 말미암아 초기에는 오한·발열·두통이 일어나다가, 한열(寒熱)이 왕래하면서 가슴이 답답하고 괴로워진다. 차츰 복부속 깊이 들어가면서 다시 한의 질환과 열의 질환으로 나뉘어진다. 이때 한증이 심하면 배가 아프고 설사가 일어나지만, 열증이 심하면 변비 증세를 일으킨다. 내인의 경우에는 음식물로 체하여 복통이나 설사가 일어난다. 이 원인은 부패된 음식을 먹거나 찬 음식을 지나치게 먹어서 일어나는데, 평상시에 속이 냉한 경우에는 복통·설사가 더욱 악화된다.

단순한 복통에는 비정방(脾正方)과 A5·8·12·16, E22, N18에 기감봉 다자극 후 약 40분 정도 있다가 A1·3(5)·6·8·12에 서암뜸을 3~5장씩 떠 준다. 2~3시간 간격으로 떠 주면 더욱 좋다. 또는 기마크봉 중형을 붙인다.

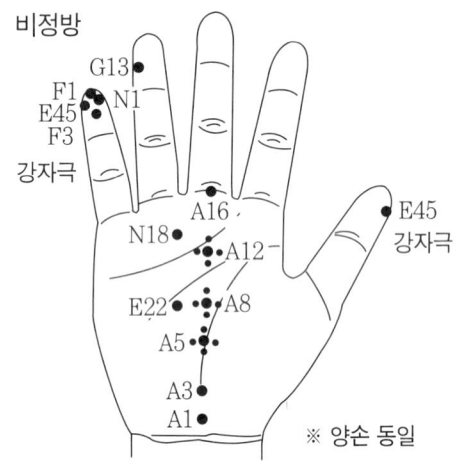

설사를 할 때는 반드시 따뜻한 음식을 먹어야 하며, 찬 음료수나 음식을 먹거나 찬 곳에 있으면 질환이 다시 악화된다.

변비증이 있는 경우는 속의 열이 뭉쳐 있는 것이므로, 찬 음식을 먹어야 빨리 해소가 된다.

감기로 인한 복부 질환이라면 감기를 함께 다스려야 하고, 음식을 먹고 체한 것이라면 소화불량을 함께 다스려야 한다.

소아들의 복통도 변비라면 먼저 관장(灌腸)을 시키고, 설사로 인한 복통이라면 따뜻하게 온보(溫補)시키면서 처치를 하여야 한다. 그리고 극심한 복통이 3~4시간 경과되어도 진정되지 않을 때는 병원치료를 받도록 한다.

뱃속이 불편할 때는 군왕식을 먹으면 편해진다. 군왕 I 이나 군왕 S를 먹는다.

(1) 복통의 증세와 처치

① 작열통(灼熱痛)

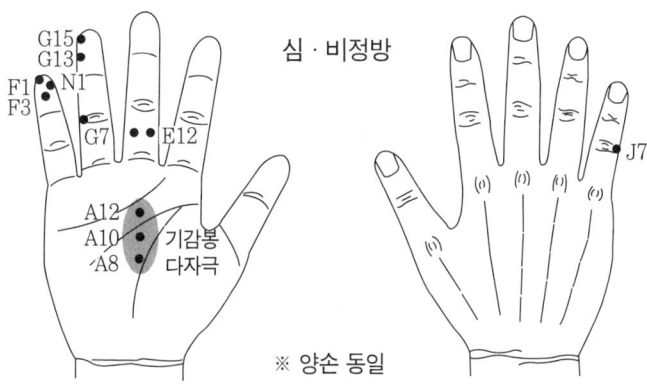

위장 부근이 타는 듯이 아프고 트림이나 신물이 올라온다. 대개 위궤양이나 위산과다 증상인 경우가 많다. 이때는 위승(胃勝)·비허(脾虛)·심허(心虛)의 증상이 많다. 그래서 심·비정방과 E12, A8·10·12에 기감봉으로 다자극한다. 이것을 매일 반복 자극하면 증세가 많이 나아지고 편해지는데, 악성과 만성인 경우에는 장기적인 자극이 필요하다.

② 둔통(鈍痛)

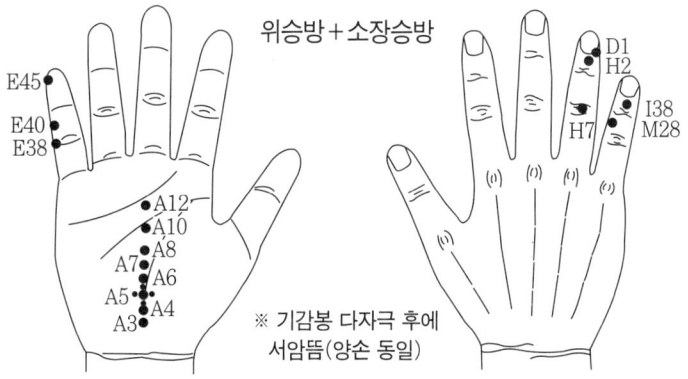

복부의 상하가 사르르 아프다. 바로 누울 수 있으며, 안색이나 맥박은 정상이다. 이때는 우선 배변을 하고 복부를 따뜻하게 하며, 좌우에 위승방(胃勝方)과 소장승방(小腸勝方)을 자극하고, A3·4·5·6·7·8·10·12를 자극하는데, 특히 A5에 기감봉으로 다자극한다. 기감봉을 모두 뺀 다음에는 A4·6·8·10·12에 서암뜸으로 3~5장씩 뜬다. 그래도 완전하지 않으면 기마크봉을 복부 통증 상응부에 붙인다.

313

③ 진통성 동통(疼痛)

꽉 죄듯이 아프다가 조금 있으면 회복이 되고, 또다시 통증이 되풀이된다. 설사를 하는 경우가 많다. 이때도 배변을 하면 통증이 사라지거나 가벼워진다. 이 경우에도 위와 같은 처방을 이용한다.

④ 산통(疝痛)

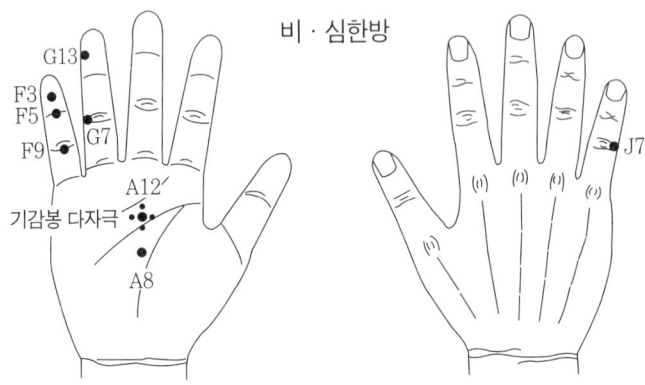

※ A8·12에 서암뜸을 3~5장씩 뜬다(양손 동일).

송곳으로 찌르는 듯한 통증이 지속되거나 끊어졌다 이어졌다 한다. 이때는 복부를 지압하거나 따뜻하게 하거나 허리를 두드린다. 그리고 비(脾)·심한방(心寒方)과 A8·12에 기감봉을 다자극한다. 이렇게 해서 2~3시간이 지나도 안정이 안 되면 병원 진료를 받는 것이 좋다.

⑤ 심한 산통(疝痛)

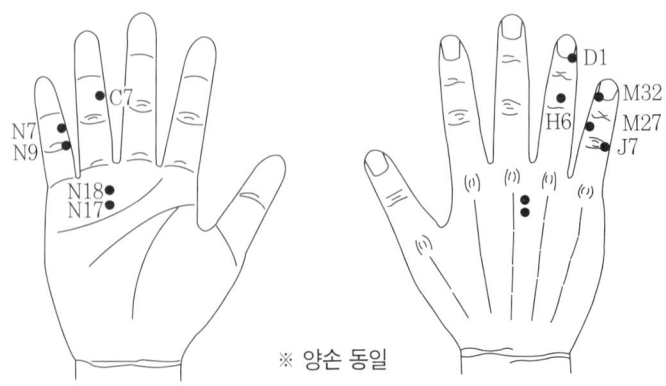

※ 양손 동일

옆으로 누워서 몸을 굽힌다. 배를 만지지 못하게 한다. 이때는 담석증·신결석·급성 맹장염·췌장염 같은 중증의 통증들이다. 신결석(腎結石)이라면 기감봉을 접자하면 진통도 되고 결석이 빠져나오는 경우가 있다. 담석증도 담승방(膽勝方)과 간정방(肝正方), 상응점에 자극하되, 진정이 되고 난 다음에는 병원 치료를 받도록 하는 것이 좋다.

⑥ 격통(激痛)

신음하고 외치며 데굴데굴 구른다. 배를 싸안고 주저앉는다. 식은땀을 흘리며 맥(脈)과 호흡이 빨라진다. 이런 경우, 기감요법의 응급 처치법으로 E45, A8·12·16에 자극하고, 30분이 지나도 진정이 안 되면 속히 병원으로 간다.

(2) 복통의 부위와 주된 질환

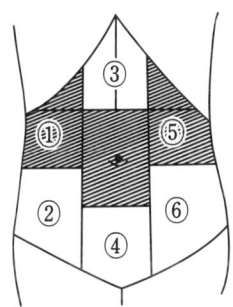

① 우 상복부통(右上腹部痛)

• 십이지장궤양 : 공복 시나 야간에 둔통이 있다. 좌측 대장승방(大腸勝方), 우측 소장승방(小腸勝方)이나 위승방(胃勝方)을 자극하고 상응부에 기감봉으로 다자극한다.

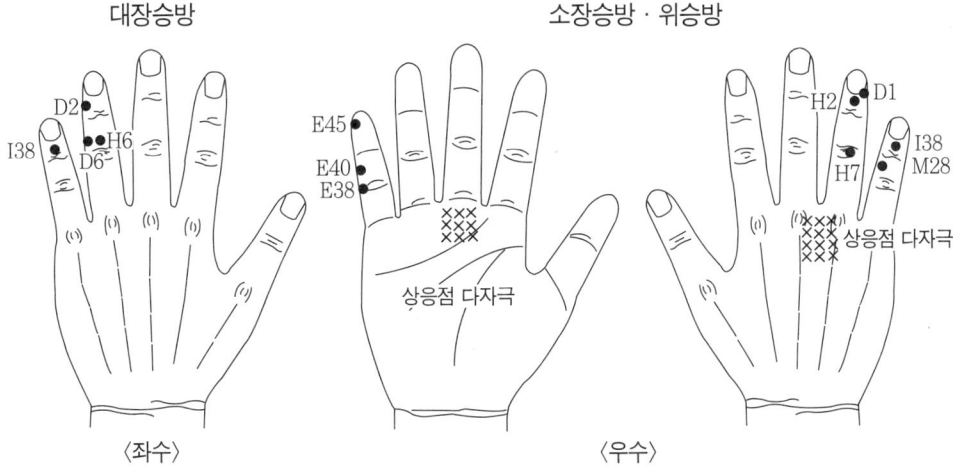

이것을 며칠간 자극해 주면 상태가 좋아지나, 그래도 안 되면 병원 치료를 받는다.
• 바이러스 간염(肝炎) : 복통 뒤에 황달이 온다(이 내용에 대해서는 『간장병의 수지침요법』 참조).
• 담석증(膽石症) : 식사 후나 피로할 때 극심한 통증이 온다. 만성 질환이나 경증은 간혹 수지침으로 진통이 되나, 병원에 가서 치료한다.

② 우 하복부통(右下腹部痛)

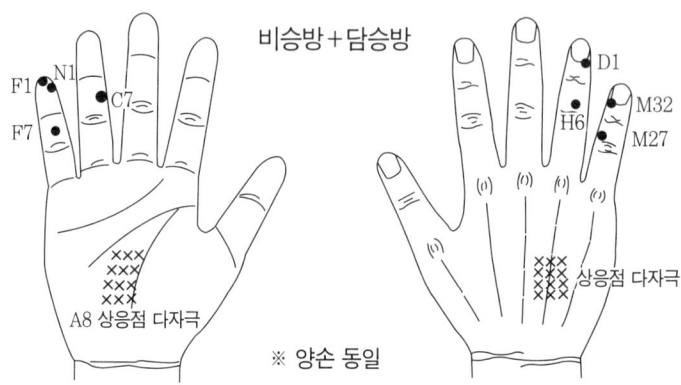

충수염(蟲垂炎) : 소위 맹장염이라고 부르는데, 통증은 심장부나 배꼽 주변에서 우 하복부로 옮겨간다. 메스꺼운 증세가 있고, 구토·발열이 있다. 만성 충수염은 기감봉으로 진통이 잘 되나, 자주 재발되거나 급성인 경우는 병원으로 간다. 비승방(脾勝方)과 담승방(膽勝方)을 자극하고 상응점을 자극한다.

③ 심와부통(心窩部痛)

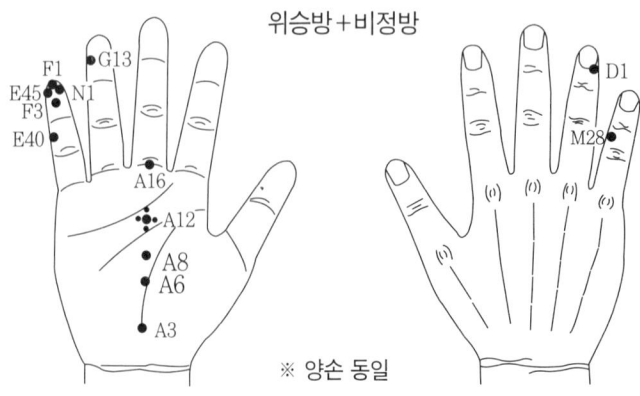

• 위궤양이나 위염 : 식사 후에 살살 아픈 둔통이 있고, 신물이 나오며, 트림이 있고 위가 쓰리고 타는 것처럼 아프다. 이때 위염이라면 위승방(胃勝方)과 비정방

(脾正方)을 함께 자극하고 A12에 기감봉으로 다자극하면 효과반응이 좋다. 만성 위염인 경우에는 계속 자극하고, A3·6·8·12·16에 서암뜸을 매일 뜬다.

위궤양은 좌 위승방(左胃勝方)·우 위승방(右胃勝方)과 심정방(心正方)을 자극하고, 상응점에 다자극한다(매일 자극한다).

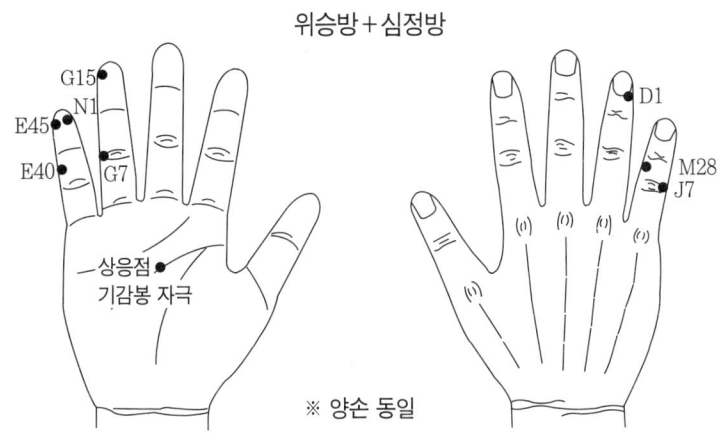

위승방+심정방

- 식중독 : 식사 후에 구토·설사가 심하고 복통과 어지럼증이 나타난다.

심·비한방과 A8·12·16에 다자극한다. F4, K9에는 시계 방향으로 회전한다. 30~50분간 자극한다. E42에서 금추봉으로 다자극한 후에 A1·3(4)·6·8·12·16, E22, N18에 서암뜸을 2~5개씩 뜬다.

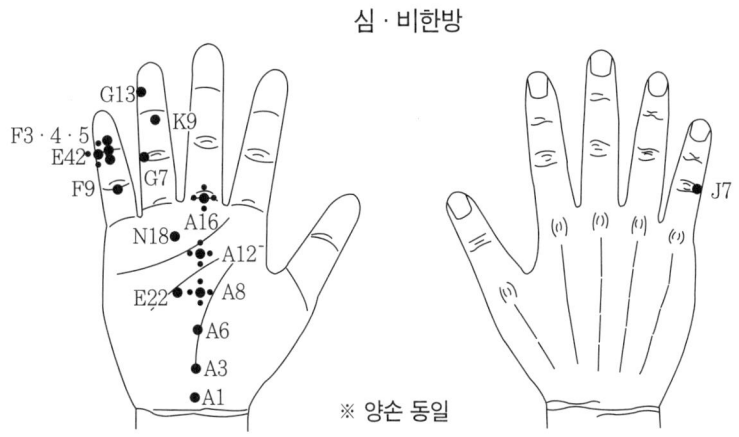

심·비한방

• 급성 위염 : 식사 후에 동통이 심하다.

비·췌장점에 압통과민점이 나타난다. 폐승방(肺勝方)이나 간정방(肝正方)을 상응점과 함께 자극한다.

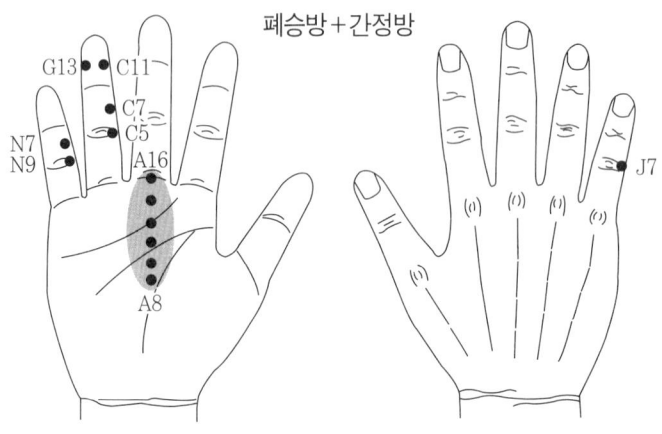

※ A8~16까지 다자극한다(양손 동일)

④ 하복부통(下腹部痛)

• 방광염 : 둔통(鈍痛), 배뇨통(排尿痛)이 온다. 좌 방광승방(左膀胱勝方), 우 방광정방(右膀胱正方)을 자극하고, A1·3, B1에 다자극한다.

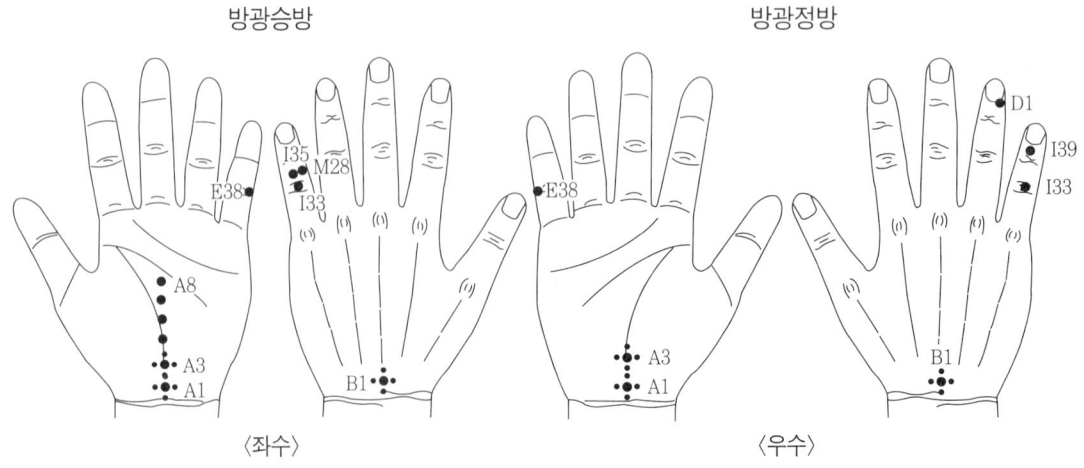

• 자궁근종(子宮筋腫) : 요통이 심하다. 즉 신실증 반응이 심하고, 선골(仙骨) 1·2요추(腰椎) 등에서 통증이 심하게 나타나므로 A1·3·4·5·6·7·8·10·12와 B3 부근에서 상응점을 찾아 자극한다. 그리고 심정방(心正方)과 소장승방(小腸勝方)을 좌우에 동일하게 자극한다. 장기간의 자극을 필요로 한다. 잘 낫지 않으면 산부인과 치료를 받도록 한다.

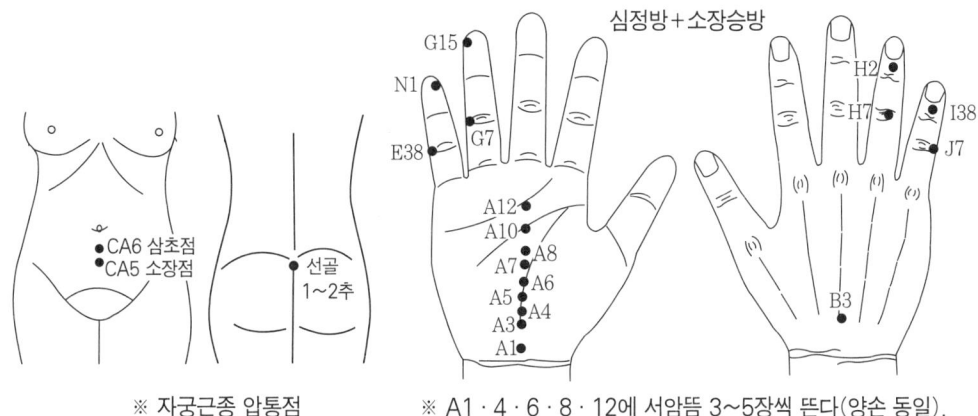

※ 자궁근종 압통점

※ A1·4·6·8·12에 서암뜸 3~5장씩 뜬다(양손 동일).

• 난소낭종(卵巢囊腫) : 크기가 큰 경우는 돌연한 격통과 종류(腫瘤)가 만져진다(산부인과 치료를 받도록 한다). 기감봉 접자로 좋아질 수 있다.

⑤ 복부 전체의 통증

• 장폐색(腸閉塞) : 간헐적인 동통이 있다. 장폐색은 마땅히 병원 치료를 받는 것이 좋으나, 기감봉으로 접자하면 장을 움직여 개선되는 경우도 있다. 따라서 기감봉으로 A3~8까지 다자극하면 좋아질 수 있다. 좌 대장승방(左大腸勝方)·우 대장정방(右大腸正方)과 A8에 다자극한다.

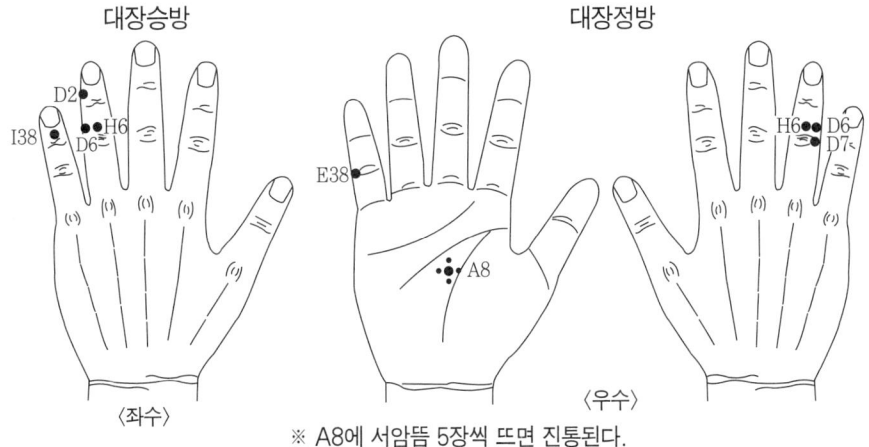

※ A8에 서암뜸 5장씩 뜨면 진통된다.

• 장간동맥폐색증(腸間動脈閉塞症) : 돌연한 격통이다. 위와 같은 자극을 해도 진통이 멎지 않으면 병원 치료를 받는다.

• 급성 장염(急性腸炎) : 극심한 산통(産痛)과 설사·구토·발열이 일어난다. 이때는 대장열에 해당된다. 좌 대장승방(左大腸勝方)·우 소장승방(右小腸勝方)을 자극하고, A8에 다자극하고 E42를 추가한다. 40~50분 정도 자극한다. 기감봉을 접자한 다음에 A4·8·10에 서암뜸을 2~3장씩 떠 준다.

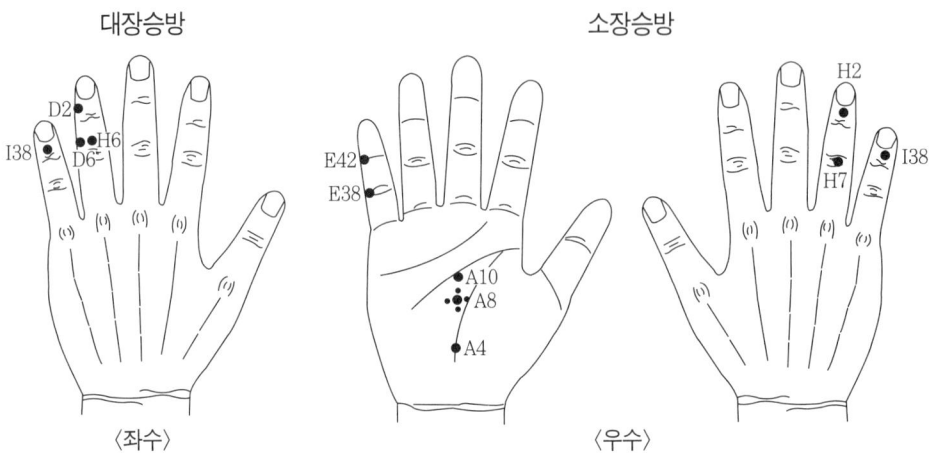

⑥ 측복부통(側腹部痛)

요로결석(尿路結石) : 돌연한 산통(疝痛)과 혈뇨(血尿)가 있다. 신장결석과 같은 방법으로 자극한다. 신실증(腎實證)에서 일어난다. 좌 간승방(左肝勝方)·우 신승방(右腎勝方)·심정방(心正方)을 자극하고 A8에 다자극하고, B7에서 상응점을 찾아 자극한다. 그러면 진통이 멎고 나중에는 결석이 나오는 예가 많다.

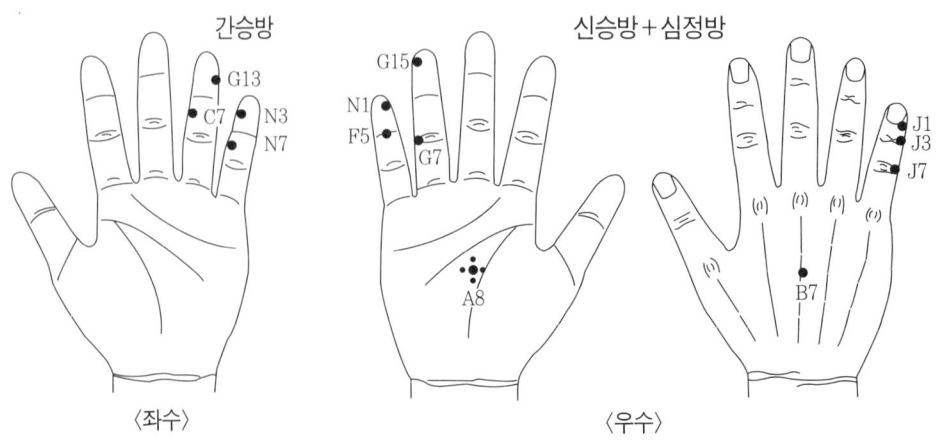

26. 더위병

무더운 곳에 오래 있으면 졸도하여 쓰러지는 경우도 있다. 쓰러져 있으면 우선 통풍이 잘 되는 시원한 곳으로 옮겨 눕힌다. 일사병(日射病)은 무더운 염천하(炎天下)에서 장시간 직사광선을 받아 쓰러지는 것을 말한다.

열사병은 고온다습한 장소에서 체내의 열이 원활히 방산(防散)되지 못하여 쓰러지는 것을 말한다. 방의 환기나 통풍의 불량, 열의 방산을 방해하는 의복의 착용, 발한에 의한 체온 조절의 한도 초과 등으로 체내에 열이 머무는 것이 그 원인이다.

열피로(熱疲勞)라고 하는 것은 고온다습한 장소에서 노동 등으로 다량의 땀을 흘린 상태에서 수분이나 염분을 보급하지 않아서 쓰러지는 것을 말한다. 탈수에 의한 일종의 쇼크현상이다.

(1) 일사병과 열사병의 처치

우선 먼저 체온을 내리는 것이 선결문제이다. 통풍이 잘 되는 장소에 눕히고 되도록 나체에 가까운 상태로 옷을 벗겨 바람을 쏘이게 한다. 또는 전신에 차가운 물을 끼얹으며 선풍기로 시원한 바람을 보내준다. 선풍기가 없으면 부채질을 하여 준다.

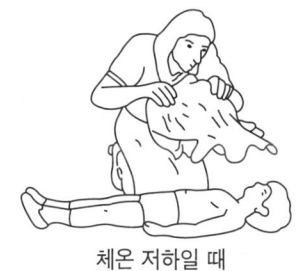
체온 저하일 때

환자를 만질 때는 직접 만지지 말고 타월을 덮고 만져 주어야 한다.

심승방(心勝方)과 A1·4·5·8·12·16·19, I2, E8, A30에 기감봉을 접자한 다음에 기마크봉으로 자극한다. 약 30분 정도 있으면 속히 회복된다. 서암뜸을 떠 주면 더욱 좋다(서암뜸은 손바닥에만 뜬다).

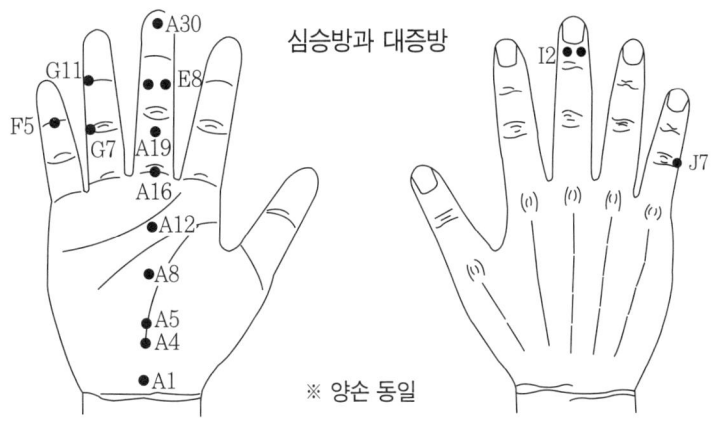
심승방과 대증방
※ 양손 동일

(2) 열 피로의 처치

고온다습한 곳에서 노동 등으로 다량의 땀을 흘리면서 수분을 보충하지 못하여 일어나는 열 피로의 경우에는 신정방(腎正方)이나 심승방(心勝方)을 자극한다. 그리고 기본방인 A8·12·16 등에 자극하면 쇼크 증상이 해소된다. 또는 해열 치방을 이용한다.

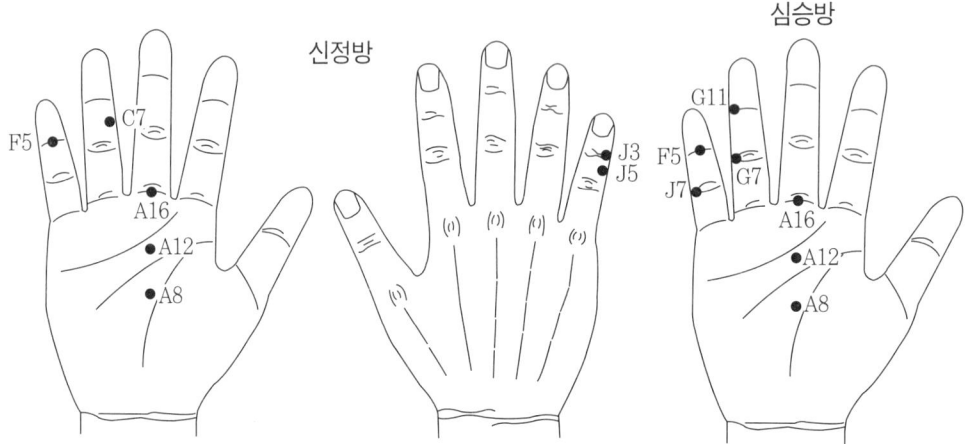

열 피로의 경우에는 시원한 장소에 발을 높게 하여 눕히고, 의식이 있으면 묽은 식염수 또는 음료수를 마시게 한다.

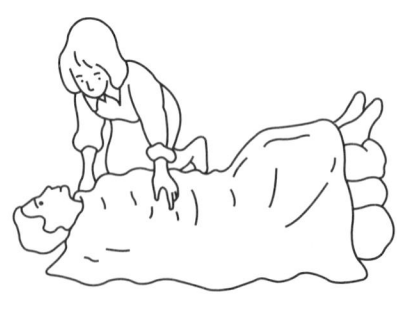

열 피로의 경우

모든 증상에 있어서 의식이 흐려지고 피부가 차가울 때는 쇼크 증상이다. 몸을 죄고 있는 옷을 느슨히 해 주고, 발을 높게 해서 눕히며, 보온을 하는 등 쇼크에 대한 처치를 속히 한다. 그런 후에 앞에서 소개한 기감요법의 쇼크 처치법을 이용하여 회복을 시키는 것이 좋다(숨 잘 쉬는 치방과 십왕혈을 자극한다).

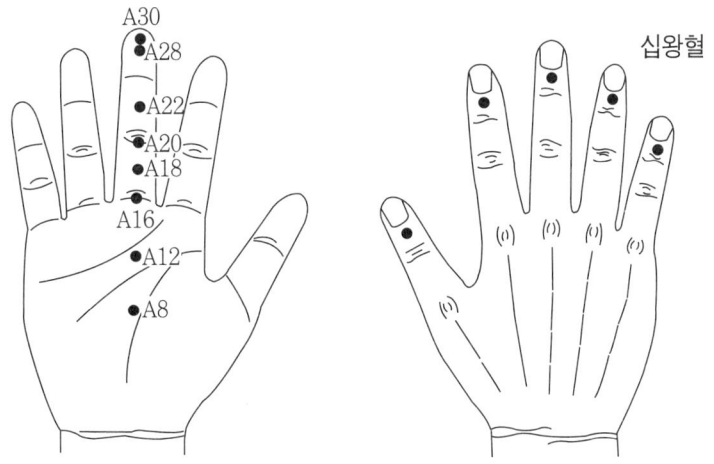

헛땀을 많이 흘리고 기운이 없어 탈진되고, 심하면 상기되고 어지럽고 졸도하는 경우를 말한다. 이것은 심장에 열·화가 너무 많이 모여서 상충되는 까닭인데, 중풍 증상과 비슷하여 졸도하는 경우도 있다.

무더운 곳에서 과로 예방법으로는 골무지압구를 제2·3지에 끼워 준다. 특히 여름철에 등산할 때 제2·3지에 골무지압구나 침봉반지를 끼고 등산을 하면 심장의 박동이 덜 항진되고, 숨도 덜 차며 힘도 덜 든다. 침봉반지는 2~3개씩 낄수록 심장의 진정·억제 효력이 뛰어나다.

더위병이 극심할 때

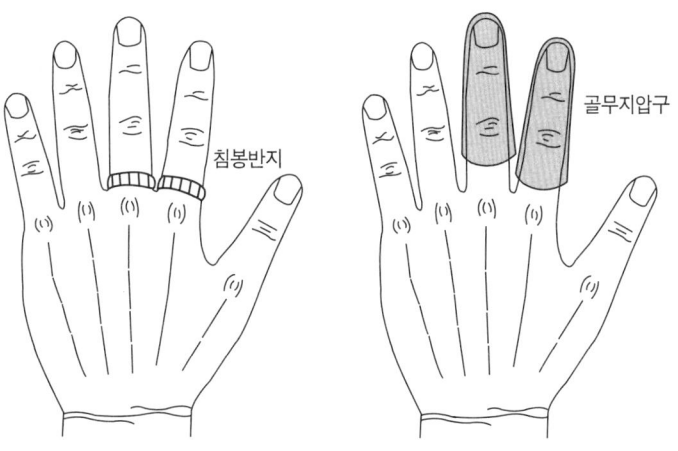

※ 더위 때문에 무기력하거나 등산, 흥분할 때 양손에 골무지압구나 침봉반지를 끼워 준다.

심장 기능이 항진되고 혈압이 갑자기 높을 때는 제2·3지 양손에 골무반지나 서암반지를 끼면 곧 진정·안정이 된다.

열이 많으면 해열시키고 심장이 항진되면 진정시켜 주는 것이 곧 조절이기 때문이다. 만약 너무 더운 곳에서 과로하거나 무기력해질 때는 가만히 있지 말고 제2·3지 양손에 골무반지를 끼고 있으면 회복이 빠르다.

스트레스로 인해 화가 나고 상충될 때도 역시 마찬가지이다.

등산할 때 숨이 가쁘면 기마크 배지나 타이스링을 걸고서 운동하면 숨찬 증상이 한결 가볍다.

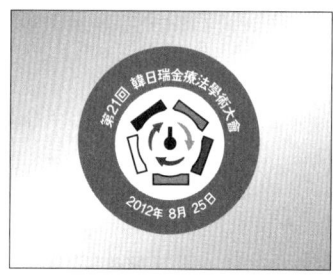
기마크 배지

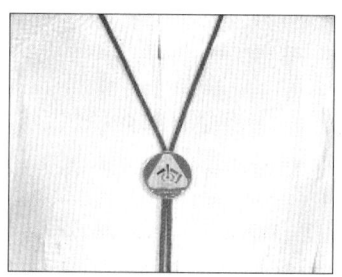
타이스링

27. 냉방병

여름철 더위병은 너무 더운 곳에서 과로한 탓이거나, 피서를 지나치게 하다가 생긴 것이다. 몸을 지나치게 차게 하면 복통·설사·식욕부진·무기력 등의 증상이 나타나고, 이것이 심해지면 바로 냉방병에 걸리는 것이다.

냉방병의 원인은 감기와 같다. 신체를 너무 차게 하면 중심 온도가 갑자기 높아져 호흡기가 충혈되고, 세균이나 바이러스가 침입해 염증이 생기는 것이다. 결국 그 증상은 오한·발열·두통·무기력·식은땀 등으로 나타난다.

어떤 질환에 걸렸을 때는 그 질환을 조절하기에 앞서 원인을 제거하는 것이 급선무이다. 그러므로 냉방병에 걸렸을 때는 우선 실내 온도를 적정 수준으로 높이거나, 에어컨을 끈 뒤 신체를 보온시켜 주어야 한다. 만일 원인을 없애지 않으면 그 질환은 오래가고 쉽게 조절되지 않는다.

기감요법에서는 A1·3(5)·6·8·12·16·20·28에 서암뜸을 2~3장씩 양손에 떠 주면 효과반응이 있다. 서암뜸이 없을 때는 기마크봉을 붙이고 있으면

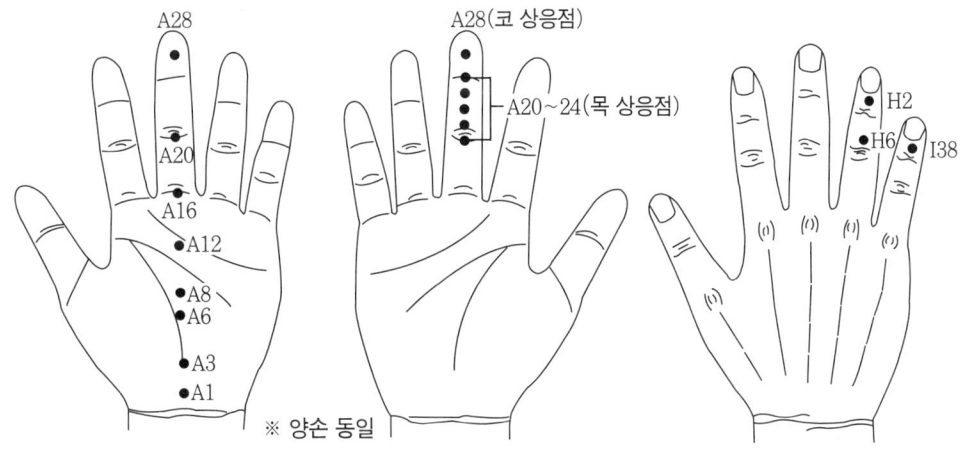

곧 체온 상승과 원기 증진의 효과반응이 나타난다.

취침 시 위의 처방에 기마크봉을 며칠 자극하면 냉방병은 3~4일 내에 사라진다.

코감기 증상이 나타날 때는 A28과 H6, I38을, 목감기 증상에는 I38, H6, A20~24 사이의 아픈 통처를 찾아내 기마크봉을 붙인다.

서암뜸으로 자극하는 것이 해열·보온·원기 회복·저항력 증진에 가장 효과반응이 우수하게 나타난다.

28. 여름철의 배탈(급체)

겨울철에는 여간해서 배탈이 나지 않는데 여름철에는 배탈이 잦다. 여름철은 음식이 부패되기 쉽기 때문이라고 생각하기 쉽지만, 꼭 그 때문만은 아니다.

일전에 여럿이 여행을 가서 매운탕을 먹은 일이 있다. 똑같은 음식을 먹었는데도 어떤 사람은 아무 이상이 없었는데, 어떤 사람은 심한 식중독 증상을 나타냈다. 이것은 평상시 건강 관리를 얼마나 잘했느냐에 따른 것이다.

몸이 차가울 때 찬 음식을 먹으면 급체가 일어난다. 즉 날씨가 덥다고 해서 신체를 차게 한 데다가, 차가운 음식과 음료수를 먹을 경우 내장의 온도가 떨어지고, 찬 곳에 누워 자기 때문에 교감신경 긴장으로 혈액순환이 잘 되지 않는 것이다.

또 찬 음식을 먹으면 각종 세균과 바이러스가 쉽게 작용해 가볍게는 설사에서부터 심하면 복통과 구토·경련까지 일으킬 수 있다.

따라서 여름철에 배탈을 면하려면 항상 신체와 음식, 거처를 따뜻하게 해야 한다. 물론 음식도 부패되지 않은 신선한 것을 먹어야 한다.

급체일 때는 E45, D1에서 금추봉으로 강자극을 준다. 그리고 나서 D1, E45, A1·3(5)·6·8·12·16·18에 기감봉을 접자한 후에 기마크봉을 붙인다.

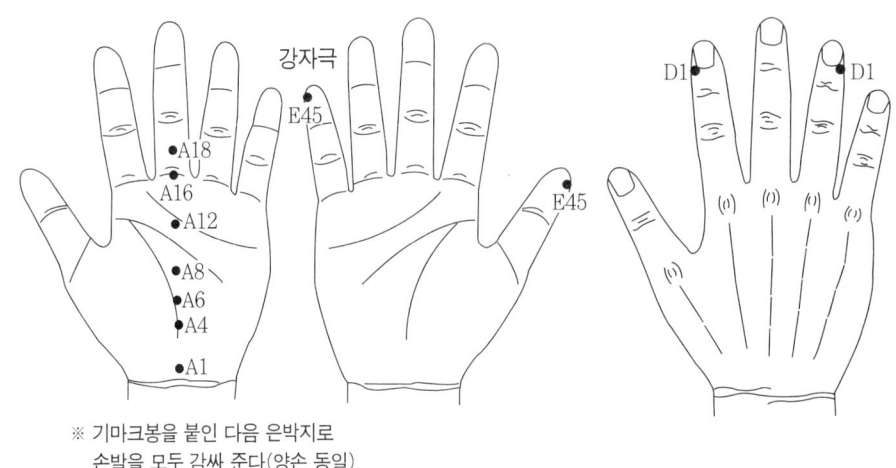

※ 기마크봉을 붙인 다음 은박지로
손발을 모두 감싸 준다(양손 동일).

그 다음 은박지를 넓게 잘라 손발을 모두 감싸 주면 잠시 후 다음과 같은 세 가지 증상이 나타난다.

인체가 음식물을 소화시켜도 좋다고 판단하면 그대로 소화 흡수되고, 그 음식이 인체에 해롭다고 느끼면 토하거나 설사를 하는 것이다. 따라서 이와 같이 자극한 다음 토하거나 설사를 하는 것은 조절이 되고 있다는 증거이다. 만약 토하지 않거나 설사를 하지 않으면서 복통 등의 증상이 심하면 생명이 위험할 수도 있다.

소화 기능을 강화시키려면 기능성 음식을 먹는다(지회장과 상의해서 먹는다).

29. 식중독일 때

여름철에는 고온다습하기 때문에 세균의 번식이 잘 된다. 그러나 사람들은 위생 관념이 적어지고 찬 것과 익지 않은 음식, 부패된 음식 등을 먹어 식중독에 걸려 고생을 하게 된다.

이러한 식중독은 여름철에 발생하기 쉽다. 간혹 겨울철에 발생하는 경우도 있으나 흔하지 않다. 특히 여름철에는 물을 항상 끓여서 먹고, 부패된 음식은 먹지 않는다. 식중독을 일으키기 쉬운 음식들은 먹지 않도록 한다.

여름철에는 위생적인 식생활을 하지 않는다면 식중독에 걸려서 많은 고생을 하게 된다. 치방 후에는 기능성 음식을 매 식사 때마다 먹는다.

(1) 식중독일 때의 판단과 일반적인 처치

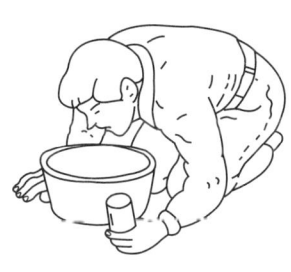 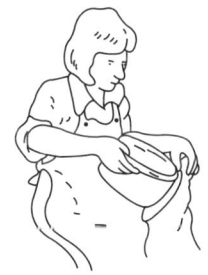

구토 　　　　토한 음식물의 처리

식중독은 세균이나 독소로 오염된 식품을 먹었을 경우 발생한다. 이것은 급성 위염(急性胃炎)의 일종이다.

같은 음식을 먹은 사람들이 차례로 복통·설사·구토·발열 등이 나타났을 때는 식중독일 가능성이 높다. 이럴 때 식중독이라고 한다면 위장 속이 완전히 빌 때까지 토하게 한다. 토하는 방법은 여러 가지가 있으나, 물을 다량으로 마시게 하고, 입 안을 손가락으로 자극하여 주면 토하기가 쉽다. 토한 음식물이나 먹다 남은 음식물이 있으면 비닐 주머니에 넣었다가 의사에게 보여 준다.

식중독의 경우 극심한 때에는 손발이 차갑고 안색이 흙빛으로 변하며, 입술이 파래지고 맥박이 부정(不整)한 증세가 나타난다.

① 버섯 중독의 판단과 처치

버섯을 잘못 먹었을 경우에는 구토·설사·복통 외에 웃거나 떠들거나 취한 듯이 보이는 등, 먹은 버섯의 종류에 따라 그 증세도 여러 가지로 나타난다.

이때에도 식중독의 경우와 마찬가지로 위장 속이 완전히 빌 때까지 토하게 한다. 따라서 구별하기 어려운 버섯은 먹지 않는 것이 좋다.

② 복어 중독의 판단과 처치

복어를 먹은 뒤 빠르면 30분, 늦으면 4시간쯤 지나, 혀나 입 주위에 마비감이 있고, 얼마 뒤에는 손발을 움직일 수 없게 되거나, 혀가 뒤틀려 말을 할 수가 없게 되고, 마지막에는 호흡이 끊겨 사망에 이른다.

환자의 체온이 떨어지면 보온을 시켜 주고, 호흡이 멎으려고 하면 인공호흡을 시켜 준다.

(2) 식중독의 기감봉 자극

① 제1의 치방(간단한 증상일 때)

A12를 중심으로 기감봉으로 다자극하고 K9, F4, E38·40·42·43·45에 기감봉으로 접자한다. 접자 후에 A8·12에 서암뜸을 5~10장씩 뜬다.

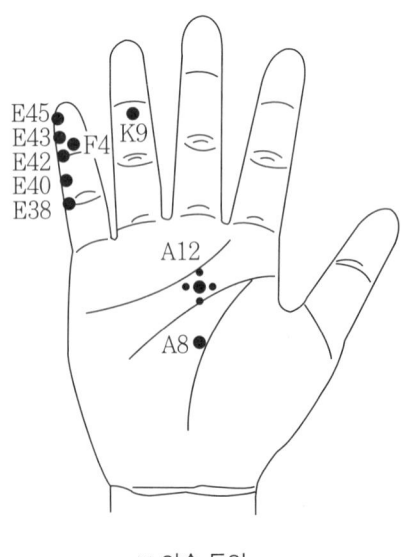

※ 양손 동일

② 제2의 치방(중증인 경우)

십왕혈을 강자극 후 제1의 치방처럼 기감봉으로 접자한다.

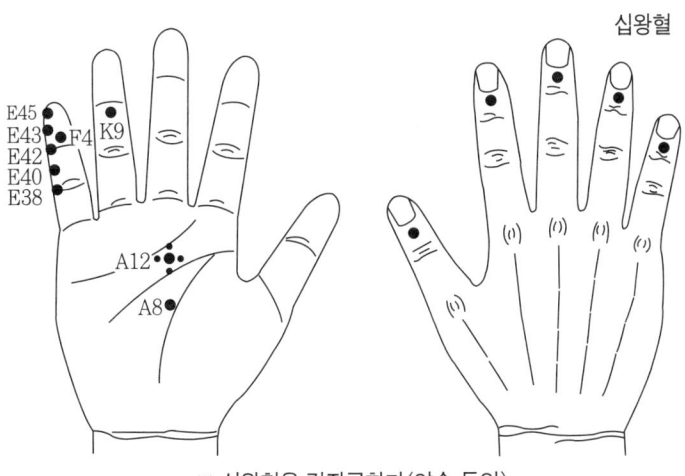

십왕혈

※ 십왕혈을 강자극한다(양손 동일).

③ 제3의 치방

심정방(心正方)과 비정방(脾正方)에 요혈을 추가하여 기감봉을 접자한다.

어떤 환자는 토하거나 설사하지 않고 그대로 누워서 잠을 자게 된다. 그러면 잠을 자게 해 주고 몸을 따뜻하게 보온시켜 준다.

심정방 · 비정방과 요혈

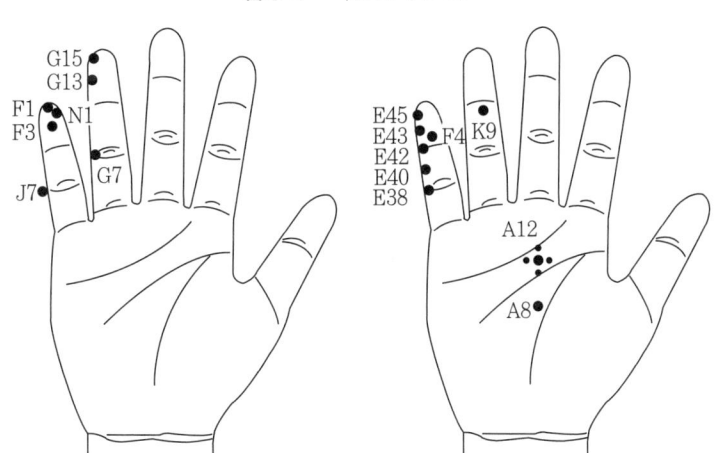

※ A8 · 12에 서암뜸을 3~5장 뜬다(양손 동일).

가벼운 경우에는 기감봉으로 접자하면 곧 진정이 되는 경우도 있으나, 대부분 약 30~50분 정도 접자한다. 효과반응이 있으면 토하고 설사를 하게 된다. 그러면 곧 기감봉을 빼고서 충분히 토하게 하거나 설사하도록 한다.

토사를 한 후에는 서암뜸으로 A1·3(5)·6·8·12·16을 3~5장씩 떠 주면 더욱 좋다.

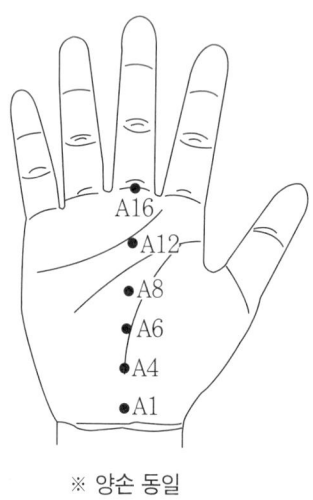

※ 양손 동일

30. 하혈·혈변을 볼 때

하혈(下血)과 혈변(血便)을 볼 때에는 출혈의 상태를 보면서 적절한 대책을 세운다.

하혈·혈변·점혈변(粘血便)의 구별은 다음과 같다.

하혈은 위(胃)·장(腸)의 소화기에서 출혈되는 것으로서 혈액을 변과 함께 배설한다. 혈액은 소화액의 작용으로 콜타르와 같은 암흑색으로 바뀌고 악취가 난다.

점혈변은 위와 장의 소화기에서 출혈되는 혈액과 점액이 섞인 변이 배설되는 것이다.

혈변은 직장이나 항문 부근에서 출혈되는 것으로 붉은색의 혈액이 변에 묻어 나오거나 뚝뚝 떨어진다.

(1) 하혈의 판단과 처치

① 많은 양의 출혈로 혈액이 그대로 배설되고, 안색이 나쁘며, 맥박이 빠를 때에는 안정시키고, 좌우 심정방과 A4・5・8・12・16, E8, I2에 기감봉 접자 후 기마크봉을 붙인다.

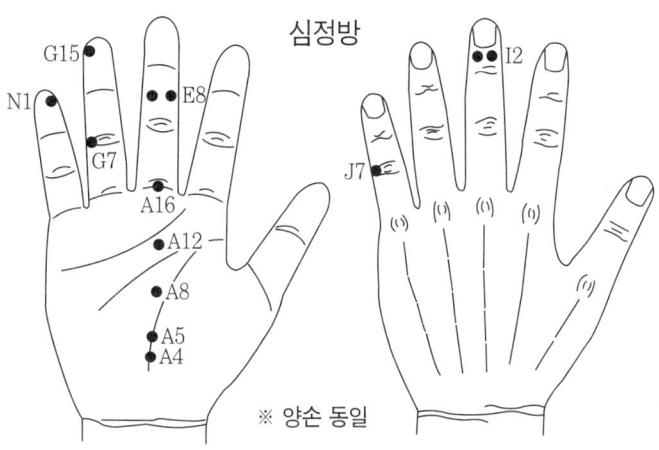

심정방

※ 양손 동일

기감봉으로 이 치방을 매일 계속 접자해 주면 지혈작용이 강력하다.

② 콜타르와 같은 변일 때에는 눕혀서 안정하게 하고, 위 ①과 같은 치방으로 자극 준다. 십이지장궤양(十二指腸潰瘍)으로 인한 출혈이 분명하고, 우 상복부에 둔통이 있으면 얼음주머니로 식혀 준다.

1~2일 정도는 음식을 먹지 않게 하고 차츰차츰 보통 음식을 먹도록 한다.

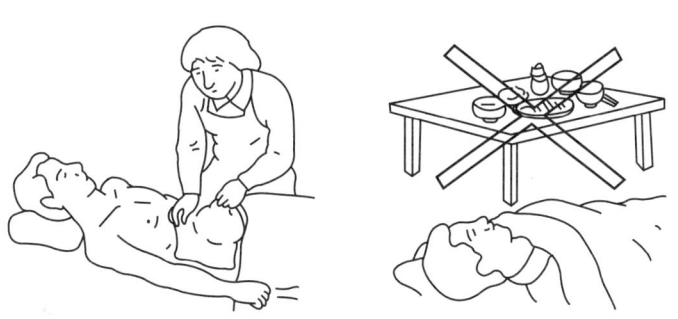

(2) 점혈변의 판단과 처치

하혈에 점액(粘液)이 섞여서 복통이 심한 것은 장관괴사(腸管壞死)나 급성 장염의 증세이다. 좌우 제2지에 구암반지를 끼운다.

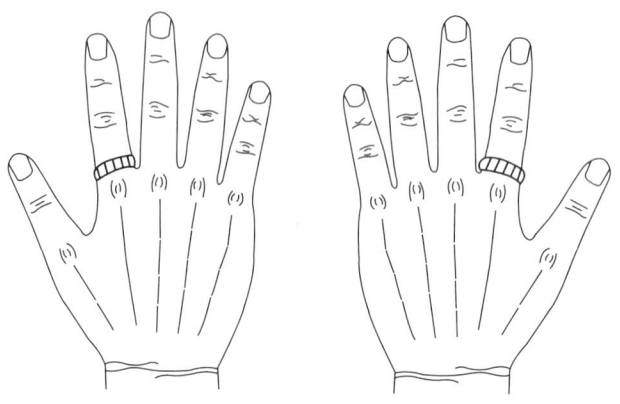

그런 다음 좌 대장승방(大腸勝方)과 우 대장정방(大腸正方)으로 A8·12·16에 다자극한 다음, A3·5·8·12에 서암뜸을 3장씩 양손에 모두 뜬다.

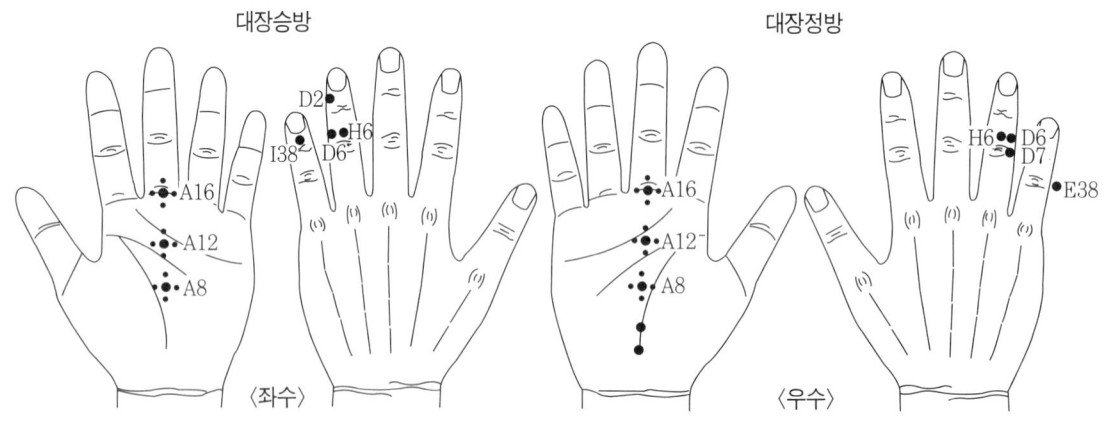

※ A8·12·16에 다자극 후 서암뜸을 뜬다(양손 동일).　　※ A3·5·8·12에 서암뜸을 뜬다(양손 동일).

설사성 점혈변(粘血便)일 때에는 식중독의 우려가 있으니 식중독에 대한 자극을 한다. 즉, 비정방(脾正方)과 A4·12에 다자극하고 K9, F4에는 강자극을 주도록 한다. E42·45를 추가하면 더욱 좋다.

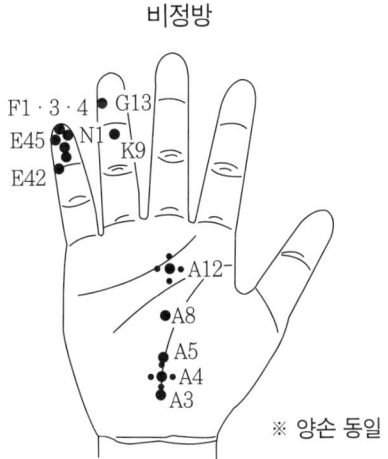

기감봉 접자 후에는 A3 · 5 · 8 · 12에 서암뜸을 5장씩 떠 준다. 웬만한 출혈은 곧 멎는다.

그러나 출혈량이 많은 경우에는 속히 병원으로 가는 것이 좋다.

(3) 여성의 부정출혈

① 임신중이 아닐 때의 부정출혈(不定出血)과 처치

여자들이 생리중이 아닐 때 출혈이 된다고 해도 생녕에는 지장이 없다. 대부분 냉이 있은 지 2~3일 후에 출혈이 시작되고, 출혈이 멈춘 다음에 또다시 냉이 계속된다. 따라서 출혈이 있는 동안은 목욕을 하지 말아야 한다.

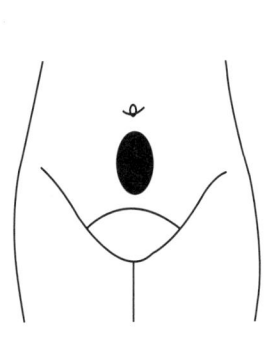

※ 배꼽 아래에 적통이 심하다.
  이것을 신실증이라고 한다.

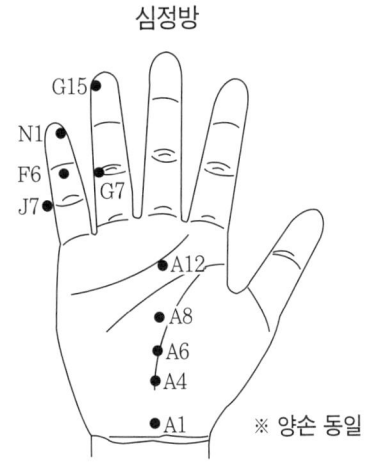

부인들의 자궁 질환은 대단히 많고, 특히 루프를 사용한 경우 더욱 심하게 나타나는 것 같다. 이러한 부인들의 냉증(冷症)은 대개 신실증(腎實證)에서 발생된다.

제하(臍下 : 배꼽 아래)를 눌러 보면 몹시 딱딱한 적통(積痛)이 감지된다. 이럴 때의 냉이나 자궁출혈은 여간해서 조절하기가 곤란하다. 그러므로 기감봉으로 심정방(心正方)과 A1·5·6·8·12, F6을 추가하여 기감봉을 접자한다.

자궁의 냉증이나 출혈 시에 서금요법으로 자극하면 일시적으로 냉증이 더욱 심하여지는 경향이 있으나 기감봉으로 계속 자극하여 주면 다른 어떠한 자극방법보다도 매우 우수한 효과반응을 볼 수가 있다.

② 임신중의 부정출혈 판단과 처치

임신중에 출혈이 심하면 모자 모두 생명이 위험할 수 있다. 복통이 심하면 다량의 내출혈을 일으키는 경우가 있다. 수혈(輸穴)이 필요할 수가 있으므로 가까운 종합병원으로 간다. 출혈량이 적으면 다음과 같이 처치하면 효과반응이 있다.

우선 편안히 눕히고 안정을 취한다. 체온이 내려가 있으면 전기 담요 등으로 전신을 보온한다. 안색이 창백하고 맥박이 빠른 것은 쇼크의 증후이다. 이때는 쇼크에 대한 처치를 겸한다.

또한 출혈이 심하면 탈지면을 음부에 대고 T자대(字帶)로 강하게 죈다. 출혈이 적을 때는 생리용품을 이용한다. 이때에 화장실은 가급적 가지 않는 것이 좋다.

피가 덩어리로 배출되면 비닐봉지에 넣어 보관하였다가 의사에게 보이고, 환자 본인에게는 보이지 않도록 한다.

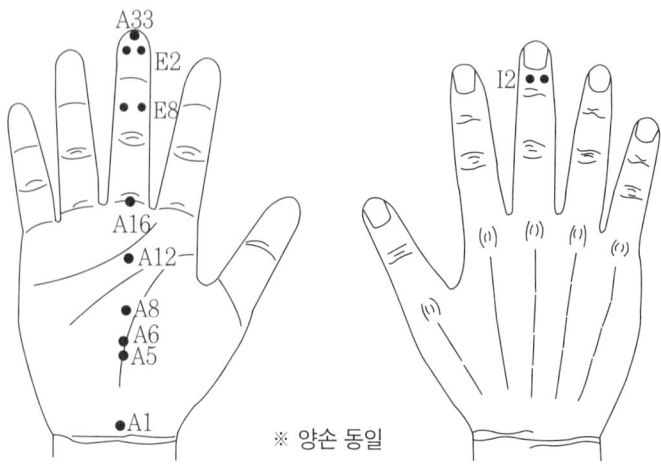

※ 양손 동일

출혈량이 적은 경우는 자궁출혈과 같은 방법으로 자극하면 효과반응이 좋다. 임산부에게는 자석(磁石)을 사용하지 않는 것이 좋다. 자기(磁氣) 쇼크가 발생될 염려가 있기 때문이다. 쇼크가 발생되면 편안히 눕히고 신선한 공기를 쐬게 하며, 심호흡을 시켜 주면서 체온을 보온시키고, 위의 치방에 기감봉을 접자하고 기다리면 원상 회복한다.

31. 허약자의 쇼크 처치와 요혈

원기가 허약한 환자에게는 함부로 침을 놓지 않도록 한다. 원기가 극도로 허약한 사람에게 자극을 하려면 쇼크의 처치 방법과 A1·3(5)·8·12·16·18·30에 날마다 서암뜸을 떠 준다. 그러면 차츰 원기를 회복하게 된다. 그런 다음에 기감봉을 접자하도록 한다. 또는 기본치방으로 자극한다.

또는 십선혈에 기감봉을 자극한다.

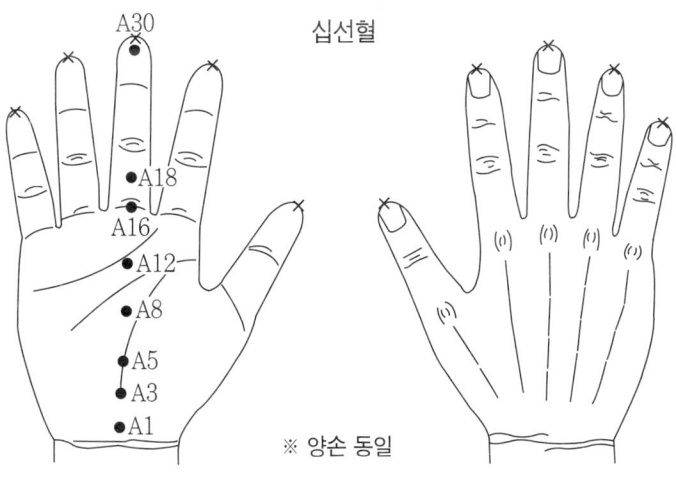

32. 감전·낙뢰 사고일 때

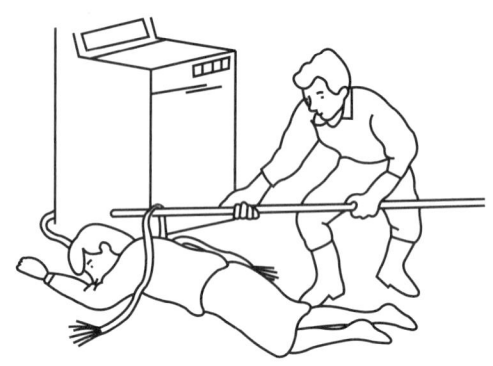

전기를 사용하다가 실수를 하면 감전(感電)이 될 때가 있다. 누전되어서 일어나는 경우도 있다. 이러한 경우에는 감전원(感電源)으로부터 환자를 떼어 놓고 처치를 한다. 가정용 전류라고 해도 감전되면 깊은 화상을 입게 되고, 심장 정지 등으로 생명이 위험한 경우도 있다. 되도록 빨리 종합병원으로 환자를 옮기거나, 기감요법으로 응급 처치를 하도록 한다. 집안에서 일어난 경우에는 먼저 전원을 끊는다. 전원의 장소가 분명하지 않을 때나 옥외일 때는 환자의 몸에 닿은 전선을 제거한다. 이때 구조하는 사람도 감전될 우려가 있으므로 맨손으로 전선을 제거해서는 안 되고, 장대나 두꺼운 고무장갑, 타월 등을 두껍게 하여 손에 감고서 전선을 제거해야 한다. 바닥이 젖어 있을 경우에는 고무장화를 신고서 처치를 한다.

갑자기 감전이 되면 환자는 흥분을 하거나 떨게 된다. 만약에 화상을 입었다면 먼저 젖은 타월로 식히고 기감봉 자극을 행한다.

감전이 심하여 의식이 없으면 호흡과 맥박의 유무를 살핀다. 호흡이 멎었으면 인공호흡법을 실시하되, 의식을 찾으면 심호흡을 계속하도록 한다. 맥박이 뛰지 않으면 인공호흡과 심장 마사지를 함께 하는 심폐소생법(心肺蘇生法)을 실시한다.

(1) 기감봉으로 간단한 처치

감전 충격으로 말미암아 의식이 없으면 인공호흡법과 아울러, 십왕혈과 A8·12·16·18·20·22·30, E2·8, I2에 기감봉 접자 후 기마크봉을 붙인다.

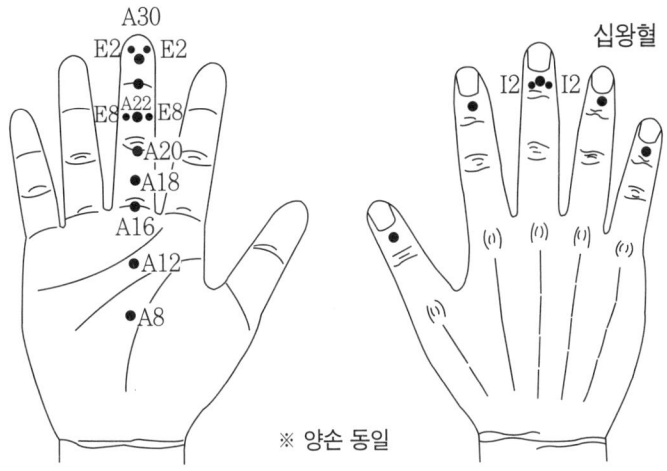

(2) 감전으로 화상을 입은 경우

화상을 입은 경우는 얼음으로 화상처를 마사지하고, 아큐빈 Ⅲ (-)도자로 계속 자극한 후에 심승방(心勝方)과 A8·12·16 상응점을 기감봉으로 접자해 주면 화상의 통증이 진정되고 계속 자극하면 상처 없이 회복될 수 있다. 그리고 상응점과 다음의 치방에 따라서 기감봉으로 자극한다.

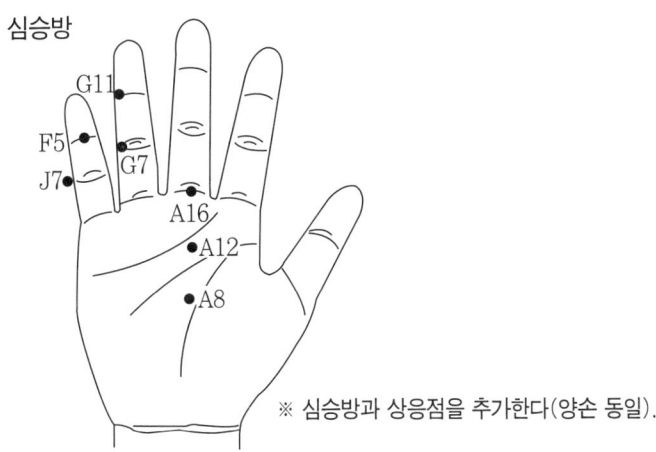

(3) 낙뢰일 때의 판단과 처치

낙뢰의 경우도 감전 사고일 때와 같은 방법으로 처치를 한다.

33. 화재·폭발 사고일 때

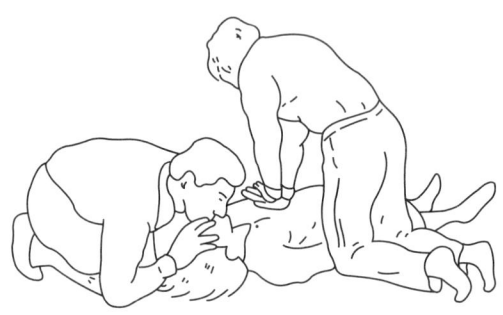

인공호흡과 심장 마사지를 병용하는 심폐 소생법

집이나 근무처에 화재가 발생했을 경우 사람에게 여러 가지 피해를 줄 수가 있다. 불났을 때의 놀람·충격·쇼크·화상·타박상·가스 중독 같은 사고가 발생한다.

이럴 때는 우선 안전한 장소에 부상자를 옮겨 옷을 느슨히 해 주고, 의식의 유무를 확인하여 의식이 없으면 호흡과 맥박의 유무를 살핀다. 호흡이 멎어 있으면 인공호흡을 행한다.

대개의 경우 상태가 극히 위중하면 종합병원으로 옮기도록 하고, 극심하지 않다면 다음과 같은 기감요법 처치를 한다.

화재나 폭발 사고로 연기에 휩싸이면 호흡기계에 여러 증세가 나타난다. 주요한 증세로는 목이 아프고 쉬며, 음식물을 삼키기 어렵고 토하며, 기침을 하는 등의 증세가 일어난다. 더욱 심하면 쇼크가 일어나기도 한다.

(1) 화재 사고로 말미암아 충격을 받아서 놀라거나, 쇼크를 받거나 졸도를 했을 경우

① 가벼운 증상

A8·12·16·18·30, E8·42, I2에 기감봉이나 기마크봉으로 자극한 후 J1을 금추봉으로 강자극한다.

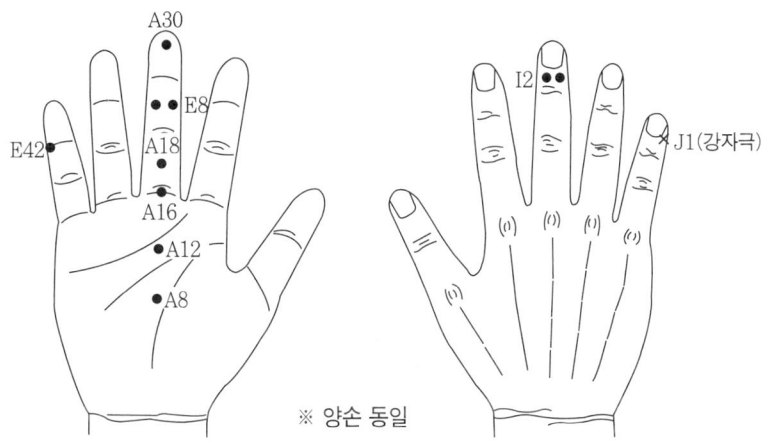

※ 양손 동일

② 조금 심한 경우

십왕혈을 금추봉으로 약간 아프게 자극하되 5~30초 이상 자극한다. 그런 다음, 위 ①의 처방에 기감봉으로 접자하거나 심정방을 자극한다.

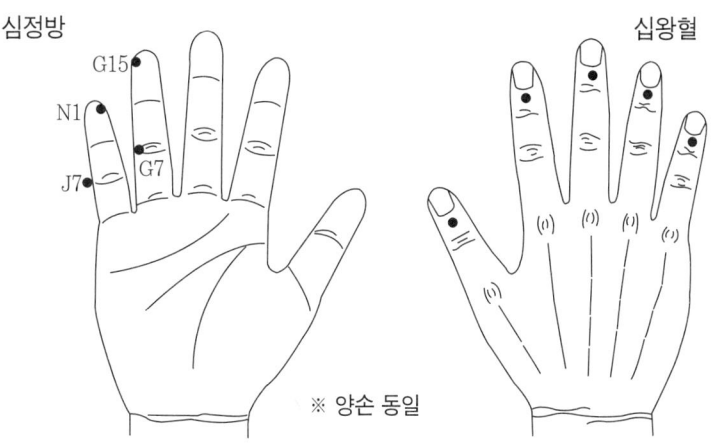

※ 양손 동일

(2) 화상을 입은 경우

화상을 극심하게 입은 경우에는 속히 병원으로 가는 것이 좋으나, 제1~2도 정도나 범위가 넓지 않을 경우에는 다음과 같이 처치한다.

우선 얼음주머니를 만들어서 환처를 식혀 주고, 아큐빔 Ⅲ (-)도자를 얇은 면으로 감싸서 화상 부위를 조사하기를 20~30분 이상 실시하고, 서암크림을 두껍게 발라 준다. 기감봉은 심승방(心勝方)과 상응점에 다자극한다. 이렇게 약 30분 정도 있으면 화상 통증이 없어지는데, 완전하지 못할 경우에는 40분 이상 기감봉으로 접자하여 준다.

이렇게 기감봉으로 접자하면 통증도 쉽게 없어질 뿐만 아니라 화상 상처도 속히 아물게 된다.

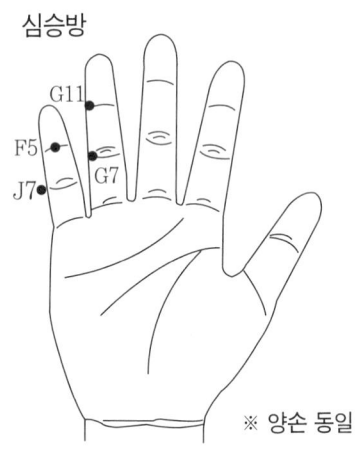

(3) 놀랐을 경우

불을 보고 놀라면 오랫동안 안정이 안 되고 고생을 하는 경우가 있다. 심장이 두근거리고 불만 보아도 가슴이 울렁거리고, 잠을 자면서도 놀라서 안정을 찾을 수 없다.

이때는 심정방(心正方)과 E8·42, A4·5·8·12·16·18·30, I2에 기감봉 접자 후 기마크봉을 붙여 준다. 또는 십왕혈을 자극한다.

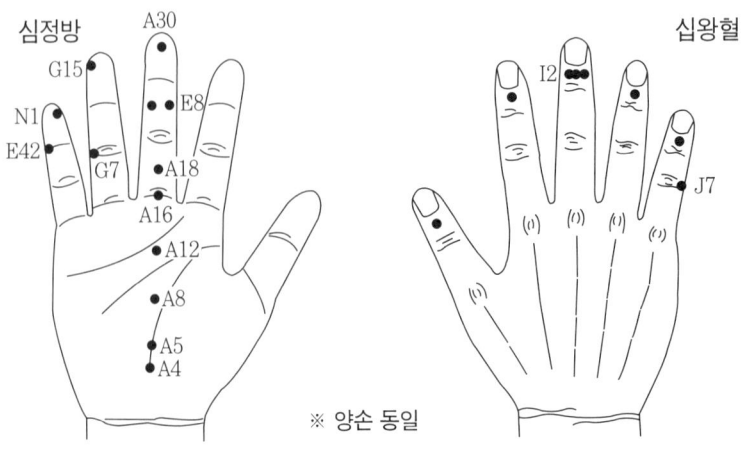

34. 토혈·각혈할 때

일상생활에서 토혈이나 각혈은 자주 있는 것이 아니기 때문에 처음에는 당황하게 된다. 이럴 때는 토할 만큼 토하게 한다.

토혈(吐血)과 각혈(咯血)의 구별은 다음과 같다.

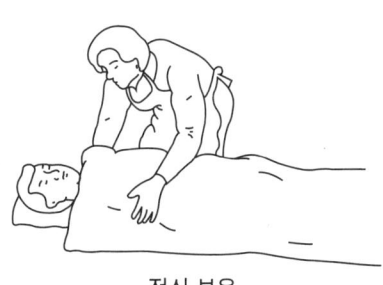

전신 보온

토혈은 위장 등 소화기에서 피 섞인 내용물이 나오는 것이다. 혈액이 암갈색의 커피 찌꺼기 모양으로 엉겨 있고, 음식물이 섞여 있으며, 토할 때 위 부분이 아프다.

각혈은 기관지·폐 등의 호흡기 부위에서 출혈된 혈액을 토하는 것으로서, 기침을 하며 거품이 섞인 선홍색 핏덩어리를 토한다. 호흡곤란이나 흉통이 있다.

(1) 토혈·각혈 때의 처치

① 우선 조용히 눕힌다. 만약 추위를 타면 전신을 따뜻하게 보온하는데, 담요나 전기 담요를 이용해도 좋다. 이럴 때 알루미늄 은박지로 손발이나 전신을 감싸면 보온 효과가 매우 크고 우수하다.

② 다음에 또 있을 토혈·각혈에 대비하여 환자가 볼 수 있는 곳에 세면기 등을 준비하고, 토힐 경우 마음껏 토하게 한다. 숨이 막힐 때에는 엎드려 눕게 하여 등을 두드리고 기침을 하면서 토하게 한다. 각혈일 때에는 앉은 자세로 구부려서 토하게 한다.

③ 다 토하고 나면 묽은 식염수로 양치질을 시킨다. 의식이 희미할 때는 젓가락에 가제를 감아서 입안을 닦는다.

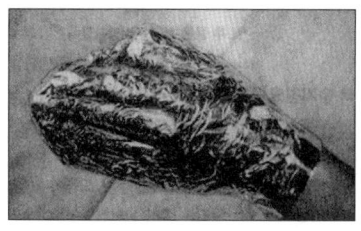
※ 알루미늄 은박지로 손을 감싸면 보온 효과가 있다.

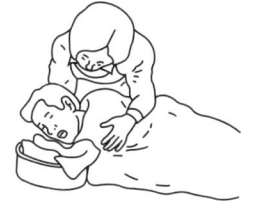
숨이 막힐 때의 구토

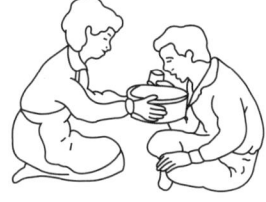
구토 후 묽은 식염수로 양치질

④ 열이 있을 때는 젖은 타월로 식히고, 본인이 원하는 복부나 가슴도 식혀 준다.

341

(2) 토혈 · 각혈 때의 기감요법

토혈과 각혈인 경우에는 비정방(脾正方)에 기감봉을 접자하는 것이 좋다. 호흡기 질환일 때에는 폐정방(肺正方)도 지혈에 도움이 된다. 그래도 지혈이 안 되면 심정방(心正方)도 지혈에 도움이 된다.

이와 같이 심정방을 자극한 다음에 상응요법을 추가하면 좋다. 토혈인 경우에는 위장 부위에서 반응점을 찾아 자극하고, 각혈인 경우에도 해당 상응점을 찾아 자극한다. 또는 서암뜸으로 해당 기모혈(氣募穴)에 뜸을 떠 준다.

토혈과 각혈이 그치지 않고 장기간 계속될 경우에는 병원 진료를 받도록 한다.

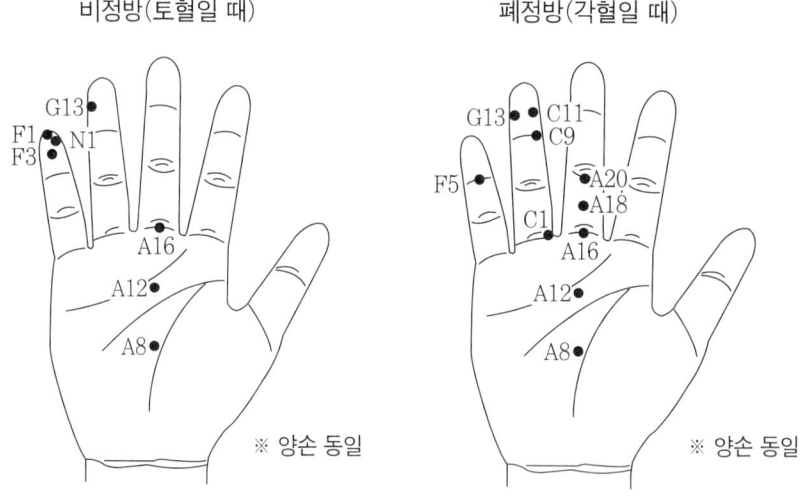

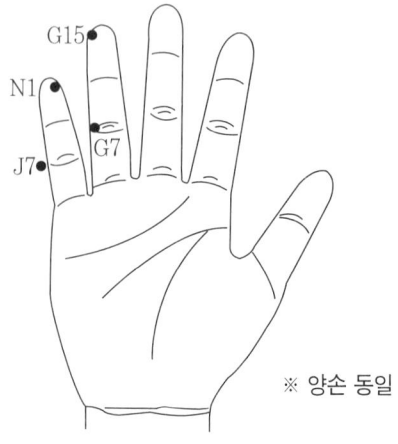

35. 독극물을 먹었을 때

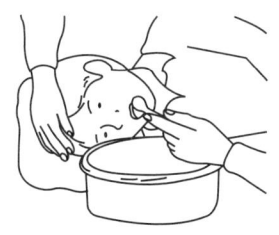
의식이 있을 때

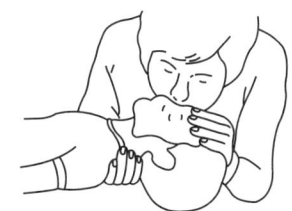
의식이 없을 때

독극물(毒劇物)을 먹었을 때에도 토할 만큼 토하게 하고, 빨리 병원으로 옮긴다. 평상시 우리 주위에는 여러 가지 독극물들이 대단히 많다. 이러한 것들은 먹어서는 안 되나 간혹 먹는 수가 있다. 비누·세제·립스틱·크림·헤어오일·로션·향수·헤어토닉·잉크·크레용·물감·성냥·담배·수은·의약품·농약 등을 먹는 경우가 그것이다. 또 표백제·휘발유·알칼리·산·분무용 살충제·가구 닦는 약·등유 등을 마셔서 입안이 헐어 있을 때가 있다.

이런 독극물을 마셨을 경우에 의식이 있다면 속히 토하게 하는 것이 제일 좋은 처치의 방법이고, 만약에 의식이 없는 경우에는 토하지 않고 보온을 시키면서 금추봉으로 처치를 하는 데까지 한다. 그리고 속히 병원으로 가는 것이 좋다.

건강하던 사람이 갑자기 괴로워하고, 옆에 약물이 들어 있던 병이 있거나 약물이 든 컵 등이 있으면, 일단 독극물을 마셨다고 여기고 응급 처치를 해야 한다.

독극물의 종류에 따라서 차이는 있으나 약물중독에서는 되풀이되는 격렬한 복통, 메스꺼움과 구토·설사, 입과 목이 타는 듯한 느낌, 귀울림·현기증·두통 등이 있으며, 이상한 흥분이나 환각·발열·발한·탈수·의식불명·혼수·과호흡, 또는 호흡수가 감소되기도 한다. 또한 소변의 적색·녹색·흑색·백색 등의 변색, 동공의 축소나 확대, 전신의 경련, 내쉬는 숨에서 이상한 냄새를 맡을 수가 있다.

만약에 독극물을 핥은 정도라면 양치질만 해도 좋은데, 마셨을 때는 비록 건강해 보일지라도 병원에 가는 것이 좋다.

(1) 의식이 있을 때의 처치

되도록 빨리 토하게 한다. 스푼이나 손가락을 입안에 넣어 혀가 붙어 있는 곳이나 목젖을 자극하면 구토증이 생긴다. 물이나 우유를 마시게 하면 잘 토한다.

※ 주의: 강한 산·알칼리, 분무용 살충제, 액체 성분의 가구 닦는 약, 휘발유·등유를 마셔 입안이 헐어 있을 때에는 토하게 해서는 안 된다. 또 다시 목구멍을 통과할 때 염증을 일으키거나 발생한 유독가스가 폐로 들어가면 위험하기 때문이다.

(2) 의식이 없을 때의 처치

인체는 병에 대한 방어작용이 있어서 인체에 해로운 것을 제거하려는 작용을 한다. 지나친 경우를 제외하고는 웬만한 것은 인체가 처치를 행한다. 기감봉으로는 반드시 토하게 하는 작용은 없으나, 인체 기능을 조절시키면 스스로 독성물질을 토하거나 배설한다. 원기와 저항력을 증강시켜 병기(病氣)나 독소(毒素)를 제거하거나 해독하는 작용을 촉진시켜 준다.

이때는 기감봉으로 A8·12·16에 다자극 후 좌우수에 대장승방(大腸勝方)을 자극한다. 잠시 후에 기운이 돌면서 먹은 독극물을 모두 토하게 되면 조금 기다렸다가 기감봉을 제거해 준다.

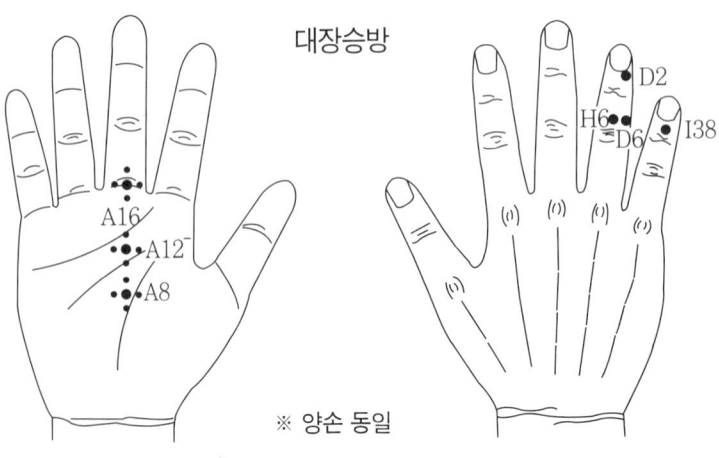

※ 양손 동일

농약중독도 이 치방으로 계속 자극하면 해독이 되기도 한다. 예를 들어서 시골에서 농약을 주다가 중독이 되면 졸도하고, 경련·호흡곤란·두통, 속이 메스꺼리는 증상이 나타난다. 이때 위의 치방으로 자극하면 잠시 후에는 진정·안정이 된다.

약물중독에는 대장승방(大腸勝方)과 위승방(胃勝方) 중 선택해서 사용하는데, 대장승방의 효과반응이 제일 좋은 것으로 임상에서 밝혀지고 있다.

이와 같이 처치를 한 다음에도 완전하게 안정이 안 되면 담요로 온몸을 감싸서 보온을 시킨 다음에 속히 병원으로 가서 치료를 받는다.

36. 벌레에 쏘였을 때

산과 들, 바다 등, 야외를 다니다 보면 벌레에 쏘이는 경우가 대단히 많다. 벌레에 쏘인 것을 빨리 처치하지 않으면 오래도록 고생을 하게 된다. 그러나 기감봉을 잘 이용하면 의외의 좋은 효과반응을 보게 된다. 1988년 초에 오스트리아에 가 있는 박무원 박사가 귀국을 하여 그곳에서의 수지침 자극에 대한 이야기를 몇 마디 나누었다. 박무원 씨는 박사과정을 이수하는 중이라고 하였다. 한국의 독특한 고려수지침요법을 배운 후 그곳에서 의사들을 가르치고 있었다. 알프스산에는 빈대만한 벌레가 있는데, 사람들은 그 벌레에 피부를 스치기만 하여도 그 자리에서 죽게 되고, 가장 강력한 해독제를 먹어도 24시간을 넘기지 못하고 죽는다는 것이다.

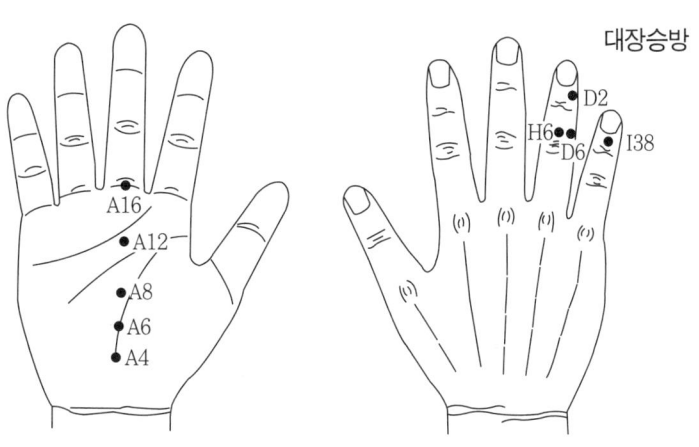

※ 상응부를 추가한다(양손 동일).

한 번은 알프스산 근방에 놀러갔다가 이러한 환자를 만나게 되었는데, 이왕에 죽을 환자이니 수지침으로 처치를 해 보자는 생각에, 수지침으로 좌우 대장승방과 A4·6·8·12·16을 자극하고 약 30~40분간 있다가 빼고 돌아왔는데, 이상하게도 한 달이나 지난 후에 가서 죽더라는 것이다. 이것은 아주 특이한 일로서 수지침으로도 어느 정도 해독의 가능성이 있지 않겠느냐는 것이다. 그래서 더욱 수지침에 대하여 많은 관심들을 갖고 있다고 한다. 이런 정도라면 수지침의 해독작용이 얼마나 강력한가를 짐작할 수가 있다(수지침보다 자극이 우수한 기감봉을 이용해도 좋다).

벌레에 쏘여 응급 처치를 하여 가려움증·통증·부종 등이 누그러지면 걱정할 필요가 없다.

(1) 벌·지네·개미에 쏘였을 때

쏘인 바늘이 있으면 족집게로 살그머니 빼내고, 벌레에 쏘였을 경우에는 바르는 약인 항히스타민제, 부신피질호르몬 연고를 발라 준다.

통증 부위에 부기가 심해지면 차갑게 적신 타월이나 얼음주머니로 식히며, 심한 운동을 피하고 안정한다. 좌우 대장승방(大腸勝方)을 자극하고 상응점에 기감봉을 접자하거나 기마크봉을 붙인다.

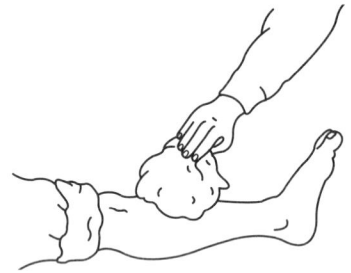

(2) 독나방이나 모충에 닿았을 때

흐르는 물에 깨끗이 잘 씻어 낸다. 독나방이나 모충(毛蟲)에 찔리면 가는 독모(毒毛)가 피부에 박혀 접촉성 피부염과 같은 피부 장애가 생기므로 독모를 씻어 내는 일이 중요하다. 이때 세게 문지르면 독모를 피부 속으로 밀어 넣게 되므로 가볍게 씻어야 한다. 씻은 다음에는 항히스타민제나 부신피질호르몬 연고를 바르고 차가운 타월 등으로 식힌다.

위와 같은 처치를 해도 좋으나 그런 다음에는 기감봉을 접자하면 효과반응이 빠르다. 위 (1)에서와 같이 양손에 모두 대장승방(大腸勝方), A1·3(4)·5·8·12·16·30, N17·18을 자극하고 30분 정도 있는다. 그러면 1~2시간 내에 빨간 반점들이 줄어든다.

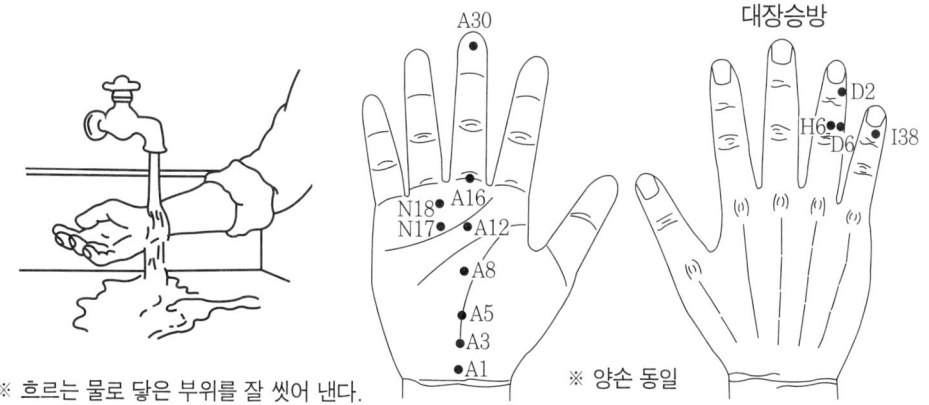

※ 흐르는 물로 닿은 부위를 잘 씻어 낸다.　　　　　　　　※ 양손 동일

특히 벌에 쏘여 인사불성이 될 정도로 심한 경우에도 속히 회복되는 사례가 많았다.

37. 뱀에 물렸을 경우

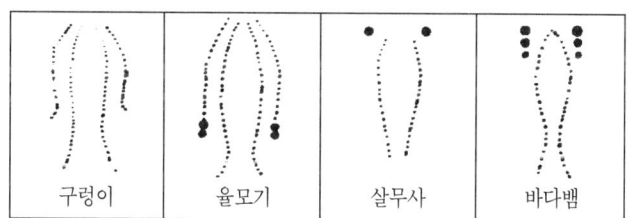

▲ 뱀의 치형(齒形)— 동그라미(●) 부분에서 독액이 분비된다.

산이나 들을 다니다 보면 뱀에 물리는 경우가 많다. 다니다가 뱀을 건드려서 뱀이 달려들면 무조건 앞으로만 도망가지 말고 360도 회전하여 도망을 가면 쫓아오지 않는다. 또한 산행을 할 때는 방울을 달아 소리가 나게 하거나, 백반 가루를 발에 뿌리고 다니면 뱀이 접근을 하지 않는다.

뱀에 물렸다면 우선 상처를 속히 처치하고 병원 치료를 받도록 한다. 기감봉과 수지침의 처치를 함께 병용하도록 한다.

다음과 같은 상황일 때는 독사에게 물렸을 가능성이 매우 크다. 독사는 머리 모양이 삼각형이기 때문에 그 물린 데를 보면 몇 mm 간격으로 자상(刺傷)과 같은 어금니 자국이 있다. 물린 부위의 부종과 통증이 심해지고, 몸의 중심부로 부기가 퍼진다. 그리고 구역질·구토·복통·설사·탈력증·두통 등이 나타난다 (쇼크의 증후).

율모기의 어금니에 깊이 물리면 물린 정도에 따라서는 출혈이 멎지 않는 경우도 있다. 깊이 물리면 곧 병원으로 간다. 물린 곳에서 될수록 가장 가까운 부위를 정맥(靜脈)이 압박될 정도로 묶는다(구혈대 이용). 손가락일 경우에는 밑부분을 손으로 꼭 쥐는 정도로 한다.

뱀에 물렸으면 되도록 속히 물린 상처를 건부항기로 혈액과 함께 독소(毒素)를 속히 뽑아낸다(입으로 빨아내는 것보다는 사혈침으로 물린 곳 중심으로 5~10곳을 찌르고 꼭 누르면 독소가 많이 빠져 나온다).

대장승방이 해독 치방으로 효과반응이 크다. 기본방(基本方)에 대장승방(大腸勝方) 또는 간승방(肝勝方)을 추가한다.

이렇게 며칠 자극해 주면 낫는다. 이때 독소가 심장에 침입하지 못하도록 묶어 주었던 끈이 몹시 답답하여 풀어 달라고 하면, 약간 위를 먼저 묶은 다음에 끈을 풀어 주어야 한다. 처음부터 무조건 모두 풀어 주어서는 안 된다.

일반 침술에서 반대치료·반사요법이라고 하여 무조건 반대쪽에 침을 놓는 경향이 있는데, 뱀에 물렸을 경우에는 직접 해당 부위에서 피를 빼야 한다. 반대쪽에서 피를 뺀다면 해독이 되지 않기 때문에 생명이 위험할 수도 있다.

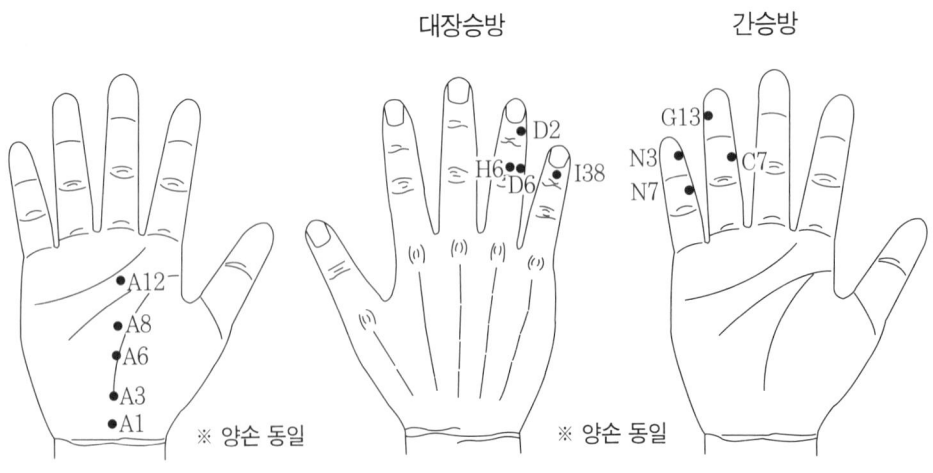

38. 동물에 물렸을 경우

우선 동물에 물렸으면 안정을 시킨다. 집이나 병원으로 옮길 경우에도 차에 태워서 이동하는 것이 좋다. 일단 병원으로 가야 하나, 수지침으로 처치할 경우에는 뱀에 물렸을 때처럼 물린 자국에서 사혈침으로 피를 뺀 다음에, 차가운 물에 적신 타월 등으로 물린 부위를 식히면 통증이 차차 가벼워진다. 그런 다음에 대장승방(大腸勝方)과 물린 자국에 대한 상응부위에서 상응점을 찾아서 상응요법을 이용한다. 물론 기본방과 간승방(肝勝方)을 자극하면 더욱 효과반응이 좋다.

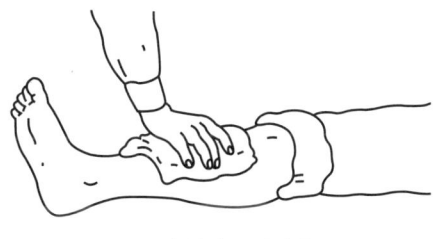

※ 물린 부위를 식힌다.

간승방   대장승방

※ 양손 동일

(1) 개에 물렸을 때의 판단과 처치

개에 물리면 화농이 되거나 광견병에 걸릴 수 있어 예방과 처치는 철저히 하여야 한다. 때로는 화농되거나 중증에 빠지는 경우가 있으므로 대수롭지 않게 간단히 보지 말고 철저히 치료를 하여야 한다.

사혈침으로 개에 물린 자국에서 피를 뺀 다음에 청결한 타월 등으로 상처를 감아 압박·지혈을 한다. 상처가 심한 경우에는 속히 병원 치료를 받게 하는 것이 좋다. 상처가 작을 때는 흐르는 수돗물에 상처를 씻고 과산화수소로 닦은 후 가제를 대고 치료를 한다.

이와 같은 경우에는 역시 대장승방(大腸勝方)이나 간승방(肝勝方), 상응요법을 이용하면 진통과 소염의 효과반응이 매우 우수하다.

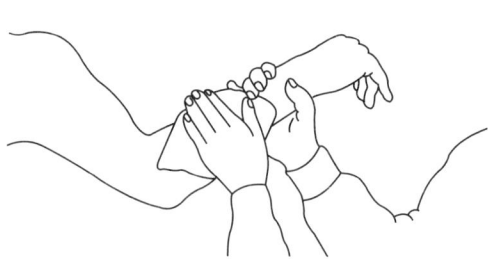

청결한 타월 등으로 압박지혈

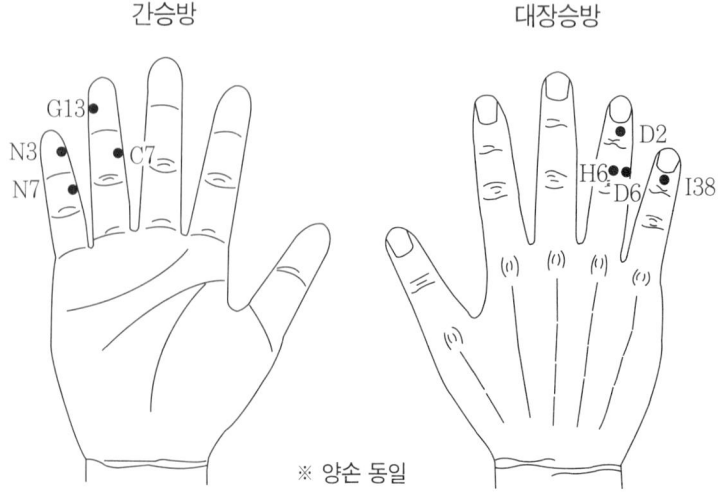

※ 양손 동일

39. 동상의 치료 방법

겨울철 극심한 엄동설한에는 동상(凍傷)에 걸리기가 쉽다. 여름철에 얼음을 취급하는 사람의 경우에도 동상에 걸릴 수가 있다. 동상에 걸리면 잘 치료되지 않고 오래도록 고생을 한다. 한 번 동상에 걸리면 여름철에는 조금 덜하지만, 다시 날씨가 차가워지면 가렵고 욱신거리면서 화끈거리고 빨갛게 부으며, 처음에는 뜨겁다가 악화되면 얼음처럼 차가워진다.

동상은 귀·손·발가락 부위에서 잘 일어나는데, 다음과 같이 분류된다.

(1) 표재성 동상(피부 얕은 부위에서 동상이 발견된 경우)

① 제1도 동상

피부가 충혈되고 부종이 생겨 감각이 없어진다. 피부의 빛깔은 적색이나 적자색이다.

② 제2도 동상

큰 물집이 생기고 극심한 통증이 있다. 물집 속에 피가 섞여 있고 터져서 갈라지기도 한다.

(2) 심재성 동상(피부 깊은 곳에 동상이 발견된 경우)

① 제3도 동상

피부 및 조직까지 괴사(壞死)를 일으키고 궤양이 생긴다. 궤양이 뼈까지 미치는 경우도 있다.

② 제4도 동상

괴사를 일으킨 조직이 헐어서 탈락된다. 이와 같은 동상은 한랭한 곳에 노출되어 해당 부분의 혈관이 수축되고, 혈류가 감소되며, 말초 조직이 동결된 것이다.

피부가 적색 또는 적자색이 되는데, 1도나 물집이 생기는 2도는 반흔(斑痕)을 남기지 않고 낫는다. 궤양이 생기는 3도 이상이 되면 괴사를 일으킨 부분을 절단해야 하는 경우도 있다. 전신(全身) 동상은 생명이 위험하다. 따라서 속히 종합병원으로 가야 한다.

(3) 말초부위의 동상 처치

손·발끝이나 코끝 부위에 동상이 걸리면 따뜻한 장소로 옮겨 옷을 느슨하게 해 주고 담요 등으로 싸서 전신을 보온한다. 또는 동상을 일으킨 부위를 따뜻하게 보온한다. 알루미늄 은박지로 감싸는 것은 좋은 방법이다. 그리고 40도쯤 되는 물에 담가 보온한다. 이때 뜨거운 물에 담그거나 불에 쬐어 보온하면 안 된다.

따뜻한 음료수나 소량의 알코올을 마시게 하면 통증이 부드러워진다. 이때 담배는 절대 금한다. 담배를 피우면 동상이 더욱 심해진다. 동상 부위가 따뜻해지면 과산화수소 등으로 소독을 하고 천으로 감싼다.

이와 같이 처치해도 쉽게 낫지 않고 심한 2도 동상일 때는 반드시 다음과 같은 자극을 해야 한다.

우선 기감봉으로 A1·3(5)·8·12·16을 접자하여 주고, 이어서 E8, I2를 자극한 다음에 사혈침을 가지고 동상에 걸린 부분을 찔러서 모두 피를 뺀다. 일주일 간격으로 2~3회 자극하면 효과반응이 매우 좋다. 그리고 심정방을 자극하면 더욱 효과반응이 있어서 재발되지 않는다. 여러 가지의 방법이 있으나 잘 해소되지 않는 것이 동상이다. 상응점에 기감봉으로 접자한다.

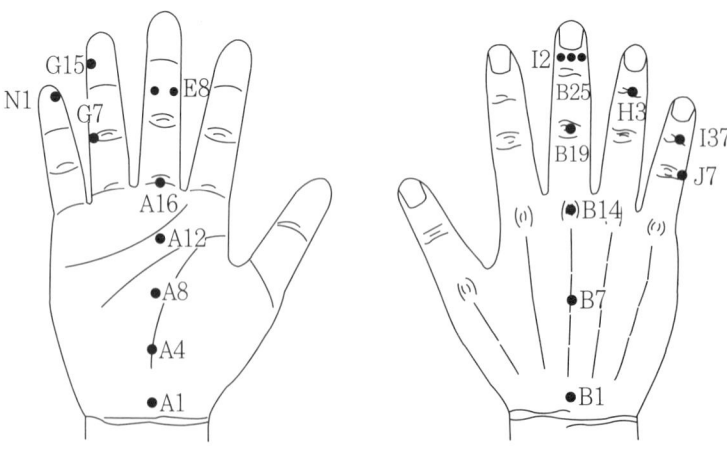

※ A1·4·8·12·16과 동상부위 사혈(양손 동일)

※ 동상에 걸렸을 경우에는 B1·7·14·19·25, H3, I37에 서암뜸을 3~5장씩 매일 뜬다. 반드시 혈점지 2~3개를 올려놓고 뜬다.

(4) 전신 동상의 처치

전신 동상(全身凍傷)에 걸렸을 경우에는 뺨을 때리거나 하여 잠들지 않게 따뜻한 곳으로 옮겨서 전신의 근육을 마사지하면서 천천히 보온한다.

만약에 호흡이 멎어 있으면 인공호흡법을 하거나 심폐소생법(心肺蘇生法)을 실시한다. A1 · 3(5) · 6 · 8 · 12 · 16 · 18 · 20 · 22 · 28에 서암뜸을 5~10장씩 떠 준다. 체온을 상승시켜야 증상이 없어진다.

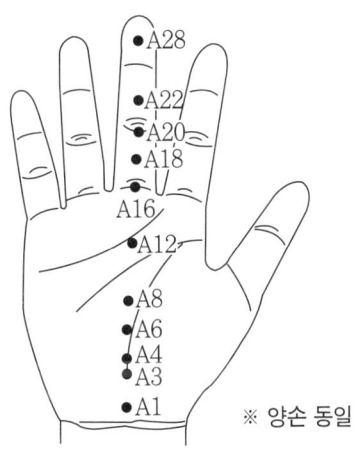

※ 양손 동일

40. 급성 알코올중독일 때

술은 약간씩 적당히 마시면 건강에 매우 좋다. 그러나 어울려 마시다 보면 반드시 과음하게 되고, 술에 몹시 취해 중독 상태에 빠지게 된다. 이때에 속히 처치를 하지 않으면 중태에 빠질 염려가 있다. 술을 먹고서 취하는 정도에는 개인차가 있는데, 호흡이 약하고 불규칙하며 체온이 저하되어 혼수상태에 빠졌을 때에는 그냥 방치하지 말고 안정과 보온을 한다.

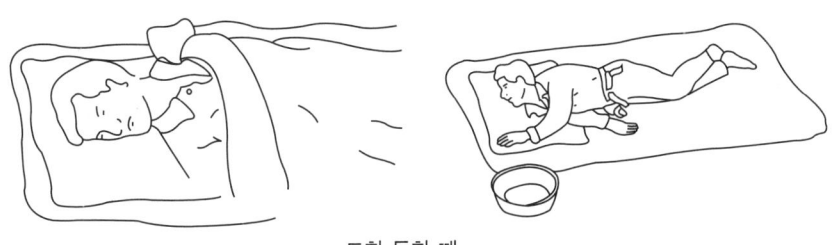

토할 듯할 때

구역질과 구토 등을 하면서 몹시 괴로워할 때에는 옆으로 뉘워서 안정시키는 것이 최선이다. 손발이 차가울 때는 담요나 상의 등을 덮어 주어 전신을 보호해야 한다.

그리고 호흡이 편하도록 몸을 죄고 있는 옷을 느슨히 해 주고, 토할 듯하면 얼굴을 옆으로 돌리고 세면기 같은 그릇을 미리 준비한다. 취기(醉氣)는 그날의 컨디션에 따라 다르다. 대개는 알코올의 혈중농도에 비례하며, 혈중농도가 0.2%를 넘으면 취한 상태가 된다. 술에 취했을 때는 기감봉 접자 후에 서암뜸을 떠 준다.

술을 많이 먹으면 먹을수록 손발과 머리에는 혈액이 많이 몰리나, 복부는 차가워지는 것을 느낄 수 있다. 복부가 냉하기 때문에 구토·설사·구역질·복만증(腹滿症)이 일어난다. 이때는 여러 가지 처치법을 써 봐도 신통한 효과를 볼 수 없다. 기감봉과 기마크봉으로 대장승방과 폐정방과 A1·3·6·8·12·16·18, E22·24, N17·18을 자극하면 숙취가 속히 해소된다. 그리고 A1·3·6·8·12·16, E22, N18, C9, F5에 서암뜸 떠 주면 더욱 빠르다. 그러면 속이 편해지면서 어지럼증·구토 증상과 설사 증상이 없어지는 것을 느낄 수 있다. 그런 다음 한숨 푹 자면 술취한 것이 완전히 없어진다.

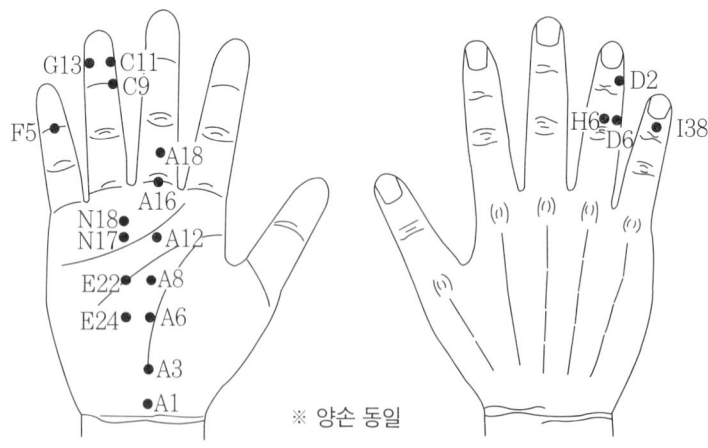

술에 약한 사람은 술을 마시기 전에 위의 치방에 서암뜸을 2~3장씩 뜨고서 술을 마시면 술에 취한다고 할지라도 고생을 덜하게 된다.

그리고 만성적으로 알코올중독에 걸린 사람이라 할지라도 위의 치방을 따라 매일 하루에 한 번씩 서암뜸을 떠 주면 알코올중독을 완전히 해소할 수가 있고, 또한 계속 서암뜸을 떠 주면 술을 완전히 끊을 수가 있다.

※ 참고 ─ 고려수지침(高麗手指鍼)을 모방한 수족침(手足針)

  1975년에 고려수지침이 연구되고 발표되어 많은 호응을 얻게 되자, 1989년에 모(某) 인사가 수족침(手足針)을 연구하였다고 여기에 필자의 실험 결과를 소개하였다〈자세한 내용은 본 학회의 홈페이지(seokeum.com)를 참고한다〉.

  수족침은 엄지를 머리로 하는 이론으로(수지침은 중지를 머리로 하는 이론임) 중지를 머리로 하는 고려수지침과 혼란을 일으킬 것을 우려하여 수족침의 문제점을 소개한다.

  (1) 수족침의 개발자는 현재 박○우라는 이름을 쓰고 있으나, 원래 이름은 박○완의 다른 이름이다.

  (2) 박 씨는 1985년부터 고려수지침을 배웠고, 1986년에는 필자가 운영했던 향군한약학원도 수료했다.

  (3) 1989년경 박 씨가 '수족침'이라는 책을 썼다면서 필자 유태우에게 전달했다. 필자는 제자가 쓴 책이므로 그냥 받아 놓고 있었다.

  (4) 박 씨의 수족침 내용을 본 즉, 고려수지침의 모든 내용을 비슷하게 변경하고 이름도 비슷하게 붙였다.

    ① 유태우 → 박○우
    ② 수지침 → 수족침
    ③ 수지침에서 중지를 머리 상응부로 정한 것을, 수족침에서는 엄지를 머리 상응부로 변경
    ④ 기맥 → 별맥(기맥에 별맥을 설정하고 방향과 장부 좌우를 변경)
    ⑤ 기혈 → 별혈
    ⑥ 수지침바늘 → 수족침에서 그대로 이용
    ⑦ 압진기 → 변형해서 사용
    ⑧ 진단법 ─ 수지침의 염파요법에서 진동자 진단법 → 수족침에서 이용
    ⑨ 수지침의 운기체형 이론 → 十간체질
    ⑩ 서암봉 → 별봉 등으로 사용
    ⑪ 수지침관 → 수지침관의 원리 그대로 이용

수족침은 발바닥에도 별맥을 그려 놓고, 수지침의 원리나 명칭, 방법, 기구들을 거의 비슷하게 변경 또는 이론을 세워서 이용하고 있다.

  (5) 1989년경 특별한 계기가 되어서 수족침에 대한 음양맥진법을 중심으로 실험을 실시한 결과 수족침의 이론과 체계상에 큰 문제가 있음을 알게 되었다. 이 실험 내용은 본 학회의 월간지에서 약 7회에 걸쳐 연재한 예가 있고, 비교 실험의 내용을 책자에도 실었다(이때는 소형 자석의 N·S극 실험을 많이 했었다).

  최근 수지침바늘로 실험해도 반응은 마찬가지였다.

(6) 수족침의 이론 중에서 가장 문제는 엄지 – 머리를 어떤 방법으로든지 입증할 수가 없다. 수지침에서의 중지 – 머리 이론은 실험에서 입증이 된다. 대뇌로 상행하는 대혈관은 총경동맥 2개와 추골동맥 2개가 있다. 여기에 상응되는 위치가 수지침에서는 E8과 I2이다. 이들 위치에 수지침이나 서암봉, 기마크봉, 자석의 자극을 주면 대뇌혈류를 조절할 수 있다. 특히 총경동맥이 굵고 추골동맥이 가늘 때 E8에 N극, I2에 S극을 접촉시키면 (소형 자석, 100가우스 이상) 혈류량이 조절되나, 반대로 붙이면 역행 현상이 나타난다.

이 실험은 부산대학교 의학전문대학원의 박규현 교수가 수많은 TCD 실험을 통해 fMRI로 확인하였다.

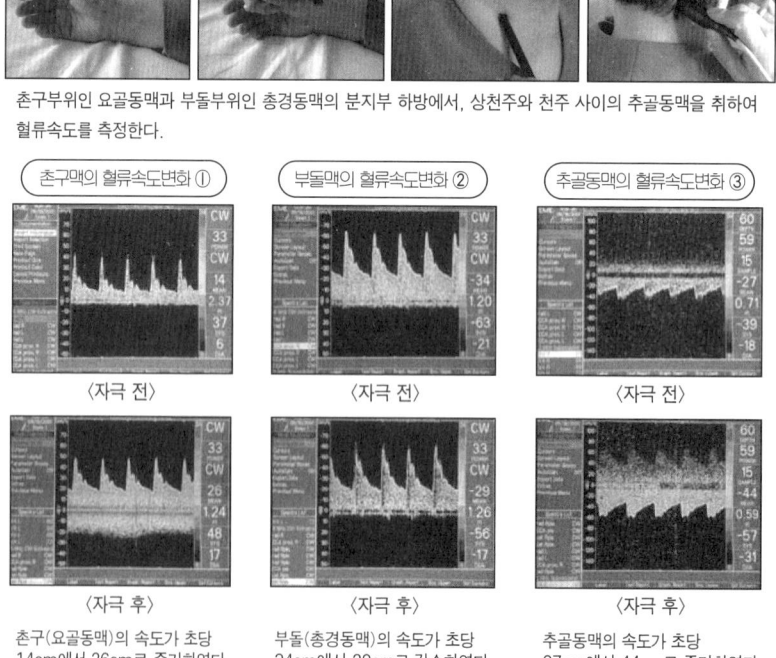

〈박규현 박사의 서금요법 이론의 과학적 입증〉

부산대학교 의학전문대학원 박규현 박사는 제15회 한일고려수지침학술대회에서 발표한 '서금요법(고려수지요법) 기구사용 전후의 대뇌혈류변화'라는 논문을 통해 서금요법의 핵심이론인 상응요법과 음양맥진이론의 타당성, 서금요법 기구의 효과성을 각각 과학적으로 입증했다.

촌구부위인 요골동맥과 부돌부위인 총경동맥의 분지부 하방에서, 상천주와 천주 사이의 추골동맥을 취하여 혈류속도를 측정한다.

촌구(요골맥)의 속도가 초당 14cm에서 26cm로 증가하였다.
부돌(총경동맥)의 속도가 초당 34cm에서 29cm로 감소하였다.
추골동맥의 속도가 초당 27cm에서 44cm로 증가하였다.

※ ①·③은 서암침봉의 자극으로 요골동맥(촌구부위)과 추골동맥의 혈류속도는 증가하고, ②의 총경동맥(부돌부위)의 혈류속도는 감소하였다. 이 실험은 세계 최초의 실험이다. 그리고 지금까지 대뇌혈류학의 새로운 이론이며 효과반응이다.

그러나 엄지 - 머리의 경우에 총경동맥 상응위치, 추골동맥 상응위치에 수지침이나 자석, 기마크봉을 자극하면 대뇌혈류량에 변화가 없거나 오히려 악화된다(수많은 실험을 실시하였다).

엄지가 머리에 상응한다는 근거나 입증할 만한 것이 현재로서는 없고, 오히려 음양맥상을 악화시키고 있다.

(7) 손에 있는 수족침의 14별맥들을 하나하나 실험한 결과 음양맥상을 조절하는 반응은 나타나지 않았으며, 수지침의 기맥과 중복되는 위치에서는 약간의 변화는 있었다.

(8) 수지침의 중지 - 머리 이론과, 수족침의 엄지 - 머리 이론을 비교해 보면 엄지 - 머리 이론의 자극은 음양맥상 조절이 안되고, 장시간 자입 시 음양맥상을 악화시켰다.

(9) 고려수지침에서 좌측에 전신 배당과 좌우의 구분이 있고, 우측에도 전신 배당과 좌우의 구분이 있는데, 수족침의 좌우 이론은 수지침과 정반대이다. 정반대 이론으로 수지침바늘로 자극하면 음양맥상 조절이 안 되거나, 더욱 악화되므로 수족침의 좌우 이론은 문제가 있고 위험하다.

(10) 수족침의 모든 방법과 기구들은 나름대로 연구를 하고 있으나, 수족침의 맥법들은 그 원리가 없어서 진단 목표가 분명하지 못하다.

그러나 음양맥진 이론은 대뇌혈류량의 조절이라는 확실한 원리와 분별 방법이 있다.

(11) 수족침에서 수지침바늘로 수족침 이론에 따라서 시술하면 음양맥상을 악화시키므로 주의를 요한다.

고려수지침에서 오지(五指)에 장부를 배당시킨 이론을 수족침에서 그대로 전용(轉用)하고 있다.

(12) 고려수지침의 기맥 자극, 보제(보사), 효과반응 - 음양맥상에서 입증
　　　　수족침에서의 별맥 자극, 보사 반응 - 음양맥상 악화

고려수지침에서 정한 14기맥의 위치를 수족침에서는 변형하여 별맥을 정했다. 단순자극이라도 수족침 별맥의 반대측 자극은 효과가 없고 악화되며(음양맥상 실험), 수지침의 기맥에 별맥을 그어 놓았으나 좌우와 유주(流注)가 틀리므로 수족침 별맥의 보사 반응이 분명하지 않고 음양맥상을 악화시킨다.

(13) 각 장부의 음양 반대 이론은 수지침의 고유 이론이다.

지금까지의 모든 동양의학에서 장부 음양은 동일시하고 있으나, 고려수지침에서 처음으로 장부 음양의 작용이 반대임을 확인하게 되었다(동양고전 - 폐·대장, 함께 허 또는 승, 고려수지침 - 폐허·대장승, 대장허·폐승 - 반대작용 확인).

수족침에서는 이 이론을 그대로 전재하고, 이 음양장부의 반대이론을 입증할만한 이론이 없다.

(14) 각 장부간의 허승 이론도 고려수지침의 고유 이론이다.

수지침에서 상합전병(相合傳病)의 법칙에 따라서 결정된 것이 각 장부간의 허승 관계 판단이다. 각 장부간의 허승 관계의 근본이치에 대한 해설 없이 수족침에서는 이 방법을 그대로 전재하여 이론을 전개시키고 있다.

(15) 금속의 유색·무색 압봉 시술법과 전자빔도 고려수지침에서 개발한 전자시술법이다.

(16) 결론

고려수지침을 모방·변경시켜서 수족침을 만든 것까지는 좋으나, 여러 가지 수족침의 근본 원리, 이치, 실험 방법, 진단법, 확인 방법 없이 이론과 방법을 전개시킨 것은 음양맥상 확인이 안 되며, 음양맥진법으로도 수족침의 모든 이론들은 입증이 안 되고 오히려 위험하다. 수족침의 이론을 실험하는 진단법이 전혀 없고, 음양맥진법으로 수족침 이론들을 실험해 보면 효과가 없거나, 음양맥상을 악화(난치성 제외)시키고 있어서 대단히 위험한 방법이다. 효과가 있었다면 위약(僞藥)효과나 손 전체를 시술할 때 수지침 이론과 일치할 때의 약간 효과가 있는 정도이다. 수족침으로 질병을 치료한다는 것은 매우 위험할 수 있으므로 특별한 주의가 필요하다.

수족침을 사용하는 모든 사람들은 신중해야 한다. 올바른 학문인 고려수지침을 이용하기 바란다.

※「메디팜 뉴스」, 2012년 9월 20일자에 게재된 내용임.

"모든 한의학 치료법, 전혀 효과 없다"
과의연 백서 "침·뜸, 한약 등 효과 없고 부작용만"…한의계 반발 예상

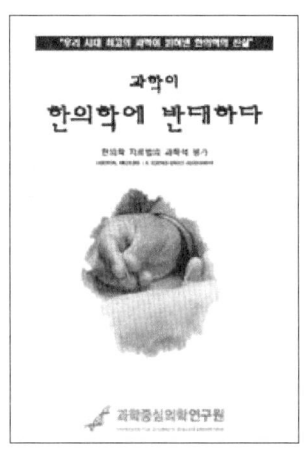 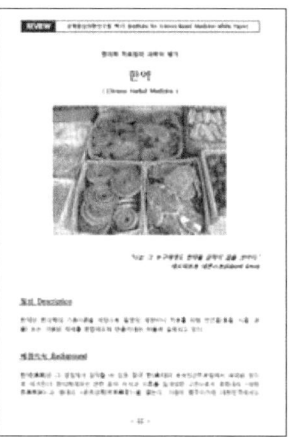

▲ 한의학의 모든 치료효과를 부정하는 백서가 발간돼 한의계의 강한 반발이 예상된다(『과학이 한의학에 반대한다』).

한의학의 대표적 치료술인 침·뜸과 한약 등 모든 치료법들이 과학적으로는 전혀 효과 없다는 내용을 담은 백서가 출간돼 논란이 예상된다.

황의원 과학중심의학연구원(이하 과의연) 원장은 최근 공개한 백서 '과학이 한의학에 반대하다: 한의학 치료법의 과학적 평가'를 통해 "5대 한의학 치료법인 침술, 뜸술, 부항, 한방물리요법, 한약 등이 모두 아무런 치료효과가 없으며 오히려 부작용만 초래할 뿐"이라고 주장했다.

과의연 백서는 근거중심의학(Evidence-Based Medicine) 최고 권위 연구방법론인 체계적 문헌 고찰(systematic review) 연구논문들과 대체의학 연구 최고 권위자인 영국의 에드짜르트 에른스트(Edzard Ernst) 박사의 주장 등을 인용해 이 같은 결론을 내렸다고 설명했다.

▲'침술'은 사실상 의학적 이득이 전혀 없으며, 내재된 사상적 개념부터가 무의미하다 ▲'뜸술'은 하나의 치료법으로서 심각한 불확실성을 내포하고 있다 ▲'부항'이 특정 질환에 효능 있다는 근거는 없다 ▲척추 교정과 관련해(한방 물리요법 같은) 대체의학적 물리요법은 절대 권할 만한 치료법이 아니다 ▲'한약'은 그 누구에게도 추천하기 어려운 위험한 치료법이다 등이 백서에 등장하는 에드짜르트 에른스트 박사의 각 한의학 치료법에 대한 평가다.

이번 백서에서 특히 충격적인 부분은 바로 침술의 효능을 실험한 부록 도표. 이는 근거중심의학 최전선 기지로 평가받는 코크란연합(Cochrane Collabotation)의 체계적 문헌 고찰 연구논문 결론들을 요약해 놓은 것으로, 거의 모든 질환의 개선에 있어 침술은 아무런 효과가 없다는 결론을 담고 있다.

황 원장은 "관련 최고 권위 연구논문들을 참고 문헌으로 인용했다"면서 "이 백서가 인용한 연구논문들을 제대로 살펴보고도 여전히 한의학 치료법 효과를 믿는다는 것은, 최소한의 양식이나 과학적 사고가 있는 사람으로선 정말 얼토당토않은 일"이라고 밝혔다.

그는 "그간 수많은 사람들이 한의학 치료법의 효과를 믿거나 지지해 온 이유는 크게 두 가지 방향에서 생각될 수 있다"며 "의사들이나 과학자들의 경우 연구과정에서 강한 문화적·사회적 압력을 받았거나, 관련 치료법을 검증하는데 있어 연구 설계 등을 잘못했던 원인이 크다. 한편 일반인들의 경우 플라시보(위약)효과나 자연치유, 질환의 주기성 등에 대한 이해가 부족했던 것으로 보인다"고 지적했다.

황 원장은 이번 백서가 학술적으로 '종결 보고서'라는 점을 강조한다. 이 주제는 더 이상 논쟁의 여지조차 없는 문제라는 것이다.

황 원장은 "독창적이거나 극단적, 편향적 주장을 하는 게 전혀 아니다"라며 "백서에 실린 내용은 한의학 치료법에 대한 국제 의학·과학계의 압도적 학술적 합의를 단순히 요약 정리한 것에 불과하다"고 밝혔다. 또 "우리 국민들은 그간 한의학에 대한 진실을 들을 권리가 있었음에도 정부와 한의학계의 방해로 오랫동안 그 권리를 누리지 못했다"며 "알고 보면 한의학 문제는 학술적 문제라기보다 사실상 정치·문화적 검열과 권력의 문제에 더 가깝다"고 덧붙였다.

결론적으로 황 원장은 "침술 등 한의학 치료법들은 이제 연구 가치조차 없다"고 단호히 주장한다. "차라리 초능력이나 점성술, UFO를 연구하는 게 더 낫다"는 것이다.

황 원장은 "백서에서 참고 문헌으로 인용한 연구논문 중에는 국내 국립(한국)한의학연구원 연구진이 해외 연구진들과 공동 연구한 결과도 많다. 물론 해당 연구논문들의 결론은 한의학 치료법의 효과는 없다는 쪽"이라며 "국립(한국)한의학연구원이 이런 연구결과들을 숨긴 채 상급 기관인 보건복지부는 물론 우리 국민 모두를 기만했을 가능성이 있다"고 밝혔다. 그러면서 관련 공익 국민감사 추진을 예고하기도 했다.

아울러 "앞으로 과의연 홈페이지에 국립(한국)한의학연구원이 숨겨 왔을 법한 한의학 관련 연구논문들을 모두 번역 소개할 예정"이라고도 밝혔다.

황 원장은 "중국발(發) 의료사기극에 불과한 한의학을 우리 전통문화로 참칭해 온 이들 탓에 우리 국민들은 지난 수천 년간 막대한 피해를 입어 왔다"며 "그러나 이제 대한민국도 세계 10대 경제 강국으로서 국격이 존재한다. 중국 사대주의 산물인 한의학 제도를 완전 폐지하고, 과학적 근거에 기반한 의학만을 제도의학으로 인정하는 의료일원화(Medical Science-Based Integration) 시대의 시점이 다가왔다"고 밝혔다.

이번 백서는 한의학 위상에 대한 사회적 통념은 물론, 한의학을 보호 육성해 온 정부정책에 대한 정면 도전일 수도 있고, 한의학을 전면 부정하는 것이어서 이에 따른 파장이 일파만파 일어날 전망이다.

※「메디팜뉴스」, 2012년 11월 8일자에 게재 된 내용임.

한방진료 불만, 3년간 3188건 발생

침·한약·뜸·新치료법 순, 피해구제 66건…소비자원 '피해예방 주의보'

#1=김모씨(남, 24세)는 2010년 7월 25일 허리 통증으로 피신청인 한의원에서 간 질환으로 인한 요통으로 진단받아 한약을 복용했다. 같은 해 10월 9일 간 효소 수치가 상승하고 같은 해 11월 5일 황달, 피로감이 발생했으며, 그것이 약물로 인한 독성간염으로 추정돼 입원 치료를 받았다.

김씨는 한약 복용 중에 간 효소 수치가 상승해 혈액검사를 받은 결과 A·B형 바이러스 간염은 아닌 것으로 확인되고, 한약으로 말미암아 간독성이 발생한 것으로 추정돼 296만원을 배상받았다.

#2=한모씨(여, 42세)는 2011년 2월 28일 식체(식후 소화불량) 증상으로 하복부 부위에 뜸 치료를 받은 후, 뜸 치료부위에 물집이 생겼다. 성형외과의원에서 2도 화상으로 진단돼 치료를 받았으나, 앞으로 반흔(13cm) 제거술이 필요해 손해배상을 요구했다.

뜸 치료의 특성상 발적(피부 빨개짐) 및 물집이 생길 수 있다는 점을 미리 설명하지 않은 점, 뜸 치료 과정에서의 부주의로 2도 화상이 발생된 점이 인정돼 치료비 등 143만원을 배상받았다.

#3=강모씨(여, 40세)는 2010년 6월 23일 팔자주름을 제거하려고 피신청인 한의원의 홈페이지 광고를 보고, 침 톡스 시술 비용 170만원을 카드로 결제했다. 침 톡스를 2회 시술받았으나 효과가 없어 환급을 요청했다. 피신청인 권유로 환급 없이 2회 더 시술을 받았지만 효과는 없고 얼굴에 멍만 생겼다.

광고에 침 톡스의 효과가 '주름 제거, 피부 탄력 생성, 콜라겐 생성, 지속 시간 24개월'인 것으로 기재돼 있어서 소비자로 하여금 상당한 기대를 하게 한 점, 침 톡스 시술 전에 소비자에게 시술과 관련된 설명(효과, 부작용 등)을 미흡하게 한 점이 인정돼 90만원을 환급받았다.

최근 3년간(2010년 1월 1일~2012년 8월 31일) 한국소비자원에 접수된 한방 서비스 관련 소비자 상담 접수 건수는 2010년 1091건에서 2011년 1377건, 2012년 8월까지 720건으로 증가 추세인 것으로 분석됐다.

피해구제 접수 건수는 2010년 19건, 2011년 37건, 2012년 8월까지 10건으로, 특히 2011년의 경우는 전년 대비 2배가량 증가한 것으로 나타났다.

한국소비자원은 "최근 한방 진료 서비스의 영역이 확대됨에 따라 증상 치료 외에 침 톡스(한방 약실과 침을 이용한 주름 제거), 코라테라피(여드름 흉터, 튼살 등에 새살을 돋게 하는 침 치료) 등 미용 성형으로 인한 소비자 피해가 발생하고 있다"며 "과대 광고에 현혹돼 고액을 선납한 후 치료 효과를 보지 못하거나 부작용이 발생하는 소비자 피해 사건이 지속적으로 접수되고 있다"고 밝혔다.

한방 서비스 관련 상담은 주로 침·뜸 치료, 다이어트, 추나 요법, 진료비 환급과 연관된 내용이 많았다.

한방 서비스 피해구제 분석 결과, 연령은 40대가 20건(30.3%)으로 가장 많고, 20대 17건(25.8%), 30대 10건(15.2%), 20대 미만 9건(13.6%), 60대 5건(7.8%), 50대 4건(6.1%), 70대 1건(1.5%)으로 나타났다.

의료기관 접수 규모별 현황을 살펴보면, 한의원 61건(92.4%), 한방병원 3건(4.5%), 대학병원 2건(3.0%) 등이었다.

피해구제 접수 66건 중 진료 이유별 현황은 치료 58건(87.9%), 미용·보양 8건(12.1%)으로 나타나 대부분 치료와 연관된 것이었다.

소비자원은 "한방 서비스는 인체의 전체적인 조화와 균형 회복에 중점을 두기 때문에 환자 증상 호전 목적에 대한 치료 서비스가 많은 것으로 보인다"고 분석했다.

⟨상담 및 피해구제 접수 현황⟩

(단위 : 건)

구 분	2010	2011	2012. 8	계(건)
상 담	1,091	1,377	720	3,188
피해구제	19	37	10	66

한방 서비스 진료 유형별 접수 현황은 침 40건(38.8%), 한약 28건(31.0%), 뜸·물리치료 17건(16.5%), 신한방치료 14건(13.6%), 기타 4건(3.9%)이었다. 한방 서비스 치료 중 침이나 한약 등의 처방을 중복해서 받은 것이 37건이었다.

⟨진료 유형별 접수 현황⟩

구 분	침	한약	뜸·물리치료	신 한방 치료[1]	기타[2]	계[3]
상 담	40(38.8)	28(27.2)	17(16.5)	14(13.6)	4(3.9)	103(100.0)

※ 1) 침 톡스, 탈모, 코라테라피(새살 침) 등임.
   2) 진료 중단에 따른 계약 해지, 고약(축농증 치료 고약) 등임.
   3) 피해구제 66건 중 중복 치료 37건을 포함한 103건임.

한방 서비스 접수건의 의료기관 책임은 '설명 미흡' 30건(45.5%), '주의 소홀' 15건(22.7%), '책임 없음'이 21건(31.8%)으로 나타났다. '주의 소홀'은 진단 및 처치 과정에서 발생한 사고이다.

한방 서비스 피해 유형은 부작용·악화 39건(59.1%), 효과 미흡 4건(6.1%), 사망 1건(1.5%), 계약 해지 거절 1건(2.2%), 기타 21건(31.8%)으로 나타났으며, 한방 서비스 후 발생한 부작용·악화는 주로 증상이 악화되거나 침·뜸 치료 후 감염이나 화상이 발생한 경우였다.

⟨진료 유형별 접수 현황⟩

구분	부작용·악화			효과 미흡	사망*	계약 해지 거절	기타**	계
	증상 악화	감염	화상					
건(%)	28(42.4)	8(12.1)	3(4.6)	4(6.1)	1(1.5)	1(1.5)	21(31.8)	66(100.0)

*사망 : 위암 환자가 한방 치료 중 악화되어 사망
**기타 : 피해가 없는 사건(치료와 관련 없는 본인이 질병 악화, 피해 입증 없음 등)

피해구제 처리 결과는 배상 32건(48.5%), 조정 요청 17건(25.8%), 정보 제공 11건(16.7%), 취하·중지(기타 포함) 6건(9.1%) 순으로 나타났다.

※ 참고 문헌

1. 『황제내경(黃帝內經)』, 성보사, 서울, 2000.
2. 『동의보감(東醫寶鑑)』, 허준, 민중서원, 서울, 1993.
3. 『침구대성(鍼灸大成)』, 양계주, 행림서원, 서울, 1975.
4. 『의학입문(醫學入門)』, 채인식 역, 남산당, 서울, 1982.
5. 『한국의학사(韓國醫學史)』, 김두종, 탐구당, 서울, 1966.
6. 『음양맥진법(陰陽脈診法)과 보사(補瀉)』, 유태우, 고려수지침, 서울, 2010.
7. 『최신수지침』, 유태우, 고려수지침, 2011.
8. 『서금요법강좌(瑞金療法講座)』1·2·3권, 유태우, 고려수지침, 서울, 2011.
9. 『보건신문』(2009.12.1), 보건신문사, 서울.
10. 『침구경락(鍼灸經絡)』, 유태우 편저, 고려수지침, 서울, 2008.
11. 『금경술강좌(金經術講座)』, 유태우, 고려수지침, 2009.
12. 『통증(痛症)의 신연구(新研究)』, 유태우, 고려수지침, 2010.
13. 『아큐빔 Ⅲ의 해설』, 유태우, 고려수지침, 서울, 2010.
14. 영국 에른스트 교수 논문, 『침술 - 체계적 비판』(Acupuncture-a-critical analysis), 2006.
15. 『침술사고(鍼術事故)』, 리우위슈, 고려수지침, 2007.
16. 『최신온열요법(最新溫熱療法)』, 유태우, 고려수지침, 서울, 2010.
17. 『월간 서금요법』(2012.1~12), 고려수지침, 서울.
18. 『대체의학에 관한 부정할 수 없는 사실들』, 에드짜르트 에른스트 & 사이먼 싱, 2010.
19. 『상한론(傷寒論) 정해』, 문준전 외 6명, 경희대출판국, 서울, 2000.
20. 『원색 최신의학대백과사전』, 신태양사, 서울, 1991.
21. 『고려수지침강좌』, 유태우, 고려수지침, 서울, 2012.
22. 『고려수지침·서금요법 14기맥학』, 유태우, 고려수지침, 서울, 2012.
23. 『통증 없애는 방법』, 유태우, 고려수지침, 서울, 2011.
24. 『메디팜 뉴스』(2012.9.20, 11.8)
25. 『브레인 스토리』, 수진 그린필드, 정병선 역, 지호, 2004.
26. 『뇌내혁명』, 하루야마 시게오, 사람과책, 서울, 2010.
27. 『뇌 한복판으로 떠나는 여행』, 장 디디에 뱅상, 이세진 역, 해나무, 2010.
28. 『나의 뇌 뇌의 나』, 리차드 레스탁, 김현택 역, 학지사, 서울, 2004.
29. 『기적을 부르는 뇌』, 노먼 도이지, 김미선 역, 지호, 2008.
30. 『뇌와 마음의 구조』, 뉴턴코리아, 서울, 2010.
31. 『뇌의 구조』, 데라사와 코우지, 성미당, 일본, 2007.
32. 『해부생리학(解部生理學)의 요점(要點)』, 이명복 편저, 고려수지침, 서울, 2012.

著者

柳泰佑(호 : 瑞岩)

* 독자적으로 高麗手指鍼療法의 개발에 착수, 高麗手指鍼의 十四氣脈論을 발표(1971~1975년)
* 高麗手指鍼講座(1976년 初版 현재 第12版 136刊) * 瑞金療法 硏究 發表(2006년) * 14金經學 硏究 發表(2008년)
* 名譽醫學博士(가봉국제대 · 1982년) * 名譽東洋醫學博士(美 골든스테이트大 · 美 사우스베일러大 · 美 유인大)
* 東洋醫學博士(美 유인大 · 2002년)   * 蔣英實 科學文化賞(科學先賢 蔣英實紀念事業會 · 2001년)
* 文化敎育勳章(브라질文化院 · 1995년)   * 韓國觀光大賞 優秀賞(韓國觀光公社 · 2001년)
* 高麗手指鍼學會 會長 * 大韓瑞金療法學會長 * 最優秀團體賞(社團法人 韓國民間資格協會 · 2002년)
* 大韓手指鍼師會 會長 * 大韓瑞金療法師會 會長 * 大統領 表彰(2004년)
* 大韓平生資格硏究院 院長 · 月刊瑞金療法社 · (株)保健新聞社 發行人
* 前 官認 鄕軍漢藥學院 · 前 東洋漢藥學院 院長 · 前 韓國專門新聞協會長
* 前 大韓實路岩鍼灸學術院 · 前 東洋鍼灸專門學院 · 前 慶熙鍼灸學術院 · 前 陸軍○○部隊 鍼灸學 講師 歷任
* 淸州大學校 名譽 敎授

著書

- 高麗手指療法講座(원제;高麗手指鍼과 十四氣脈論)
- 高麗手指鍼の14氣脈論(絶版)
- てのひらツボ療法-高麗手指鍼の原理と應用
- KORYO HAND ACUPUNCTURE(영어판)
- LA MANUPUNCTURE COR ENNE(프랑스어판)
- DIE KOREANISCHE HANDAKUPUNKTUR(독일어판)
- LA MANOPUNTURA COREANA(스페인어판)
- Lecture on KORYO HAND THERAPY(영어판)
- 러시아어판
- 高麗手指鍼講座(일본어판)
- 포르투갈어판
- 페르시아어판
- 金絲注入鍼法
- 高麗手指鍼 十四氣脈穴位圖
- 痛症의 名鍼要訣(絶版)
- 小兒手指治法(絶版)
- 調氣療法(絶版)
- 標準圖說 鍼灸經路
- 高麗手指鍼과 自律神經系統圖
- 磁氣治療의 硏究(絶版)
- 磁氣治療 處方集 1(絶版)
- 韓國의 新鍼灸(1~5권)
- 鍼灸基礎講座
- 慈山子午流注神鍼圖
- 許任鍼灸經(편역)
- 手指鍼의 卽效療法
- 中風의 硏究(絶版)
- 陽宅三要訣(편역)
- 運氣體質解說集
- 運氣體質早見集
- 陰陽脈診法과 補瀉
- 高麗手指鍼 臨床圖譜
- 高麗手指療法의 응급처방집
- 慈山子午流注鍼法解說
- 舍岩五行鍼法解說
- 鍼灸大成解釋
- 檀奇古史(共譯)
- 消化器病의 手指鍼治療
- 高麗手指療法研究
- 明堂入門(共著)
- 高麗手指療法의 手指電子빔의 사용법
- 頭痛의 手指鍼治療
- 肝臟病의 手指鍼治療
- 眼病의 手指鍼治療
- 腰痛의 手指鍼研究
- 肩痛의 手指鍼療法研究
- 瀉血鍼療法(絶版)
- 高麗手指鍼의 相應圖(手掌·手背)
- 三一體質 腹部診斷과 處方圖
- 高麗手指鍼術의 健康管理法
- 고려수지요법의 수지봉요법
- 高麗手指鍼術의 家庭醫學
- 고려수지요법의 뜸요법
- 中風의 手指鍼治療
- 코疾患의 高麗手指鍼法
- 입병의 高麗手指治療
- 高麗手指鍼醫學의 八性穴療法
- 수지침입문
- 運氣體質總論
- 高血壓의 手指鍼療法
- 瀉血療法과 附缸療法
- 感氣의 手指鍼療法
- E.P. 테스트와 수지침의 感知療法
- 糖尿病의 手指鍼療法과 管理
- 수지침해설
- 手指飮食療法
- 手指鍼入門講座
- 手指鍼氣脈訣 解說
- 생활수지침
- 수지염파요법
- 구안와사의 수지침요법
- 손증후군의 수지침요법
- 地氣水脈療法
- 심장질환의 수지침요법
- 手指鍼健康法
- 서암봉·신서암봉·T봉·금T봉 해설
- 虹彩學과 手指鍼處方
- 糖尿病과 手指鍼處方
- 高麗手指鍼講座(第10版)
- 수지침다이어트
- 肥滿疾患의 手指鍼處方 研究
- 수지침 비만건강교실
- 手指鍼法의 肥滿管理學
- 肥滿管理經營
- 사이버수지침 해설
- 웰빙수지침
- 腦血管疾患의 手指鍼處方
- 手指鍼應急處方集
- 瑞金療法 槪論
- 한방약 부작용의 실상
- 瑞金療法講座(全3卷)
- 瑞金療法研究
- 最新手指鍼
- 氣脈과 金經圖
- 金經術講座
- 최신 건강법
- 최신 온열요법
- 통증의 신연구
- 금경염파요법
- 금경모형도 해설
- 아큐빔Ⅲ의 해설
- 서금요법 응급처치편
- 금경 금혈 위치도
- 통증 없애는 방법
- 수지침요가
- 서금기감요법강좌 등 다수
- 동아일보, 조선일보, 중앙일보, 경향신문, 한국일보, 국민일보, 세계일보, 보건신문 등에 수많은 수지침·서금요법 칼럼 연재
- 중앙일보(유태우의 서금요법)에 칼럼 연재(2007~2013년 연재 중)

발간서적 안내

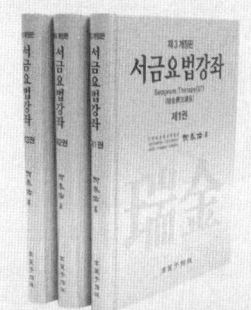

서금요법강좌(제1·2·3권)

새로운 친생명의학의 기본이론 교재인 『서금요법강좌(瑞金療法講座)』에서는 손에만 나타나는 상응요법과 14기맥의 상세한 해설과 요혈, 자극기구(금봉, 기마크봉, 서암침봉, PEM, 서암추봉, 서암뜸, 아큐빔, 침봉지압봉, 침봉반지 등)의 사용법과 각 치방을 자세히 설명하였습니다.
柳泰佑 원저/ 4X6배판/ 양장제본/ 총 1,103면/ 정가 각권 55,000원

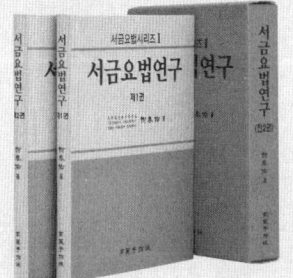

서금요법연구(제1·2권)

서금요법의 제2단계 연구 교재로 새로운 이론과 대립오활론 등의 많은 이론과 방법과 치방들이 소개되어 있습니다. 『서금요법연구』를 연구함으로써 서금요법의 원리를 더욱 깊이 연구하고 각종 질병에 대해 정확하고 신속하게 대처할 수 있습니다.
柳泰佑 저/ 4X6배판/ 양장제본/ 680면/ 정가 각권 65,000원

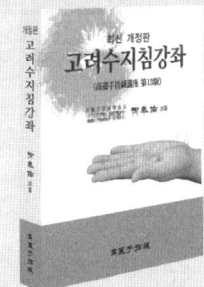

고려수지침강좌

고려수지침의 정통이론 기본교재로, 수지침의 이론, 기구, 분별, 치방 들이 수록되어 있습니다. 누구든지 쉽게 이용할 수 있는 상응요혈 해설, 장부기능을 조절하는 기맥요법 해설, 각 증상을 조절하는 요혈요법과 대증치방들, 신수지침을 사용하는 방법과 응급처치법 등 각종 증상별 치방이 수록되어 있습니다.
柳泰佑 원저/ 4X6배판/ 양장제본/ 409면/ 정가 80,000원

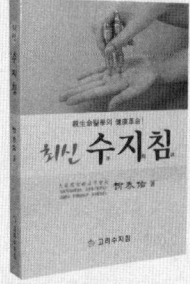

최신 수지침

신(新) 경락인 금경학(金經學)을 체계화시킨 수지침 연구의 결정판으로, 고려수지침·서금요법의 과학적 이론과 새로운 방법과 기구, 각 증상별 치방(治方) 들이 수록되어 있습니다.
柳泰佑 저/ 신국판/ 418면/ 정가 20,000원

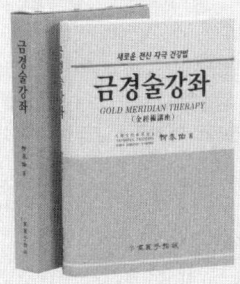

금경술강좌

새로운 14금경과 금혈(金穴)을 해설하였고, 금경술에 사용되는 자극기구들을 소개하고, 나아가 새로운 분별법과 오생방(五生方), 각 질병별 치방을 건강관리와 질병관리에 이용하도록 하였습니다.
柳泰佑 저/ 4X6배판/ 양장제본/ 583면/ 정가 100,000원

痛症 없애는 方法

본서는 통증의 이론들을 정리하고 특히 통증을 일으키는 과정과 통증물질을 제거하는 베타엔도르핀 분비 과정과 서금요법·금경술 이론과 기구 사용법 및 치방을 소개하였습니다.
〈柳泰佑 著/ 신국판/ 394면/ 정가 20,000원〉

痛症의 新研究

본서는 급성 통증이나 만성 통증을 불문하고 탁월한 진통 효과를 나타내는 방법에 대한 연구 결과이며, 모세혈관을 확장시키는 특수 금속으로 만든 금봉, 금추봉, 서암추봉, 부항추봉 등을 사용해 금경이나 기맥 상응점, 압통점에 자극 주는 방법이 자세히 소개되어 있습니다.
〈柳泰佑 著/ 신국판/ 310면/ 정가 17,000원〉

最新 健康法

본서에는 고려수지침학회의 수백만 회원이 체험하고 인정한 총론적이고 대강적인 건강법이 소개되었으며, 서금요법의 중요 이론과 14기맥과 새로이 정립한 '금경'에 따라 신체 경락을 금맥으로 개편해 소개하였습니다. 또한 서금요법 기구인 압진봉, 기마크봉, 서암뜸, 발지압판 등을 이용해 건강을 증진하고 성인병과 치매를 예방하는 방법이 소개되어 있습니다.
〈柳泰佑 著/ 4×6판/ 316면/ 정가 17,000원〉

瑞金療法 槪論

서금의학이란 고려수지침(수지침)과 서금요법을 말하며, 친생명의학입니다. 수지침 외의 모든 방법과 기구를 이용하는 것이 서금요법입니다. 새로이 개발된 침봉의 사용법, 각종 통증, 운동 통증, 허리디스크 통증 등의 처방을 자세히 수록했습니다.
〈柳泰佑 著/ 4X6배판/ 411면/ 정가 50,000원〉

瑞金療法 應急處置篇

소아들의 만성 경기, 급성 경기, 급체, 소화불량, 발열, 감기, 기관지염, 생리통 등의 응급 치방과 중앙일보에 연재한 내용 중에서 손으로 쉽게 처치할 수 있는 치방을 소개하였습니다. 누구든지 본서만 보고서도 때와 장소를 가리지 않고 처치할 수 있는 내용과 방법들을 수록하였습니다.
〈柳泰佑 著/ 포켓판/ 183면/ 정가 5,000원〉

最新 溫熱療法

최근 범람하는 성인병의 핵심은 냉증이므로 사람의 체온을 보호하고 상승시키는 유일하고 우수한 방법의 최신 온열요법들! 그동안 저자가 주장해 온 많은 온열 이론과 방법, 사례들을 정리하여 수록하였습니다.
〈柳泰佑 著/ 4×6배판/ 고급 양장제본/ 383면/ 정가 55,000원〉

陰陽脈診法과 補瀉

병의 상태를 진단하는 脈法 가운데 특히 음양맥진법은 동양의학의 四診法인 望診, 聞診, 問診, 切診 등을 자세히 해설하였고, 五行鍼法과 새로운 학설을 해설한 것입니다.
〈柳泰佑 著/ 4X6배판/ 598면/ 정가 80,000원〉

最新 手指鍼

신(新) 경락인 금경학(金經學)을 체계화시킨 수지침 연구의 결정판으로, 고려수지침·서금요법의 과학적 이론과 새로운 방법과 기구, 각 증상별 치방(治方)들이 수록되어 있습니다.
〈柳泰佑 著/ 신국판/ 418면/ 정가 20,000원〉

念派療法

인체에 고통을 주지 않으면서 시·공간을 초월, 광범하게 활용할 수 있는 수지침요법의 '염파요법'에 대해 연구·집대성한 책으로, '수지 염파요법'의 위력을 확인해 보시기 바랍니다.
〈柳泰佑 編著/ 신국판/ 386면/ 정가 15,000원〉

手指鍼應急處方集

수지침을 처음 연구하는 초심자와 오랫동안 연구한 분들을 위하여 각종 응급질환의 수지침 처방법을 자세히 해설하였습니다. 응급시 당황하지 마시고 이 책을 펼쳐 보시기 바랍니다.
〈柳泰佑 著/ 4×6판/ 양장제본/ 336면/ 정가 25,000원〉

手指鍼健康法

고려수지침·서금요법으로 건강하고 아름답게 장수하는 비결을 자세하게 해설하고 있습니다. 각종 노인성 질환을 예방·관리·치료하는 데 많은 도움을 줍니다.
〈柳泰佑 著/ 신국판/ 양장제본/ 441면/ 정가 30,000원〉

腦血管疾患의 手指鍼處方

본서에서는 뇌혈관질환의 원인·분류·예방·치료법·처방 등을 자세하게 해설하였습니다.
〈柳泰佑 著/ 4×6배판/ 고급인쇄/ 228면/ 정가 35,000원〉

肥滿管理學

저자가 집중적으로 연구한 『수지침요법의 비만관리학』은 체계적이고 과학적이면서 후유증·부작용 없이 체중감량에 성공할 수 있습니다. 『비만관리학』을 연구하여 정상체중을 회복, 유지하기 바랍니다.
〈柳泰佑 編著/ 신국판/ 양장제본/ 374면/ 정가 35,000원〉

高麗手指鍼·瑞金療法 臨床圖譜

수지침·서금요법에서 가장 기본적인 기맥·요혈·오치처방과 적응증 등이 수록되어 있습니다.
〈柳泰佑 原著/ 국판변형판/ 고급인쇄/ 90면/ 정가 12,000원〉

구안와사의 수지침요법

본서는 구안와사의 원인·증상과 진단법 및 여러 가지 치료법들을 해설하고, 수많은 임상사례를 제시, 구안와사 치료에 큰 도움이 되도록 구성되어 있습니다. 특히 구안와사의 병인(病因)을 동양의학·서양의학·수지의학별로 설명하여 이해하기 쉽고, 처방에 간편하게 활용할 수 있습니다.

〈柳泰佑 編著/ 신국판/ 200면/ 정가 12,000원〉

上古文化 檀奇古史

고구려가 망한 후에 후고구려의 발해왕은 동생 대야발을 시켜 만주, 중족 중동에까지 기록된 모든 문서와 금석문(金石文)을 살펴서 단제, 기자조선의 역대임금의 치적(治蹟)을 엮은 책으로서, 우리의 고대사를 살펴볼 수 있게 되었습니다.

〈申采浩 原著/ 柳泰佑·鄭海佰 共譯/ 국판/ 299면/ 정가 20,000원〉

手指飮食療法

건강법·건강식은 많으나 정확한 지식과 직접 실험 확인할 수 있는 건강식법은 없었습니다. 본서에서는 최고의 건강을 위한 각종 식품지식과 한방음식해설, 정확한 음식을 먹기 위한 진단과 실험확인법, 그리고 새로운 처방에 의한 '수지음식요법'을 소개하였습니다.

〈柳泰佑 編著/ 신국판/ 고급인쇄/ 372면/ 정가 35,000원〉

질병을 이기자 (제1·2·3·4·5권)

각종 질병의 원인과 증상을 분류하고, 그 예방법과 치료법을 양·한의학적, 수지의학적 측면에서 다루고 있습니다. 1권 관절염~빈혈편, 2권 우울증~치매편, 3권 생리통~주부습진, 4권 엉청이~통풍편, 5권에는 탈모증~잇몸질환편으로 분류하였습니다.

〈보건신문사 編著/ 신국판/ 각권 160면 내외/ 정가 각권 10,000원〉

수지봉요법

침을 찔러서 치료하는 것이 아니라 간단하게 '압봉'을 붙임으로써 큰 효과반응을 볼 수 있는 압봉요법의 해설서입니다. 인체의 각 부위별 상응요법과 오장육부의 虛實을 따라서 五治方을 처방·해설한 중요 처방집입니다.

〈柳泰佑 原著/ 국판/ 268면/ 정가 15,000원〉

許程 敎授의 世界傳統醫學 紀行

구소련의 카자흐스탄, 우즈벡공화국으로부터 외몽고, 내몽고, 신강자치구, 청해성, 티벳은 물론, 베트남과 라오스, 그리고 관주성 및 운남성의 여러 소수민족들이 아직도 활용하고 있는 전통의학을 분석하여 저자 특유의 활기 넘치는 문체로 서술하고 있습니다.

〈許程 著/ 신국판/ 고급인쇄/ 398면/ 정가 30,000원〉

手指뜸療法

'서암뜸요법'은 가장 효과반응이 있는 부위인 '수지침혈(手指鍼穴)'에 뜸을 떠서 통승을 해소하는 가장 우수한 뜸입니다. 본서에서는 서암뜸을 뜨는 방법을 자세하게 해설하였습니다.

〈柳泰佑 原著/ 국판/ 353면/ 정가 15,000원〉

運氣體型解說集

조건집에서 좌우의 허실을 구별할 수 있었다면 본서에서는 맥상과 허실, 제실, 증상, 수시침 방법 등을 사세하게 제시하였습니다.

〈柳泰佑 著/ 4×6배판/ 192면/ 정가 30,000원〉

漢方藥 副作用의 實相

전 세계 학자들과 국내의 기관·학자들이 밝힌 부작용 내용들, 조선왕조 선조, 효종, 소현세자 등 한약 먹고 사망한 사건들, 본 학회 자체 설문조사 결과 부작용 90%, 동물실험 수준에 그친 한의약 석·박사 학위논문들, 감초에서부터 한방약 얼마나 위험한가를 밝히고, 한약 실험방법인 수지력테스트·음양맥진법을 자세히 소개했습니다.

〈柳泰佑 編著/ 신국판/ 484면/ 정가 20,000원〉

糖尿病과 手指鍼處方

본서는 당뇨병의 각종 증상·질환·원인별로 수지침처방을 제시·소개하였습니다. 당뇨병과 수지침처방을 잘 연구한다면 당뇨병을 완전하게 회복시키는 데 자신감을 갖게 될 것입니다.

〈柳泰佑 編著/ 4×6배판/ 양장제본/ 244면/ 정가 50,000원〉

糖尿病의 手指鍼療法과 管理

당뇨병은 완치하기 어려운 병으로 효과적인 예방과 관리가 필요합니다. 본서에서는 종래의 각종 식이·약물·주사요법 등에서 한 차원 높여 수지침요법의 예방·관리·회복법을 밝혀 놓았습니다.

〈柳泰佑 編著/ 4×6배판/ 564면/ 정가 80,000원〉

오링테스트와 高麗手指療法

고려수지요법을 다년간 연구한 히다 박사가 오링테스트의 창시자 오무라 박사의 특별지도하에 수지요법의 장점과 신비한 효과반응을 오링테스트로써 확인한 문제의 저작입니다.

〈樋田和彦 著/ 吳昌學 譯/ 신국판/ 고급인쇄/ 220면/ 정가 18,000원〉

간질환을 극복하는 사람들

수지침요법에서는 꾸준한 자극요법으로 병원에서 포기한 간질환을 해소한 사례가 많이 있습니다. 직접 간질환을 앓았거나 앓고 있는 이들의 생생한 체험담이 간질환 투병자들에게 많은 도움이 될 것입니다.

〈보건신문사 編著/ 신국판/ 224면/ 정가 10,000원〉

1901~2043年 增補 運氣體型早見集

환자의 생년월일만 알면 좌우의 허실을 명확히 알 수 있습니다. 본서는 유태우식의 좌우병과 명백한 허실을 중심으로 풀이된 조건집입니다.

〈柳泰佑 編著/ 4×6배판/ 460면/ 정가 70,000원〉

運氣體型總論

동양의학의 가장 큰 특징인 운기체질을 구체화시켜 완성한 것으로 운기체질 계산법, 처방법, 공식을 간단·명료하게 재정리하여 한약 사용법을 밝히는 의학의 신서입니다.
〈柳泰佑 編著/ 4×6배판/ 618면/ 정가 60,000원〉

感氣의 手指鍼療法

감기바이러스의 종류 및 상기도(上氣道)에만 감기바이러스가 많이 감염되는 원인에 대한 체질적·환경적 요인을 살펴보고, 감기바이러스에 감염된 후의 증상과 치료법을 소개하고 있습니다. 특히 수지침요법적인 병리학 이론체계를 세우고 진단과 처방법 등을 상세하게 해설하였습니다.
〈柳泰佑 編著/ 4×6배판/ 682면/ 정가 80,000원〉

高麗手指療法 臨床指針叢書 ①
코疾患의 高麗手指鍼療法

코의 해부생리에 대한 소개와 아울러 질병별 치료법을 소개하고, 『임상경험집』에서 발췌한 임상사례를 추가하여 코질환 치료에 도움이 되도록 하였습니다.
〈柳泰佑 編著/ 4×6배판/ 190면/ 정가 8,000원〉

高麗手指療法 臨床指針叢書 ②
입병의 高麗手指鍼療法

구순(口脣)·구내(口內)·혀·치아는 남녀노소를 막론하고 질환이 많은데, 이들 질환에 대한 해부생리학적·수지의학적인 견해와 진단, 병리학적 소견과 고려수지요법의 임상사례를 발췌하여 구치질환을 해소하는 데 큰 도움이 되도록 하였습니다.
〈柳泰佑 編著/ 신국판/ 192면/ 정가 8,000원〉

腰痛의 手指鍼療法硏究

본서에서는 요통을 일으키는 해부학적인 소견, 골격·신경과의 관계 및 치료법을 소개하고, 특히 수지침을 통한 해소법과 체계적인 처방을 제시함으로써 요통극복의 새로운 전기가 되도록 하였습니다.
〈柳泰佑 編著/ 4×6배판/ 366면/ 정가 40,000원〉

虹彩學과 手指鍼處方

홍채는 눈의 조리개로서 사물을 볼 때 가장 예민하게 움직이는 말초부위로, 인체 어느 부위에든지 질병이 있으면 홍채부위에서는 무늬·색깔·요철(凹凸)·함몰(陷没) 등의 형상으로 나타난 모양들을 관찰하여 질병의 부위를 진단하는 것으로, 질병을 진단할 때 진단된 결과에 따라서 해부학적 설명과 수지침 처방을 제시하였습니다.
〈柳泰佑 編著/ 4×6배판/ 고급컬러인쇄 양장제본/ 298면/ 정가 80,000원〉

鍼術事故

2006년 중국 출판사와 번역 출판계약을 맺고 1년간 심혈을 기울여 출판하였습니다. 본서에는 중국에서 257건의 침술사고와 부작용, 사망 사례들을 수록하였고, 중국이 약 100년간 침술을 중지하게 된 이유는 비과학적인 내용과 사고, 사망 사례가 많았기 때문이라고 본서에서 밝히고 있습니다.
〈리우위슈 著/ 본사 편집부 譯/ 신국판/ 635면/ 정가 35,000원〉

增補 瀉血療法과 附缸療法

본서는 수지침요법에 입각한 사혈법의 원리와 처방에 대해 자세하게 해설하고 있습니다. 각종 인사불성·경련·졸도 및 갑작스런 타박·어혈·급성통증시의 응급처치로서 사혈법을 익혀 두면 많은 도움이 됩니다.
〈柳泰佑 著者/ 신국판/ 202면/ 정가 15,000원〉

肝臟病의 手指鍼治療

본서는 간장병에 대한 고려수지침술의 과학적 점검작업의 소산으로서, 제1편은 간장병의 예방과 치료, 제2편은 고려수지침술의 간장병 치료, 제3편은 수지침치료의 임상사례로 분류되어 있습니다.
〈柳泰佑 編著/ 신국판/ 358면/ 정가 18,000원〉

中風의 手指鍼治療

중풍의 원인을 현대의학적으로 자세히 분석하고, 예방법과 회복·처치법을 쉽게 설명했으며, 또 동양의학의 중풍론과 수지의학에서의 이론 및 자세한 예방·치료·응급처치법과 『임상경험집』에 발표된 중풍 극복사례를 모아 소개했습니다.
〈柳泰佑 編著/ 신국판/ 380면/ 정가 20,000원〉

傳統 鍼灸經絡

경락의 유주(流注)와 병증을 설명하고, 경혈 하나하나를 그림으로 정확히 표시하고, 기경팔맥(奇經八脈)과 치료법을 전체적으로 해설하였습니다.
〈柳泰佑 編著/ 4×6배판/ 580면/ 정가 70,000원〉

E.P. TEST와 手指鍼의 感知療法

이제는 손의 감각을 이용하여 건강관리와 기능을 조절하는 시대입니다. 수지침을 개발한 유태우 박사의 또 하나의 신개발 학설인 '감지요법'은 건강을 지키는 데 필수입니다.
〈柳泰佑 原著/ 국판/ 268면/ 정가 15,000원〉

頭痛의 手指鍼治療

오늘날 현대인들이 많이 시달리고 있는 두통을 수지침요법으로 극복하기를 바라는 마음으로 간행되었습니다.
〈柳泰佑 編著/ 신국판/ 164면/ 정가 9,000원〉

高血壓의 手指鍼療法

고혈압에 대한 조절방법들이 많으나, 좀더 체계적이고 구체적으로 관리하고 조절할 수 있도록 수지침요법에 입각하여 각종 원인분석과 조절·예방·관리방법을 해설하고, 아울러 사례를 소개하였습니다.
〈柳泰佑 編著/ 4×6 배판/ 신국판/ 350면/ 정가 40,000원〉

舍岩五行鍼解說

정격(正格)·승격(勝格)·한격(寒格)·열격(熱格)과 각종 비방들은 신의 경지에 들어간 사암도인의 결정체를 편주(編註) 해설하여 그 진가를 알 수 있게 되었습니다.
〈舍岩道人 原著/ 柳泰佑 編解說/ 4×6배판/ 402면/ 정가 60,000원〉

消化器病의 手指鍼療法

40여 종의 모든 소화기 계통의 질환들에 대하여 각 증상 및 처방을 자세히 해설하였고, 약 120건의 각종 소화기병의 임상경험례를 총정리하여 집대성한 역서입니다.
〈柳泰佑 編著/ 4×6배판/ 양장제본/ 395면/ 정가 50,000원〉

眼病의 手指鍼治療

눈의 구조와 기능 그리고 발달과정에서의 병리와 여러 가지 눈병의 종류와 증상 및 진단·치료법이 총괄적으로 알기 쉽게 해설되어 있습니다. 특히 동양의학분야의 고전적 학술이론과 수지침 처방법을 제시함으로써 눈병 치료의 필수적인 안내서가 되도록 하였습니다.
〈柳泰佑 編著/ 4×6배판/ 287면/ 정가 30,000원〉

鍼灸大成解釋 (上卷)

『내경(內經)』이후 명나라 때까지 1,500년간에 수많은 중국의 역대 침구학자가 저술한 훌륭한 침구학을 총정리하여 집대성한 역서입니다.
〈楊繼洲 原著/ 柳泰佑 編譯/ 4×6배판/ 304면/ 정가 60,000원〉

解剖生理學의 要點

수지침을 통해 제대로 성과를 보기 위해서는 각 부위의 해부학적 소견과 생리적 기능을 알아야 합니다. 본서는 어려운 해부생리학에 쉽게 접근할 수 있도록 편찬하였습니다. 해부·생리학의 영역을 구분하지 않고 한데 통합하여 요점을 알기 쉽게 전반적으로 간추려 놓았습니다.
〈李明馥 編著/ 국판/ 380면/ 정가 15,000원〉

慈山子午流注鍼法 解說

어떤 병이든지 신기(神氣)의 유주(流注)에 따라 개혈(開穴)되면 침을 놓고, 신기가 지나가면 개혈되어 찌를 수 없는 것입니다. 그 방법을 자세히 해설한 책자입니다.
〈柳泰佑 編著/ 국판/ 180면/ 정가 12,000원〉

肥滿疾患의 瑞金療法 治方 研究

비만이 질병의 원인이 되어 나타나는 많은 질환을 알아보고, 그 질환들에 대한 수지침 처방을 소개하였습니다.
〈柳泰佑 著/ 4×6배판/ 양장제본/ 251면/ 정가 65,000원〉

增補 明堂入門

『증보 명당입문』은 1986년에 발간된 초판을 대폭 개선하여 초심자들이 이해하기 쉽도록 재구성하였습니다. 음택편(陰宅篇)과 양택편(陽宅篇)으로 구분, 일일이 실례를 들어가며 명당에 대한 자세한 해설을 하였습니다.
〈柳泰佑 著/ 신국판/ 426면/ 정가 30,000원〉

肩痛의 手指鍼療法研究

견주변 기구(肩周邊 機構)의 기능해부학과 질병이 많이 발생되고 있는 부위를 상세히 설명하였고, 특히 내장질환이 어깨에 미치는 반사점 관계를 살펴 수지침요법으로 해소하는 원리를 자세히 밝혀 놓았습니다.
〈柳泰佑 編著/ 신국판/ 300면/ 정가 10,000원〉

地氣水脈療法

수맥은 건강에 최고로 좋은 지점입니다. 수맥이 좋은 이유와 찾는 방법, 양택이론·온기요법과 수맥대체요법의 수지침도요법, 수맥지점을 실험하는 방법들을 자세하게 수록하였습니다.
〈柳泰佑 著/ 신국판/ 376면/ 정가 15,000원〉

第1~21回 韓日瑞金療法(高麗手指鍼)學術大會
學術發表論文集〈總 21卷〉

국내외에서 수천 명씩 참석을 하고 훌륭한 연구논문 및 임상사례 연구논문 등이 출간되었습니다.
〈本學會 編著/ 4×6배판/ 정가 각권 15,000~60,000원〉

高麗手指鍼療法
臨床經驗集〈總 106卷〉

수지침을 연구하고 실제 임상에서 경험한 생생한 기록이며, 대단히 중요한 자료입니다.
〈本學會 編著/ 4×6배판/ 정가 각권 6,000~13,000원〉

心臟疾患의 手指鍼療法

심장질환을 수지침요법으로 치료하고 예방하는 방법을 설명·제시하고 있으며, 처방을 자세하게 수록하였습니다.
〈柳泰佑 著/ 신국판/ 305면/ 정가 20,000원〉

陳太極拳 入門

본서에서는 진태극권의 본질이 최대한 이해되도록 진태극권의 사상과 이론, 준비자세와 수련원칙, 간단한 투로(套路)인 19식(式)을 자세히 설명하였습니다.
〈蘇秉權 編著/ 4×6배판/ 137면/ 정가 20,000원〉

수지침다이어트

각종 다이어트의 이론과 수지침요법으로 부작용·위험·후유증 없이 성공할 수 있는 방법들을 자세하게 설명하였습니다.
〈柳泰佑 編著/ 4×6배판/ 양장제본/ 306면/ 정가 65,000원〉

서금요법기구 및 고려수지침기구 취급품목

(1) 金經術 器具類
① 서암추봉 ·················· 80,000원
② 서암부항추봉 세트 ·············· 130,000원
③ 서암부항추봉부속품 ············ 100,000원
④ 금추봉 ···················· 70,000원
⑤ 서암침봉(금색) ············· 26,000원
　서암침봉(은색) ············· 17,000원
⑥ 서암PEM(금색) ············· 50,000원
　서암PEM(은색) ············· 45,000원
⑦ 금봉 금색(大: 2개) ·········· 33,000원
　금봉 금색(中: 3개) ·········· 33,000원
　금봉 금색(小: 5개) ·········· 33,000원
⑧ 금봉 은색(大: 2개) ·········· 58,000원
　금봉 은색(中: 3개) ·········· 58,000원
　금봉 은색(小: 5개) ·········· 58,000원
⑨ 보급형 금봉(大: 2개) ········· 28,000원
　보급형 금봉(中: 3개) ········· 28,000원
　보급형 금봉(小: 5개) ········· 28,000원
⑩ 수지침 볼펜(고급) ············ 5,000원
　수지침 볼펜(보통) ············ 2,000원
　수지침 볼펜 ················· 500원

(2) 瑞岩기마크鋒 種類
① 기마크봉(大: 금색) ··········· 12,000원
　기마크봉(大: 은색) ············ 6,000원
　기마크봉(中: 금색) ············ 6,400원
　기마크봉(中: 은색) ············ 5,800원
　기마크봉(小: 금색) ············ 6,800원
　기마크봉(小: 은색) ············ 6,200원
② 특제기마크봉(大: 금색) ······· 13,000원
　특제기마크봉(大: 은색) ········· 7,000원
　특제기마크봉(中: 금색) ········· 7,700원
　특제기마크봉(中: 은색) ········· 7,000원
　특제기마크봉(小: 금색) ········· 7,500원
　특제기마크봉(小: 은색) ········· 6,700원

(3) 瑞岩鋒 種類
① 구암봉(금색) ·············· 20,000원
　구암봉(은색) ·············· 15,000원
② 특제지압봉 ··············· 32,000원
③ 침봉지압봉 ··············· 25,000원
④ 구암지압봉 ················ 7,000원
⑤ 이온지압봉 ················ 4,000원
⑥ 쌍지압봉(大) ··············· 7,000원
　쌍지압봉(小) ··············· 4,000원
⑦ 이온발지압판(B형) ·········· 50,000원
⑧ 황금색발지압판(B형) ········· 60,000원
　황금색발지압판(C형) ········· 60,000원
⑨ 서암등산운동발판(금색) ······· 75,000원
　서암등산운동발판(은색) ······· 65,000원
⑩ 서암온열발지압판 ············ 89,000원

(4) 뜸(灸) 種類
① 황토서암뜸(200개) ············ 7,700원
　황토서암뜸(1,000개) ········· 38,500원
② 특상황토서암뜸(200개) ······· 11,000원
　특상황토서암뜸(1,000개) ······ 55,000원
③ 서암뜸(200개) ··············· 8,600원
④ 서암뜸(1,000개) ············ 43,000원
⑤ 서암뜸(2,000개) ············ 86,000원
⑥ 특상서암뜸(200개) ·········· 13,200원
⑦ 특상서암뜸(1,000개) ········· 66,000원
⑧ 특상신서암뜸(800개) ········· 43,000원
　특상신서암뜸(150개) ··········· 8,600원
　보통신서암뜸(200개) ··········· 6,400원
⑨ 더블신서암뜸(80개) ··········· 8,800원
　더블신서암뜸(400개) ········· 44,000원
⑩ 구암봉구뜸 ················· 7,000원
⑪ 구점지(1갑) ················· 2,000원

(5) 電子治療器具
　서암아큐빔Ⅲ(금경빔) ········ 620,000원

(6) 磁氣治療器具
① 1호 자석(50개) ·············· 5,000원
② 10호 자석(20개) ············· 5,000원
③ 패철 ···················· 85,000원

(7) 班指器具
① 신서암반지(大) ············· 35,000원
　신서암반지(小) ············· 30,000원
② 서암이온반지(大) ··········· 52,000원
　서암이온반지(小) ··········· 48,000원
③ 골무반지(大) ·············· 45,000원
　골무반지(小) ·············· 41,000원
④ 서암침봉반지 ·············· 65,000원
⑤ 신침봉반지(大) ············· 79,000원
　신침봉반지(小) ············· 75,000원

(8) 핫백 種類
① 수지뜸질핫백(特大) ········· 200,000원
　수지뜸질핫백(中) ··········· 150,000원
　수지뜸질핫백(小) ··········· 100,000원
② 서암찜질백 ··············· 15,000원
③ 서암에어클리너 ············ 190,000원

(9) 베개 種類
① 구암베개(금색) ············· 70,000원
　구암베개(은색) ············· 65,000원
② 금경도자기베개 ············· 29,000원

(10) 診斷器具
① 압진기 ···················· 6,000원
② 수지력테스트기 ··············· 8,000원
③ 기마크 ··················· 10,000원

(11) 附缸器具
① 서암부항기(1대) ············ 80,000원
② 수지부항기 ··············· 25,000원

(12) 瑞岩食 種類
① 서암식Ⅱ(과자형) ··········· 72,000원
② 서암식Ⅲ(가루형) ··········· 78,000원
③ 군왕식Ⅰ ·················· 58,000원
　군왕식Ⅱ ·················· 69,000원

④ 군왕식Ⅰ(大) 세트 ·············· 172,000원
　군왕식Ⅱ(大) 세트 ·············· 207,000원
⑤ 군왕식Ⅰ(中) 세트 ·············· 115,000원
　군왕식Ⅱ(中) 세트 ·············· 138,000원
⑥ 군왕골드 ························· 230,000원
⑦ 상왕식 가루형Ⅲ ················· 86,000원
　상왕식 과자형 ···················· 79,000원
⑧ 군왕매생이(120봉지) ·········· 100,000원
　군왕매생이(60봉지) ············· 53,000원
⑨ 군왕산삼 ························· 260,000원
(13) 팔찌·목걸이 種類
① 신백금(팔각)수지침팔찌(남) ····· 148,000원
　신백금(팔각)수지침팔찌(여) ····· 133,000원
② 서암파워팔찌(大) ··············· 240,000원
　서암파워팔찌(中) ··············· 210,000원
　서암파워팔찌(小) ··············· 170,000원
③ 금경팔찌(특대) ·················· 350,000원
　금경팔찌(大) ····················· 320,000원
　금경팔찌(中) ····················· 290,000원
　금경팔찌(小) ····················· 250,000원
④ 금경발찌(大) ····················· 250,000원
　금경발찌(小) ····················· 230,000원
⑤ 금경목걸이(小) ·················· 350,000원
　금경목걸이(大) ·················· 430,000원
⑥ 원암돌목걸이(장) ··············· 140,000원
　원암돌목걸이(단) ··············· 100,000원
⑦ 신형돌목걸이(人) ··············· 150,000원
　신형돌목걸이(中) ··············· 120,000원
　신형돌목걸이(小) ··············· 100,000원
⑧ 서암음양석 발찌(남녀 공용) ······ 170,000원
(14) 瑞岩化粧品
① 금경모샴푸 ························ 26,000원
② 금경모린스 ························ 26,000원
③ 서암크림(大) ······················ 65,000원
　서암크림(小) ······················ 23,000원
④ 서암아토슈어크림(小) ············ 28,000원
⑤ 서암에센스(여) ···················· 69,000원
⑥ 서암스킨에센스포맨 ············· 41,000원

⑦ 서암스킨(여) ····················· 41,000원
　서암로션(여) ····················· 48,000원
⑧ 서암영양크림 ···················· 48,000원
⑨ 서암수딩워터 ···················· 35,000원
⑩ 서암올스킨워시 ·················· 19,000원
(15) 鍼筒 種類
① PVC침통 ··························· 7,000원
② 서암케이스 ························ 7,000원
③ 신수지침케이스 ··················· 4,200원
④ 침고르기 ··························· 2,000원
⑤ 수지침자외선소독기 ············· 38,000원
(16) 鍼管 種類
① 서암수지침관 ···················· 12,000원
② 신수지침관 ························ 5,000원
③ 신수지침자동침관 ··············· 60,000원
　신카트리지 ························· 1,500원
　신카트리지 세트 ·················· 15,000원
　자동침관 캡 ······················· 3,000원
④ 신구암수지침관 ··················· 7,000원
⑤ 서암출혈침관 ···················· 15,000원
⑥ 원암투명구 ························ 5,000원
　서암투명구 ························ 3,000원
(17) 手指鍼 種類
① 보급형 수지침 ···················· 2,000원
② 소프트 수지침 ···················· 3,500원
③ 금수지침(100개) ·················· 8,000원
④ 신수지침(100개) ·················· 3,800원
⑤ 원암니들침(50개) ················· 3,300원
⑥ 자석금침파스 ···················· 30,000원
⑦ 자석침파스 ······················ 25,000원
(18) 기타 器具
① 서암타이스링 ···················· 20,000원
② 수지벨트(남) ···················· 60,000원
　수지벨트(여) ···················· 55,000원
③ 애니케어 ························· 25,000원

※ 위의 가격은 2013년 3월 현재의 시세로 약간의 변동이 있을 수 있습니다.

물 품 구 입 안 내

1. 본사로 직접 오십시오
   ※ 매월 『月刊 서금요법』이 발행되고 있사오니 오시면 드립니다.
2. 지방에서 구입하는 방법
   • 각 지방의 가까운 지회를 이용하시기 바랍니다. 그리고 가급적 본 학회의 물품을 많이 이용하셔야 수지침·서금요법이 발전할 수 있고, 회원에게 많은 학술을 제공할 수 있으며, 본 학회의 제품이 아닌 것을 이용하면 아무런 도움이 안 됩니다.
3. 통신판매 안내 ① 구입할 품목을 먼저 선택한 다음
   　　　　　　　② 특별 통신판매부로 전화 연락 후
   　　　　　　　③ 지정된 은행에 대금을 입금하면
   　　　　　　　④ 본사에서 입금을 확인한 후 물품을 발송해 드립니다.

• 홈페이지: seokeum.com
• 통신연락처
  TEL : (02)2233-0841~2, 2233-2811~2
• 통신판매부 은행계좌
  국민은행 : 205701-04-144764　(주)고려수지침
  농　협 : 1141-01-055468　　(주)고려수지침
  신한은행 : 100-023-272893　　(주)고려수지침

※ 국민·외환·BC카드로 구입하실 수 있습니다.

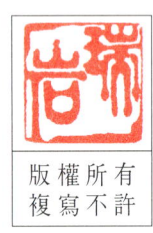

복사·복제를 허락하지 않습니다. 만약 복사나 복제를 하면 법에 저촉되며, 복사·복제하는 것을 본사로 신고하여 주시면 소정의 사례를 하겠습니다. 그리고 본 내용을 소개하거나 인용할 경우에는 저자의 허락을 받도록 하십시오. 모든 판권은 본사에 있습니다.

서금기감요법강좌(瑞金氣感療法講座)   정가 50,000원

서기 2012년 12월 12일 초 판
서기 2013년   3월   15일 제2간

저 자 : 유 태 우(柳泰佑)
발 행 인 : 유 태 우(柳泰佑)
발 행 처 : (주)고려수지침
　　　　　서울특별시 종로구 숭인동 1433번지(BYC빌딩 2·3층)
　　　　　전화 : 2231-3000(대표), FAX : 2234-5444
　　　　　http : //seokeum.com
　　　　　ISBN 978 - 89 - 91894 - 64 - 8 03510
등록년월일 : 1977년 8월 4일(제1-310호)
서신연락처 : 서울 동대문우체국 사서함 제26호

※ 불법복사 신고전화 : 출협 733-8401, 본사 2231-8012
※ 파본은 즉시 교환하여 드립니다.